高等医学院校教材

（供临床医学、心理卫生、护理、预防、口腔、影像、全科、检验、中医等专业使用）

精神病学

（第3版）

U0379817

主　编　范俭雄　张　宁

副主编　谢世平　沙维伟　李国海　曹茂红　陈　文　王国强　耿德勤

编　著（以姓氏笔画为序）

王民洁（南京医科大学）	季伟华（南京医科大学）
王国强（南京医科大学）	欧红霞（南京医科大学）
孙　静（南京医科大学）	范俭雄（南京医科大学）
张　宁（南京医科大学）	侯　钢（南京医科大学）
张　震（江苏大学医学院）	姚志剑（南京医科大学）
张向荣（南京医科大学）	柯晓燕（南京医科大学）
张晓斌（扬州大学医学院）	唐　勇（南京医科大学）
张燕红（南京医科大学）	耿德勤（徐州医科大学）
李国海（江苏大学医学院）	袁勇贵（东南大学医学院）
李海林（南京医科大学）	曹茂红（南通大学医学院）
李箕君（南京医科大学）	谢世平（南京医科大学）
沙维伟（扬州大学医学院）	韩臣柏（南京医科大学）
陈　文（苏州大学医学院）	编委秘书　唐　勇（南京医科大学）
陈一心（南京医科大学）	

东南大学出版社
SOUTHEAST UNIVERSITY PRESS
·南京·

内容提要

本书由江苏省 8 所医学院校的专家、教授根据其临床和教学经验编写而成,现为第三版。本书主要介绍精神疾病病因分类与诊断、精神障碍症状、精神疾病的诊断、脑器质性精神障碍、躯体疾病所致精神障碍、会诊联络精神病学、精神活性物质与非依赖物质所致精神障碍、精神分裂症及其他精神性障碍、心境障碍、神经症及癔症、心理因素相关生理障碍、人格障碍性心理障碍、自杀与心理干预、精神发育障碍、儿童期情绪与行为障碍、躯体治疗、心理治疗、心理咨询和治疗理论及其临床应用、精神障碍的康复与预防、精神疾病和法律相关问题、医患关系与医患沟通等。书后附有中英文对照。本书内容丰富,叙述简洁,实用性和可操作性强。

本书可作为高等医学院校和高职院的临床医学、护理、精神心理卫生、预防、口腔、影像、全科、检验、中医等专业教材,也可供精神科和内科医师参考。

图书在版编目(CIP)数据

精神病学/ 范俭雄,张宁主编. —3 版 —南京 : 东南
大学出版社,2017.3(2020.1 重印)
ISBN 978 - 7 - 5641 - 7025 - 7

Ⅰ.①精… Ⅱ.①范…②张… Ⅲ.①精神病学
Ⅳ.①R749

中国版本图书馆 CIP 数据核字(2016)第 324343 号

精神病学(第 3 版)

出版发行	东南大学出版社	
出 版 人	江建中	
社 址	南京市四牌楼 2 号	
邮 编	210096	
网 址	http://www.seupress.com	
经 销	全国各地新华书店	
印 刷	丹阳兴华印务有限公司	
开 本	787 mm×1 092 mm 1/16	
印 张	24.5	
字 数	612 千字	
版 次	2017 年 3 月第 3 版	
印 次	2020 年 1 月第 2 次印刷	
书 号	ISBN 978 - 7 - 5641 - 7025 - 7	
定 价	54.00 元	

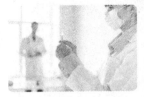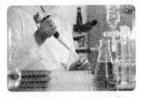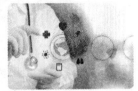

Preface
第1版前言

　　根据江苏省医学院校比较多的特点，特别是五年制的心理卫生专业没有专门的教材，故我们结合全国的教材，根据我们的教学经验，合理增加适应心理卫生专业的教学需要的章节，编写了本书。该教材可以作为高等医学院校五年制心理卫生专业和其他医学专业的精神病学教材。

　　本教材强调理论与临床实际相结合，以人为本的教学方式，结合新的生物-心理-社会医学模式，注重基本理论和实际工作能力的培养。参加本教材编写的同志都是江苏省各医学院校中青年骨干教师，也是活跃在江苏各医学院校附属医院的知名专家，具有丰富的理论教学和临床工作的经验。

　　该教材吸取了国内外最新的基础理论研究成果和其他新的研究成果。为了吸引医学生对精神病学的兴趣，把精神病病因单立为一章。根据精神发育迟滞特点，目前在成年人中引起智残和社会问题比较多，故从儿童章节中分离出来，为独立章节。此外，无抽搐电休克治疗在精神病治疗学上显示了他的独特性和重要性，给予重点论述。本书增加了精神病护理一章。本书共分21章。

　　该教材的编写得到各参编者单位领导的大力支持以及苏州广济医院领导的支持，在此表示感谢，特别要感谢临床精神医学杂志编辑部李文智教授、杨桂芳教授等同人对该书审校。我们第一次编写该教材，可能存在许多错误，希望使用该教材的学校和老师提出意见和建议，使我们在今后修订时加以改正，不断完善。

编 者

2004 年 12 月 6 日

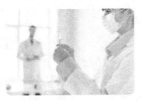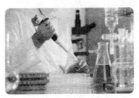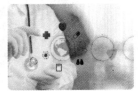

Preface
第3版前言

第 2 版《精神病学》教材出版以来，一直用于江苏省医学院校五年制精神病学教学之用，并且受到广大师生好评和认可。根据教材的应用和发展需要，在第 2 版的基础上，修订编写第 3 版，并且获得南京医科大学"十二五"第二批重点教材立项建设。该书将继续作为高等医学院校五年制心理卫生专业和其他医学专业的精神病学教材。

本教材进行一定修订，更强调与实际临床相结合，强化以人为本的教学方式，更加注重基本理论、基本操作和实际工作技能的培养，很好地与教学大纲和新的教学模式相结合，开拓学生视野。对参编人员进行适当调整，他们均是活跃在江苏各医学院校的知名专家，具有深厚的理论素养、丰富的教学和临床工作经验。

本教材结合临床工作需要，在第 2 版的基础上，增加了医患沟通章节，精神科的沟通有其特殊性，使医学生及早了解如何做好精神科沟通的重要性和掌握相应的技巧。

该教材的编写得到各参编者单位的大力支持，感谢江苏各医学院校精神病学教研室的大力支持，特别感谢南京医科大学各方面对本教材的立项、编写和出版等支持。本书可能存在不足之处，希望教师、学生及有关专家在使用该教材的过程中，提出宝贵建议，以利在今后的修订中不断完善。

编 者

2016 年 4 月 22 日

目录

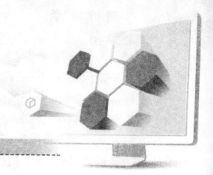

第一章 绪 论

第一节 精神病学的概念与任务

精神病学（psychiatry）是临床医学的一个分支，是以研究各种精神疾病的病因、发病机制、临床表现、疾病的发生发展规律以及治疗和预防为目的的一门学科。

由于精神疾病本身的特点和复杂性，精神病学既为医学的分支，又往往涉及很多其他方面，如社会、文化、伦理、经济等等问题。20世纪50年代以来，由于医学模式的改变，传统的精神病学概念遇到了挑战，逐渐被新的、范围更广泛、内容更丰富的精神卫生（mentalhealth）所取代。

自然科学的发展引起生物学技术的革新，使许多疾病的发生、发展从生物学角度得到较满意的解释，并找到了不少有效的治疗方法，生物医学模式便成为现代医学的标志。但在半个世纪的实践中，暴露出生物医学模式的缺陷，即疾病被认为完全可用偏离正常的、可测量的生物变量来说明，没有考虑社会心理和行为方面的作用。为此，医学家们提出了生物医学模式应向新的生物-心理-社会医学模式改变。新模式强调医学的对象是完整的、社会的"人"。"人"是生活在一定自然、社会、文化环境中，具有复杂心理活动的生物，"人"可看作是由许多连续的功能平面（系统、器官、细胞、亚细胞、分子……）构成，并向外部世界开放的系统。社会环境的各种刺激，通过人的心理活动来影响机体各个平面的功能状态。这种医学模式整体观的新发展，反映在精神医学方面尤为突出。也由于这种认识，20世纪70年代以来世界卫生组织（WHO）宪章序言中提出了健康的新概念："健康不仅是指没有疾病或残缺，而应包括躯体、心理和社会功能的完好状态。"与之相应，便提出了如何保障精神健康的内容。精神卫生这一术语从此在国际和国内广泛应用。广义的精神卫生的含义较精神病学更广，即不仅研究各种精神疾病的发生、发展规律，而且要探讨如何保障和促进人群心理健康，以减少和预防各种心理或行为问题的发生，这就逐渐取代了传统狭义的精神病学的概念。

第二节 精神病学发展的概况

古希腊医学家希波克拉底（Hippocrates，公元前460—公元前377）被认为是医学的奠基人，也被称为精神病学之父。他认为脑是思维活动的器官，提出精神病的体液病理学说。这一时期对精神疾病进行了初步分类，并对某些精神疾病的原因有了初步设想。到了中世纪（公元476年至17世纪），由于医学被神学和宗教所掌握，精神病患者被视为魔鬼附体，采用拷问、烙烧、坑害等苦刑来处罚，使精神病患者处于十分悲惨的境地，精神病学不但没有发展反而后退。18世纪法国大革命的胜利对精神病学产生了很大影响，对西欧精神病学来说也是一个转折点。从这一时期开始，精神病被看做是一种需要治疗的疾病。而比奈尔（Pinel）

是第一个担任"疯人院"院长的人，他去掉了精神病患者身上的铁链和枷锁，将"疯人院"变成了医院，为后来的精神病学的发展奠定了基础。到19世纪中叶，随着自然科学的发展以及临床资料的积累，Griesinger于1884年指出了精神病是由于脑病变所致，精神病学从此进入现代精神病学的发展阶段，其代表人物是德国精神病学家克雷丕林（Kraepelin）。他以临床观察为基础，以病因学为根据，提出了临床分类学原则，为精神疾病分类学打下了基础，并使精神病学的理论进入自然疾病单元的研究。克雷丕林被认为是现代精神病学医学模式的奠基人。20世纪以来，许多精神病学家和从事神经科学研究的学者从神经解剖、神经电生理、神经生化、遗传学、神经病理、脑功能影像学和精神药理学等不同角度，对精神疾病的病因、发病机制、诊断和治疗进行了大量的研究和探讨。另一方面，社会学科特别是人类学、社会学和社会心理学参与了精神病学的实践和研究，使社会文化、社会心理因素对精神疾病、心理和行为问题的发生、发展的影响日益受到重视，为此提出了生物-心理-社会医学的模式，认为应该从生物学、心理学和社会学三个方面来研究人类的健康和疾病问题以及社会的医疗保健措施，包括精神疾病和精神卫生问题的医疗保健措施。此外，诊断体系在不断完善对精神障碍的分类、诊断方面更客观和科学，如美国《精神障碍诊断与统计手册（DSM-V）》已修订完成，"ICD系列"也正在修订中，这些为精神病的临床和研究提供更好的依据。

我国精神病学发展较迟。新中国成立前全国精神病医疗机构不到10所，床位不足1 000张。到目前我国大部分省、自治区每个县都建立了精神病治疗和康复医疗机构，在全国三级甲等医院建立有精神科或心理科。中华人民共和国成立后，我国精神病学进入了一个新的历史时期。与新中国成立前相比，不仅医疗机构和床位数量大量增加，尤为重要的是建立了一套完整的临床、教学和科研体系，医疗设备和技术水平有显著提高。在医学院校教学计划中把精神病学列为临床必修课。20世纪80年代以后，在部分医学院校成立了精神卫生专业，建立硕士点、博士点，并且建立一批精神科医师的规范化培训基地，已培养出许多高质量的专业人才。更可喜的是精神病人的权益有了法律的保障，新中国成立以来第一部《精神卫生法》于2013年5月1日开始实施，为精神健康和提高精神卫生服务质量及保护精神病人的权益有了法律依据。

在神经科学研究方面也在赶超世界先进水平，生物精神病学研究工作在深度和广度上均有较迅速的发展。在临床精神药理研究方面，广泛地开展了血药浓度的测定和药代动力学研究，精神药理机制的研究已具有相当的进展；在神经生化方面，研究内容从与神经递质有关的酶的代谢提高到受体水平，研究范围扩大到神经内分泌、肽类、免疫功能、微量元素以及氧自由基的测定；分子遗传学研究也有了可喜的开端；心理社会因素、应激和健康的研究引起医学界广泛的兴趣，研究病种也在不断扩大。

1982年第一次在全国范围内使用统一的国际通用筛选工具和诊断标准，进行了12个地区精神疾病流行病学协作调查，取得国内精神疾病流行病学较全面的资料。为了加强国际学术交流，提高临床和实验室的研究水平，我国先后制定了《中国精神疾病的分类方案和诊断标准》，如：CCMD-1（1986年）、CCMD-2（1989年）、CCMD-2-R（1994年）、CCMD-3（2001年）。这些均为临床医生不可缺少的诊断工具。与此同时，精神病学学科的建设，根据临床工作的需要，而又分为临床精神病学、儿童精神病学、老年精神病学、司法精神病学、精神病流行病学、社会精神病学、社区精神病学、成瘾精神病学、跨文化精神病学及联络会诊精神病学等分支，使精神病学得到全面发展，并且研究的范围已扩大到各种心理卫生及行为问题和保障人群心理健康等。

第三节　精神病学与其他学科的关系

一、其他临床学科

人的机体是一个整体。中枢神经系统,特别是大脑,在协调、筛选和整合来自机体内外环境的各种刺激中起着主导的作用。大脑活动和机体其他系统活动是密不可分的,且受到机体内外环境因素的制约。因此,精神病学与临床其他学科的关系是十分密切的。各种躯体疾病,如脏器、内分泌、结缔组织、营养代谢等疾病均可导致脑功能的变化而引起精神症状,即所谓的躯体疾病所致精神障碍;而持久的心理社会应激、强烈的情绪体验,使机体某些功能出现持续性紊乱,甚至出现组织结构上的异常改变或削弱机体的抵抗力,导致各种心理生理障碍,甚至心理生理疾病(心身疾病),如神经性皮炎、支气管哮喘、冠心病、高血压、消化性溃疡等均属于心身疾病,为此联络会诊精神病学应运而生,特别在综合性医院其他躯体性疾病引起的精神障碍或由于持久的心理因素而致的严重躯体疾病的诊断、治疗和研究,解决了其他临床学科无法解决的问题。此外,因精神疾病产生的许多躯体不适症状,往往在综合性医院各科室就诊,如惊恐发作、抑郁症等。而中枢神经系统病变时,临床上可以表现为低级神经活动障碍,如感觉、运动功能障碍,也可表现为高级神经活动障碍,如幻觉、妄想等。一般来讲,前者属于神经科诊治范畴,后者属于精神科诊治范畴。两者可以在同一种疾病的不同阶段出现或同时出现,如病毒性脑炎、癫、脑外伤、老年性痴呆等既可以有低级神经活动障碍,又可出现高级神经活动障碍,临床处理时常常需要神经、精神两个科的共同诊治。因此,一个精神科医生必须掌握临床其他各科的知识,才能对精神和躯体的疾病有一个整体全面的了解,从而做出正确的诊断和治疗。

二、基础医学

精神病学是临床医学的一个分支,它的发展有赖于基础医学,尤其是神经科学的发展。神经科学是由神经解剖、神经生理、神经生化、神经药理和神经心理组成的一门综合性学科。这些学科的发展以及近十年来分子生物学的巨大成就和新技术的应用,使神经科学有了十分迅速的发展,科学家可以深入到神经细胞膜、受体、氨基酸和分子水平研究脑功能和药物作用的机制,使精神疾病生物基础的研究进入了一个新阶段。如:近几十年来神经生化的研究探讨了中枢多巴胺、去甲肾上腺素、5-羟色胺(5-TH)和 γ 氨基丁酸与精神分裂症、情感性精神障碍以及与神经症的关系,加深了对精神疾病生物学基础的理解,从而推动了精神药理学、分子遗传学的发展,还为精神疾病的治疗提供了更好的药物,使精神疾病的治疗水平有了较大的提高。此外,神经科学研究的进展,同样为精神病的治疗和康复提供了一定的科学依据,神经可塑性的研究虽然表明中枢神经系统细胞死亡后不能再生,但对神经细胞的轴突、树突及突触连接上的研究表明,通过学习、训练和治疗等措施能使之发生改变,如海马中轴突长芽并导致功能恢复已被证实。功能影像学研究发现精神分裂症表现轴突和树突等减少,而致病人脑功能活动下降,出现相应的精神症状等,而近 20 年来新型研发各类抗精神病药物作用于大脑不同部位和相应的神经递质,具有一定的神经营养作用,可以增强轴突和树突的形态学功能,而提高病人的脑活动功能,改善病人的认知功能、阴性和阳性症状,达到治疗作用。所以基础医学的发展能更好地为临床医学服务。

三、心理学

情绪、心理活动影响机体功能和心身健康，早已为人们所重视。由于精神疾病表现为精神活动的障碍，要认识这些异常的精神现象，必须知道正常精神现象的有关科学知识，普通心理学便是研究正常心理现象的科学。这方面的知识、概念和术语有助于对精神疾病的精神症状和临床诊断进行分析和判断，因此普通心理知识是精神科医师必须掌握的基础知识。心理学的研究又推动了心身疾病的研究。心身疾病(psychosomatic diseases,心理生理疾病)是一组与精神紧张有关的躯体疾病，它具有器质性病变的表现，或确定的病理生理过程所致的临床症状，心理社会因素在该病的发生、发展、治疗和预后中有相对重要的作用。临床心理学探讨了心理因素特别是情绪因素在疾病发生中的作用，可提高对神经症、某些心因性和器质性精神病的认识。临床心理学中的各种心理测验，通过对患者进行检查，可为临床诊断提供辅助性依据。心理治疗方法和技术适用于许多精神疾病的治疗，大大提高了单纯药物治疗的效果，从而对精神疾病的治疗与预防起了积极的推动作用。

四、社会学

人类的思想和方法、风俗习惯、行为举止以及人际交往等，都具有一定的社会根源，并和特定的文化背景相关联。这些因素均可影响到精神疾病的发生、发展和转归。因此，有关社会学和人类学的知识，有助于理解和认识这些因素在精神疾病的发生、发展和转归中所起的作用，有助于人们从生物-心理-社会医学模式研究和探讨精神疾病的发生原因、治疗和预防干预措施以及对理论研究和临床实践都有着十分深远的意义。另外，当精神疾病涉及刑事、民事和刑事诉讼、民事诉讼时，需进行司法精神病学鉴定，确定被鉴定人是否患有精神疾病以及是否不能辨认或不能控制。司法精神病学鉴定的结论也属于诉讼证据的一种，因此从事这项工作的医师也应具有法学知识。

第四节　今后的任务

根据 WHO 的统计，非传染性疾病的比重日益增加，其中精神疾病的总负担占全部疾病负担的 1/4，在 10 种造成社会最沉重负担的疾病中，精神疾病占 4 种。随着社会物质文明与精神文明的提高，人们对健康的需求不断增长，尤其是对心理健康的认识和需要更加突出。因此，精神病学与精神卫生将越来越受到人们的重视，在新世纪将会有较大的发展。

迄今，人类许多疾病的病因尚不明了，精神疾病也不例外，无法实现针对病因的治疗，所以病因学的研究是一个重要的方面。此外，过去那种对精神疾病以控制症状、改善病残、延续生命为目的的治疗水平，已远远不能适应当今社会发展和人们对健康的需求。而以早期发现、早期治疗、综合干预、改善生命质量为核心的新型治疗模式，重视精神病人的康复治疗，已经受到普遍关注和重视。更重要的是能提高患者的生活质量和社会功能，最终实现改善预后、降低社会精神疾病的总负担，从而产生巨大的社会效益，也使精神科的服务水平有一个较大的提高。

2001 年 WHO 报告的主题是"精神卫生：新的认识、新的希望"，希望提高社会对精神卫生的重要性和精神障碍所致负担的认识，使人们正确了解精神障碍对人类、社会及经济的影响，消除对精神障碍的偏见和歧视。目前我国政府已把精神卫生事业纳入公共卫生，加大了政府对精神卫生事业的投入，并且得到政府和社会越来越多的重视，不但在医院硬件上的投入，而且在人才培养和科研开展上均得到大力支持。我国政府又制定新的全国精神卫生工作规划(2015—2020年)，提出具体目标：①精神卫生综合管理协调机制更加完善；②精神卫生服务体系和网络基本健全；③精神卫生专业人员紧缺状况得到初步缓解；④严重精神障碍救治管理任务有效落实；⑤常见精神障碍和心理行为问题防治能力明显提升；⑥精神障碍康复工作初具规模；⑦精神卫生工作的社会氛围显著改善。这目标非常明确，为开展新型的医疗模式，进行社区的精神病的管理、预防、医疗、保健、康复和健康教育等为一体提供方向，使全社会都来关心精神卫生事业，这将为我国精神卫生事业开创新的发展机遇。

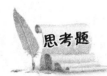

思考题

1. 简述精神病学的定义。
2. 简述精神病学与其他学科的关系。

(范俭雄)

第二章 精神疾病病因学分类与诊断

第一节 病 因

精神障碍是社会、心理、生物因素共同作用的结果,大部分精神障碍的致病因素和发病机理未完全,且由于缺乏特异的病因学诊断方法及实验室诊断手段,学派不同,观点不一致。但病因的最终了解可以改变现象学的描述,加深对疾病症状的理解,有助于精神障碍的诊断和提出针对病因的防治措施改善疾病的预后,故就目前相对统一的病因探讨如下。

一、与疾病有关的各种致病因素

探索发病的因素可从个体内的生物学因素、个体外的心理因素和社会环境因素三方面来寻求,三者分别从不同的层面反映各种有害因素的影响。对于某种疾病,生物学易感性是必要因素,但不足以说明疾病发生发展的全部过程,对于另一种疾病,心理、社会因素可能是必要因素,但也不足以解释全部的病因。单一的精神疾病可能是不同原因共同作用的结果。

1. 生物因素

(1) 遗传因素:遗传因素决定个体生物学的特征,指遗传物质基础发生病理性改变,从而影响正常与异常行为,是影响精神障碍的重要内源性病因。国内外有关家谱调查首先证实了遗传因素的作用。精神分裂症、情感性精神障碍都有关键性的多基因遗传性作用。患者亲属之中发生同类精神疾病的,比正常人口普查所得发病率明显提高,血缘愈近,发病率愈高。

细胞遗传学研究发现染色体畸变、数目或结构异常可导致严重的躯体和精神发育障碍,生化遗传学研究表明基因突变形成某种氨基酸、类脂质的代谢障碍,造成体内某种正常酶的质或量的改变,可致先天性代谢缺陷或遗传性代谢病。但精神障碍作为一类典型的非孟德尔遗传病,很多问题用传统遗传学理论难以解释,表观遗传学从基因转录调节角度阐释,较好地弥补了传统遗传学的不足。

表观遗传学是研究基因的核苷酸序列不发生改变的情况下,基因表达了可遗传的变化的一门遗传学分支学科,其主要内容有 DNA 甲基化(DNA methylation)、基因组印记(genomic imprinting)、母体效应(maternal effects)、基因沉默(gene silencing)、染色质重塑、RNA 编辑(RNA editing)等。一些传统疾病与精神行为也渐渐被发现与表观遗传学有着千丝万缕的联系,例如抑郁症、成瘾现象、学习认知能力等原本被认为纯精神状态决定的事情在分子学上得到了较科学的猜想和验证。

(2) 素质因素:素质因素包括遗传素质、胎儿期宫内环境、婴幼儿生理、心理社会因素,概括为体质和性格。

心理素质即气质和在其背景上形成的性格,患病前性格特征与精神疾病的发生有一定关系。躯体素质指个体以遗传为基础,在发育过程中受内外环境影响所形成的整体机能状态,包括体型大小、体力强弱、营养状况、健康水平及疾病的抵抗、损伤或恢复能力。急、慢性躯体感染和颅内感染,均可引起精神障碍。内脏各器官、内分泌、代谢、营养和胶原病等疾病发生发展过程中,各种因素引起的脑缺氧、脑血流量减少、电解质平衡失调、神经递质改变等亦均有可能引起不同精神障碍;颅脑损伤、脑血管疾病、颅内肿瘤、脑变性疾病是引起脑器质性精神障碍的主要原因。

(3) 性别和发病年龄:性别和年龄不是致病因素,但与精神病的发生和疾病性质有一定关系。女性受内分泌和生理周期的影响,常可出现情绪冲动、抑郁和焦虑等。男性常因饮酒、吸毒、外伤、性病、感染等机会较多,因而易患酒依赖、脑动脉硬化性精神障碍、颅脑损伤性精神障碍和神经衰弱等。

不同的年龄可发生不同的精神疾病。儿童期由于心身发育尚未成熟,缺乏控制情感和行为的能力,容易出现情感和行为障碍。青春期由于分泌系统尤其是性腺的逐渐发育成熟,自主神经系统不稳定,往往易患神经症或精神分裂症、躁狂抑郁症。中年期处于脑力和体力最充沛最活跃时期,生活工作易处于兴奋紧张状态,如遇生活应激易引起心身疾病和抑郁性障碍。老年期脑和躯体的生理功能处于衰退或老化时期,易患脑动脉硬化性精神障碍和其他脑退行性疾病所致精神障碍等。

2. 心理因素 心理因素包括心理素质和心理应激两方面。心理因素对某些精神疾病的发生有一定作用。如心因性精神障碍、神经症等,心理因素起着主导作用,但是否发病主要由患者的心理素质和心理应激的性质与强度而定。心理应激通常来源于生活中与当事人有重要利害关系的各种重大事件(离婚、丧偶、失败、失恋、失学、家庭纠纷、经济问题等),这些事件常常是导致个体发生应激反应的应激源。适当的心理应激具有动员机体潜力、应付困难、鼓舞斗志的作用,但对于心理素质不健全的人,过度强烈的应激常导致急性应激反应或创伤后应激障碍,对于某些精神疾病具有易感素质的人,则在一些并不特别强烈的应激影响下也会发病。除外来的生活事件外,内部需要得不到满足,动机行为在实施过程中受挫,也会产生应激反应;长时间的应激则会导致神经症、心身疾病。

3. 社会环境因素 社会环境因素包括环境因素与文化传统。环境因素指社会环境对心理因素的影响,如环境污染、住房拥挤、交通堵塞、社会变迁、人际关系恶劣等可增加心理和躯体应激,对精神健康产生不良影响。文化传统指不同的民族、不同的文化和不同的社会风气以及宗教信仰、生活习惯等与精神障碍的发生密切相关。如马来西亚、印度尼西亚等东南亚国家有拉塔病(Latah)、行凶狂(Amok)和恐缩症(Koro),加拿大森林地区的冰神附体(wihtik)等。

总之,生物学、心理和社会因素共同参与疾病的发生、发展与转归,但在具体疾病中作用有主次大小之分。

二、与精神障碍病因学相关的学科研究

1. 临床描述性 临床描述性研究是病因学研究的基础,可以明确特定的临床特征,探讨临床表现与病因之间的联系。

2. 流行病学 流行病学方法用于研究某一人群中精神障碍在时间和空间的分布情况以及影响因素,是临床学研究的延伸。主要回答以下问题:①了解特定高危人群的精神障碍患

病率及发病率;②探讨特定精神障碍的危险因素。

3. 心理学　心理学方法在精神障碍病因学研究中的应用有如下特征:①认为常态与病态间并非界限分明;②关注个人与环境间的交互作用;③注重异常行为的维持因素。

4. 遗传学　遗传学是探讨精神障碍生物性病因的主要方法,主要涉及三个问题:遗传因素和环境因素在精神障碍发病中的地位和作用;精神障碍的遗传方式;遗传基因的作用机制和表达方式。第一个问题的研究目前已取得重要进展,其余两个问题相对较少。遗传学研究方法大致可分为三类:群体和家系的遗传研究、细胞遗传学和分子遗传学。

5. 生化研究　生化研究可用于探索精神障碍的生物化学异常,阐明精神障碍发病的生物学化学机制,了解疾病的原因及临床效应的发生机制。生物化学研究的方法很多,但目前技术水平难以直接研究活体的生化改变,多采用各种间接的方法,包括外周组织样本如血液、尿液、脑脊液、唾液等进行检测,研究较易进行,但结果有时难以解释,容易受到被检测者的饮食及行为变化的影响。死后解剖研究可提供生化改变的直接证据,尤其是痴呆和其他器质性精神障碍的病理学研究,但对观察结果的解释却存在困难。在过去20年中,神经化学脑影像的发展为在体研究精神障碍的神经生化基础带来了新的机遇,尤其是遗传学与神经影像学结合研究是近些年来研究的一个重要方向,通过影像内表型,能够使遗传学分析可信度更高,所需样本量大大减少。

6. 药理学研究　可以用于探索影响药效的遗传因素,阐明精神药物的药理作用和疗效机制,研究疾病的有效治疗措施有助于阐明其病因学。希望通过观察药物的有效作用机制来帮助理解推断精神障碍的生化改变。但这种推断必须十分谨慎,因为治疗药物的药理作用并非都能直接反映疾病的生化异常。例如,抗胆碱能药物治疗帕金森病有效,但这种疾病的症状是由多巴胺能缺陷引起而并非胆碱能递质过多所致。精神药理研究中的主要问题是:第一,大部分抗精神病药物作用不止一种,常常难以区别哪一种与治疗作用有关。例如,虽然碳酸锂有大量已知的药理效应,但迄今仍不能明确对双相障碍患者稳定情绪的作用机制。第二个难点是,尽管实验证实的药理作用为快速出现,但临床上许多药理作用的治疗效应缓慢出现。例如:SSRI类抗抑郁药物的起效需要至少两周的时间。

7. 生理学　生理学的方法被用于研究与疾病状态有关的中枢与外周生理功能的异常,例如,对脑血流的研究特别适用于慢性脑器质性综合征中。常应用的是电生理和生理心理学的方法。常规脑电图描记有助于研究癫和精神障碍之间的关系,但在其他方面帮助不大。

生理心理学的测量至少在两个方面有所提示:第一种是直接反映外周器官活动情况,例如紧张性头痛患者的头皮肌电活动是否增加(EMG);第二种是通过外周测量来推测中枢神经系统唤醒状态的变化,如皮肤电传导增加、脉搏加快和血压升高,表示患者处于较高的"唤醒"状态。

8. 神经病理学和脑影像学　神经病理学研究试图回答精神障碍是否伴随大脑的结构改变(局限的或弥漫的),这在阿尔茨海默病的病因研究中获得了重要的发现,在精神分裂症和情感性障碍患者死后的大脑研究中尚未发现特征性改变,因此目前假设精神障碍是功能性的而不是结构性的。

脑影像作为一种非侵袭性研究手段,在精神障碍病因、病理、生理方面的研究越来越多。目前神经脑影像学常用的研究方法包括:①放射示踪物影像:包括正电子发射扫描技术(PET)和单光子发射计算机扫描技术(SPECT),可测出脑的局部血流(rCBF)、局部葡萄糖代谢及神经受体的分布。②磁共振影像(MRI):包括结构核磁共振,功能性磁共振(fMRI)和磁共振频谱分析(MRS)。MRI 受试者不必暴露于放射线,在体无损伤,可三维显示局部脑血流的情况。另外基于血氧水平依赖成像原理的 fMRI 对于神经活动所伴随的局部脑血流量增加相当敏感。MRS 可测出脑化学成分,如去甲肾上腺素、乙酰胆碱等,为精神疾病病因的研究开辟了新的方向。③脑磁图(MEG):可以检测脑功能活动时生物磁场的变化,无辐射、无损伤,时间分辨率可精确至毫秒级,在神经认知科学研究中具有无可比拟的优势,在精神障碍中取得了一系列具有创新意义的结果。

第二节　精神障碍的分类与诊断标准

精神障碍的分类与诊断标准的制定是精神病学不断发展的重要标志之一,对精神病学分类的主要意义在于:①使各国、一国各地、各种学派之间有了相互交流的共同语言;②将临床病例分类,有利于制定不同的治疗方案、预测转归;③保证研究工作在有可比性的对象中进行,保证流行病学资料统一。

一、精神障碍分类的发展史

人类认识事物都是先认识现象,然后深入到本质。精神障碍的分类也是先认识症状,然后深入研究其本质。对精神障碍的本质认识是一个渐进过程,精神障碍的分类也同样处于不断发展之中。

1. 国际精神障碍分类历史　(18 世纪末)19 世纪早期,法国精神病学家 Pinel 将精神障碍分为 4 类,即伴谵妄的狂症(mania)、不伴有谵妄的狂症、忧郁症(melancholia)、痴呆症(dementia)、白痴(idiotism)等。与此同时,德国精神病学家 Kahlbaum 对如何分类提出两个要求,即分类系统中的精神障碍定义必须以其完整的病程特点为基础;同时应包含其总体的临床相。Kraepelin 最早根据临床表现与病程分出了早发痴呆(即精神分裂症)、躁狂抑郁症(即情感性精神病)和偏执性精神病。1889 年国际精神病学会议上首次将精神障碍划分为 11种,1984 年《国际疾病、外伤、死因分类手册(第 6 版)》(ICD-6)首次列入精神疾病。1957 年 ICD-7 版本本章内容无变化。1966 年 ICD-8 版本中增加了对全部精神性疾病的描述性定义。1975 年公布的 ICD-9 版本精神障碍扩展至 30 类。1992 年公布的 ICD-10 接纳了 DSM-Ⅳ制定诊断标准的方法,扩展至 100 类。ICD-11 计划出版,正在进行全球临床实践网络测试,ICD-11 草案精神疾病的基本分类拟与 DSM-5 基本一致。

1952 年"美国精神医学会(APA)"出版了《精神疾病诊断统计手册(DSM-Ⅰ)》,以简要的术语汇编了当时在美国被普遍接受的精神分析理论观点。1968 年作为 ICD-8 的美国国家术语集出版了 DSM-Ⅱ。为配合 ICD-9 的出版,1980 年出版了 DSM-Ⅲ,与 ICD 保持编码与专业技术方面一致性的基础上,于 1994 年出版 DSM-Ⅳ。2000 年 DSM-IV-TR 颁布后,美国精神医学协会启动 DSM-5 的修订工作,并最终于 2013 年 5 月发布 DSM-5。

DSM-5 与 DSM-IV 相比,更加注重循证依据,更加注重现实操作、更加注重普遍观念和既往诊断的纵横对接,强调精神疾病的评估与检测,并提供了全面的评估工具及体系,使用世界卫生组织残疾评定量表(WHODAS)。其中变化有:①DSM-5 不使用罗马数字"Ⅴ",采用阿拉伯数字"5";②减少主观理论,放弃历史主观理论;③减少了年龄差异,取消了部分特有年龄分类;④减少了逻辑结构,取消多轴诊断,将 DSM-IV 中的 5 轴诊断内容放到每类疾病的诊断之中,同时取消分裂症分型;⑤强化了标注,加入了紧张症、当前严重程度和类别等标准;⑥强化共病诊断。

2. 国内精神障碍分类历史 国内开始精神障碍分类始于 1958 年,当时采用前苏联分类编码。1979 年出版了第 1 张分类的图表,1981 年经过修订,命名为 CCMD-1。之后 CCMD-1 在全国 77 个精神卫生机构 22 285 例门诊患者和 8 061 例住院患者中进行测试,1989 年出版 CCMD-2。随着 90 年代 ICD-10 和 DSM-IV 的问世,国内精神科学界进一步完善自己的诊断系统,于 1995 年出版了修订版 CCMD-2-R,更多地借鉴 ICD-10。后由于 CCMD-2-R 应用过程中存在的一些争议,及与国际分类接轨的需求,中华精神科学会成立了 CCMD-3 工作组,在 1996 至 1998 年期间,对 17 种成人及 7 种少儿精神障碍分类与诊断标准进行现场测试和前瞻性随访观察,并于 2001 年出版了 CCMD-3。在编制的过程中,一方面参考和吸收了 ICD-10 的内容和分类原则,另一方面也保留了我国的特色,如神经症、复发性躁狂症、同性恋等。

二、分类原则

1. 病因学分类 疾病按病因分类有利于临床准确评估病变性质、疾病特点、病程预后,同时合理用药。如多发性梗死性痴呆(指明病因与病变部位),酒精所致精神障碍,系统性红斑狼疮所致精神障碍,急性反应性精神病等,就是按此原则分类。这样病因明确或比较明确的精神疾病在我国仅占全部精神障碍的 10% 左右。

2. 症状学分类 受目前认识水平和科学研究能力所限,约占 90% 的精神障碍至今病因不明,只能按临床症状或症状群的不同进行分类。如:精神分裂症、躁狂抑郁症、恐惧症、焦虑症、儿童孤独症、多动症、抽动症、精神发育迟滞等就是按此原则分类。

三、精神障碍的诊断标准

诊断标准是将不同疾病症状按照不同的组合,以条理化的形式列出标准化的条目。诊断标准包括内涵标准和排除标准两个主要部分。内涵标准又包括症状学指标、病情严重程度指标、功能损害指标、病期指标、特定亚型指标、病因学指标等。其中症状学指标作为最基本的指标,又有必备症状和伴随症状之分。诊断标准的设置是指符合某种精神障碍的主要症状特征若干条;严重程度标准是指自知力、日常生活和社会功能状况明显受损程度;病程标准是指病期持续时间达到若干规定时间;排除标准是指排除其他原因所引起的类似疾病。

四、单一诊断与多个诊断,单轴诊断、多轴诊断与描述性分类

临床实践中常发现同一患者可以仅患一种疾病,也可同时患几种疾病,以往多以本次就医的主要疾病作为单一诊断,而现今则主张除以本次就医的主要疾病作为第一诊断外,对于所发现的其他疾病也应分别做出诊断,这样有助于全面评价患者的身体健康状况。

诊断一个精神障碍,如仅从症状单一角度诊断,显然不够全面,需要从多方面去考虑,这就是建议临床使用多轴诊断与多维诊断的依据。如诊断精神分裂症,必然需要考虑其人格特点、躯体状况、社会功能等。1980 年美国精神病学会正式将多轴诊断原则引入 DSM-Ⅲ 中,明确列入 5 个轴。即轴Ⅰ:临床障碍;轴Ⅱ:人格障碍;轴Ⅲ:一般医学情况;轴Ⅳ:心理、社会问题及环境问题;轴Ⅴ:功能的全面评价。但最新出版 DSM-5 取消了五轴诊断,采用描述性分类,DSM-5 中的诊断即以前的轴Ⅰ、轴Ⅱ和轴Ⅲ,心理社会因素、背景因素即以前的轴Ⅳ,功能评估即以前的轴Ⅴ。

五、目前常用的精神障碍分类系统

1. 国际精神障碍分类系统（ICD 系统）　世界卫生组织编写的《疾病及有关健康问题的国际分类》（international statistical classification of diseases and related health problems，ICD）简称国际疾病分类，ICD-10 主要分类类别如下：

F00～F09　器质性（包括症状性）精神障碍

F00　阿尔茨海默氏痴呆

F01　血管性痴呆

F02　分类在他处疾病中的痴呆

F03　未特指的痴呆

F04　非酒精或其他精神活性物质所致的器质性遗忘综合征

F05　非酒精或其他精神活性物质所致的精神错乱或谵妄

F06　其他的由于脑损伤、功能障碍和生理性疾病造成的精神障碍

F07　由于脑病、损伤和功能不良所致的个性和行为障碍

F09　未特指的器质性或有症状的精神障碍

F10～F19　使用精神活性物质所致的精神及行为障碍

F10　因使用酒精所致的精神和行为障碍

F11　因使用阿片样药物所致的精神和行为障碍

F12　因使用大麻类物质所致的精神和行为障碍

F13　因使用镇静剂或催眠药所致的精神和行为障碍

F14　因使用可卡因所致的精神和行为障碍

F15　因使用其他刺激物包括咖啡因所致的精神和行为障碍

F16　因使用迷幻剂所致的精神和行为障碍

F17　因使用烟草所致的精神和行为障碍

F18　因使用挥发溶剂所致的精神和行为障碍

F19　因使用多种药物和其他精神活性物质所致的精神和行为障碍

F20～F29　精神分裂症、分裂型及妄想型障碍

F20　精神分裂症

F21　分裂型精神障碍

F22　持续妄想性（偏执性）精神障碍

F23　急性与短暂性精神病

F24　感应性精神病

F25　分裂情感性精神病

F28　其他非器质性精神障碍

F29　未特指的非器质性精神病

F30～F39　心境（情感性）障碍

F30　躁狂发作

F31　双相情感障碍

F32　忧郁发作

F33　复发性抑郁

F34　持续性情感障碍

F38　其他情感障碍

F39　未特指的情感性精神障碍

F40～F49　神经症性、应激相关性及躯体形式障碍

F40　恐惧性焦虑障碍

F41　其他焦虑症

F42　强迫症

F43　严重应激反应和适应障碍

F44　解离[转化]障碍

F45　躯体形式障碍

F48　其他精神官能症

F50～F59　伴有生理障碍、生理紊乱及躯体因素的行为综合征

F50　神经性厌食症

F51　非器质性睡眠障碍

F52　非器质性性功能障碍

F53　涉及产褥期的精神和行为障碍 NEC

F54　与分类到他处的障碍或疾病相关的心理和行为因素

F55　非依赖性物质滥用

F59　未特指的与生理紊乱和躯体因素相关的行为综合征

F60～F69　成人的人格与行为障碍

F60　特指的病态人格

F61　混合型和其他病态人格

F62　不可归因为脑损伤和疾病的持久的人格改变

F63　习惯与冲动控制障碍

F64　性别认同障碍

F65　性偏好障碍

F66　与性发育和性指向相关的心理和行为障碍

F68　其他成人人格和行为障碍

F69　未特指的成人人格和行为障碍

F70～F79　精神发育迟滞

F70　轻度精神发育迟滞

F71　中度精神发育迟滞

F72　重度精神发育迟滞

F73　极重度精神发育迟滞

F78　其他精神发育迟滞

F79　未特指的精神发育迟滞

F80～F89　心理发育障碍

F80　特定语言发育障碍

F81　特定学习技能发育障碍

F82　特定运动技能发育障碍

　　F83　混合性特定发育障碍

　　F84　广泛性发育障碍

　　F88　其他的心理发育障碍

　　F89　未特指的心理发育障碍

　　F90～F98　通常发生于儿童及少年期的行为及精神障碍

　　F90　多动障碍

　　F91　行为规范障碍

　　F92　混合品行与情绪障碍

　　F93　特发于儿童的情绪障碍

　　F94　特发于儿童和青少年的社会功能障碍

　　F95　抽动障碍

　　F98　常见于儿童和青少年的其他行为和情绪障碍

　　F99　待分类的精神障碍

　　2. 美国精神障碍分类系统（DSM 系统）　　美国出版的《精神障碍诊断与统计手册（Diagnostic and Statistical Manual of Mental Disorders，DSM）》，DSM-5 主要分类类别如由 DSM-IV-TR 的 17 类变成了 DSM-5 的 22 类。主要分类类别如下：

　　（1）神经发育障碍

　　智力发展障碍

　　交流性障碍

　　自闭症谱系障碍

　　注意缺陷/多动障碍

　　特殊学习障碍

　　运动障碍

　　其他神经发育障碍

　　（2）精神分裂症谱系和其他精神病性障碍

　　分裂型（人格）障碍

　　妄想性障碍

　　短暂的精神病性障碍

　　分裂样障碍

　　精神分裂症

　　情感性分裂障碍

　　物质/药物引起精神障碍

　　由于其他医疗条件所致的精神障碍

　　紧张症

　　（3）双相及相关障碍

　　双相Ⅰ型障碍

　　双相Ⅱ型障碍

　　环性情感性障碍

　　物质/药物引起的双相及相关障碍

　　由于其他医疗条件所致的双相及相关障碍

其他特定的双相及相关障碍

未特定的双相及相关障碍

（4）抑郁障碍

破坏性情绪失调障碍

重度抑郁障碍，单次和反复发作

持久性抑郁障碍（心境）

经前苦恼障碍

物质/药物引起的抑郁障碍

由于其他医疗条件所致的抑郁障碍

其他特定的抑郁障碍

未特定的抑郁障碍

（5）焦虑障碍

分离性焦虑障碍

选择性缄默症

特定的恐惧症

社交焦虑障碍（社交恐惧症）

恐慌障碍

惊恐发作（详细说明）

广场恐惧症

广泛性焦虑障碍

物质/药物诱发的焦虑障碍

由于其他医疗条件所致的焦虑障碍

其他特定的焦虑障碍

未特定的焦虑障碍

（6）强迫及相关障碍

强迫性障碍

躯体变形障碍

囤积障碍

拔毛症（拔头发障碍）

剥皮（皮肤采摘）障碍

物质/药物引起的强迫及相关障碍

由于其他医疗条件所致的强迫及相关障碍

其他特定的强迫和相关障碍

未特定的强迫和相关障碍

（7）创伤和应激相关的障碍

反应性依恋障碍

去抑制性社会参与障碍

创伤后应激障碍

急性应激障碍

适应障碍

其他特定的创伤和应激相关障碍

未特定的创伤和应激相关障碍

（8）分离性障碍

分离性身份障碍

分离性遗忘症

人格解体/失实障碍

其他特定的分离性障碍

未特定的分离性障碍

（9）躯体症状及相关障碍

躯体性症状障碍

疾患焦虑障碍

转换性障碍（功能神经性症状障碍）

心理因素影响的其他医学状况

人为障碍

其他特定的躯体症状和相关的障碍

未特定的躯体症状和相关的障碍

（10）喂食与饮食障碍

异食症

反刍障碍

回避/限制食物摄入量障碍

神经性厌食症

暴食症

暴饮暴食障碍

其他特定的喂食和饮食失调症

未特定的喂食和饮食失调症

（11）排泄障碍

夜尿

大便失禁

其他特定的排泄障碍

未特定的排泄障碍

（12）睡眠-觉醒障

失眠障碍

嗜睡障碍

发作性嗜睡症

与呼吸相关的睡眠障碍

异睡症

（13）性功能障碍

延迟射精

勃起功能障碍

女性性高潮障碍

女性性趣/性欲障碍

生殖器-盆腔的疼痛/侵入障碍

男性性欲减退障碍

早泄

物质/药物引起的性功能障碍

其他特定的性功能障碍

未特定的性功能障碍

（14）性别苦恼症

性别苦恼症

其他特定的性别苦恼症

未特定的性别苦恼症

（15）破坏性的,冲动控制和行为障碍

对立违抗性障碍

间歇性爆发性障碍

品行障碍

反社会人格障碍

纵火症

盗窃症

其他特定的破坏性,冲动控制和行为障碍

未特定的破坏性,冲动控制和行为障碍

（16）物质相关和成瘾性障碍

物质相关性障碍

酒精相关障碍

咖啡因相关障碍

大麻相关障碍

致幻剂相关障碍

吸入性药物相关障碍

阿片类物质相关障碍

镇静、催眠或抗焦虑药物相关障碍

兴奋剂相关障碍

烟草相关障碍

其他（或未知）的物质相关障碍

非物质的相关障碍

（17）神经认知障碍

谵妄

重度和轻度的神经认知障碍

由于阿尔茨海默氏病导致的重度或轻度的神经认知障碍

重度或轻度的额颞叶神经认知障碍

重度或轻度的路易氏体型神经认知障碍

重度或轻度血管性神经认知障碍

由于脑损伤导致的重度或轻度的神经认知障碍

物质/药物诱发的重度或轻度神经认知障碍

由于艾滋病毒 HIV 感染导致的重度或轻度神经认知障碍

由于朊病毒病导致的重度或轻度神经认知障碍

由于帕金森氏病导致的重度或轻度神经认知障碍

由于亨廷顿氏病导致的重度或轻度神经认知障碍

由于其他医疗条件导致的重度或轻度神经认知障碍

由于多种病因导致的重度或轻度神经认知障碍

未特定的神经认知障碍

（18）人格障碍

人格障碍 A 群

人格障碍 B 群

人格障碍 C 群

其他人格障碍

（19）性偏好异常症

窥淫障碍

露阴障碍

摩擦障碍

性受虐障碍

性施虐障碍

恋童障碍

恋物障碍

异性装扮障碍

其他指定的性偏好异常症

未指定的性偏好异常症

（20）其他心理障碍

由其他医疗条件所致的其他特定的心理障碍

由其他医疗条件所致的未特定的心理障碍

其他特定的心理障碍

未特定的心理障碍

（21）药物诱发的运动障碍及其他药物的不良反应

（22）其他情况，可能成为临床关注的焦点

3. 中国精神障碍分类系统（CCMD 系统）　中华医学会精神科分会编写的《中国精神障碍分类及诊断标准》（Chinese classification and diagnostic criteria of mental disorders, CCMD）。目前已发展到第三版即 CCMD-3，其主要特点在于以前瞻性现场测试结果为依据，在参考 ICD、DSM 的同时，充分考虑我国的社会文化特点和传统，兼用症状分类与病因、病理分类，保留某些精神障碍或亚型，如神经症、反复发作性躁狂等的同时，暂不纳入某些精神障碍如 ICD-10 的性欲亢进、童年性身份障碍等，注意文字表达，使分类系统条目更加分明，可操作性更强，而且更进一步向 ICD 靠拢。

中国精神障碍分类系统第三版（CCMD-3）主要分类类别见下：

0 器质性精神障碍[F00～F09,表示 ICD-10 编码,以下均与此相同]

00 阿尔茨海默(Alzheimer)病[F00]

01 脑血管病所致精神障碍[F01]

02 其他脑部疾病所致精神障碍[F02]

03 躯体疾病所致精神障碍[F02.8]

1 精神活性物质所致精神障碍或非成瘾物质所致精神障碍[F10～F19;F55]

10 精神活性物质所致精神障碍[F10～F19]

11 非成瘾物质所致精神障碍

20 精神分裂症(分裂症)[F20]

21 偏执性精神障碍[F22]

22 急性短暂性精神病[F23]

23 感应性精神病[F24]

24 分裂情感性精神病[F25]

3 情感性精神障碍(心境障碍)[F30～F39]

30 躁狂发作[F30]

31 双相障碍[F31]

32 抑郁发作[F32]

39 其他或待分类的情感性精神障碍[F39]

4 癔症、严重应激障碍和适应障碍、神经症[F44;F40～F49]

40 癔症[F44]

41 严重应激障碍和适应障碍[F43]

42 神经症[F40～F49]

5 心理因素相关生理障碍[F50～F59]

50 进食障碍[F50]

51 非器质性睡眠障碍[F51]

52 非器质性性功能障碍[F52]

6 人格障碍、习惯与冲动控制障碍和性心理障碍[F60～F69]

60 人格障碍[F60]

61 习惯与冲动控制障碍[F63]

62 性心理障碍(性变态)

7 精神发育迟滞与童年和少年期心理发育障碍[F70～F79;F80～F89]

70 精神发育迟滞[F70～F79]

71 言语和语言发育障碍[F80]

72 特定学校技能发育障碍[F81]

73 特定运动技能发育障碍[F82]

74 混合性特定发育障碍[F83]

75 广泛性发育障碍[F84]

8 童年和少年期的多动障碍、品行障碍和情绪障碍[F90～F98]

80 多动障碍[F90]

81 品行障碍[F91]

82 品行与情绪混合障碍[F92]

83 特发于童年的情绪障碍[F93]

84 儿童社会功能障碍[F94]

85 抽动障碍[F95]

86 其他或待分类的童年和少年期的行为障碍[F98]

89 其他或待分类的童年和少年期精神障碍[F98.8;F98.9]

9 其他精神障碍和心理卫生情况[F09;F29;F99]

90 待分类的精神障碍[F99]

92 其他心理卫生情况[F99]

99 待分类的其他精神障碍[F99]

思考题　1. 精神障碍分类的主要原则是什么？

2. 常用精神障碍分类系统有哪些？

（姚志剑）

第三章　精神障碍症状学

第一节　概　述

　　人的精神活动是人脑反映客观事物时所进行的复杂的机能活动。精神疾病的临床表现为各种精神症状，也就是异常的精神活动。正常与异常是一个相对概念。正常一词在临床各科中可有不同的含义。当我们说一个人身高正常，系指该人既不太高，也不太矮，接近该区域内统计学上的平均身高值。内科医师说某人某脏器正常，表明此人该脏器无病理变化。由于人的精神活动个体差异很大，且内容复杂多样，因此精神活动的正常概念没有临床其他学科中理解那样比较确切。判断某一精神活动是否正常，必须仔细考察引起这种精神活动的各种因素，如性格特征、文化背景、当时的处境和背景进行具体的分析与判断。在观察精神症状时，不但观察症状是否存在，还要观察其出现频度、持续时间和严重程度。

　　正确地辨认和评价精神症状是正确诊断精神障碍的基本条件，是精神科医务人员的临床基本功之一，是学习临床精神病学的入门课。在精神病学中，精神活动正常通常使用统计学概念，即横向对比，是指处在同一文化环境的背景下，大多数人的表现为常态。一个人的举止行为越是处于平均状态，就越被认为是正常，普通即为正常。再者进行纵向对比，即与本人的过去比较是否与其一贯的人格相统一，故又有不平常之义。最后，当然还要结合其社会适应能力是否良好来综合评判。然而在实践中却远非如此简单，原因是：①人们总是不能离开社会价值观念的判断，离不开用一定历史阶段的文化价值标准和尺度来判定，在某一文化范畴背景中被视为异常的状况在另一文化范畴背景下未必会被视为异常，甚至在同一文化范畴中的不同历史阶段也是如此；②世间万事万物无不节律地变化，人的精神活动也无时不处于波动之中，面对不同的对象、时节或环境，可以有不同的表现，精神病患者亦然，并非方方面面都不正常，正常与异常之间往往有交错和交织，要与相应的背景联系并做全面观察分析才能够确定结果；③对同一患者的精神检查资料，不同的医师常常会有不同的评价结果，这既取决于医师所掌握的理论水平和实践经验，也与各自的社会阅历及日益多元化的文化价值标准不无关系；④精神检查不如体格检查或器械检查那样的直观可靠和具有可重复性。由此可见精神科医师专业工作的难度及不确定性、模糊性是可想而知的。

　　鉴于以上种种局限，界定正常或异常，做起来并非易事。在临床实践中，客观真实的病史资料必不可少，精神检查的基本功不可马虎，器械检查和心理测试的结果不能忽视，在此基础之上做出的全面综合的分析判断才能经得起实践的检验。

第二节 感知障碍

感觉(sensation)是人们认识事物的第一步,是客观刺激作用于感觉所产生的最简单的感受,它反映事物的个别属性。知觉(perception)是一事物的各种不同属性反映到脑中进行综合,并结合以往经验,在脑中得到整体的印象。当我们听演奏时,感觉得到的是高低不同的声音,知觉得到的是优美的乐曲。感觉障碍多见于神经系统器质性疾病,知觉障碍多见于精神疾病。

一、感觉障碍

1. 感觉过敏(hyperesthesia) 对体内外刺激的感受性增高。对一般强度的刺激,如感到阳光特别耀眼,轻声的关门声感到震耳,普通的气味感到异常浓烈刺鼻,躯体上轻微不适感到异常难忍。多见于神经症、更年期综合征、感染后的虚弱状态等。

2. 感觉减退(hypoesthesia) 对外界的刺激感受性降低。如强烈的疼痛,或者难以忍受的气味,只有轻微的感觉。严重时对外界刺激不产生任何感觉(感觉消失 anesthesia)。感觉减退和消失多见于神经系统疾病。精神科见于疲劳瞌睡状态、抑郁状态、木僵状态以及癔症和催眠状态。

3. 感觉倒错(paraesthesia) 对外界的刺激产生与常人相反或不同性质的感受。如对凉的刺激反而产生热感,多见于癔症。

4. 内感性不适(senestopathia) 躯体内部产生各种不舒适、难以忍受的、异样的感觉,难以言表、难以定位的不适感。特点为部位不固定,描述单纯,引起病人的不安,常为疑病观念的基础,多见于神经症、抑郁状态。

二、知觉障碍

(一)错觉

错觉(illusion)是对外界真实刺激的错误感知。把实际存在的事物错误地感知为另一事物。正常人在光线暗淡、恐惧紧张及期待等心理状态下,可产生错觉,但经验证后可以纠正。谵妄时出现的病理性错觉,多具恐惧性质。错觉只有在大量涌现且无法纠正时才有临床意义。

(二)幻觉

幻觉(hallucination)无相应的客观刺激存在而出现了虚假的感知体验。正常人也可出现幻觉,多发生在觉醒和睡眠的过渡状态,如入睡前幻觉或醒前幻觉。

1. 按涉及的感官分类

(1)听幻觉(auditory hallucination):临床最常见的一种幻觉。幻听的内容多种多样,可听到单调的或复杂的声响,如机器声、敲门声、音乐声、人语声等。幻听的内容为言语交谈,称为言语性幻听,言语性幻听可以是几个字、几句话、一段话等,言语内容若是评论患者的言行,称为评论性幻听;内容上则以嘲讽、辱骂、威胁等,多令人不快。幻听内容若是命令患者做某事,称为命令性幻听。如命令患者拒绝服药、殴打他人、自伤或自杀,这些命令患者往往无法违抗,无条件服从,因此可产生危害社会行为。

(2)视幻觉(visual hallucination):较幻听少见,常与其他幻觉一起出现。幻视可以是简单的闪光,也可以是复杂的图像、场景等。若幻视中的形象比实物大为视物显大;比实物小为小人国幻视;在意识清晰状态下出现幻视多见于精神分裂症。在意识障碍的状态下出现幻视多见于器质性精神障碍。

(3) 嗅幻觉(olfactory hallucination):多为令其不愉快的气味。如腐烂恶臭、化学品刺激气味等,常与被害妄想交织在一起。病人可有掩鼻动作或拒食行为。

(4) 幻味(gustatory hallucination):尝到特殊或奇怪的味道。幻嗅、幻味很少单独出现,常与其他幻觉、妄想合并出现。

(5) 幻触(tactile hallucination):患者感到皮肤或黏膜表面或底下有接触、针刺、麻木、虫爬、通电感等。有的患者有性器官接触感,称为性幻觉;也可有温度幻觉、潮湿性幻觉。

(6) 本体幻觉(body-sensory hallucination):是肌肉、肌腱、关节等本体感受器的幻觉。病人身体未动,却感到被人推动或自己在运动;未讲话,却感到口、舌在活动或在讲话。

(7) 内脏幻觉(visceral hallucination):内脏性幻觉产生于某一固定的器官或躯体内部。病人能清楚地描述自己的某一内脏在扭转、断裂、穿孔,或有昆虫在游走。这类幻觉常与疑病妄想、虚无妄想结合在一起。

2. 按结构分类

(1) 不成形幻觉(要素、原始性)指简单、无意义的声、色、光等形成的结构缺乏完整性,因只反映个别属性,系感觉性幻觉。

(2) 成形幻觉:最多见,有完整结构形态的幻觉形象,常具有某种意义,系知觉性幻觉。

3. 按性质分类

(1) 真性幻觉(genuine hallucination):幻觉体验来自于客观空间,被认为是通过感官获得的,形象鲜明、清晰生动,不能随意志转移消长,会向外界"投射"。其主观体验常不易与知觉区别,故而坚信不疑,多支配行动。

(2) 假性幻觉(pseudo hallucination):幻觉体验来自于主观空间,而不是通过感官获得的,形象不够鲜明,也不随意志消长,但不向外界"投射";坚信程度则与真性幻觉一样,很少支配行动。若幻觉来源于感觉领域之外(域外幻觉),亦属假性幻觉。

4. 幻觉的特殊形式

(1) 思维鸣响或思维化声(audible thought):又称思维回响(thought-echoing),当病人想到什么,就听到(幻听)说话声讲出他所想的东西,幻听的内容就是病人当时所想的事。如病人想喝水,即出现"喝水!喝水!"的声音。

(2) 机能性幻觉(function hallucination):幻觉(通常是幻听)和现实刺激同时出现,共同存在而又共同消失,在同一感官,共存共消,但两者并不融合(与错觉不同)。引起幻觉的现实刺激多为中性、无关、单调的声音,引发的幻觉有特定的意义。如打开水龙头,在听到流水声中夹着声音"辩证唯物主义! 辩证唯物主义!"。主要见于精神分裂症。

(3) 反射性幻觉(reflex hallucination):即现实刺激作用于某一感官产生现实体验的同时,引起另一感官的幻觉。如当病人听到关门的响声,便看到一个人的形象(幻视)。

(4) 自窥症(镜像幻觉、自体形象幻视):实际不存在镜子,而在客观空间见到自己另一全部或局部的形象,且可随自身而移动。对此双重自身体像的出现,常导致惊讶或悲哀情绪。内脏自窥少见。若在实际存在的镜子前见不到自身镜像,则为阴性自窥症。

三、感知综合障碍

感知综合障碍(psychosensory disturbance)是对客观存在的某一事物的整体属性能够正确感知,但却歪曲了其个别属性。常见有:

1. 时间感知综合障碍　患者对时间体验的判断出现障碍。如自觉时间飞逝、停滞或凝固的感觉等。

2. 空间感知综合障碍　患者对事物空间距离的判断出现障碍。如病人想把杯子放置在桌子上,但由于桌子实际上距离尚远,因而杯子掉落在地上。

3. 运动感知综合障碍　患者感觉实际运动的物体静止不动,或静止不动的物体在运动。如患者感到面前的房屋在往后退。

4. 非真实感(derealization)　自觉周围环境事物变得模糊不清,似雾里看花,不够鲜明,缺乏真实感。如病人诉说:"我感到周围的东西似乎都变了,好像隔了一层东西似的!""好像都是假的"。

5. 视物变形症(metamorphopsia)　患者感到周围的人或物体在大小、形状等方面发生了变化。看到物体的形象比实际增大,称之为视物显大症(macropsia),反之称视物显小症(micropsia)。如一患者称看到他父亲与以前的父亲不一样了,四肢一侧长、一侧短,而头也变得非常巨大等。

6. 体形感知综合障碍　又称体像障碍,指病人感到自己整个躯体或个别部分,如四肢长短、轻重、粗细、形态、颜色等发生了变化。有些早期精神分裂症病人反复照镜子(所谓窥镜症状),感到自己的脸变得非常难看,两只眼睛不一样大,鼻子和嘴都斜到一边,耳朵大得像猪耳。虽然病人还知道是自己的面孔,但模样发生了改变。如提醒病人对着镜子用眼睛衡量时,体像障碍可暂时消失,但不目测时,体像障碍则重复产生。

第三节　思维障碍

思维(thinking)是人脑对客观事物概括的、间接的和抽象的反映,是人类最主要的心理功能,是认识的高级阶段。通过大脑对感知觉得到的材料进行分析和综合,抽象与概括,而形成概念,在概念的基础上进行判断和推理。思维在感觉和知觉的基础上产生,借助语言和文字来表达。

从发展心理学看,人类的思维是从直觉的形象思维,逐步发展到抽象的逻辑思维。这个发展过程通过大脑结构和功能的日益完善,通过不断学习和社会实践来完成。正常的人类思维活动的特征有:

目的性:思维是围绕一定的具体目的,有意识地进行的。

连贯性:思维过程中的概念是前后衔接,相互联系的。

逻辑性:思维过程是有一定道理,合乎逻辑的。

思维障碍的临床表现多种多样,主要分为思维形式和内容障碍。思维形式障碍以联想过程的障碍为主要表现。思维内容障碍则主要表现为妄想、超价观念和强迫观念。

一、思维形式障碍

(一) 思维联想障碍(disturbance of association)

联想是指人脑中由一个概念引起其他概念的心理活动。联想障碍可表现在联想的速度、数量、结构和自主性等方面。

1. 思维联想速度和量方面的障碍

(1) 思维奔逸(flight of thought):是联想速度加快和量的增加。其特点为:①快,联想异常迅速,一个概念接着另一个概念大量涌现,以致有时来不及表达;②多,话多,思维内容及新概念不断地涌现,且与周围现实相关,有目的的行为也增多,形式活泼生动;③高,情感高涨、声音高亢;④变,思维虽有一定目的性,但常为外界环境变化吸引而转变话题(随境转移),或因音连、意连而转变主题。

(2) 思维迟缓(inhibition of thought):联想受抑制,联想速度减慢与困难。特点为:①慢,反应和联想慢而困难,语流缓慢;②少,语量和动作减少;③低,语音低沉,情绪低落;④短,言语简短。

(3) 思维贫乏(poverty of thought):联想的数量减少,概念缺乏。其特点为:①空,思维内容空虚;②乏,是概念和词汇贫乏;③无所谓,对此状况漠然处之。

(4) 病理性赘述(circumstantiality):思维过程的主题转换具有黏滞性,停留在细枝末节问题上进行累赘的详述,以至于无意义的琐碎情节掩盖了主题;又具固执性,即使被打断,仍要按原思路继续赘述;尚有目的性,离题不远,终能到达预定的终点。

2. 联想连贯性方面的障碍

(1) 思维松弛(散漫)(looseness of thinking):每一句话尚且通顺,但整段叙述、上下文之间的结构联系松散,缺乏一定逻辑关系,主题不突出,让人不着要领,不知所云,交谈困难。

(2) 思维破裂(splitting of thought):病人在意识清楚的情况下,思维联想过程破裂,缺乏内在意义上的连贯性和应有的逻辑性。单独语句的文法结构尚正确,但上下句之间缺乏内在联系,令人费解。程度严重时,甚至在一句话内部的词与词之间也毫不关联,只是词汇的堆砌,又称"语词杂拌"。

(3) 思维不连贯(incoherence of thought):在有意识障碍的背景下产生,表现类似思维破裂,但言语更零乱,语句成片段。

(4) 思维插入(thought insertion):无意识障碍时,病人感到在外力的作用下有异己思想进入自己的大脑。

(5) 思维中断(bloking of thought):无意识障碍和无外界干扰因素时,思维过程不由自主地突然短暂停顿,表现言语突停片刻,虽经提醒,再开口时却已变换了内容。因不受其意愿支配,故伴有明显不自主感。

(6) 思维云集(pressure of thought):又称强制性思维(forced thought),异己的思潮不受其意愿的支配,出乎意料的强制性涌现,内容杂乱多变,与现实无关,出现突然消失也迅速。

3. 思维逻辑性方面的障碍

(1) 病理性象征性思维(pathological symbolic thinking):病人以具体的形象概念来表示某一特殊的抽象概念,带有愚蠢和荒谬的性质,其中的特殊意义只有本人明白,他人无法理解。如某一病人坚持将所有的衣服反着穿,无论如何劝说,仍我行我素。病情好转后,病人解释是表示自己表里如一。

（2）语词新作（neologism）：以自创的文字、图形或符号，或将几个无关的概念、几个不完全的词拼凑成"新词"并赋予特殊的含义。

（3）逻辑倒错性思维（paralogic thinking）：病人推理过程十分荒谬，既无前提，又缺乏逻辑根据，推理离奇古怪，不可理解，甚至因果倒置。病人以无法理解的、离奇古怪的、荒谬的推理过程，得出自以为是的所谓"结论"。如某一病人开始拒食荤菜，几天后除喝水外，拒绝一切食物。当问其原因时，病人解释人是从动物进化来的，人不能吃自己的祖宗，所以不能吃荤菜；又想到动物是从植物进化来的，所以也不能吃蔬菜米面，只能喝水。

（4）诡辩症（sophistic thinking）：以无现实意义的琐事为据，用牵强附会、似是而非的、无目的、无意义的空泛议论，以形式逻辑的推理反复证明最浅显、最简单的内容。

4. 思维活动形式障碍

（1）持续言语（perseveration）：表现言语黏滞不前、原地踏步，在某一概念上停滞不前。除首句回答切题外，其余均与现实无关，答非所问，单调重复不变。如医生问："你今天来做什么？"病人答："看病"。以后医生接着提出其他许多不同问题，但病人仍持续回答"看病"……

（2）重复言语（palilalia）：病人重复自己一句话的话尾，与现实无关，有时还能意识到并无必要，但不能克服，也不因当时环境影响而产生变化。

（3）刻板言语（stereotype of speech）：病人机械而刻板地重复某一无意义的词或句子。自发地老是说一句与现实无关的话，常伴有刻板行为。

（4）模仿言语（echolalia）：如同鹦鹉学舌般地模仿他人的问话，周围人说什么，病人就重复说什么，常伴模仿动作。

二、思维内容障碍

（一）强迫观念

强迫观念（obsessive idea）是反复、持续出现的想法、冲动或想象等，明知不对、不必要、不合理，但难以摆脱与克服。伴有主观的被迫感和痛苦感，抵抗（反强迫）是强迫观念的特征，也是与妄想鉴别的要点。

1. 强迫思维（obsessive thoughts）：患者反复、持续地出现一些想法，如怕接触细菌、病毒，怕染上某种疾病，或反复出现某些淫秽或亵渎神灵的想法。

2. 强迫性穷思竭虑（obsessive rumination）：患者反复思考明知无意义、无必要的一些问题，却控制不住地一遍又一遍地想。如人为什么长两只眼睛，不长三只眼睛？

3. 强迫疑虑（obsessive doubt）：患者对已做过的事反复怀疑或担忧，如门窗是否关好，电源是否切断等，常导致强迫行为，反复检查门窗、电源开关。

4. 强迫冲动或强迫意向（obsessive impulses）：患者反复出现某种冲动的欲望，如攻击别人，采取危险行动等，虽然不会转化为具体行动，但使患者感到非常紧张害怕。如某一抱着孩子的母亲，反复产生将孩子从楼上扔下去的冲动与想法。

5. 强迫回忆（obsessive reminiscence）：患者对往事、经历反复回忆，明知没有实际意义，但无法摆脱，不断回忆。

（二）超价观念

超价观念（overvalued idea）是指由某种强烈情绪加强了的，并在意识中占主导地位的观念。多以某种事实为基础，无明显的歪曲，推理过程大体上合乎逻辑，因受强烈的情绪影响，对此事实做出片面、偏激、超乎寻常的判断，过分地评价自我，他们的想法虽然与事实不相符合,往往因为过于迷恋他们的理想而不易纠正,因而影响其行为。

(三) 妄想

1. 概念　妄想(delusion)是一种在病理基础上产生的歪曲的信念、病态的推理和判断。其特点:①无事实根据;②与患者的文化水平和社会背景不相符合;③坚信不疑,难以用摆事实、讲道理的方法加以纠正;④个体所独有的和自我卷入的。正常人可产生错误的想法,如前提不足,得出错误的结论,但通过实践验证较易得到纠正。正常人也可坚持一些错误的看法,如偏见、迷信观念等,偏见是由于人们思想方法不正确或认识水平的限制造成的,迷信观念与其生活的社会文化背景相联系。通过教育和生活经验的积累,随着知识的掌握,偏见、迷信观念可以被纠正。妄想是个别的心理现象,群体的信念有时尽管不合理,也不能称为妄想,如宗教、迷信观念。

2. 妄想的分类

1) 按妄想的来源分

(1) 原发性妄想(primary delusion):具有突然发生、内容不可理解,与既往经历和当前处境无关,又非来源于其他异常精神活动的病理信念。主要包括:①妄想心境:突然产生怀疑、不安和惶恐等情绪体验,感到周围发生了与己有关的情况,导致原发性妄想形成。②妄想表象:突然产生的记忆表象,接着对之赋予一种妄想意义。③妄想知觉:对正常知觉体验,赋予妄想性意义。④突发性妄想:妄想的形成突然完全,既无前因,又无后果,也无推理判断过程,无法理解。原发性妄想对精神分裂症的诊断具有重要价值。

(2) 继发性妄想(secondary delusion):是发生在其他病理心理基础上(如感知、情感、记忆、思维、智能等障碍)的背景上发生、发展,而妄想的产生是对原发障碍的解释,原发障碍消失以后妄想也将随之消退。

2) 按妄想的结构分

(1) 系统性妄想:发展缓慢,结构严密,逐渐形成系统,且有不断泛化的趋势。

(2) 非系统性妄想:妄想的内容杂乱无章或前后矛盾,支离破碎,变化不定。

两者的区别重点在于观察妄想的泛化性、逻辑推理错误的程度、固定性、单一或多个妄想的组合及其现实性等情况。若较少泛化,逻辑推理错误的程度轻,固定单一又较接近现实,则为系统性妄想;反之,则为非系统性妄想。

3) 按妄想的内容分

(1) 被害妄想(delusion of persecution):是最常见的一种妄想,患者常常坚信有一种不安全感,感觉周围在监视、跟踪、窃听、诽谤、诬陷、迫害他。如有些精神分裂症患者常认为饭菜、水里有毒而拒绝吃别人烧的饭菜或提供的水,或称公安局等要来抓他等,因此表现不出门、拒食、自伤或采取攻击行为。

(2) 关系妄想(delusion of reference):患者在生活或工作学习的环境中,对与己无关的事物均认为与自己有关。如别人的言行总认为是针对自己的,报纸、电视、广播的内容也是含沙射影地讲他,周围吐痰、谈笑和一些举动都是针对自己的。常与被害妄想一起出现,多见于精神分裂症。

(3) 夸大妄想(grandiose delusion):患者常坚信自己有超人的才华,具有大量的财富,并且具有领袖人物的才干,或是认为自己出身名门贵族或是某大人物的后代等,多见于躁狂症、精神分裂症等。

(4) 影响妄想(delusion of influence):也称物理影响妄想(delusion of physical

influence),患者坚信自己的一切活动(包括精神的和躯体的)均受外界的控制和支配,这种外界的控制和支配可以来自超自然的现象,如天体、外星球等,也可以来自周围生活中的,如电波、磁场或一些仪器等,也可以来自神灵等。常见于精神分裂症或与文化相关的精神疾病。

(5)罪恶妄想(delusion of guilt):患者常常毫无根据地认为自己犯了严重的错误和罪行,应该被严惩,认为自己罪大恶极,应该被处死,故患者常常会采取自伤、自杀或拒食的方式,或反复向有关部门交代自己的罪行,要求以劳动改造的行为来解脱自己,常见于抑郁症和精神分裂症。

(6)疑病妄想(hypochondriacal delusion):患者毫无根据地坚信自己患了某种严重的躯体疾病,是不治之症,一系列医学检查和反复的医学验证不能纠正其病态信念。常导致反复就医行为和焦虑抑郁情绪。

(7)嫉妒妄想(delusion of jealousy):患者常坚信配偶对自己不忠,有外遇,为此常采取跟踪、检查配偶的行为、逼问配偶,以求证实。多见于精神分裂症、偏执性精神病、酒精所致精神障碍。

(8)钟情妄想(delusion of love):患者坚信自己被某一异性看中、所爱,因而眷恋、追逐、纠缠对方,即使遭到对方严词拒绝,仍毫不置疑,而认为对方是在考验自己对爱情的忠诚,仍纠缠不已。多见于精神分裂症。

(9)被窃妄想(delusion of steal):患者坚信自己的东西被别人偷走了,为此常常把东西收藏起来,并且会反复检查自己的东西,多见于老年性精神病,也可见于精神分裂症。

(10)内心被揭露感(experience of being revealed):又称被洞悉感,患者认为自己内心所想的事周围的人都知道了,虽然病人不能确切讲出别人是通过什么方式知道的,但确信已经人人皆知,甚至搞得满城风雨,所有的人都在议论他。多见于精神分裂症。

(11)其他:如非血统妄想、虚无妄想、变兽妄想、动物寄生妄想、附体妄想、妊娠妄想等。

一般来说,妄想可使患者采取相应行为,如攻击、自伤、反复就医等。妄想的确定:在详细地掌握了知情者提供的客观病史的情况下,一般并不难,但在其内容较为接近现实时则又相当困难。检查者要善于询问和多方面、多角度地调查,一定要以调查为前提,以事实为依据;更要善于综合分析,既要注意其内容是否违背客观事实,还应重在注意其结果的推理判断是否符合通常的情理和基本的逻辑规律。

第四节 注意障碍

注意(attention)是指在某一时间内,人的精神活动选择性地集中指向一定对象的心理过程。注意分为主动注意(随意注意)和被动注意(不随意注意),主动注意是自觉的、有预定目的的,使注意指向一定的对象,为了实现这一目的,必要时需做出努力才能完成。被动注意是由外界刺激引起的探究反射、定向反应,无自觉目的,不由自主,无须加以努力,是自然地注意。注意程度取决于外界刺激的强度、新异性和多变性。常见的注意障碍有:

1. 注意增强(hyperprosexia) 指主动注意的显著增强。病态的注意增强多与妄想有关。如有被害妄想的患者,对周围环境的细微变化和妄想涉及对象的一举一动都保持高度注意和警惕。有疑病妄想的患者,对自己身体内的某些变化和健康状况过分关注,以至于可以强化或促进某些症状的发展。

2. 注意减弱(hypoprosexia) 是指主动和被动注意的兴奋性减弱,难以在较长时间内集中于某一事物。在同一时间内所掌握的客体范围显著缩小,稳定性降低而影响记忆。注意力减弱亦称注意松懈、迟钝。

二、注意稳定性方面的障碍

1. 注意转移(transference of attention)　主动注意不能持久,被动注意的兴奋性增强但不能持久,注意对象常常因周围环境的变化而转移。

2. 注意涣散(aprosexia)　主动注意不易集中,稳定性差,不能集中注意某一事物并保持相当长的时间,极易分散。如花了很长时间看书,仍不知所云,就像没读过一样。

3. 注意固定(fixation of attention)　注意稳定性增强。如有顽固性妄想者,总是固定注意于妄想的内容上。

三、注意集中方面的障碍

1. 注意狭窄(narrowing of attention)　注意范围显著缩小,主动注意减弱,当注意集中于某一事物时,其他事物引不起他的注意。

2. 注意缓慢(blunting of attention)　注意的兴奋性集中困难及缓慢。在面对接连提出的需要回答的问题时,其回答问题的速度很快变慢。

第五节　记忆障碍

记忆(memory)是对既往事物经验的重现。从过程上包括识记、保持、再识和回忆(记住、不忘、认得和回想起来),四者既互相关联又密切配合。从内容上可有形象记忆,如旧景历历在目或老友的音容笑貌犹在;情绪记忆,指既往情绪体验的记忆;逻辑记忆,如语词或以往思想活动的回忆;运动记忆,包括全部习得的技能动作。从时间上又可分即刻记忆、短时记忆、近事记忆或远事记忆。

一、记忆量的障碍

1. 记忆增强(hypermnesia)　对患病前不能够且不重要的事都能回忆起来,连细节都无遗漏。

2. 记忆减退(hypomnesia)　是指记忆的全过程普遍减退,早期常为对涉及抽象思维的内容(如数据、术语、概念等)难以回忆。表现为记忆力减弱,或由近及远的记忆困难。

3. 遗忘症(amnesia)　指局限于某一事件或时期内经历的遗忘,系"回忆的空白"或丧失,不是记忆普遍性减弱,而后天习得的运动记忆,如骑车、游泳等则一般不易消失。

(1) 顺行性遗忘(anterograde amnesia):在时间界限上是指回忆不起来疾病发生后一段时期内所经历的事件。

(2) 逆行性遗忘(retrograde amnesia):即回忆不起来疾病发生以前某一段时间内所经历的事件。

(3) 进行性遗忘(progressive amnesia):主要是再识和回忆困难,是大脑弥漫性损害引起的全面性痴呆和全面性遗忘,同时呈现日趋加重的倾向。

(4) 界限性遗忘(circumscribed amnesia):又称心因性遗忘(psychogenic amnesia),由沉重的创伤性情感体验所引发,内容仅限于和某些痛苦体验相关的事件,而在此之前或之后的记忆却保持良好,有如"不堪回首话当年"。此症状是由于大脑皮质的功能性抑制产生,并没有脑器质性损害。

（5）后发性遗忘:疾病发生以后在意识恢复的初期（如脑外伤或缺氧复苏后）记忆尚好,但经过一段时间之后,再表现出明显的遗忘症状。

二、记忆质的障碍

1. 错构症（paramnesia）　为"记忆的错觉"。对过去曾经历过的事件在具体的时间、人物或地点上出现错误的回忆,造成唐汉不分,张冠李戴,且不易纠正,同时伴有相应的情感反应,常常会将生活经历中的远事近移。错构症多见于脑器质性疾病,其错构表现固定;若信口开河,多变则为功能性改变。

2. 虚构症（confabulation）　为"记忆的幻觉",以想象的、不曾经历过的事件来填补自身经历记忆的空白缺损。虚构症多发生在严重记忆损害的基础上,即刻产生,内容可生动、荒诞,但连虚构的情节也会片刻即忘,也多见于脑器质性疾病。需要注意的是,此处并不包括人格障碍的病理性谎言（以少量的事实和大量的谎言相结合）及精神分裂症患者可能对往事的妄想性解释,因为此时并不存在记忆本身的障碍。至于那些毫无事实根据与经历的"妄想性虚构"就更与记忆障碍的虚构症无关。若虚构症伴有突出显著的近事遗忘、定向障碍则为Korsakoff综合征。

3. 似曾相识症（熟悉感、阴性错认）　在经历体验完全陌生的新事物之时,却有似乎早已体验过的熟悉感。似曾相识症有时也会发生于正常人,但是,很快就会认识到是自己弄错了;而患者则常坚持认为确实是经历过的。重演性记忆错误,是指对于一段时间的生活经历的似曾相识症。

4. 旧事如新症（生疏感、阳性错认）　对已多次经历过的事物感到从未体验过的生疏感,是因当前感知的事物映像与以往不同而又类似的事物表象相混淆所致。潜隐记忆是旧事如新症的特殊表现,亦称歪曲记忆,系对不同来源的记忆混淆不清,相互颠倒（忘记了见到或听到的事实的来源,却不自觉地当做本人的经历来表达）。可以是把别人经历过的事回忆成是自己经历过的,也可能是把本人经历过的事回忆成是自己听过、看过或读过的。

第六节　智能障碍

智能（intelligence）是智慧和能力的合称,包括既往获得的知识、经验以及运用它们来解决新问题、新概念的能力。智能活动与思维、记忆、注意和情感等活动密切相关。

能力是指善于完成某种特殊活动的个人心理活动特征。各种能力的综合便是智慧,智慧具有一定的遗传倾向。正常智能的基础是健全的大脑和适当的学习。美国著名心理学家、芝加哥大学教授布鲁姆的追踪研究得出了国际公认的研究表明:如果以17岁智力成熟作为100%的话,50%的智力是在4岁以前获得的,表明这一时期是孩子性格和体格发展的重要时期。所以,我国第一部关于学前教育的地方法规（北京市）明确规定:"提倡和支持开展3周岁以下婴幼儿的早期教育"。

智能障碍系综合性的认知功能障碍。其主要特征为:意识清晰;思维常为病理性赘述;记忆力下降;计算能力削弱;分析、综合、理解、判断和推理能力较差;学习、工作困难,社会适应能力受影响;生活自理能力正常或减退;严重时可有定向错误,可伴有人格改变、情感幼稚或行为异常等。

智能障碍可表现为全面性或部分性智能减退,程度严重时称为痴呆。根据发生的情况,主要分为两种类型:先天性(或 18 岁以前发生)智力低下和后天性获得性痴呆。

一、智力低下

智力低下也叫精神发育迟滞(mental retardation)。在围生期或婴幼儿时期,大脑的发育由于遗传、感染、中毒、头部创伤、内分泌异常或缺氧等诸因素的影响而受到阻碍,以致大脑发育不良、智能发育停留在一定的阶段,患儿社会适应能力困难,智商通常在 70 分以下。

二、痴呆

痴呆(dementia)是指在大脑发育已基本完善、成熟和智能发育正常之后,由于有害因素影响导致大脑器质性损害,造成智能严重障碍。器质性痴呆可根据起病的缓急而划分为以下两种:

1. 急性痴呆　源于急性脑病(外伤、感染、中毒、缺血、缺氧等)之后,遗留不同程度的智能损害。

2. 慢性痴呆　由慢性进行性脑病(变性病、动脉硬化等)引起,智能损害逐步发生发展而来。

再根据大脑皮质与皮质下结构的弥漫性或局限性损害,又可以分为全面性痴呆,如阿尔茨海默病,早期表现为个性改变;局限性痴呆,如血管性痴呆,早期即有智能改变。

此外,在临床实践中,可见到与痴呆表现类似而本质却迥然不同的功能性(假性)痴呆,是由强烈的精神因素引起大脑功能性障碍所致的暂时性智能改变。主要有两种类型:

1. 心因性假性痴呆　即 Ganser 综合征(Ganser syndrome),表现为虽然能够解决一些复杂的问题,但是对于一些非常简单的问题都给予错误却又近似于正确的回答,表明其对于问题性质的理解还是正确的。

2. 童样痴呆(puerilism)　表现出类似儿童般的稚气和使用童言童语,但仍保留着成人的知识、经验和技能。

真性痴呆与假性痴呆的鉴别要点如下:

真性痴呆多数是逐渐起病,难以确定起病的确切日期;智能损害符合心理学的规律,并与其平日的行为表现相协调;对疾病主动的诉说比较少,而且内容模糊,显得并不很关心,有时还可能力图把认识功能障碍加以掩饰或缩小,在行动上会竭力去完成作业的要求,并依靠各种方式(如记笔记等)以保持其认识功能状态;时间上具有持久性。

假性痴呆的智能障碍发生多较突然,能确定出起病日期,家人等也能觉察到其障碍的存在及严重程度;智能损害结构与其平日的行为表现之间充满着矛盾,如能够完成较为复杂的计算,却不能完成简单计算,或病始时近事与远事记忆同样严重受损,或智能严重损害,但能完成较复杂的行为;对疾病都抱有强烈的痛苦感,常主动、详尽、强调地诉说功能丧失的情况,可是在行动上并不力图去恢复其丧失的认识功能;时间不持久。

第七节　自知力障碍

自知力(insight)是临床精神病学上一个很重要的概念。从广义上说是一个人对自己的认知和态度;此处所指是"某人对其自身状况的认识"和"患者对其所患疾病的认识和了解程度"，从而成为精神科疾病的组成部分之一，自知力的丧失也是诊断精神疾病的重要依据之一，从而与非精神科疾病有所区别。在临床实践中，评定自知力时应从三个维度考虑：患者"对疾病的认识，对精神病理性体验的正确分辨和描述，以及对治疗的依从性"。

自知力又是判断精神障碍患者好转程度极其重要的标志。症状自知力并不是简单的有或无的问题，患者对于多个症状的存在往往有各不相同的自知力。有些典型症状的本身就蕴含着自知力的缺乏，如幻觉妄想等；有些症状则恰恰相反，其本身就意味着有症状自知力，如各种神经症性症状。再有，在疾病初期，因精神症状违背了患者以往经历中通常的情理，故往往知其有误或半信半疑，因而当时可能存在部分自知力；随着病情的波动发展，中间也可能有短暂的良好的自知力，但不久即会丧失；直至疾病缓解时，自知力才会逐步得以恢复。

自知力的完全恢复必须是患者经过治疗精神病症状已完全消失，不仅能认识并承认患有精神病，还能从正常人的立场上对自己病中的体验和表现给予正确的客观分析、评价和判断，并同时具有良好的治疗依从性。

患者若还不愿意和盘托出全部的异常表现，或在回忆症状时尚有相应的情感波动而不是抱以嘲笑他的态度，或根本拒绝回忆，讳言以往，或虽然在口头上对症状进行了泛泛的批判，在行为上却仍有所流露，治疗护理的依从性不够好等，这些现象的存在都是自知力恢复不完全或根本没有恢复的表现。

第八节　情感障碍

"人非草木，孰能无情"。正常人在一定处境下也会出现情感障碍的某些反应，但只有此反应不能根据当时的处境背景来说明时，方可作为精神症状来考虑。正常的情感变化特点是应有相应的刺激；所产生的情感反应与外界刺激和内心体验协调一致；持续的时间适当并保持适当的强度和稳定性。

情绪(emotion)即为个体在为满足需求的活动中，对满足程度的主观体验和行为流露的反映。具有"满意"体验的情感活动为正性情感；反之则为负性情感。实践中情绪、情感和心境等词常常互相通用。情绪好比天气现象多变化，情感好比气候背景多稳定。从心理学上对此作了划分，广义的情绪包括情感。狭义的情绪是指较低级的、生物性的、与生理需要(机体活动)相结合的相关体验；情感是指高级的、社会性的、与社会需要(社会活动)相结合的相关体验。情绪的生物性成分主要是"食、色、性也"，与此需求满足程度相应的情绪状态很简单(愉快不愉快)。情绪的社会学成分很复杂，德国冯特的三极坐标说(愉快不愉快、紧张松弛和兴奋抑制)和中医的七情说都未能将情绪完全包括，如还可以有爱国热忱、幸福豪迈或荣辱感、义务感、正义感、审美感、五味杂陈的"百感交集涌上心头"和"此情绵绵无绝期"等社会情感。随着文明社会的不断发展，情绪的社会学成分(人的社会实践)将日益居于主导地位，并对生物学成分加以改造和引导。

情感障碍的常见表现形式：

1. 情感高涨(elation)　是自发的正性情感明显的高涨，对过去、现在和将来都充满着不同程度的异常的快乐、喜悦和幸福感。对外界的一切均自觉感兴趣，可出现典型的随境转移。同时，联想加快且内容丰富，言语增多且语音高亢，付诸于忙忙碌碌的行动却常常虎头蛇尾、一事无成；其知识技能在言行中可以得到发挥和利用。虽然既不深刻、也看不到自身的毛病，却不缺乏机智，常常能一针见血地指出别人的错误和不当，常好与人争辩；时间长了是会让人感到废话太多,而短暂的接触却能使人感到颇具风趣和幽默。联想之快速以至于自觉"用舌头都来不及表达"。其乐观情绪与环境之间协调一致,具有一定的渲染力。

2. 欣快(euphoria) 无精力充沛和活动增多,是空虚的高兴,是一种伴有异常的身体舒适感的高度心满意足的状态。欣快与情感高涨有着本质的区别:此是被动和无所作为地沉浸在体验之中,心理上是封闭自足的,对外界的注意及兴趣反而是明显减弱的。联想和言行的量及内容并不丰富,始动性和进取性都削弱。缺乏机智,对知识技能的利用下降,无创造性,无自知力,容易出现脱离现实的荒诞简单的想法。肤浅的欣喜,呆傻的表情常显得刻板单调,与环境不协调,缺乏渲染力,多伴有智能障碍,常作为器质性症状存在。

3. 销魂状态 在极乐状态下自觉良好,如逢大喜,处于飘然欲仙的状态,但无思维奔逸,也不一定伴有精神运动性兴奋,可有轻度的意识障碍,见于毒品成瘾者在过瘾之后与癫痫先兆或精神性发作状态之中,往往与上帝、天使或神灵等相关并伴异常幸福感。

4. 情绪低落(depression) 情绪低沉,常常少言少动,语音低微,反应迟钝;终日忧心忡忡,兴趣索然;积极性和动机丧失,感到无法振作;丧失自尊与自信;自我评价过低,可有自责自罪,消极悲观与失望,甚至有自杀的意念或行为。这种情绪低落不以环境中的喜乐所动,自觉"高兴不起来"。如有亲朋好友来访,可能漠然置之;或面对喜讯的到来也表现充耳不闻而毫无表情。应当注意的是,此时莫要轻率地认为存在"情感淡漠或不协调"。若能结合当时的具体情况稍做启诱,便可见其有流泪等伤感的情感反应外露,表明当时存在着抑郁的内心体验,并非是无动于衷。

5. 情感平淡(迟钝)(apathy) 又称迟钝,对于比较强烈的精神刺激也不会引起鲜明生动的情感反应,显得平淡,缺乏与之相应的内心体验。具体评定时要注意排除相对封闭的住院环境和使用抗精神病药后可能的影响。情感平淡的症状应是逐渐发展和长期存在的,是情感普遍而深刻的变化,治疗趋向好转后恢复的过程也是缓慢的。这一情感变化不仅限于外在的表情和言行,更重要的是恰似一潭死水的主观体验,外界刺激难以在情感上激起波澜。若进一步发展到内心体验极度贫乏,对外界任何刺激均缺乏相应的情感反应,与环境失去了感情上的联系,即称之为情感淡漠。

6. 焦虑(anxiety) 焦虑的主观体验是没有明确对象和具体内容的恐惧。有如大祸临头般的惶惶不可终日,总自觉有迫在眉睫的危险,同时也知道威胁或危险并不实际存在,却不明白为何如此。客观表现主要是运动性不安:手震颤,肌肉紧张所致的躯体多处的痛胀不适;重者坐立不安,不时有小动作,来回踱步或捶胸顿足。再者是自主神经功能紊乱,出现自主神经功能亢进症状:面赤、口干、出汗、气急、心悸、食欲不振、便秘或腹胀、腹泻、尿频尿急、易晕倒等等。若在观念上不与任何确定的生活事件或处境相联系,则为无名(浮游)焦虑。惊恐发作是一种间歇性发作的极端焦虑不安和惶恐状态,伴有明显的自主神经功能紊乱。

7. 恐惧(phobia) 这是一种不以患者的意志、愿望为转移的恐惧情绪,患者常对平时无关紧要的物品、环境或活动产生一种紧张恐惧的心情,甚至感到这种恐惧感是不正常的,但无法摆脱。恐惧的内容很多,可以是动物、某些物体、所处的环境、场地等。

8. 易激惹(irritability) 表现出动辄为小事引发短暂、剧烈的情感反应,极易烦躁激动、发怒,甚至大发雷霆或有冲动行为。出现在慢性器质性疾病时,为小事易激惹和大事上则漠然处置;精神分裂症则可能继发于幻觉妄想,或是毫无缘故、来去均突然,事后如同无事一般,无自知力;躁狂状态也可有易激惹,一般多事出有因,并不否认事实;神经症的易激惹则是极力自控,发泄以后又后悔,对象多局限于家庭内或家人。

情感暴发(emotional outburst,raptus)：是指在一定精神因素作用下,发生和中止均较突然地暴发情绪(如吵闹、哭笑无常、捶胸顿足、满地打滚等),常常出现戏剧性的变化。

在激惹性增高的同时还伴有强度过分剧烈的反应,突发的、强烈而短暂的情感暴发,存在一定程度的意识障碍,发作后入睡,事后又不能回忆,此为病理性激情。

9. 情绪不稳定　指情绪反应极易变化,易于诱发也易于消退,从一个极端波动到另一个极端。当情绪的自控能力减退时,首先出现情绪不稳定,再进一步发展即为情感脆弱,表现为情绪反应过敏,易悲易喜、易感动,一旦流泪或发笑,便失控而痛哭或大笑,其严重形式又称情绪失禁。

10. 情感不协调　情感反应与其当时的内心体验及处境不相协调。如在述说自己的不幸遭遇或妄想内容时,好像在讲述与己无关的故事一般,缺乏应有的相应情感体验,或表露出与之不相称的情感反应。情感不协调为思维与情感活动之间的不协调。若情感表现与其内心体验或客观刺激及处境相反(遇到悲痛的事反而表现喜悦),称为情感(表情)倒错(parathymia)。若内心体验本身发生矛盾,即同一人对同一事件同时产生两种相反的情感体验(既悲又喜),此为矛盾情感(ambivalence)。情感反应与其年龄不符,如同幼儿一般,此谓情感幼稚。

第九节　意志障碍

意志(will)是人类认识活动过程进一步发展的结果,与情绪密切相关,并体现社会性需求的高级心理活动,有社会优劣之分,常体现在对意向的克制与调节。意志是人由于某种动机和需要,自觉地选定目标,付诸行动,克服阻力,以实现预定目标的心理反应过程。意志的强弱常取决于情感。

意志特征的表现在于克服阻力。有对某些与现实不相适应的需求(与欲望对立)采取内部的自我克制;也有为满足某种正当需求与实现崇高理想而坚忍不拔(与欲望不对立),以克服外部阻力;当存在几种互相矛盾的动机或需要时,则又表现出意志的选择能力。直接推动意志行为的力量称为动机。行为即指有目的、有动机的行动。

意向是与人的本能活动有关,体现生物性需求的低级心理活动,有强弱、多少之分。若食欲、性欲或防御等不恰当的意向过于增强亢进时,正体现出正当的意志控制力的不足。

单一的意志障碍不能作为诊断依据,必须结合其他表现综合分析。当存在思维或情感障碍时,必定也存在着意志障碍。实际上任何一种精神病状态均已包含着意志减低,即使是在偏执性精神障碍或情感性精神障碍躁狂发作时也是如此。其意志增强是有条件限制的,仅限于病理状态部分的意志增强,而正当的意志活动是减低的。

1. 意志增强(hyperbulia)　在病态的情感或妄想的影响下,意志活动增多,可坚持某种具有极大顽固性的行为。如情感高涨时活动增多,过于忙碌而不觉得疲劳;受被害妄想支配时,不断地追查不休,到处控告妄想对象等;嫉妒妄想者对配偶的监视、跟踪不止等。有的可出现本能意向活动的亢进,行为多而紊乱,无明显目的性,与环境不协调。

2. 意志减退(hypobulia)　表现为意志活动减弱。常由于情绪低落以致意志消沉,活动减少,懒于料理一切,需他人督促才行。本人尚能意识到这些变化,自知力部分存在,尚不脱离环境。实际上并不缺乏一定的意志要求,只是感到做不了或自觉没有意义而不想做,常见于抑郁症。更严重者则称为意志缺乏,常与情感平淡(abulia)、淡漠和思维贫乏并存。其表现对任何活动都缺乏动机,处处丧失主动性,被动,懒散。患者本人对这种病理变化毫不觉察,无自知力,孤僻、退缩与环境不相协调。见于精神分裂症衰退期或器质性痴呆综合征。

3. 矛盾意志(ambitendency) 也是意志减退所致。对非常简单的事(而不是复杂的事)同时产生对立的、互相矛盾的意志活动或两种行动意向的交替。如遇到友人握不握手,在伸手似乎要握时又随即缩回手,当别人放了手时却又伸出了手。患者本人对此毫无自觉,无自知力、无痛苦、无纠正的要求,也见于精神分裂症。

4. 意向倒错(parabulia) 指意向要求与一般常理相违背或为常人所不允许、难以理解。如自伤、性欲倒错、拔毛发或异食症等表现。在幻觉妄想支配下也可发生,并有荒谬的解释。

5. 病理性意向过强 如精神活性物质的依赖、成瘾者,为了获取该物质会千方百计、不择手段地去追寻,而置工作、生活、学习、家庭和前途于不顾,甚至可能发生危害社会的行为。

第十节 行为障碍

精神运动是指有意识的行为,以有别于单纯的躯体性运动。精神运动性障碍有两大类:

一、精神运动性兴奋

精神运动性兴奋(psychomotor excitement)是指动作和行为的增加。

(一)协调性兴奋

协调性兴奋亦称躁狂性兴奋(manic excitement),包括情感高涨、思维奔逸、意志行为增强伴有自我感觉良好的满足感,核心是情感的高涨影响并支配其行为。认知、情感、意志各过程之间以及与周围环境基本保持协调,目的明确,具有可理解性。焦虑激动时的兴奋和轻度的销魂状态也属协调性兴奋。

(二)不协调性兴奋

表现认知、情感、意志各心理活动过程之间互不协调,与周围环境也不协调,缺乏目的意义,难以理解。

1. 青春性兴奋(hebephrenic excitement) 情绪变化莫测,动作和行为无明显动机,缺乏一定的指向性,与其他精神活动之间的统一性及完整性被破坏殆尽,行为杂乱,表现出幼稚、愚蠢、装相、作态和戏谑等,让人无法理解,常有本能意向增强的色情行为。见于青春型精神分裂症。

2. 紧张性兴奋(catatonic excitement) 常常突然发作,持续较短的兴奋,具有冲动性,也可表现刻板单调或无端的攻击性行为。既无明显原因,也无确切的指向和目的性,使人防不胜防,可与紧张性木僵交替发作。见于紧张型精神分裂症。

3. 器质性兴奋(organic excitement) 存在不同程度的智能、定向和意识障碍。行为多杂乱,常有冲动性,无目的性,情绪欣快、不稳定或有强哭、强笑,下午或晚上有加重趋向。多见于脑器质性精神障碍。

二、精神运动性抑制

精神运动性抑制(psychomotor inhibition):主要为言语、动作和行为的减少。举止缓慢,活动明显减少,但并非完全不动。表现为问之不答,唤之不动,表情呆滞,而姿势较自然,无人时尚能自行进食、排便,此为较多见的亚木僵。严重时运动完全抑制,不食、不语、不动,表情固定,持续 24 小时即可评定木僵症状的肯定存在。有时判断木僵者是功能性还是器质性或有无意识障碍确实不易,临床上难以就木僵症本身进行病因学诊断,故应重视病史调查和神经系统检查及电生理、影像学等技术检查,以充分排除器质性病变。为了避免误诊误治,此时最好假定其存在意识障碍,以免延误必要的其他专科的检查、治疗;而在服务态度上,则又应假定其意识是清晰的,以免造成不良的心理影响。

1. 木僵状态(stupor)　常见的木僵类型有:

(1) 抑郁性木僵(depressive stupor):常由急性抑郁引起,多见为亚木僵。在反复劝导或耐心询问下,尚能做出少许反应,如点头或摇头,或微动嘴唇低声回答,表情与内心体验一致。若在一旁谈其身世和不良遭遇或与其密切相关的事件时,也可见到暗自流泪或欲哭等表情的流露。

(2) 心因性木僵(psychogenic stupor):由突发严重而强烈的精神创伤引起,伴有自主神经系统症状,如心动过速、面色苍白等,有时可有轻度意识障碍,事后常无完全的回忆。当精神因素消除或环境改变后,木僵也可随之消除,一般持续时间很短。

(3) 紧张性木僵(catatonic stupor):意识清晰,木僵解除后能够回忆当时的状况。木僵表现为不同程度的少动或完全不动,严重木僵甚至出现含涎、大小便潴留。有时患者表现同机器人一样不加选择地服从他人的任何指令,就连令其做很难堪的动作姿势的指令也照办不误。其极端形式称之为蜡样屈曲(waxy flexibility),表现为肢体如同泥、蜡铸般地任人任意摆布。若抽去枕头,其头部仍以悬空于床面的姿势长时间躺着,称为空气枕。此时患者是完全清楚地知道别人在对他摆布,却不能抗拒。作态与特殊姿势,表现为几乎成天以一特殊的姿势站、坐或躺着,有时多动或兴奋,具有发生和结束均快且突然的特点;很少言语或不语,以身体运动为主,常有破坏或攻击性行为,但不可理解;动作常具刻板、作态等特点。往往与紧张性兴奋交替出现,这即成了精神分裂症的亚型,故也常伴有此症的其他症状,如思维形式障碍、幻觉妄想或情感平淡、倒错等。

(4) 器质性木僵(organic stupor):存在意识或智能障碍,大小便失禁而不是潴留,罕见含涎,更无典型的蜡样屈曲或空气枕。可见于脑炎、脑肿瘤、癫、老年痴呆、神经梅毒等。可有神经系统及器械检查相应的阳性征像。基于此,应主张对所有木僵者做全面详尽的检查,否则不能轻率地认为是功能性的。

2. 违拗症(negativism)　患者对于向他提出的要求没有相应的反应、加以拒绝或采取相反的动作。如对于要求其做的动作不但不执行,反而表现出相反的动作,如令其张口,却偏偏闭口或嘴巴闭得更紧,此为主动性(阳性)违拗(active negativism);如只是拒绝执行吩咐而不表现相反的行为,称为被动性(阴性)违拗(passive negativism)。

3. 缄默症(mutism)　患者缄默不语,也不回答任何问题,有时可以做些手势示意,见于癔症及精神分裂症紧张型。

本能行为障碍:人类的本能可归为自我保存和种族保存的本能,具体为躲避危险、饮食、睡眠和性的本能。

三、自杀

自杀(suicide)一般是属于自我保存本能的障碍,指在观念上有想死的意念和用行动结束自己生命的决心,行动上采取了导致死亡的行为,结果可能是死亡、伤残或无恙,后者为自杀未遂。自杀者中患有精神障碍的人究竟占多大比例尚无定论,一般认为有精神障碍者的自杀率要远远高于一般人群。

1. 抑郁症者的自杀 在临床实践中,自杀的最大危险人群来自于抑郁症患者。据研究发现,曾有过一次抑郁严重到需住院程度的人,最后有 1/6 死于自杀。曾自杀未遂者则尤其危险,再次行动时往往采取几乎必死的方法。一般来说,抑郁症者并不隐瞒自杀的意念,只是在人们的严密防范下欲死不能,遂可能谎称心情好了,不想再自杀了,甚至装出笑脸,主动了解周围情况,或只是泛泛地讲些公式化的大道理,以假象麻痹人们,借以趁机采取自杀行动;若确有好转,应能够具体生动地描述其心情从抑郁中摆脱出来的实际经过及体验。

抑郁症者可有两种变异形式的自杀:①扩大(利他)性自杀,是基于怜悯家人在其身后可能遇到的困境,故先杀死家人然后再自杀;②曲线自杀,是由于长期抑郁的折磨或自杀未遂而决心自己去杀人闯祸,被害者往往是与其毫无关系或偶遇的陌生人,杀人后非但不逃逸,且常自首认罪伏法,以求速死,实际上这才是凶杀的真正目的。

2. 精神分裂症者的自杀 多数是在病态体验支配下发生的自杀,又称伪自杀。即并无想死的意念,却有导致死亡的行为或后果。引起自杀的常见精神症状如下:被害妄想、罪恶妄想、焦虑、抑郁、嫉妒妄想、疑病妄想、关系妄想、被控制感、命令性幻听或思维逻辑倒错等,一般为多个症状的组合。近年来因治疗及时,已使精神分裂症早期的自杀率有所下降。要注意的是,在疾病的缓解恢复期也可能发生自杀,因为自感在病中对他人的骚扰,而无地自容,或在社会适应中(如受到歧视或在就业、就学和择偶时)遇到难以排解的困境,而出现悲观失望的情绪,以致自杀。这种疾病缓解恢复期的自杀也称为真自杀。另外,有人也认为应用了抗精神病药,可能因出现无法耐受的药物不良反应而使自杀率上升。

3. 类自杀或准自杀 并无坚决非死不可的观念或根本就不想死,采取的行动主要是一种呼救行为,想得到别人的理解、同情、支持和帮助或以此相威胁、要挟和表示抗议。患者往往采取一些致死可能性不大的方法:如当众投水、服毒或在闹市区登高,或服用一些不及致死量的药物,或在估计能够被很快发现而获得抢救的时间、地点采取行动,事前常反复公开扬言要自杀。对此应当给予及时的心理治疗,切忌以讥讽、冷漠的态度相对,更忌用激将法,以免弄假成真。

第十一节 意识障碍

意识(consciousness)作为专门术语,在不同领域或学科中有着不同的涵义,甚至在同一学科内的各个学派对该词的理解和使用也会有分歧。精神病学家多认为,意识是大脑普遍的功能状态,使人正确而清晰地认识自我和周围环境并做出适当的反应,涉及许多心理活动并成为其基础。凡意识障碍必定有一般性感知觉削弱及注意、记忆障碍,此乃最重要的指征。无意识障碍即意识清晰,但后者并不等于精神正常。

正常意识状态下,意识清晰,大脑皮质处于最适度的兴奋状态,能够进行正常的精神活动。维持意识清晰是全脑的功能。20 世纪 50 年代初就已证实上行网状激活系统(ARAS)对维持意识清晰起着关键作用。ARAS 受损时出现意识障碍。边缘系统和意识状态也有关,内侧边缘通路与 ARAS 有密切联系。大脑皮质对维持意识清晰虽然必要,但是并不存在专司意识的区域中枢。另外,清晰的知觉也有赖于运动系统的参与,是指任何感官的知觉模式都有运动模式参与。可见意识清晰和意识障碍的生物学机制涉及复杂的反馈途径以及多系统的协同活动。

意识障碍分为两大类型：

一、周围意识障碍

（一）以意识清晰度下降为主的意识障碍

1. 昏迷（coma）　表现为对任何刺激都无反应，无言语、无自主动作，肌肉松弛，惟保存生理性的无条件反射（如浅反射、光反射、角膜反射、保护反射、肌腱反射等反射），可以出现病理性反射。根据生理性反射存在的程度可分为：深昏迷，反射消失或明显减退；浅昏迷，反射基本存在，但无法唤醒；中昏迷，介于两者之间。功能性障碍不会发生昏迷。

2. 昏睡状态（sopor）　为深度睡眠状态。在强刺激下才能被唤醒，但持续很短暂就又入睡。言语反应接近消失或反应不全，无痛苦表情，无随意运动，大小便失禁，痛觉反应迟钝，失去与环境的接触能力，亦称昏迷前期或半昏迷。进入昏睡或从中醒转是个渐进的过程。癔症可有昏睡，特点是精神因素诱发，发生和消失均很突然。

3. 混浊（反应迟钝）状态（confusion）　以各心理过程的反应迟钝为特征。对外界刺激的反应阈值上升，表现为茫然呆板，联想理解困难，可以回答简单的问题，但常重复别人的问话或回答时词不达意。患者多处于半睡状态，或虽醒在床上却显得很迷惑，有定向障碍和发作后遗忘。广义上讲，从意识清晰到昏迷之间各种不同程度的意识障碍都可称为意识混浊。临床上常用其狭义，指的是以知觉清晰度减低为主，而无附加症状（如精神运动性兴奋、错觉、幻觉、一过性妄想等）的意识障碍。一般多见于器质性疾病。急性精神障碍发作时也可有意识混浊，尤其在兴奋或瓦解严重的发作时。在紧张、焦虑和恐惧等心理因素与生活时程紊乱、过于劳累、饥饿、脱水等生理因素相结合而引起的急性精神障碍也是多以意识混浊为主要临床相。

4. 嗜睡状态（drowsiness）　一唤就能被唤醒，但无自发言语，可以有简短的言语交谈及运动反应，刺激一消失即又入睡。可见于常人或过量服用药物者。

5. 酩酊状态　皮质抑制过程减弱，表现在意识清晰度下降的基础上伴有丰富的情感体验，情感反应不稳，易激惹，言语和动作增多。在催眠药中毒昏迷前期的兴奋状态、醉酒或缺氧时均可出现。

（二）以意识范围改变为主的意识障碍

1. 朦胧状态（twilight）　意识活动集中于狭窄而孤立的范围，伴有清晰度的下降，对周围事物的感知困难，发生和终止均突然，历时数分钟或至数日，发作后多陷入深睡，可反复发作。不能正确评价周围事物并有定向障碍，可有相应的情感或攻击性行为、片断的幻觉妄想等，自主神经系统功能紊乱明显，事后完全或片断遗忘。癫性朦胧状态的发作形式呈有刻板性，有发作先兆症状，中止后不会立即清醒。癔症朦胧状态持续时间较长，有选择性的内容，发作后能够迅速清醒，重要的是在其缩小了的注意范围内，知觉并无一般性削弱。这一点与意识障碍是不同的，实为一种意识改变状态。另外，还有与睡眠相联系的朦胧状态。发生在睡眠初期的称为半睡状态；发生在睡眠末期的为半醒状态；发生在睡眠中期的则为睡行症。

2. 漫游性自动症　是意识蒙眬状态的一种特殊形式。表现为行为目的性不明确，与当时的处境不相适应，或为无意义的动作，以无幻觉妄想及情绪改变为特点。如漫游发生于睡眠中则为睡行症，又称梦游症（somnambulism）。癫性睡行症在发作时是无法被唤醒的，主要表现为：不辞而别地离开平日常居之地；发生在醒觉时；事先无目的的构思；发生突然、结束也快；事后遗忘，发作时的身份障碍则可有可无；当时有意识障碍。在多种性质不同的精神障碍中也可有发生，如癔症、脑外伤、脑肿瘤、精神分裂症、各种抑郁或焦虑状态等。

（三）以意识内容改变为主的意识障碍

1. 谵妄（delirium） 是一种中等到严重程度的意识混浊，至少有以下附加症状之一：错觉、幻觉等知觉障碍（以真性为主，生动清晰，具恐惧色彩）；言语不连贯；精神运动性不安，行为瓦解，习惯性或无目标导向的动作（但攻击性行为很少）；短暂而片段的妄想，有昼轻夜重的特点，当时的自我意识存在。发热性谵妄，高热时出现，热退后即缓解；传染病性谵妄，高热时不一定发生，在疾病后期、衰竭时出现；癫性谵妄，存在癫病史，幻觉较多。

2. 亚谵妄 由 Mayer Gross 提出的比谵妄程度轻的一种意识障碍，其程度轻且波动不定，清醒时自己似乎了解病态，感到无能与困惑，会问"我在哪儿？在干什么？"数分钟后又回到模糊状态，无自知力，思维凌乱，幻觉零碎且不完整，有重复或无目的不协调的动作。多见于感染、中毒性疾病。

3. 梦呓性谵妄 言语改变，像说梦话似地喃喃自语，让人听不清。因脏器功能衰竭故兴奋不严重，多限于在病床周围的单调刻板的抓握动作，摸索或拉扯被单等不可理解的行为，对外界刺激缺乏反应。多见于老年人，是疾病严重的表现。

4. 精神错乱状态（amentia） 比谵妄更严重，以精神活动不协调、不连贯和无法理解等为特征。极度兴奋，情绪惶惑、恐惧、焦虑，片断错、幻觉，但内容不恐惧、不丰富，思维极不连贯而无法接触，也可有片断的妄想观念，环境意识和自我意识均丧失。历时数周到数月，愈往后有遗忘或以死亡结局。多见于感染中毒性疾病。

（四）例外状态

1. 病理性醉酒 在意识的清晰度、范围和内容上均有改变，一般从不饮酒或对酒耐量很差的人，在饮用较少量的酒以后突然出现的意识障碍，迅速进入谵妄，极度兴奋，可有幻觉妄想及盲目的攻击和危害行为。一般发作短暂（数小时或一天），通常以深睡结束，醒后有遗忘。与酩酊不同，不存在情感欣快。不是由于饮酒过量而是个体对酒的过敏反应，且无明显的中毒性神经体征，再饮试验可以重现发作。在原有癫、脑外伤、动脉硬化的基础上易于发生。

2. 病理性半醒状态 Gudden 于 1905 年首先报道。一般不见于自清醒入睡的过渡阶段，而见于自深睡觉醒的过渡阶段之中。在长期睡眠不足、过劳后深睡或噩梦之后发生，也可在大量饮酒、激情状态、心境恶劣等情况下于入睡以后发生。此时意识尚未清醒，运动功能却已经恢复，因无皮质的调控使得动作带有自动症的性质，表现为强烈的惊恐反应，出现错、幻觉和妄想性感知体验、冲动攻击性行为，发作短暂，发作后有遗忘。多为功能性改变，可能由精神创伤所致。

3. 病理性激情 在意识清晰度下降的基础上出现情感暴发及一系列攻击性行为。自发，或虽有一定的外界刺激也与现实不匹配。发生很突然，短暂而强烈，无理智、无指向性，多见于癫。有时也可有指向性，但是缺乏预谋与计划，可见于癔症、脑外伤或冲动性人格障碍等。在精神分裂症或急性应激反应时也有发生。发作时无控制力，发作后即入睡，事后也不能回忆为其特点。

二、自我（人格）意识障碍

W. James 将自我分为：物质的我、社会的我、精神的我和纯粹的我。K. Jaspers 又将纯粹的我发展为自我意识学说，将自我意识划分为 4 个形式：

（1）自我的能动性：自己的心理活动都被体验为属于我所支配之。（我受我的支配）

（2）自我的现在统一性：感到自我在任一瞬间是统一的单一整体。（我是单一独立的我）

（3）自我的历史同一性：始终体验到在不同时间里的自我是同一个个性。（现在的我和过去的我是同一个我）

（4）自我的界限性：体验到我与非我是截然不同的，与其他事物之间是有界限分隔的。（我是我，你是你）

在病理情况下，这四个方面都可能出现问题，即称自我意识障碍。

1. 自我能动性障碍 主要为各种被动体验和人格解体。人格解体（depersonalization）是指丧失对自身完整性、同一性和自身行为的现实体验。自我人格解体，觉得自我产生了特殊的变化（但未变成他人或其他），与原来的自我有了不一样、不真实、不存在的感觉（即狭义的人格解体）；现实人格解体（非真实感），觉得周围现实产生了特殊的变化，变得不真实、不存在了；精神性人格解体，自己觉得精神和肉体分离了，成了没有灵魂的肉体；躯体人格解体，自感到躯体分离或裂开了。若发生在精神分裂症时多复杂、多变及不固定，出现在神经症或抑郁症时则多单一、固定。

2. 自我现在统一性障碍 主要表现是双重自我体验。双重人格（dual personality），在同一时间内分裂成两种人格，往往相互对立，而以其中的一个为主，争着实现各自的意志和行为。多重人格（multiple personality），同时出现了两种以上的人格且顽固荒谬，多见于精神分裂症。

3. 自我历史同一性障碍 是出现了化变妄想和人格、身份的转换（交替人格 alternating personality）。在不同时间内的同一人表现出完全不同的个性特征和内心体验，并可交替出现，其中的一种人格对另一种人格可以完全不了解，常常以第三人称来称呼自己。在精神分裂症或癔症都可出现。

4. 自我界限性障碍 在精神分裂症也多见，如思维被播散、被强加、假性幻觉或读心症等。

意识障碍的判断：严格地说并没有直接检查意识障碍的方法，只能借助于有关心理活动的表现，才能以此推断是否存在意识障碍。从意识清晰到意识障碍是一个连续系统，只有量的差别而无显的分界线。轻微的意识障碍与精神症状的区别往往是临床实践上的难题，而且意识障碍的深浅又常常会有波动，被检查的对象往往也不合作，难以接触，可是要确定其当时有无意识障碍又显得十分重要。对于短暂的意识障碍，经常在医师尚未觉察时就已经成为了过去，在其意识清晰以后，对当时体验的追述常能提供有价值的信息，但是也会像对梦境的回忆一样，随着时间的推移而模糊减少。所以，医师的检查方法应灵活机动，不可拘泥。

首先，必须尽可能详尽地了解病史，重点了解容易产生意识障碍的可能原因（是诊断器质性疾病的重要依据），资料的收集面一定要宽，避免遗漏。同时，精神科医师要加强对本专科知识以外的继续医学知识的学习，提高对专科以外疾病的识别和诊疗水平。另外，交谈检查和观察中要注意区别是精神症状还是意识障碍，主要是观察意识的清晰度，确定有无感知觉的削弱和注意、记忆方面的障碍及判定有无定向障碍，意识障碍时的时间定向是最容易先出问题的，但要除外由于妄想、记忆障碍引起的定向障碍；体检也应该要细之又细，尤其是包括软体征在内的神经系统体征要重视；及时进行必要的技术检查，如脑脊液、脑电图、CT、MRI 等；还要排除神经科疾病所致的失语和痴呆；在采取医疗处置措施时要慎之又慎；若届时仍然无法确定,就只能是待症状缓解以后,再根据有无事后遗忘来回顾性分析当时有无意识障碍,以此积累经验或接受教训,以利于进一步提高临床实践水平。

第十二节　精神疾病常见综合征

精神疾病往往不是以个别零散的精神症状方式表现出来,其中有不少是由某些症状组合成为综合征(症状综合或症状群)的形式出现。精神病临床上存在许多不同的综合征,有的精神疾病有其特有的综合征,但是同一综合征也可能出现于不同的疾病。例如,情感性精神病具有躁狂状态和抑郁状态,但是这两种综合征在其他精神疾病中也并不少见。组成综合征的各症状之间并不是偶然地、杂乱无章地拼凑在一起,往往具有一定的内部联系或某种意义上的关联性,它们还可以同时或先后地出现和消失。单独一个症状说明的问题很有限,对疾病诊断的价值相对较小,而综合征往往反映了疾病的本质,反映了机体的某些病理、生理变化或病因,对临床确诊具有重要的意义。精神疾病中的综合征,有的是以其组成综合征的症状命名的,有的是以提出某一综合征的人名命名的,有的是这两种形式同时应用,有的还以其他情况来命名。下面介绍一些精神科临床上常见的综合征。

一、幻觉症

幻觉症(hallucinosis)指在意识清晰时出现大量的幻觉,主要是言语性幻听、幻视以及其他感官的幻觉则较为少见。言语性幻觉常可伴发与其关联的妄想以及恐惧或焦虑的情绪反应,在慢性乙醇中毒性幻觉症的多数病例中,其特点只有幻听而无妄想。这类患者一般并无个性特征改变,并且常可保持其原有的劳动能力。幻觉症可分为急性(一般持续数日)以及慢性(往往持续时间较长,可数月或更长时间)两种。幻觉症最多见于乙醇中毒(慢性)性精神病,也可见于感染和中毒性精神病、反应性精神病及精神分裂症等。

二、幻觉妄想综合征

幻觉妄想综合征的特点是以幻觉为主,多为幻听、幻嗅等。在幻觉背景上又产生迫害、影响等妄想。妄想一般无系统化倾向。这类综合征的主要特征在于幻觉和妄想之间既密切结合又相互依存、互相影响。这一综合征较多见于精神分裂症,但也见于器质性精神病等其他精神障碍。

三、紧张综合征

紧张综合征常见于精神分裂症紧张型的一组症状,最突出的症状是患者全身肌张力增高,因而得名。它包括紧张性木僵和紧张性兴奋两种状态。

紧张性木僵常有违拗症、刻板言语和刻板动作、模仿言语和模仿动作、蜡样屈曲等症状。紧张性木僵可持续数月或数年,可无任何原因地转入紧张性兴奋状态。此征持续时间短暂,往往突然暴发兴奋激动和暴力行为,然后进入木僵状态或缓解。多数发生于意识清晰状态,少数在梦样意识障碍背景上产生,可伴有周围环境的感知障碍以及幻想性形象。

此外,由 Stauder(1934 年)首先报道一种紧张综合征。患者表现为严重的紧张性兴奋状态,常伴发热、意识不清、大量幻觉、错觉、奇特动作和危险行为,虽经治疗,往往于数日或1～2周内衰竭死亡,称之为急性致死性紧张症(acute lethal catatonia)。多数学者认为,这是精神病患者过度兴奋以致水、电解质紊乱所致,亦有人认为是所用的镇静药物影响下丘脑体温调节中枢之故。以往认为,电抽搐治疗是唯一的救命措施,此种状态近年罕见。

木僵状态根据病因可区分为:①功能性木僵状态:除精神分裂症外,还包括心因性木僵、抑郁性木僵,起病急,由强烈沉重精神刺激或创伤引起。患者虽不活动、不言语,但仍与周围环境保持一定联系,患者的眼神或视线与周围人可能保持某种联系,视线随周围人的体位或活动改变而移动;②器质性木僵:指中枢神经系统器质性病变所致的木僵状态,例如大脑基底动脉、大脑前动脉血栓,脑干损伤,煤气中毒等。在高热患者可引起急性致死性紧张症。

四、遗忘综合征

Корсаков(1887 年)提出了遗忘综合征(amnestic syndrome),后被定名为柯萨可夫综合征。它的临床特点是识记能力障碍,时间定向力障碍,虚构症和顺行性或逆行性遗忘症。

患者开始时是对其发病后的事件,或刚做过的事情都不能回忆。如饭后不久,他就记不得吃了些什么。遗忘综合征常可与记忆错误结合在一起,患者常以错构或虚构的方式去填补既往经历中记忆脱失的空白部分。

五、精神自动综合征

俄国精神科医生康金斯基(В. Х. Кандинский)在 1886 年论述过假性幻觉,巴西学者Clérambault 在 1920 年提出精神自动征这一术语,是在意识清晰状态下产生的一组症状,表现为假性幻觉、强制性思维、思维鸣响、附体感、被揭露感和被控制感,被称为 Clérambault 综合征或 Кандинский Clérambault 综合征。此综合征有如下特点:①脱离了自己意识与意识控制的精神现象和行动;②患者认为这些精神现象与行动的出现是外界强加的,是与他自己的人格不相符的,丧失属于自己的特性,感到是外力作用影响所致;③开始仅有思维云集、强制性回忆、思维中断等,后来才有所谓异己的言语幻听的出现。

此综合征多见于精神分裂症偏执型,也可见于感染性、中毒性精神障碍及乙醇、药物依赖和精神分裂症,如精神自动综合征占主要地位且比较固定时,预后常较差。

六、Capgras 综合征

Capgras 综合征又名易人综合征,由法国精神病学家 Jean Marie Jo seph Capgras(1873—1950)在 1923 年提出的。患者通常在意识清楚情况下,认为其周围的某个非常熟悉的人是其他人的化身。多数患者是中年妇女,认为她的丈夫是他人冒充的。源于希腊神话宙斯神(God Zeas)欲诱奸 Amphitryon 之妻,Alcmene 乃使自己化身为 Amphitryon,使其仆人化身为 Amphitryon 之仆人 Solias。当患者认为其配偶为他人化身时,称为"Amphitryon"错觉,认为周围其他人也是亲人改扮时,称为"Solias"错觉。其实,这类情况的发生并非感知障碍,多数患者认为其配偶或周围人的外形并无改变或仅稍有改变,亦可认为患者本人也是一个替身或其身体被伪造物体所代替。实际上是一类偏执性妄想。替身错觉一词并不恰当。在 Capgras 综合征中的人物外表并没有改变,感知也没有出现失误。患者承认替身与原形并无区别,病因在患者,尤其是在患者的思维和情感方面。因此,准确地说是替身妄想,而非替身错觉。例如,一患者认为不仅家人已被别人替换,而且自己也被另一个年轻人代替,姓名、年龄、身份都不同,只是外貌一样。患者把自己的大部分衣服扔进垃圾箱,称这些衣服不是她自己的,而是复制品。甚至一英国患者诉他所居住的小镇被替换成亚洲的某个地方。

此征多见于精神分裂症、情感性精神病、更年期精神病、器质性精神病,偶见于意识模糊、癫或癔病患者。

七、Ganser 综合征

1898 年德国精神病学家 Ganser 报道了一组病例,当患者在回答提问时,出现一类奇特的朦胧(twilight)状态,作者认为属于癔症性质。该状态以"近似回答"为主要特征。后人将这类患者称为刚塞综合征(Ganser syndrome)。它的主要临床特征为近似回答、意识朦胧及事后遗忘。此征发生前往往有明显精神创伤,多见于监禁状态下的囚犯,以男性为主。目前国际分类归入"其他分离(转换)性障碍"(1CD 10)之中。我国归为癔症性精神障碍范畴(CCMD 2 R)。像大多数癔症性朦胧状态一样,Ganser 综合征的持续时间很短,患者一般在数日或数周后,类似症状便自然消失,不需特殊治疗。过去有人认为电休克治疗为有效手段,特别是难以判断是否为诈病时。但用如此剧烈的躯体疗法,也有人觉得难以接受,尚需商榷。也曾有人选用镇静安定药,如异戊巴比妥(阿米妥)、地西泮等,认为对加速患者的好转常能奏效。各种针对性心理治疗理应考虑,但疗效尚无验证。必须强调的是,与对待其他应激情况后发生的分离性障碍一样,必须对好转后的刚塞综合征患者进行跟踪随访。

八、人格解体综合征

法国医师 Krishaber(1873 年)最早描述了这一症状;Dugas(1898 年)首次应用了人格解体(depersonalization)这一术语;三浦认为这是对自己各种体验缺乏主观感觉。一般说来,人格解体是指对自我和周围现实的一种不真实的感觉而言。对自我的不真实的感觉即指狭义的人格解体(广义者是既包括继发、原发两类,也包括现实解体的内容),它可单独产生面对周围现实的这种感觉,又称非真实感。患者感到自己躯体与周围环境以及其本人产生一种似乎是不真实的疏远的感觉。例如一位患者声称"我的脑子变得不是自己的"、"我的精神和灵魂已不存在于世界上了";有些患者感到自己丧失了与他人的情感共鸣,不能产生正常的情绪或感觉。人格解体见于正常人的疲劳状态,由神经症、抑郁症、精神活性物质或其他躯体、脑器质性因素所致。精神分裂症患者具有人格解体者常伴有被动感,且多变而不固定,而神经症、抑郁症的人格解体则单一且较固定。

流行病学资料表明,约 70% 的人都发生过短暂的人格解体,且男女性别间无显著差异,是作为个体生活中一种偶然出现被隔离的体验,不具有病理学意义。

大多数患者起病初期为突然出现症状,只有少数患者较缓且逐渐起病。该综合征主要发病年龄为 15~30 岁,30 岁以后起病较少见,很少发生于老年或中年以后。大约 50% 的成人,在他们经历中都曾有过短暂的人格解体发作;约 1/3 暂时性发病的人格解体体验者是处于生命受到威胁之时。近 40% 的患者需住院治疗。

人格解体的病期变异较大,可非常短暂(数秒钟),也可持续数年。慢性病程者可缓解后复发或恶化加重,大多数复发与实际存在的应激事件有关,如战争期间、创伤性事故、暴力犯罪的受害者等等。

随访研究表明,半数以上的患者呈慢性病程,多数患者的症状表现呈稳定病程,但功能活动未受明显影响,而且在多次发作之间可有症状消失的缓解期。患者有时可伴有急性焦虑发作,过度换气表现比较多见。

人格解体综合征的治疗较少引起关注,迄今尚无充分的证据表明药物治疗的特异性,但抗焦虑药对继发焦虑反应是有效的。心理治疗的各种方法未被科学验证过。既然作为神经症的一种特殊类型,有人尝试心理分析疗法或提出"领悟力定向"心理治疗方法,不妨一试,但对能否消除症状不能肯定。必要时可根据患者的人格、人际关系及生活环境等评价,选择不同的适应指征,给予干预。

九、恶性综合征

恶性综合征是指一组以急骤、高热、意识障碍、肌强直、木僵缄默及多种自主神经症状如大量出汗、心动过速、尿潴留等为主要临床特征的临床综合征。许多精神药物如抗精神病药、抗抑郁药、锂盐等均可引起这种严重的药物不良反应,且死亡率较高,预后不良。

一般急性起病,通常发生在开始用药的 1～2 周内,90％以上的病例在 48 小时内出现典型的临床表现,情绪不稳、激动、兴奋、不眠,有腹泻、呕吐、脱水等消化道症状,临床表现以发热、强直、震颤和自主神经系统症状最具特性,持续高热超过 39℃,80％以上血白细胞总数增高,中性粒细胞比例增高伴核左移,血中磷酸肌酸激酶(CPK)活性升高最明显。急性肾衰竭、血栓塞、肺栓塞、继发感染、弥散性血管内凝血等并发症是致死主要原因。如高度怀疑或已确诊,应立即终止抗精神病药的使用,对症处理和支持治疗是基础,给予抗生素以预防感染,加强护理,防止压疮。硝苯呋海因和溴隐亭认为是该综合征的特效药物。

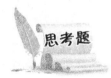

思考题

1. 内感性不适和内脏幻觉如何区别?
2. 错觉和幻觉如何区别?
3. 妄想的概念和主要特征是什么?
4. 智力低下和痴呆有何异同?
5. 情感高涨和欣快有何不同?
6. 什么是紧张综合征?

（谢世平）

第四章　精神疾病的诊断

精神疾病的临床诊断包括收集资料、分析资料和作出诊断这三个步骤。其中最重要的步骤是收集资料，它包括完整的病史采集，系统的体格检查、精神检查和辅助检查。但是由于精神科的一些疾病，如精神分裂症、情感性精神障碍、神经症等，迄今在体格检查和辅助检查方面均没有固定的有助于诊断的阳性发现，所以目前精神疾病临床诊断的主要根据是病史和精神检查。病史采集和精神检查在精神科统称为精神病学检查。其主要方法是与患者和知情人面谈。这是每一个精神科医生必须掌握的基本功。

第一节　病史采集

一、采集方法

病史主要源于患者和知情者，对于缺乏自知力、不能客观而正确地叙述病史的患者，其病史主要由知情者提供。病史提供者包括与患者共同生活的配偶、父母、子女等，与患者共同学习或工作的同学、同事、领导等，与患者关系密切的朋友、邻居等，以及既往为患者诊治过的医生。采集方法有面谈、书面介绍等方式。面谈灵活机动，易于深入，最常用。另外，还可以收集患者的日记或其他书写材料作为补充。

采集病史前最好先观察一下患者。患者的表情、言语、动作姿势、步态以及躯体状况等，往往能为诊断提供线索，询问病史就有的放矢；还应向提供病史的人提出明确的要求，使之有条理地介绍病史。医生应耐心、仔细地倾听，适当地引导提问，有时还需给予必要的解释，以解除病史提供者的顾虑。在门诊，由于患者和家属最关心的是现病史，且时间有限制，一般先从现病史问起；而住院患者病史的采集，则先问家族史、个人史和既往史，对发病背景有了充分了解后更有利于病史的收集。对一些具有代表性的事例和患者的原话可适当加以摘录，最好保留患者原话的语气。

二、病史内容

（一）一般资料

包括姓名、性别、年龄、婚姻状况、民族、籍贯、职业、工作单位、文化程度、宗教信仰、住址、联系电话、入院日期，以及联系人的姓名、工作单位、与患者的关系和联系电话。还有病史提供者的姓名、与患者的关系，医生对病史完整性和可靠性的评估。

（二）主诉

主诉包括主要临床表现和病程，尽量简明扼要。

（三）现病史

现病史为病史中的重要部分。按发病时间先后描述疾病的起始及其发展的各阶段的临床表现。包括以下内容：

1. 发病条件及原因　询问患者发病的环境背景及与患者有关的生物、心理、社会因素，探索与发病有关的原因和诱因。如有社会心理因素，应了解其与精神症状的关系，是发病原因还是诱因。躯体疾病、颅脑外伤、手术、妊娠、乙醇、某些药物等均可引起或促发精神症状的出现。

2. 起病形式和病期　由于起病急缓和病程长短对诊断和预后有重要意义，因此要深入询问和正确估计。家属介绍病史往往只从症状已经明朗化谈起，若仔细询问，有时可发现在此之前患者就有一些反常现象，如个性改变、情感淡漠、生活懒散等已存在较长一段时间了，这说明起病缓慢，病期远比家属提供的要长。

3. 疾病发展及演变过程　可按时间先后逐年、逐月甚至逐日分段地纵向描述。内容包括疾病的首发症状、具体表现及持续的时程、症状间的关系、症状的演变及其与生活事件、应激源、心理冲突、所用药物之间的关系；患者病后社会功能的变化；病程特点，是进行性、发作性或迁延性等。对于能说明疾病性质的症状要做详细而具体的描述。病程中如有伤人、毁物、自伤、自杀、走失等情况应注明，以利于护理和防止意外事件的发生。此外还应注明必要的鉴别诊断内容。

4. 既往诊疗情况　应从患病后首次就医开始记录，包括就医单位、辅助检查、诊断、门诊治疗还是住院治疗、具体用药情况、治疗效果及不良反应等。

（四）家族史

着重了解家庭成员的年龄、职业、性格特征，以及家庭结构、经济状况、家庭成员之间的关系，父母两系三代有无神经、精神疾病及近亲婚配等。如有家族遗传史，应注明具体发病情况、症状特点和结局。

（五）既往史

询问有无发热、抽搐、昏迷、药物过敏史，有无感染、中毒、外伤及躯体疾病，特别是有无中枢神经系统疾病史，有无其他精神疾病史。

（六）个人史

采集个人史可因患者年龄不同有所侧重。对未成年患者应着重了解母孕期、出生、生长发育和学习情况，成年初发病则应就生活经历、婚姻、工作以及与社会集体的关系等做详细询问，老年患者的幼年情况可略。母孕期应了解母亲的营养情况，有无感染、中毒、外伤、腹部 X 线照射及其他躯体疾病，有无饮酒、用药或物质滥用史；出生时是否足月，有无产伤或窒息；幼年生长发育状况，有无不良遭遇；在教育方面需了解教育方式、入学年龄、学习成绩、在校表现及与同学之间的关系等；工作的性质、能力、表现、人际关系以及工作变动情况；生活中有无特殊遭遇，生活习惯及有无特殊嗜好；性格的倾向性、稳定性如何，有无怪僻之处；婚姻及夫妻生活情况；女性的月经、分娩、绝经期的情况等。

三、注意事项

1. 采集病史前首先应建立良好的医患关系。医生应保持外观整洁、态度庄重、和蔼可亲，并尊重患者，尽可能使用与患者或知情者文化水平相应的语言进行交谈，不要随意打断对方的谈话，保持交谈的连续性。

2. 采集病史时患者应回避,使病史提供者无所顾虑、畅所欲言,也可免去患者当场争辩,影响病史采集。

3. 采集病史应尽量客观、全面和准确。可以通过不同的知情者了解患者不同时期、各个侧面的情况,相互核实,相互补充。事先应向知情者说明病史准确与否将直接关系到诊治结果,提醒病史提供者注意资料的真实性。还应了解病史提供者与患者接触是否密切,对病情的了解程度是否掺杂了个人的情感,或因种种原因有意无意地隐瞒或夸大了一些重要情况,从而对病史的可靠程度给以恰当的评估。如家属之间或家属与单位之间对病情的看法有严重分歧,则应分别加以询问,了解分歧的原因何在。如病史提供者对病情不了解,则应请知情者补充病史,必要时通过信函或社会调查采集病史,使之不断补充和完善。

4. 由于病史提供者往往缺乏精神病学专业知识,接触患者有局限性,有时可能带有主观或某些偏见,甚至接受了患者的病态观点,同时受文化水平的影响,因此他们提供的资料可能是不完整和不准确的。这时医生不应只是在倾听,还应观察病史提供者的心理状态,要善于启发诱导,将谈话内容引导到需要了解的问题上,以期获得全面而真实的资料。

5. 由于不同的文化背景可产生不同的症状,因此要充分了解患者的文化背景,如宗教信仰、风俗习惯等等,以便弄清精神症状与文化背景的关系。

6. 精神疾病的病史常常涉及个人隐私或法律问题,因此病史的记录应实事求是、全面而详尽,避免使用医学术语,同时医护人员还负有保密之责,不得作为闲谈资料。

第二节　精神检查

一、检查方法

精神检查是临床精神疾病诊断的基本手段,用以系统了解和掌握患者当前的精神状态,存在哪些精神症状,精神症状的特点以及相互之间的关系,从而为诊断提供依据。常规的精神检查包括与患者交谈和对患者进行观察两种方式。此外,还可以借助于患者在病中所写的书面材料、临床心理测验结果等,从各个不同角度了解患者的精神状态。

二、检查内容

(一)一般表现

1. 意识状态　注意意识的清楚程度和范围,有无意识障碍以及意识障碍的程度和内容。
2. 定向力　包括时间、地点、人物及自我定向能力,有无双重定向。
3. 接触情况　对周围人或事物是否关心,主动接触与被动接触怎样,合作情况如何。
4. 日常生活　包括仪表、饮食、睡眠、个人卫生及大小便能否自理,女性患者月经情况。

(二)认知活动

1. 知觉　是否有错觉、幻觉、感知觉综合障碍,具体类型、出现时间、频度、内容、性质、出现时患者的情绪和行为反应。
2. 思维　思维联想的速度及结构上有无异常,思维逻辑推理及概念形成是否有障碍,思维内容方面是否存在妄想以及妄想的种类、内容、牵涉范围、出现时间、原发或继发、系统性以及对患者行为的影响。
3. 注意　观察注意力及注意范围的改变。

4. 记忆　检查记忆过程和内容有无障碍。

5. 智能　检查内容包括一般常识、计算力、理解力、分析综合及抽象概括能力等。

6. 自知力　有无自知力,还是存在部分自知力。

(三)情感活动

情感活动包括客观表现和主观体验两方面。客观表现可根据患者的面部表情、姿势、动作以及面色、呼吸、脉搏、出汗等自主神经反应来判定;主观体验可通过交谈了解患者的内心体验。应观察情感反应的性质、强度、稳定性、协调性以及持续时间。

(四)意志行为活动

主要观察有无欲望减退、增强或异常,动作行为增多或减少,与周围环境有无联系,姿势是否自然或奇特,有无意志减退或增强。

三、注意事项

1. 检查之前应熟悉病史,根据患者的特点事先略作筹划,做到有目的、有计划地进行检查。

2. 检查环境要安静,避免外来的干扰。检查时患者亲友不宜在场,以免患者出现不安、争辩、沉默不语或有意隐瞒等情况。

3. 医生的态度要亲切、诚恳,尊重患者,建立良好的医患关系,从容自然地与患者交谈,创造一种无拘束的融洽气氛,使患者自由地讲述自己的思想和看法。

4. 询问不要公式化,要灵活机动、因人而异。询问时不应带有先入为主的观点,要避免对患者的回答给予暗示,做到客观地观察和记录。

5. 应随时做好记录,确保内容真实和完整。有些存在幻觉、妄想的患者不宜当面记录,以免引起患者的怀疑、警惕和反感,影响检查的进行,但检查结束后应立即补记。

6. 对兴奋、木僵、不合作的患者,要着重观察他们的言行表情。对脑器质性精神病患者,检查重点是意识状态、记忆、智能和人格变化。

第三节　体格检查和辅助检查

一、体格检查

体格检查对精神疾病的诊断及鉴别诊断十分重要。住院患者应按全面体格检查要求系统地进行,门、急诊患者应根据病史重点地进行体检。只重视精神症状而忽略体格检查往往会出差错,应绝对避免。许多神经疾病可伴有精神症状,精神疾病患者都必须进行详细的神经系统检查。

二、辅助检查

实验室辅助检查可为精神疾病的诊断和鉴别诊断提供必要的依据。一般常规检查有血常规、肝功能检查、胸部 X 线透视和心电图检查。根据病情还应进行以下各项检查:脑电图、头颅 X 线平片、脑超声波、头颅 CT 或 MRI、脑血管造影和脑脊液检查等。另外,通过心理测验和特定的评定量表,可对患者的智力、人格、社会功能以及疾病严重程度等进行评定。

第四节 临床资料分析与诊断

当临床资料收集完备之后,下一步就要进行全面系统的分析,以便确立诊断。由于目前精神疾病的诊断主要依据病史和精神症状,因此这两方面的临床资料分析在精神疾病的诊断中十分重要。其包括对疾病的发病基础、可能的发病原因、疾病发生发展过程、临床表现及特点等进行系统全面的分析。

一、发病基础

分析患者的性别、年龄、职业、生活环境、病前人格特征、既往史、家族史以及个人史等,可以判定疾病是在什么样的基础上发生发展的,并可为疾病性质的确定得到某些启发,对精神疾病的诊断具有一定的参考价值。

二、起病及病程

应重点分析起病形式和病程特点,这在诊断上具有一定的意义。起病分为急性(不超过两周)、亚急性(2周到3个月)和慢性(3个月以上)三种形式。病程发展可表现为发作性、周期性、间歇性、持续性、进行性等几种。

三、临床表现

精神症状是精神疾病临床诊断的重要依据。因此首先应确定患者有哪些精神症状,其中哪些是主要症状。在分析时不能仅从症状的表面现象来看,应从各症状的特点、症状间的相互关系、症状的变化和发展以及整个精神状态与外界环境的联系来分析。要抓住患者的主要病态心理活动,并与发病基础、发病因素以及病程发展结合起来考虑诊断。

四、病因

精神疾病的病因分析要考虑躯体因素、心理因素和原因不明三类情况。由躯体因素引起的精神疾病,体格检查及实验室检查方面可有相应的阳性发现,心理因素引起的精神障碍必然有明显的精神创伤,原因不明的精神疾病主要有精神分裂症和情感性精神障碍等,但在发病前可找到诱发因素。需要注意的是,有的人错误地认为心理因素必然与精神疾病有联系,因而心理因素常被病史提供者强调为致病因素。因此在分析所谓的心理因素时,首先要判定心理因素是否客观存在,分析心理因素在发病时所起的作用以及与发病的关系。

五、诊断及鉴别诊断

在获得完整的病史资料以及经过详尽的精神检查、体格检查和实验室检查后,首先要确定患者存在的主要症状或综合征,然后根据其临床特点作出疾病分类学诊断。首先应考虑脑器质性精神障碍、躯体疾病所致精神障碍、精神活性物质所致精神障碍,排除以上器质性精神障碍之后再考虑非器质性精神疾病,其中又要先考虑较重的有精神分裂症、情感性精神障碍等,再考虑较轻的有心因性精神障碍、神经症、心理生理障碍和人格障碍等。诊断指导治疗,而治疗也可验证诊断,这是临床医学的一般规律,这一规律在精神病学中也同样适用。为了避免或减少诊断上的误差,还要以实践、认识、再实践、再认识的原则,在临床过程中继续观察,包括当病情缓解后进一步核实病情,即使患者已经出院也应随访观察,从实践中检验诊断。

(侯 钢)

第五节 标准化精神检查和心理量表的应用

人类的精神活动非常复杂,当出现精神活动异常时也难以作出客观一致的观察和判断,世界卫生组织曾有研究显示,不同文化背景的医师或同一文化背景的不同临床医师在精神疾病的诊断上存在一定的差异,关键问题在于对精神活动缺乏客观一致的检查和测量工具,因此标准化的精神检查程序和心理测试工具的发展成为精神病学的一个重要发展方向,通过近 50 年的努力,标准化检查和量化评价方面取得了长足的进展,并广泛应用于精神科临床和科研中。在精神科临床和科研中,标准化检查和量化评价主要包括标准化结构式精神检查、精神症状的量化评定、认知功能和人格测量以及其他认知方式、应对方式、应激和社会功能的评定,现分述如下:

一、标准化精神检查

为了提高精神疾病临床诊断的一致性,许多精神疾病诊断系统都发展了标准化结构式访谈和精神检查程序。目前,精神科临床和科研中使用的标准化结构式访谈包括精神现状检查第 10 版(PSE-10)、复合性国际诊断访谈表(CIDI)、神经精神病学临床评定表(SCAN)、诊断访谈表(DIS)、简明国际神经精神访谈(MINI)、DSM-Ⅳ-TR 轴 Ⅰ 障碍定式临床访谈(SCID)和国际人格障碍检查表(IPDE)等。近年来标准化访谈和计算机软件的发展,使这些工具的使用更简便、更广泛、经济效益更高。

1. 复合性国际诊断访谈表(CIDI) CIDI 是 WHO(1990)推出的标准化定式精神诊断工具,包含一系列工具,如检查者用表、研究者用表、使用者用表、训练手册、模拟手册及 CIDI-C/ICD-10/DSM-Ⅲ-R 计算机诊断手册。CIDI-C 内容与 ICD-10 相呼应,包含:A 节,人口学资料;B 节,吸烟问题;C 节,躯体形式障碍(F45)和转换分离障碍(F44);D 节,惊恐发作(F40)/广泛性焦虑(F41);E 节,抑郁障碍(F32/F33)、心境恶劣(F34);F 节,躁狂(F30)和双相情感障碍(F31);G 节,精神分裂症和其他精神病性障碍(F20、F22、F23 和 F25);H 节,进食障碍(F50);I 节,饮用酒精所致的障碍(F10);K 节,强迫性障碍(F42);L 节,使用精神活性物质所致的障碍(F11、F16、F18 和 F19);M 节,器质性障碍(F0);N 节,病理性赌博(F63.0);O 节,性心理障碍(F52);以及检查者的观察和评定、追问流程图及附件。共计 380 题。通过检查可获得症状及其严重度、病程、发病次数和发病(始发和近发)年龄等资料。将 CIDI-C 的评分输入 CIDI-C/ICD-10/DSM-Ⅳ 计算机程序可显示主要和次要的疾病分类学诊断。

2. DSM-Ⅳ-TR 障碍定式临床访谈(SCID) SCID 是针对 DSM 诊断系统的定式临床访谈,1990 年美国精神医学出版社正式出版 DSM-Ⅲ-R 的 SCID 手册。SCID 版本繁多,结构比较复杂,一直处于不断改进和完善之中,DSM 诊断发生变化时,SCID 随之发生变化,修改最大的是 2001 年版本,按照 DSM-Ⅳ 的修改版本(DSM-Ⅳ-TR)而更新,称 DSM-Ⅳ-TR 障碍定式临床访谈。SCID 从诊断范围上分为两个版本:SCID-Ⅰ 和 SCID-Ⅱ,SCID-Ⅰ 是用以对

DSM-Ⅳ轴Ⅰ的大多数障碍进行诊断的半定式精神检查工具,包含 10 个模块以及评分汇总表、整体回顾、药物清单和人口学资料等;SCID-Ⅱ是用来评价 DSM-Ⅳ轴Ⅱ人格障碍诊断的检查工具,包含 12 种人格障碍。SCID 的评定其按照 DSM-Ⅳ诊断标准的病程要求,分别有过去两周、一个月、三个月、半年、一年或两年等,SCID 可以确定轴Ⅰ诊断是否曾经存在(一生曾患病)以及是否现患病(根据过去一个月内表现是否符合诊断标准来确定)。除整体回顾采用描述性记录外,所有诊断条目都采用 0、1、2、3 四个等级评分,最后要将每个诊断性条目的评分过渡到评分汇总表。SCID 已经成为国际性标准化结构访谈工具,能提高诊断的一致性和研究结果的可重复性。

3. 简明国际神经精神访谈(MINI) MINI 是由 Sheehan 和 Lecrubier 教授于 1997 年根据临床需要设计的简短的精神疾病诊断访谈问卷,于 2004 年推出 MINI5.0 版,可以评定 ICD-10 和 DSM-Ⅳ中 16 种精神疾病。MINI 手册包含:诊断记录表、使用者指导语和访谈问卷。访谈问卷包含 17 个课题组:A. 抑郁发作,A′抑郁发作伴忧郁特征(备选),B. 心境恶劣,C. 自杀,D. (轻)躁狂发作,E. 惊恐障碍,F. 场所恐惧症,G. 社交恐惧症(社交焦虑障碍),H. 强迫症,I. 创伤后应激障碍,J. 酒精滥用或依赖,K. 非酒类精神活性物质使用障碍,L. 精神病性障碍,M. 神经性厌食,N. 神经性贪食,O. 广泛性焦虑障碍,P. 反社会人格障碍(备选)。MINI 的评定期按照 ICD-10 和 DSM-Ⅳ诊断标准的病程要求,分别对过去两周、一个月、三个月、半月、半年、一年或两年等,采用 0、1 计分("否"或"是")。MINI 是一套快速、简便、标准化的精神检查巩固,在临床诊断和大样本研究中具有较好的实用性和推广价值。

二、标准化量表

精神活动的客观测量和量化评定是精神医学发展的一个重要方向,在过去半个世纪中也取得了重大发展,在精神科临床、科研和教学获得广泛应用,为精神疾病的病因调查、科学研究、疾病诊断和疗效评价提供了科学客观的量化工具。心理测验或评定量表是用一些有代表性任务或条目对人的行为表现或典型症状做定性或定量的描述,所有测验或量表都必须接受信度和效度考验,并建立特定文化群体的常模(不同形式的正常值),个体的测验或评定结果只有同常模比较才有意义。精神科常用的测验或量表根据用途可分为以下几类,现按分类做简要介绍。

1. 能力测验(ability test) 包括一般能力测验和特殊能力测验。一般能力测验,测量个体生存、生活、学习、工作和适应社会所必备的基本心理能力,包括认知能力(记忆和智力)和社会适应能力。这类测验常用于精神发育迟滞、痴呆和脑器质性疾病的诊断和康复效果的评定以及脑损害者的司法鉴定和劳动能力或残疾鉴定;特殊能力测验,测量从事某些活动所需要的特殊能力,主要用于升学、就业指导、特殊人才选拔,如音乐能力、绘画能力、文书才能等。目前,国内常用的智力测验有中国比内智力测验和韦氏智力量表修订版,韦氏智力量表有幼儿、儿童和成人等版本,分别用于相应年龄段的人群,不过这些测验修订的时间已相当久远,常模标准已失去时效性。近年来有人编制了一些本土化的智力测验,如姚树桥编制的《中华成人智力量表》(2007 年)适用于 16 岁以上成人,赵介城编制的《中国少年智力量表》(2007 年)适用于 10～15 岁少年,程灶火编制的《华文认知能力量表》(2006 年)适用于 5～80 岁的人群。在智力低下或残疾评定的同时还必须评定社会功能状况,国内也有这方面的量表,如姚树桥编制的《儿童适应行为量表》,龚耀先编制的《智残评定量表》。记忆测验在神经精神科中也有广泛的用途,尤其是老年痴呆的早期诊断,国内常用的成套记忆测验有龚耀先修订的《韦氏记忆量表》、许淑连编制的《临床记忆量表》和程灶火编制的《多维记忆评估量表》。除上述成套认知功能测验外，还有一些简易认知功能测验或评定量表，如简易精神状况检查（MMSE）、长谷川痴呆评定量表和临床痴呆评定量表。

2. 人格测验（personality test）　人格是一个人的总体精神面貌，决定个体的行为方式和生活态度，许多精神疾病的发生发展与个体的人格特征有密切的关系，许多疾病可以导致个体的人格改变，因此使人格测验或量表成为精神科最常用的心理测验。人格测验量表，测量性格、气质、兴趣、态度、品德、情绪、动机、信念等心理品质。测量方法有：问卷式人格测验和投射式人格测验，前者包括明尼苏达多项个性调查表（MMPI）、艾森克个性问卷（EPQ）、16种人格因素调查表（16PF）和加州心理调查表（CPI），后者包括罗夏测验（RT）、主题统觉测验（TAT）和语句填充测验，这些测验在国内均有相应的修订本。近年也有国内学者编制的本土化人格问卷，如王登峰编制的《中国人个性问卷》。

3. 症状评定量表（symptom rating scale）　症状评定量表，主要评定神经和心理方面的症状，客观地反映症状的严重程度，可以协助临床诊断、评定病情的严重程度和评定各种治疗的效果。症状评定的数量很多，但可以按某些属性分类，按评定者性质可分成自评量表和他评量表，前者为患者本人对照量表条目报告自己的行为表现和内心感受，实施方便经济，而且还能反映别人观察不到的症状，如焦虑自评量表；后者是医务人员对照量表条目，结合与患者和知情人访谈资料和观察资料对症状出现的频度和严重程度做出量化评定，评定结果更客观全面，如汉密尔顿焦虑量表。按内容可分为综合评定量表和专项评定量表，前者是对多方面的心理问题或精神症状进行评定，如 90 项症状自评量表（SCL-90）、简明精神症状评定量表（BPRS），康奈尔医学指数（CMI）；后者是对某一特定领域的心理问题或症状进行评定，如评定抑郁症状的量表有抑郁自评量表（SDS）、Beck 抑郁调查表（BDI）、流行病学调查中心用抑郁量表（CES-D）、汉密尔顿抑郁量表（HAMD）和老年抑郁量表（GDS）等，评定焦虑症状的量表有焦虑自评量表（SAS）、社交焦虑量表、汉密尔顿焦虑量表（HAMA）、状态、特质焦虑问卷（STAI）和 Beck 焦虑调查表（BAI）等；还有其他许多评定特定领域问题或症状的量表，如自杀态度问卷（QSA）、饮酒问卷、Bech Rafaelsen 躁狂量表（BRMS）、儿童孤独量表和多伦多述情障碍量表等。

4. 神经心理测验（neuropsychological test）　神经心理测验，测量个体的神经心理功能，能力测验和人格测验常用作神经心理测验。专门的神经心理测验有 H-R 神经心理成套测验、Luria 神经心理成套测验。还有诸多单项神经心理测验如本顿视觉保持测验、威斯康星卡片分类测验。

5. 社会功能评定量表　社会功能评定量表主要评定个体的社会功能，如婚姻功能、家庭功能、人际关系、生活质量和学习工作能力等，这些都是评定精神疾病严重程度的重要指标，也是评定治疗效果和康复状况的重要指标。这类量表很多，如生活满意度评定量表、中国人婚姻质量问卷、家庭功能评定和大体功能评定量表等，可以根据需要选择使用。

6. 其他相关量表　有调查发病因素的量表，如生活事件量表、养育方式问卷和社会支持量表等，有调查发病中介因素的量表，如应付方式问卷、防御方式问卷和认知偏差问卷等。

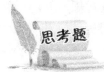
思考题　精神科常用的测验或量表根据用途可分为哪几类？举例说明常用的量表。

（王国强）

第五章　脑器质性精神障碍

第一节　概　述

脑器质性精神障碍是指由脑部病理或病理生理学改变所致的一类精神障碍,并以此与功能性精神障碍相区别。物质滥用和精神发育迟滞虽然符合上述定义,但常规并不包含在此类障碍中。

脑器质性精神障碍的原发病因与精神症状之间并不存在特异性的依存关系,不同的病因可引起相同的精神症状,相同的病因也可引起不同的精神症状。脑器质性精神障碍主要包括两类综合征:第一类综合征以认知功能或意识障碍为主,如痴呆、谵妄等;第二类综合征的临床表现与功能性精神障碍相似,如精神病性综合征、抑郁综合征、焦虑综合征等。

诊断脑器质性精神障碍可根据下列情况:①有引起精神障碍的脑部疾病、脑损伤或脑功能不全的证据;②脑部病变与精神症状发作有时间上的关系;③精神障碍可因原发性脑部疾病的变化而发生相应的变化;④精神症状不是由其他病因引起(如精神活性物质)。

以下介绍临床上常见的几种器质性综合征。

一、谵妄

谵妄(delirium)的基本特征就是注意力和意识紊乱,并且伴有认知变化。导致谵妄的原因很多,包括感染、代谢及内分泌紊乱、电解质紊乱、颅内损伤、手术后状态、急性中风、多种疾病的晚期和药物滥用或戒断等等。在社区患者中谵妄较少见,在综合医院的住院患者中,谵妄的发生率是10%～30%,但在术后外科患者中则有50%会出现谵妄。值得注意的是,许多疾病的终末期会伴发谵妄,如癌症患者中25%～40%会出现谵妄,晚期癌症患者中则上升至85%。

谵妄通常急性起病,症状变化大,通常持续数小时至数天。有些患者发病前可表现有前驱症状,如坐立不安、焦虑、激越行为、注意涣散和睡眠障碍等,前驱期持续1～3天。

谵妄的特征包括:意识障碍、注意力不集中以及对周围环境与事物的清晰度降低等。意识障碍往往有明显的昼夜节律变化,表现为昼轻夜重。定向障碍包括时间和地点定向障碍,严重者可出现人物定向障碍。记忆障碍以即刻记忆和近记忆障碍最明显。睡眠、觉醒周期不规律,可表现为白天嗜睡而晚上活跃。感知障碍尤其常见,包括感觉过敏、错觉和幻觉。患者对声光特别敏感。错觉和幻觉则以视错觉和视幻觉较常见,患者可因错觉和幻觉产生继发性的片断妄想、冲动行为。患者好转后对谵妄时的表现会部分遗忘或遗忘。

目前在美国DSM-5中,谵妄的诊断标准为:

1. 注意力(如引导、集中、维持和转移注意力的能力下降)和意识(对环境的方向感变弱)

紊乱。

2. 此紊乱会在很短的时间内变强(一般是几个小时或几天的时间),从基准注意力和意识开始变化,而且在一天之内会有严重程度的波动。

3. 认知紊乱(如记忆缺失、定向障碍、语言、视觉空间能力或者知觉障碍)。

4. 在 1 和 3 中提到的紊乱并不适用于另一种已经存在的或者进展的神经认知障碍,也不会出现在警醒度严重降低的情况下,比如昏迷。

5. 病史、体检或者实验结果可以证明紊乱是其他疾病、物质/药物中毒或者药物戒断(比如滥用药物)、或者受到毒素、或者多种病原直接产生的生理结果。

对于谵妄的治疗,主要包括病因治疗、支持治疗和对症治疗。病因治疗是指针对原发脑部器质性疾病的治疗,是最重要的。支持治疗一般包括维持水、电解质平衡,适当补充营养。对症治疗是指针对患者的精神症状给予精神药物治疗。为了患者安全,应尽量小剂量、短期治疗,同时需动态观察疗效及药物副反应。亲人地陪伴在部分病人中可起到稳定病人情绪的作用。

二、痴呆

痴呆(dementia)是指获得性的较严重的、较持续的认知障碍综合征。临床上以缓慢出现的智能减退为主要特征,有不同程度的人格改变,但没有意识障碍。因痴呆多数发展缓慢,病程较长,故又称为慢性脑病综合征(chronic brain syndrome)。在美国 DSM-5 诊断标准中,已将痴呆列为神经认知障碍中重度的部分。神经认知障碍的概念是强调这种障碍是由轻到重的过程。

引起痴呆的病因很多,如中枢神经系统变性疾病、颅内占位性疾病、颅内感染、代谢障碍和内分泌障碍、血管性疾病、脑外伤、中毒和缺氧等。如能及时发现这些病因,及时治疗,预后相对较好。由内分泌障碍、维生素缺乏及神经梅毒等所致的痴呆患者中,10%～15%的人可以好转或痊愈。

痴呆发生多缓慢隐匿。记忆减退是核心症状。近记忆力减退尤为明显,表现为当天发生的事不能回忆,刚刚做过的事或说过的话不能记住等。远记忆力也受损,使日常生活受到影响。患者常伴有语言障碍,会逐渐出现语言功能障碍,不能讲完整的语句,找词困难,命名障碍,出现错语症,交谈能力减退,阅读理解受损,但有时朗读可相对保留,最后完全失语。患者可出现人格改变,通常表现兴趣减少、主动性差、情感淡漠、社会性退缩,但也可表现为脱抑制行为,如冲动、幼稚行为等。情绪症状包括抑郁、焦躁不安、兴奋和欢快等。部分患者出现片断妄想、幻觉状态等。患者的社会功能受损,对自己熟悉的工作不能完成;生活不能自理,运动功能逐渐丧失,甚至穿衣、洗澡、进食以及大小便均需他人协助。

目前主要根据临床表现、有关量表评定,作出痴呆的诊断,然后对病史、病程的特点、体格检查及神经系统检查、辅助检查的资料进行综合分析,确定是何种疾病和原因引起的痴呆。

痴呆治疗的目标是提高病人的疗效,提高患者的生活质量,减轻患者给家庭带来的负担。由于患者的临床症状涉及认知缺损、行为紊乱和情绪改变等多个方面,因此,对于痴呆患者的治疗,应遵循个体化和多方位的原则。主要包括针对病因的治疗、社会心理治疗、针对认知功能的药物治疗和针对伴发的心理行为症状的治疗四个方面。此外,痴呆常常是一个进展性的过程,在每一治疗阶段,医生需密切关注日后可能出现的症状,同时帮助患者及其照料者对这些可能出现的症状有所了解。

三、遗忘综合征

遗忘综合征(amnestic syndrome)又称柯萨可夫综合征(Korsakovs syndrome),是以记忆障碍为主要临床表现,无意识障碍,无其他认知功能损害为特征的一种器质性精神障碍。

滥用酒精导致维生素 B_1 缺乏是遗忘综合征的最常见的病因,其他如严重缺氧或窒息经抢救复苏后、一氧化碳中毒、海马区梗死性病变、脑炎、第三脑室肿瘤、颅脑外伤等也可导致遗忘综合征。

遗忘综合征的主要临床表现是严重的记忆障碍,特别是近记忆障碍,患者学习新事物很困难,记不住新近发生的事情,但患者的注意力和即刻回忆正常。错构和虚构在遗忘综合征患者中也较常见。患者的其他认知功能和技能则相对保持完好。

遗忘综合征的治疗主要是对因治疗,如维生素 B_1 缺乏所致者,要及时补充大量维生素 B_1,血管性疾病所致者需治疗原发的血管性疾病等。

四、其他

脑器质性精神障碍还有与功能性精神障碍类似的表现,如幻觉妄想、焦虑抑郁情绪、类躁狂状态、睡眠障碍、人格改变等。但亦有其特点,如幻觉妄想,往往其表现内容片段、多变、不系统,昼轻夜重等等。

(李海林)

第二节　常见脑器质性精神障碍

一、阿尔茨海默病

阿尔茨海默病(Alzheimer's disease,AD)是一组病因未明的以不可逆的认知功能损害为主要临床表现的原发性退行性脑变性疾病。发病年龄小于 65 岁的成为早老性痴呆,往往存在家族史,发病较急,进展快;临床表现有颞叶、顶叶或额叶受损的证据,除记忆损害外,可较早产生失语(遗忘性或感觉性)、失写、失读、失算,或失用等症状。发病在 65 岁以后的 AD 多潜隐起病,进展缓慢。

65 岁以上的老年人群中,痴呆的患病率为 4%~7%。患病率随着年龄增加而增加,80岁以上的患病率达 20%以上。尸检研究表明,50%~70%的痴呆为 AD,女性多于男性。AD的发病危险因素包括:高龄、丧偶、低教育、独居、经济窘迫和生活颠沛、痴呆或先天愚型家族史、脑外伤史、抑郁症史等。

AD 的主要病理改变包括大脑皮质弥漫性萎缩、沟回增宽,脑室扩大,神经元大量减少,老年斑(senile plaques,SP)及神经原纤维缠结(neurofibrillary tangles,NFT)等等。AD患者脑中胆碱乙酰化酶及乙酰胆碱含量显著减少。AD 发病与遗传因素相关。研究发现,三种早发型家族性常染色体显性遗传的 AD 致病基因分别位于 21 染色体、14 染色体和 1 染色体上。位于 19 号染色体上的载脂蛋白 E(APOE)基因是晚发型 AD 的重要风险基因。

（一）临床表现

1. **记忆障碍**患者多为隐匿起病　早期易被患者及家人忽略，主要表现为逐渐发生的记忆障碍，当天发生的事不能记忆，刚刚做过的事或说过的话不记得，熟悉的人名记不起来，忘记约会，忘记贵重物品放何处，词汇减少。早期出现经常性遗忘，主要表现为近记忆力受损，随后远记忆力也受损，使日常生活受到影响。

2. **神经认知障碍**　是 AD 特征性的临床表现。患者可表现为掌握新知识、熟练运用及社交能力下降，并随时间的推移而逐渐加重。渐渐出现语言功能障碍，不能讲完整的语句，口语量减少，找词困难，命名障碍，出现错语症，交谈能力减退，阅读理解受损，但朗读可相对保留，最后完全失语；计算力障碍常表现算错账，付错钱，最后连最简单的计算也不能；严重时出现视空定向力障碍，穿外套时手伸不进袖子，迷路或不认家门，不能画最简单的几何图形；不会使用最常用的物品如筷子、汤匙等，但仍可保留运动的肌力和协调。目前公认的神经认知功能领域包括了：复杂性注意、执行功能、学习和记忆、语言、知觉运动以及社会认知。这些领域都有着明确的定义和评估工具，有着客观的评价标准。

3. **精神症状**　包括抑郁、情感淡漠或失控、焦躁不安、兴奋和欣快等，主动性减少，注意力涣散，白天自言自语或大声说话，害怕单独留在家里；部分患者出现片段妄想、幻觉状态和攻击倾向等，有的怀疑配偶有外遇，怀疑子女偷他的钱物，行为怪异，把不值钱的东西当作财宝藏匿起来；可忽略进食或贪食；多数患者有失眠或夜间谵妄。

AD 为慢性进行性病程，总病程一般为 5～10 年。通常可将病程分为三期，但各期间可存在重叠与交叉，并无截然界限。总的预后不良，部分患者病程进展较快，最终常因营养不良、肺炎等并发症或衰竭死亡。

第一期（早期）：一般持续 1～3 年，以近记忆障碍、学习新知识能力下降、视空间定向障碍、缺乏主动性为主要表现。生活自理或部分自理。

第二期（中期）：病程继续发展，智能与人格改变日益明显，出现皮质受损症状，如失语、失用和失认，也可出现幻觉和妄想。神经系统可有肌张力增高等锥体外系症状。生活部分自理或不能自理。

第三期（后期）：呈明显痴呆状态，生活完全不能自理。有明显肌强直、震颤和强握、摸索及吸吮反射，大小便失禁，可出现癫痫样发作。

（二）诊断与鉴别诊断

由于 AD 临床诊断仍以病史和症状为主，辅以精神、神经认知评估和神经系统检查。确诊的金标准为病理诊断（包括活检与尸检），但临床很少采用。AD 的临床诊断可根据以下几点：①存在轻度或重度神经认知障碍（可以是家人或照料者的报告或依据量化的神经认知评估结果）；②发生隐匿，在 1 个或以上的领域有逐渐进展的神经认知障碍，且没有很长的平台期；③缺少证据表明存在其他神经退行性疾病或脑血管病，或其他可能引起认知功能下降的疾病；④有阿尔茨海默致病基因突变的证据。只要符合第①和④条标准；或者，同时具备前 3 条标准，且神经认知障碍为重度，可确诊 AD。如果同时具备前 3 条标准而缺乏致病基因证据，且神经认知障碍为轻度则应诊断为可疑 AD。简易智能状态检查（MMSE）、阿尔茨海默病评定量表（ADAS）等评估工具均有助于 AD 的诊断。

鉴别诊断应考虑以下疾病：血管性痴呆、额颞叶痴呆、路易体痴呆、匹克（pick）病及其他疾病引起的认知障碍，同时要注意与抑郁症导致的假性痴呆相鉴别。

（三）治疗

1. 治疗原则 本病病因不明,目前尚无特效疗法,对轻症患者重点应加强心理支持与行为指导,使患者尽可能长期保持生活自理及人际交往能力。鼓励患者参加适当活动和锻炼,并辅以物理治疗、康复治疗、作业治疗、记忆和思维训练。重症患者应加强护理,注意营养、预防感染。

2. 治疗方案

（1）改善认知功能药物:目前常用。①多奈哌齐（Donepezil）:乙酰胆碱酯酶（AChE）抑制剂,抑制 ACh 降解并提高活性,改善神经递质传递功能,5 mg 起始,每日睡前服用,1 月后评估临床反应后可增加至 10 mg,每日睡前服用,肝脏毒副作用低。②石杉碱甲（Huperzine A）:是我国从中草药千层塔中提取的 AChE 抑制剂,且对 AChE 有选择性,可改善认知功能,每天 50~400 μg,副作用小。③美金刚是 N-甲基-D-天门冬氨酸（NMDA）受体拮抗剂,能够减少 NMDA 受体传递引起的神经毒性作用,可用于治疗中、重度 AD,起始剂量 5 mg,每日晨服,根据治疗反应,每周递增 5 mg。

（2）精神症状的治疗:①如患者有焦虑、激越、失眠症状,可考虑用短效或中效苯二氮䓬类药,如阿普唑仑和劳拉西泮等,剂量应小且不宜长期应用。应注意过度镇静、嗜睡、言语不清、共济失调和步态不稳等副作用。②出现抑郁症状时,可考虑抗抑郁治疗,首选 5-羟色胺再摄取抑制剂。③部分患者会出现行为紊乱、激越、攻击性和幻觉与妄想,可给予小剂量新型抗精神病药如利培酮、奥氮平和喹硫平等治疗。

二、血管性痴呆

血管性痴呆（vascular dementia，VD）是指由于脑血管疾病引起的,以痴呆为主要临床表现的脑功能衰退性疾病。VD 占老年期痴呆的 20%,仅次于 AD。多发生于 60 岁以上老人,男性多于女性。临床表现形式常与脑血管病损部位、大小及次数有关。主要分为两大类,一是神经认知障碍,二是血管病脑损害的局灶性症状。CT 或 MRI 检查可发现脑内缺血或出血病灶。

与 AD 的神经认知障碍不同的是:虽然出现记忆障碍,但在相当长的时间内,自知力保持良好,知道自己易忘事情,常准备有备忘录。早期的另一症状是病理性赘述,说话啰嗦;有的患者提笔忘字,或有流利型失语现象。此期患者的日常生活自理能力、理解力、判断力以及人际交往和处理事物的礼仪、习惯均保持良好状态,人格保持良好,故称“网眼样痴呆”。VD 起病急缓不一,多伴有高血压病,常在一次或多次卒中发作后起病,部分患者没有明显的卒中发作,表现为脑动脉硬化的早期表现。VD 多呈阶梯式发展,可多次叠加,直至出现全面痴呆。

VD 的诊断主要强调如下两点:①轻度或重度神经认知障碍的证据;②认知缺陷发生时间与脑血管事件相关或存在复杂注意、加工速度及额叶执行功能缺陷的证据。主要需与 AD 相鉴别。Hachinski 缺血量表评分有助于区分 AD 与 VD(≥7 分考虑 VD,5~6 分为混合性痴呆,≤4 分为 AD)。

VD 是由脑血管病变引起的痴呆,治疗主要针对两个方面:一是对脑血管病的防治,如控制血压及其他卒中的危险因素,使用抗血小板药物等;二是改善脑血液循环,改善脑功能,可使用麦角碱类药物或钙离子拮抗剂。精神症状明显时,可小剂量使用喹硫平、奋乃静等,症状控制后即可停药。

三、颅脑外伤所致的精神障碍

颅脑外伤所致的精神障碍系指颅脑遭受直接或间接外伤后,在脑组织损伤的基础上产生的各种精神障碍。精神障碍可在外伤后立即出现,也可在外伤后较长一段时间后出现。急性期精神障碍多系脑弥漫性损伤所致。慢性期精神障碍则与大脑神经细胞坏死、胶质细胞增生、瘢痕形成、囊肿等病变有关。脑组织受损伤越重,产生精神障碍的机会越大。除了器质性因素外,个体素质、社会心理因素在精神障碍的发生发展中也起一定作用。据统计,颅脑外伤后的存活者中,出现各种类型及程度的精神障碍者超过1/4。

(一)临床表现

颅脑外伤引起的精神障碍可分为两大类,即脑外伤急性期的精神障碍及脑外伤慢性期的精神障碍。后者有的是从急性期延续保持下来的精神异常,有的是在急性期过去之后经过一段时间,才逐渐发展起来的。

1. 急性期精神障碍

(1)脑震荡:脑震荡是头部外伤引起的急性脑功能障碍,是脑外伤的最轻形式。临床主要表现为意识障碍及近事遗忘。脑震荡患者的意识障碍较轻,持续时间较短,昏迷不超过半小时。在头部受到外力打击后有短暂的意识完全丧失,伴有面色苍白、瞳孔散大、对光反应及角膜反射迟钝或消失、脉搏细弱、呼吸缓慢、血压降低;然后再经过意识模糊阶段而逐渐醒转与恢复。意识恢复之后,患者对受伤前后的经历遗忘,其中对受伤前一段时间的经历遗忘称为逆行性遗忘,对受伤当时及稍后经历的遗忘称为顺行性遗忘。意识障碍及对外伤前后经历的遗忘是诊断为脑震荡的必备条件。脑震荡之后,患者会出现头痛、头昏、眩晕、恶心或呕吐、对声光线刺激敏感、情绪不稳、易疲劳、注意涣散、记忆力减退、自主神经功能失调、失眠、多梦等症状。神经系统检查一般没有阳性体征。这些症状通常在1～2周内逐渐消退。若迁延不愈或间隔一段时期后再发生则称脑震荡后综合征。

(2)谵妄:发生于较重的脑外伤,患者先有昏迷,在转成清醒的过程中,可能出现谵妄症状,持续数小时至数天不等,当患者意识恢复后,常不能回忆受伤前后的经过。有的患者虽然意识不清,但相对比较安静,显得精神萎靡、淡漠无欲、少言少动,继而意识完全恢复清醒。少数情况下,意识障碍可持续数月之久,然后转为痴呆状态。谵妄在亚急性硬膜下血肿的患者更常见。脑外伤谵妄的原因可能比较复杂,包括水、电解质和酸碱平衡紊乱,感染,药物的不良反应,缺血,缺氧等因素。

2. 慢性精神障碍

(1)智能障碍:严重的脑外伤可引起智力受损,出现遗忘综合征,甚至痴呆。严重程度与脑外伤后遗忘(PTA)时间的长短有关。对于闭合性脑外伤的患者,如PTA时间在24小时以内,智力多能完全恢复;若PTA超过24小时,情况便不容乐观。年长者和优势半球受伤者发生智能障碍的机会较大。

(2)人格改变:患者的人格改变多伴有智能障碍,一般表现为情绪不稳、焦虑、抑郁、易激惹,甚至阵发暴怒,也可变得孤僻、冷漠、自我中心、丧失进取心等。如仅损害额叶,可出现如行为放纵等症状,但智力正常。人格改变也可以是患者对脑外伤及其后果的心理反应的表现。

(3)脑外伤后精神症状:部分头部外伤的患者经过一段时间后会出现精神分裂样症状与情感症状等。脑外伤可直接导致精神症状,也可对有精神病素质者起到诱因作用。另外,脑外伤及其后遗症对患者社会、心理的影响,也与精神症状的发生、发展有关。当然,有些患者的精神障碍和脑外伤并无直接关系。

(4)脑震荡后综合征(post concussional syndrome):这是各种脑外伤后最普遍的慢性后遗症,主要表现为头痛、眩晕、注意力不集中、记忆减退、对声光敏感、疲乏、情绪不稳及失眠等。器质性与非器质性因素都可导致此综合征。虽然可能有器质性改变,但多数情况下躯体及实验室检查并无异常发现。该综合征与社会、心理因素有很大关系,如索赔等。

(二)治疗

脑外伤急性阶段的治疗主要由神经外科处理。危险期过后,应积极治疗精神症状。对于幻觉、妄想、精神运动性兴奋等症状可给予苯二氮䓬类药物或抗精神病药物口服或注射。支持性心理治疗、认知行为治疗配合适当的药物治疗(如抗抑郁药、抗焦虑药)都是可行的治疗方法。智能障碍患者应根据神经认知测试的结果制订出康复训练计划。对人格改变的患者可尝试行为治疗,尝试让家属或照料者接纳患者的现状并参与治疗计划。如症状迁延不愈,应弄清是否存在社会心理因素。

四、颅内感染所致的精神障碍

虽然颅内感染的患者大多就诊于神经内科,精神科医师仍会遇到这类问题。颅内感染可分别位于蛛网膜下隙(脑膜炎)、脑实质(脑炎)或局限于脑或脑膜并形成包围区域(脑脓肿),但实际上损害很少呈局限性。

(一)病毒性脑炎

以单纯疱疹病毒性脑炎最常见,常为散发性病毒性脑炎。本病多为急性或亚急性起病。部分患者病前有上呼吸道或肠道感染史,部分病例出现轻度或中度发热。精神症状可以是首发症状,部分患者以精神症状为主要表现。患者可出现精神运动性抑制或精神运动性激越症状。可有精神分裂样症状,但缺乏系统性和特异性。详细的病史采集有助于发现神经系统症状:急性起病者常出现头痛,可伴脑膜刺激征;多数患者在早期有程度不等的意识障碍,严重者可出现昏迷或呈去皮质状态;癫痫发作相当常见。神经系统查体可发现脑神经损伤的体征。自主神经症状可表现为多汗、面部潮红、呼吸增快等。

实验室检查可见血白细胞总数增高、脑脊液检查压力增高,白细胞和(或)蛋白质轻度增高,糖、氯化物正常。血和脑脊液 IgG 可增高。脑电图检查大多呈弥漫性改变或在弥漫性改变的基础上出现局灶性改变,且随临床症状好转恢复正常,对诊断本病有重要价值。

本病一般预后较好。重型病例的死亡率为 22.4%~60%。一部分存活者遗留轻重不等的神经损害体征或高级神经活动障碍。本病复发率约为 10%。早期抗病毒治疗可有效降低死亡率,可选用阿昔洛韦(无环鸟苷)。其他措施包括降温、脱水、支持及合理使用糖皮质激素治疗。

(二)脑膜炎

1. 化脓性脑膜炎的常见致病菌有脑膜炎双球菌、肺炎双球菌、链球菌、葡萄球菌、流感杆菌和大肠埃希菌等。本病起病急,可表现为头痛、发热、呕吐、怕光、易激惹、癫痫发作等。精神症状以急性脑器质性综合征为主,患者可有倦怠,表现为意识障碍,如嗜睡、昏睡甚至昏迷,可伴有幻觉、精神运动性兴奋等。颈部强直及克氏征(Kernig' s sign)阳性是诊断的重要依据。治疗以抗生素为主,配合对症治疗和支持疗法。

2. 结核性脑膜炎由结核杆菌侵入脑膜引起。在前驱期,精神症状主要表现为类神经症样表现,患者萎靡不振、易激惹、睡眠不稳等。在儿童中,可表现为以往安静的变得烦躁、无端尖叫、易哭,而活泼的儿童变得懒言少动和精神呆滞等。成年人以头痛多见,对声光刺激敏感,易激惹。由于隐匿起病,有时发热较轻微及颈部强直不明显,较易误诊。病情严重时可出现幻觉、妄想等精神病性症状及焦虑、抑郁等情感症状,晚期患者可出现记忆障碍,但大多可在接受治疗后复原。残留的精神症状包括认知障碍与人格改变。治疗主要是早期、联合、适量、规律、全程使用抗结核药物,同时对症予以抗精神病药物,症状控制后及时停药。

（三）脑脓肿

本病主要由葡萄球菌、链球菌、肺炎双球菌或大肠埃希菌等引起。可经血液或由头部感染灶直接蔓延入脑。

典型症状包括头痛、呕吐和谵妄。脓肿较大者可有颅内高压症状。部分脓肿可潜伏数月才出现病症。此期间患者常仅感到头痛、疲倦、食欲差、体重下降、便秘,偶有发冷、抑郁和易激惹。此外,不同部位的脓肿会有不同的症状,如额叶脓肿会表现为记忆障碍和人格改变,颞叶脓肿可造成言语障碍等。

脑脊液检查虽然对诊断有帮助,但由于颅内压较高,腰穿有一定风险,最好进行 CT 或MRI 检查。

治疗以抗生素控制感染、消除颅内高压、治疗原发病灶为主,有时需考虑穿刺抽脓和行脓肿切除术。现代治疗能降低患者死亡率,但 70% 的患者康复后会出现癫痫发作,所以病愈后应继续服用抗癫痫药至少 5 年。

（四）克雅病

克雅病(Creutzfeldt Jakob disease,CJD)是由朊病毒(prions)感染所致的中枢神经系统变性疾病,潜伏期长,表现为持续进展性痴呆,患者多在 1～2 年内死亡。本病最早由Creutzfeldt(1920 年)和 Jacob(1921 年)首先报道,因而定名为克雅病。CJD 的年发病率约1/100 万,以色列、利比亚人发病率最高,为一般人群的 10～20 倍。我国自 20 世纪 80 年代以来,已有数十例 CJD 病例报道。85% 以上为散发性,病因和传染途径不十分清楚。

本病多见于 50～70 岁的中老年人,呈亚急性起病。前驱症状类似感冒,疲倦乏力,继而出现注意力不集中、精神涣散、烦躁、易激惹等精神行为异常;有些患者头疼头晕、肢体乏力步态不稳。可有视力减退、复视、视物变形乃至视幻觉。病情迅速进展,出现不自主动作、动作缓慢、肌强直、震颤、手足徐动和舞蹈症状,多数患者出现肌阵挛抽动,可被声光刺激诱发而反复发作,少数患者可有失神、癫痫样抽搐发作。很快出现认知障碍、记忆力丧失、痴呆、定向障碍,甚至出现偏执妄想、虚构,少数兴奋、躁动。痴呆呈持续性进行性加重,最终卧床缄默不语。神经检查体征:可有复视、眼震、凝视、麻痹、轮替试验指鼻试验不能,步态蹒跚,共济失调,多数患者出现肌张力高、强直、震颤、锥体外束征和肢体无力的锥体束征等,最终呈木僵和醒状昏迷状态。

脑脊液可有非特异性改变。脑电图检查对经典型克雅病具有重要辅助价值,其特殊性改变:早期仅见散在 α 波减少,相继出现 α 波减少消失,出现 Q 波和 δ 波,病情进展则 α 波消失,出现棘波慢波综合和高幅三相波,最终脑电图背景电静息和周期性同步发放。

本病预后不良,多数在发病后 3～12 个月死亡,绝大多数在 2 年内死亡。目前尚无特殊治疗方法,但仍需给予良好的护理和有效的对症治疗。抽搐、肌阵挛和兴奋躁动应给予积极治疗为宜。

五、颅内肿瘤所致精神障碍

颅内肿瘤所致精神障碍是由于颅内肿瘤侵犯脑实质,压迫邻近的脑组织或脑血管,造成脑实质破坏或颅内压增高所致的精神障碍。有 20%～40%的颅内肿瘤患者出现精神症状。

（一）临床表现

1. 精神症状　肿瘤的性质、部位、生长速度、有无颅内高压及患者的个性特征等因素均可影响精神症状的产生与表现。在颅内肿瘤早期可表现为易激惹、易怒、焦虑、抑郁等神经症症状。生长缓慢的颅内肿瘤患者易出现人格改变、痴呆。生长较快的颅内肿瘤患者易出现意识障碍。意识障碍可呈波动性,与颅内压改变有关。第三脑室带蒂的肿瘤常因堵塞导水管致颅内压急剧升高、意识障碍迅速恶化。但在改变体位时,导水管恢复通畅,颅内压下降,意识障碍减轻,甚至完全清醒。轻度意识障碍时,患者可表现为思维迟缓、贫乏或不连贯,行为紊乱。颅内肿瘤损害丘脑、乳头体等结构可出现遗忘综合征。枕叶肿瘤可出现原始性视幻觉,颞叶肿瘤可出现复杂的幻视、幻听、幻嗅和幻味,顶叶肿瘤可产生幻触和运动性幻觉。不同脑区的肿瘤也可产生相同的幻觉。总之,在颅内肿瘤的整个病程中都可出现类似神经症、癔症、情感障碍、精神分裂症和偏执性精神病的表现。

2. 局限性症状　大脑是一个有机的整体,精神活动往往是整体性的。某些脑区如额叶、颞叶、顶叶等受损时可各有一些特殊的表现,但大脑某一脑区的损害由于常影响邻近脑区,可引起与邻近脑区有关的症状。因此,局限性损害产生的精神障碍并不一定具有特殊的形式。然而,特定脑区损害所产生的精神症状对于临床定位诊断具有一定的参考价值。

（二）诊断

精神症状本身一般对脑肿瘤无诊断或定位价值。临床诊断以局灶性神经体征或局灶性癫痫及颅内压增高征象为主要依据。除细致的精神检查外,应详细询问病史,认真进行神经系统检查,以免忽略可能存在的神经系统体征。对无原因头痛、部分性癫痫、成年后首次发生癫痫、伴有阳性神经系统体征的全身性癫痫、颅内压增高症、认知功能进行性减退、某个特定脑功能（例如:言语、空间定向）的进行性损害、颅内某个特定解剖部位的局限神经损害、各种神经内分泌紊乱,脑神经麻痹或进行性视力减退,婴幼儿反复发作呕吐及头围增大,肿瘤患者突然出现神经症状等均应考虑除外颅内肿瘤。

临床疑有脑部肿瘤时可选择进一步检查头颅 CT、MRI、腰椎穿刺、生化测定、基础血清泌乳素水平、血清和脑脊液中的甲胎蛋白（AFP）和人绒毛膜促性腺激素（HCG）等和开颅或立体导向技术下进行肿瘤活检,有助于明确诊断。

（三）治疗

确诊颅内肿瘤应积极治疗原发病,及时手术治疗。不宜手术者,可通过放疗或化疗抑制肿瘤的生长和扩散。对于颅内压升高的患者应及时控制颅内压。不论肿瘤的类型或预后如何,医生均应给患者和其家属高度关怀,对焦虑、抑郁、易激惹、木僵等症状,应给以适当的抗精神药物,遵循最低有效剂量原则,症状控制后应及时减量、停用。

六、癫痫所致精神障碍

癫痫所致精神障碍（mental disorders due to epilepsy）是指一组反复发作的脑异常放电导致的精神障碍。由于累及的部位和病理生理改变不同,导致的精神症状各异。本病可分为发作性精神障碍和持续性精神障碍两类。前者为一定时间内的感觉、知觉、记忆、思维等障碍,心境恶劣,精神运动性发作,或短暂精神分裂症样发作,发作具有突然性、短暂性及反复发作的特点;后者为分裂症样障碍、人格改变或智能损害等。癫痫见于各个年龄组,病因不一。癫痫的患病率为 0.5%～2%。约 10% 的人在一生中可能曾有过 1 次癫痫发作。

(一)病因和发病机制

癫痫发作可分为原发性(特发性)癫痫和继发性(症状性)癫痫。症状性癫痫是脑部疾病或多种全身性疾病的临床表现。原发性癫痫是指目前原因不明确的一类癫痫。癫痫的病因很多,概括起来可分为遗传、感染、中毒(重金属、酒精等)、脑肿瘤、脑外伤、脑血管病、脑变性疾病、代谢障碍(钙、镁、钠等代谢异常)、药物(氯氮平、氯丙嗪等)等几类。

(二)临床表现

1. **发作前精神障碍** 表现为先兆或前驱症状。先兆是一种部分发作,在癫痫发作前出现,通常只有数秒,很少超过一分钟。不同部位的发作会有不同的表现,但同一患者每次发作前的先兆往往相同。

前驱症状发生在癫痫发作前数小时至数天,尤以儿童较多见。患者表现为易激惹、紧张、失眠、坐立不安,甚至极度抑郁,5% 的颞叶癫痫患者可出现幻嗅先兆,症状通常随着癫痫发作而终止。

2. **发作时精神障碍**

(1) 自动症(epileptic automatisms):自动症是指发作时或发作刚结束时出现的意识混浊状态。此时患者仍可维持一定的姿势和肌张力,在无意识中完成简单或复杂的动作和行为。

自动症主要与颞叶自发性电活动有关,有时额叶、扣带回皮质等处放电也可产生自动症。80% 患者的自动症为时少于 5 分钟,少数可长达 1 小时。自动症发作前常有先兆,如头晕、流涎、咀嚼动作、躯体感觉异常和陌生感等。发作时突然变得目瞪口呆,意识模糊,无意识地重复动作如咀嚼、咂嘴等,偶可完成较复杂的技术性工作。事后患者对这段时间发生的事情完全遗忘。

(2) 神游症(fugue):比自动症少见,历时可达数小时、数天甚至数周。意识障碍程度较轻,异常行为较复杂,对周围环境有一定感知能力,亦能做出相应的反应。患者表现为无目的地外出漫游。患者可出远门,亦能从事协调的活动,如购物、简单交谈。发作后遗忘或回忆困难。

(3) 朦胧状态(twilight state):发作突然,通常持续 1 至数小时,有时可长达 1 周以上。患者表现为意识障碍,伴有情感和感知觉障碍,如恐惧、愤怒等,也可表现情感淡漠、思维及动作迟缓等。

3. **发作后精神障碍** 癫痫发作后可出现意识障碍,定向障碍,自动症、朦胧状态,或产生短暂的偏执、幻觉等症状,通常持续数分钟至数小时不等。

4. **发作间精神障碍** 癫痫患者在多年发作后,可出现慢性癫痫性分裂样精神病(chronic epileptic schizophreniform psychosis),表现为在意识清晰时出现幻听、思维联想障碍、思维云集和被害妄想等类似精神分裂症偏执型的症状群。约 50% 的颞叶癫痫患者可出现人格改变,表现为固执、自我中心、病理性赘述、病理性激情和病理性心境恶劣等。少数癫痫患者会出现记忆减退、注意困难和判断能力下降,并伴有行为障碍。临床上也可见到以焦虑、抑郁为主的情感症状等。值得注意的是,癫痫患者的自杀率是常人的 4～5 倍,因此应注意预防患者自杀。

（三）诊断

本病的诊断主要根据既往癫痫发作史以及发作性的精神病症状群，故详细询问病史非常重要，患者可能因意识障碍不能提供详细的发作情况，故应尽可能向知情者了解发作的特点及伴随情况，特别要注意有无局限性发作的表现。90％的癫痫患者有脑电异常。脑电结果必须结合临床及其他检查进行综合分析。脑电图正常并不能完全排除癫痫。CT 和 MRI能探测到脑结构或形态的损害，功能性脑影像技术如 SPECT 和 PET 可反映脑局部血流及代谢异常，对癫痫的定位诊断有帮助。

（四）治疗

治疗癫痫的一般原则是：尽可能单一用药，定期进行血药浓度监测。

在抗癫痫治疗的基础上，根据精神障碍的特点选用精神药物。精神运动性发作首选卡马西平控制发作。卡马西平对点燃效应引起的边缘系统电活动有选择性抑制作用，能有效控制发作。对发作性的行为症状如冲动、攻击等可用苯二氮䓬类药物治疗。值得注意的是，许多抗精神病药物（如氯丙嗪、氯氮平等）及三环、四环类抗抑郁药可降低抽搐阈值，增加癫痫发作的危险。对发作间歇期出现的精神分裂样症状宜用致癫痫作用弱的抗精神病药如硫利达嗪（甲硫达嗪）、丁酰苯类等。癫痫伴发的抑郁障碍，可选用致癫痫作用弱的 5-羟色胺再摄取抑制剂等治疗，但往往没有被及时诊断。对复杂部分性发作，特别是颞叶癫痫伴精神病性症状时，可用电休克治疗，人工诱发的大发作可使精神症状解除。

七、梅毒所致精神障碍

梅毒所致精神障碍曾在 20 世纪初十分流行。随着抗生素的应用，梅毒逐渐得到控制。自 20 世纪末期以来，梅毒再次流行，且常与人类免疫缺陷病毒（HIV）合并感染。由于梅毒的神经精神症状多样化、无特异性，因此很难根据临床症状作出正确的诊断。

（一）临床表现

一期梅毒常表现为局部溃疡，可伴有焦虑、紧张、沮丧等情绪反应，无严重的精神症状。在初次感染后 6～24 周，进入二期梅毒，中枢神经系统可能受累，常见有疲乏、厌食和体重减轻，伴有多个器官系统感染的症状，可出现梅毒性脑膜炎，表现为头痛、颈项强直、恶心、呕吐和局灶性神经系统体征。

通常在首次感染后 5 年内出现三期梅毒的临床表现，包括良性梅毒瘤、心血管和神经梅毒。约 10％未经治疗的患者可出现神经性梅毒。除脑膜刺激征外，还可表现为淡漠、易激惹、情绪不稳定、人格改变以及记忆和注意障碍等。无症状性神经梅毒是指缺乏临床表现，但脑脊液检查阳性的梅毒患者。在初次感染后 4～7 年，可发生典型的亚急性脑膜血管性梅毒。其临床表现比脑膜梅毒更严重，常伴有妄想、易激惹、人格改变和认知功能缺损等精神症状，随病情进一步恶化，可发展为痴呆。脊髓痨（tabes dorsalis）通常发生在初次感染梅毒后 20～25 年，最具特征性的神经系统症状是脊髓后部脱髓鞘和脊髓背侧根部的萎缩，有的可出现性功能障碍、尿失禁、剧痛、全身闪电样疼痛和躯干运动失调等。60％的患者可出现阿罗瞳孔（Argyll Robertson's pupils），即瞳孔对光反射迟钝或消失而调节辐辏反射存在。以上描述的任何精神症状可与神经系统的综合征同时出现。

麻痹性痴呆（general paralysis of the insane），通常在感染后 15～20 年出现。典型病程常表现为隐匿起病，初时出现类似神经衰弱的症状，如头晕、头痛、睡眠障碍、易兴奋、易疲劳、易激惹、注意力不集中和记忆力减退等，此期称为麻痹前类神经衰弱期。随着病情进展，可出现个性和智力改变,自私、缺乏责任感,记忆力逐渐减退,可出现夸大妄想和嫉妒妄想,内容荒谬、怪诞、愚蠢可笑,情绪多不稳定,易激惹或情感脆弱和强制性哭笑。晚期痴呆日益加重,即使很简单的问题也不能回答,言语零碎、片段,对家人不能辨认,情感淡漠,本能活动相对亢进。

（二）诊断

根据冶游史、早期梅毒感染史、年龄为 30～50 岁、神经系统体征、精神症状,尤其是人格改变和智能障碍,结合血清学检查如荧光梅毒螺旋体抗体吸附试验和梅毒螺旋体停动试验阳性,诊断便可成立。血清和脑脊液试验阴性者,则不支持神经梅毒的诊断。本病应注意与酒精中毒性精神病、精神分裂症、情感障碍、神经症等鉴别。详细的体格检查以及血清学检查有助于与上述疾病区别。

（三）治疗

驱梅毒治疗首选青霉素。青霉素 G 能够消除绝大多数麻痹性痴呆病例脑部的梅毒感染。总剂量为 600 万～1 200 万单位,每日 80 万单位肌内注射,2～3 周内完成,总量亦可达 1 800 万～2 400 万单位。第 1 疗程青霉素治疗应住院施行,因为有 5%～10% 的患者有发生赫氏反应的危险。可在治疗前 3 天服用泼尼松 5 mg,每日 3 次,以预防这种反应发生。第 1 个疗程结束 2～6 个月后,应复查脑脊液。如果脑脊液已恢复正常,即使症状没有好转,也无需再驱梅毒治疗,因为症状好转要有个过程。如果细胞数和蛋白含量仍不正常,应立即进行第 2 个疗程。在治疗后 6～12 个月需复查脑脊液,然后每年检查 1 次,至少连续 5 年。复查脑脊液主要是观察细胞数目变化,如果细胞数超过 5×10^6/L 是再治疗的指征。

对激惹、兴奋、幻觉、妄想可用抗精神病药物;对抑郁症状可用抗抑郁药;对癫痫发作应使用抗癫痫药物对症处理。出现神经系统症状可酌情采用针灸、理疗、按摩和功能训练,并给予必要的生活照料。

八、HIV/AIDS 所致精神障碍

获得性免疫缺陷综合征(acquired immune deficiency syndrome,AIDS)是由人类免疫缺陷病毒(HIV)感染所致,1981 年在美国首次发现和确认。HIV 能直接侵犯中枢神经系统,主要杀死人体的 CD4+ T 细胞,使机体对危害生命的机会性感染的易感性增加,病人可患罕见的细胞免疫缺陷病。HIV 具有亲神经性,可直接侵犯中枢神经系统,导致 HIV 脑病,神经病理学改变可有神经元减少、多核巨细胞、小胶质细胞结、弥散性星形细胞增生、白质空泡形成及脱髓鞘等。本病主要是基底核和皮层下白质受累,而大脑皮层灰质影响较少。

HIV 感染者易出现各种不同的精神障碍,可分为原发性或继发性。原发性并发症是由于 HIV 直接侵犯中枢神经系统或 HIV 破坏免疫系统所致;继发性并发症是由机会性感染、肿瘤、HIV 感染导致的脑血管疾病和药物治疗的副作用等引起。患者的心理、社会因素亦可影响精神症状的发生、发展。

（一）临床表现

1. 轻度认知功能障碍　患者早期表现乏力、倦怠、丧失兴趣、性欲减退,以后逐渐发展为近记忆障碍、注意力集中困难、反应迟缓和轻度认知功能缺陷,但日常生活功能并无严重损害。

2. HIV 相关痴呆(HIV associated dementia,HAD)　痴呆是 AIDS 常见的临床表现,约占 70%。通常 HAD 涵盖从轻微认知运动障碍到艾滋病痴呆复合征（AIDS dementia

complex,ADC)的两极。ADC 多出现于疾病终末期,起病潜隐,早期表现注意力不集中、记忆力下降等,逐渐出现认知、行为和运动功能的衰退,直至全面性痴呆、二便失禁、缄默和瘫痪等。可出现幻觉、妄想等精神病性症状。HIV 感染伴发痴呆是预后差的标志,50%～75%的患者在出现痴呆的 6 个月内死亡。

3. 谵妄   在整个 AIDS 病程中都有可能出现谵妄,终末期患者中谵妄发生率可达30%～40%,病因包括脑部 HIV 感染、治疗艾滋病药物副作用、继发性感染(尤其是卡氏肺囊虫肺炎)、水电解质紊乱等。

4. 其他   患者可因患有此疾病而出现心因性反应,表现为焦虑、抑郁及睡眠障碍或创伤后应激障碍,严重者可出现自杀行为,也可能出现躁狂样和类分裂样症状。

（二）诊断依据

1. 主要根据病史,如静脉吸毒史、冶游史、男同性恋者,结合体格检查和病毒免疫学检查中的阳性发现。

2. 意识障碍,尤以谵妄状态更为多见。

3. 精神症状多继发于 HIV 感染之后,随着病情的变化而起伏。

（三）治疗

1. 积极治疗原发病   可采用"鸡尾酒疗法"(高效抗逆转录病毒治疗,HAART),如混合使用齐多夫定、拉米夫定和依非韦伦这三种药物抗病毒。伴有卡氏肺囊虫肺炎(pneumocystis carinii pneumonia,PCP)者可使用复方磺胺甲噁唑。

2. 对精神症状的对症治疗   可根据具体症状有针对性地使用小剂量抗精神病药物,如利培酮,抗抑郁剂如 SSRIs 类以及改善睡眠的苯二氮䓬类药物等。

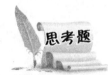
思考题

1. 妄想有哪些特征?

2. 阿尔茨海默病的临床诊断有哪些要点?

3. 血管性痴呆神经认知障碍有何特点?

4. 癫痫所致精神障碍有哪些临床表现?

（袁勇贵）

第六章　躯体疾病所致精神障碍

第一节　概　述

许多躯体疾病可以引起或诱发精神障碍，因此，临床医学实践中经常遇到精神障碍与躯体疾病共存或共病的情况，导致诊断、治疗与护理上的困难。精神障碍与躯体疾病的关系越来越引起临床各科的重视，及时正确地处理好躯体疾病所致的精神障碍，对于减少医疗纠纷、减轻患者经济和家庭负担，均有重要意义。

本章所述的躯体疾病所致精神障碍(mental disorders due to physical diseases)是指由于各种原因引起的除脑以外的躯体疾病或障碍影响脑功能变化所致的一类精神障碍，又称躯体性精神病或症状性精神病(symptomatic psychosis)，包括在器质性精神病(organic psychosis)中。临床主要表现为认知障碍、遗忘综合征、意识障碍、人格改变、精神病性症状、情感障碍、神经症样症状(脑衰弱综合征)或各种行为障碍，以及以上症状的混合状态和症状群。诊断时除标明主要精神病理综合征外，应同时做出导致精神障碍的躯体疾病诊断。

关于躯体疾病所致精神障碍的归类，在 1990 年出版的 ICD-10 中归于"F06 节 脑损害和功能紊乱以及躯体疾病所致的其他精神障碍"。其病因包括影响大脑的全身性疾病、内分泌障碍以及某些外源性毒性物质等。当然，此类精神障碍的起病与上述原因引起的大脑功能紊乱直接有关。此类精神障碍不包括与躯体疾病存在偶然联系的精神障碍，也不是机体对躯体疾病症状的心理反应。在该分类中对各种器质性精神病理综合征作了详细的描述，而并未过多地涉及具体病因。美国 DSM-IV 的有关分类与 ICD-10(v)类似，而 DSM-V 的分类"神经认知障碍"大多与躯体原因所致精神障碍类似。2001 年《中国精神障碍分类与诊断标准》第三版(CCMD-3)在 0 节 03 分节，器质性精神障碍中按病因学分类对躯体感染、内脏器官疾病、内分泌疾病、营养或代谢疾病、染色体异常、物理因素引起疾病所致的精神障碍以及有机化合物、一氧化碳、重金属和药物所致的精神障碍进行了描述，并给出了相应诊断标准。

一、病因及发病机制

(一)病因

本章所描述的精神障碍，其病因应是比较明确的、可被证实的。导致精神障碍的脑功能紊乱是继发于大脑外全身性躯体疾病或障碍，脑也是众多受侵害的器官或系统之一。然而在患某种躯体疾病的患者中仅有少数患者发生精神障碍，故躯体疾病并非为此类精神障碍的唯一病因，尚有其他因素与精神障碍发病有关。一般认为患者的性别、年龄、遗传因素、人格特征、应激状态、人际关系以及既往神经精神病史等可能影响精神障碍的发生。

此外，心理社会因素如长期应激状态、长期的心理矛盾等可能削弱个体的心理承受能力,而在躯体疾病时容易发生精神障碍;环境因素如居住拥挤、环境嘈杂、潮湿、空气污染等都可能促发躯体疾病所致的精神障碍。可以说各种原因引起的躯体疾病(障碍)是本类精神障碍发病的主要因素,而上述其他生物学因素、心理和环境因素为精神障碍的促发因素。

(二)发病机制

躯体疾病所致精神障碍的机制归纳如下:

1. **能量代谢障碍** Lipowski提出躯体疾病所致精神障碍的共同病理生理改变为弥漫性大脑能量改变。目前这个观点仍受到普遍的赞同。由于躯体疾病引起机体代谢障碍,导致能量产生不足,影响大脑能量供应。而大脑又对能量供应非常敏感,而且当躯体疾病或受累时,大脑对能量的需求增长。此时机体发生能量供求矛盾,大脑正常的生理功能势必发生紊乱。因此,机体在受累时发生的能量供给不足是发生此类精神障碍的主要机制。

2. **脑缺氧** 由于躯体疾病特别是心脑血管疾病引起机体和脑部血液循环障碍,或贫血携氧能力不足,或机体在有害因素影响下出现微循环障碍等,均可导致脑供血、供氧不足,发生脑功能障碍,亦是发生精神障碍的重要机制。

3. **毒素作用** 外源性物质如细菌、病毒、寄生虫、化学物质、有害气体等侵入机体,其毒素或中间代谢产物直接作用于脑细胞,造成脑细胞受损而发生脑功能紊乱,导致精神障碍。特别是有些细菌、病毒产生的毒素对中枢神经系统有很强的亲和力,更易发生精神障碍。

4. **水和电解质代谢紊乱、酸碱平衡失调、内分泌激素与维生素不足**等均是躯体在疾病或受害情况下容易发生的问题,可引起脑功能紊乱,导致精神障碍。

5. **应激反应** 外源性有害因素作为应激源作用于机体,产生一系列生化生理反应。此类应激反应主要通过神经生理、神经生化、神经内分泌及免疫机制进行。在应激反应中,大脑或直接参与或间接受累,其正常的生理功能受到影响而发生紊乱,导致精神障碍。

6. **中枢神经递质的改变** 某些有害物质、药品或机体必需物质不足时,可直接引起脑内单胺递质代谢异常,如锰选择性地作用于苍白球及视丘抑制多巴脱羧酶使多巴胺含量减少;利血平可使中枢去甲肾上腺素、多巴胺及5-HT含量下降;烟酸缺乏时儿茶酚胺甲基化增高。以上种种中枢神经递质的代谢变化均可引发精神障碍。

对于上述种种发病机制的作用不能单独地考虑。实际上,在躯体疾病的不同病程阶段出现精神障碍,是多种发病因素错综复杂交互作用的结果。

二、临床表现

临床表现的主要特征为:认知功能障碍,表现为记忆、思维及学习功能减退;感觉中枢障碍,表现为意识和注意障碍;知觉、思维内容障碍如错觉、幻觉和妄想;心境和情绪障碍,如情感低落或高涨、焦虑;人格和行为障碍。根据躯体疾病的轻重缓急,精神症状可表现为脑衰弱综合征、急性脑病综合征和慢性脑病综合征。三者之间可有移行或转变,视躯体疾病病情变化而走。此外,精神病性症状群及情感障碍亦常见到。

(一)脑衰弱综合征

多见于躯体疾病的初期、恢复期或慢性躯体疾病的过程中。患者感到疲倦、虚弱无力、思维迟钝、注意力不集中、情绪不稳或脆弱,常伴头部不适如头痛、头晕,感觉过敏及躯体不适如虚汗、心悸、食欲不振等。此种衰弱状态往往需要较长时间恢复。

(二)急性脑病综合征

多继发于急性躯体疾病或机体处于急性应激状态时。精神障碍多起病急骤,症状鲜明,

但持续短暂。精神症状多随机体状况的好转而恢复;或随躯体疾病的迁延而转为慢性精神障碍。主要表现为:

1. 意识障碍　该类障碍的患者中约 2/3 表现有轻重不等的意识障碍。轻者意识模糊,重至昏迷,谵妄最常见。确定意识障碍需依据:

(1) 认知改变,对外界刺激的反应减弱,知觉清晰度降低,对周围环境认知模糊。

(2) 注意转移、集中和持久的能力减退。

(3) 定向障碍,可为时间、地点、人物或自我定向障碍。

(4) 伴有下述症状:①错觉、幻觉;②言语不连贯、思维结构解体、回答不切题;③精神运动性兴奋或迟滞,或出现紧张综合征;④睡眠觉醒节律紊乱,失眠或嗜睡;⑤理解困难或错误;⑥瞬间记忆障碍,回忆困难。病情缓解后患者对病中经历部分遗忘或全部遗忘。

2. 急性类精神病性状态　主要表现为不协调的言语运动性兴奋、紧张综合征或类躁狂样兴奋;或短暂性幻觉妄想状态,一般无明显意识障碍,可伴有轻度意识模糊或意识范围狭窄。病愈后患者对病中细节可能有部分遗忘。

(三) 慢性脑病综合征

慢性脑病综合征主要由慢性躯体疾病引起或发生于严重躯体疾病之后。可由急性脑病综合征迁延而来,亦可缓缓发病。不伴有意识障碍。主要表现为:

1. 类精神分裂症状态　患者多表现为持续性幻觉妄想状态,虽幻觉妄想内容比较接近现实,但亦可出现某些精神分裂症特征性症状,如评论性幻听、假性幻觉和内心被揭露等。

2. 抑郁状态　是多种慢性躯体疾病如慢性肝炎、肺结核、系统性红斑狼疮、高血压等常见的精神障碍。患者表现为情感低落,失去生活乐趣和信心,对前途悲观绝望,躯体疲倦,饮食、睡眠障碍,轻者有自杀观念和企图,重者有自杀行为。

3. 类躁狂状态　多见于某些药物如皮质激素、米帕林(阿的平)急慢性中毒和甲状腺功能亢进。患者可表现为协调性言语运动性兴奋,如话多、活动多、情绪易激动、好打抱不平,但情感高涨、思想奔逸及对外界的感染力多不明显或不典型。

4. 人格改变　在慢性长期躯体疾病的影响下,患者原来的人格特点逐渐发生变化。主要表现为行为模式和人际关系出现显著而持久的改变,如情绪不稳;心境可由正常突然变得忧郁、焦虑或易激惹;或反复暴怒发作或攻击行为,与所遇的诱发因素明显不相称;或明显情感淡漠,对周围事物不关心;或社会性判断明显受损,如性行为轻率,行为不顾后果;或偏执、多疑。

5. 认知障碍　严重躯体疾病引起脑部弥漫性病理改变,导致认知功能减退,或患者经较长时间昏迷,醒后可表现为轻重不等的认知障碍。认知障碍通常具有不可逆性、慢性或进行性的性质。患者意识多是清楚的,也可合并谵妄。临床表现为抽象概括能力明显减退,如不能解释成语、谚语,掌握词汇量减少,不能理解抽象意义的词汇,难以概括同类事物的共同特征。判断能力明显减退,对于同类事物之间的差别不能做出正确判断。轻度认知障碍,包括记忆损害,学习和集中注意力困难,短程记忆缺损,对新近发生的事件常有遗忘,远程记忆相对保存,这是认知障碍的另一重要表现。认知障碍常常影响患者的社会适应能力和日常生活。轻者仅表现工作、学习和社交活动能力下降,尚能保持独立生活能力。中度障碍者进食、穿衣、大小便尚可自理,其余活动则需他人帮助。重者生活完全不能自理,痴呆,变成"植物状态"。

6. 遗忘综合征　是一种以短程记忆和远程记忆缺损为突出表现的综合征,其瞬间记忆保持。虚构是本综合征另一特点,但并不一定都存在。无意识障碍,其病程和预后取决于原发病的病程,但上述症状至少持续一个月方可诊断。

三、临床特点

各种躯体疾病引起的精神障碍正如 1909 年 K Bonhoeffer 指出"脑组织对各种外源性有害因素都反映出类似的精神病理现象",多无特征性症状,即不同的躯体疾病所致的精神症状大致相同,一般具有以下特点:

1. 精神症状一般多发生于躯体疾病高峰期,大多以精神症状为首发,如肝性脑病、系统性红斑狼疮,精神症状的出现往往先于其他躯体症状。

2. 精神症状多与躯体疾病的严重度平行,即躯体疾病严重时精神症状亦明显,待躯体疾病好转后精神症状亦减轻。

3. 精神症状多具有昼轻夜重的波动性及随着躯体症状的轻重而多变。

4. 病程和预后主要取决于原发躯体疾病的状况及处理是否得当。一般精神障碍持续的时间较短,预后较好,但如患者曾经长期陷入昏迷,可遗留人格改变或智能减退。

5. 躯体疾病所致精神障碍的患者除表现为明显的精神症状外,多伴有躯体和(或)神经系统的病理体征及实验室的阳性发现。

四、诊断与鉴别诊断

(一)诊断

按照我国制定的精神障碍分类及诊断标准,诊断躯体疾病所致精神障碍须符合以下诸条标准:

1. 从病史、体检(包括神经系统检查)、实验室和其他辅助检查可以找到躯体疾病的证据;并能确定精神障碍的发生和病程与躯体疾病相关。

2. 精神障碍表现为下列综合征之一

(1) 认知障碍;

(2) 遗忘综合征;

(3) 意识障碍;

(4) 人格改变;

(5) 精神病性症状(包括幻觉、妄想、紧张综合征、思维障碍和行为紊乱);

(6) 情感障碍(包括抑郁和躁狂状态);

(7) 脑衰弱综合征;

(8) 以上症状的混合状态或不典型表现。

3. 严重程度符合下述标准之一

(1) 现实检验能力减退;

(2) 社会功能减退。

(二)鉴别诊断

1. 与脑器质性疾病所致精神障碍鉴别　原发病在脑部,可查知明显的脑部病理改变,如颅脑 CT、MRI、脑脊液检查等阳性所见及突出的定位性神经体征。

2. 与伴发的功能性精神病鉴别　躯体疾病所致的慢性精神障碍的类精神分裂症状态、抑郁状态、类躁狂状态有时难以从临床症状与功能性精神病鉴别,但掌握疾病过程及阳性躯体征及实验室所见可以鉴别。

五、治疗原则

1. 针对病因治疗，积极治疗原发躯体疾病。

2. 精神症状的控制　根据具体临床表现可给予小剂量不良反应轻的抗精神病药、抗抑郁药及抗焦虑药。如为意识障碍则以支持疗法为主，如表现出明显的躁动不安可适当给予氯丙嗪、齐拉西酮注射或口服奥氮平、喹硫平治疗。

3. 支持疗法　①保证营养、水分，维持电解质及酸碱平衡；②改善脑循环；③促进脑细胞功能的恢复，如给予能量合剂等。

4. 护理　躯体疾病的护理至关重要。环境和心理护理有助于消除患者的恐惧、焦虑情绪，对有意识障碍的患者要特别注意安全护理，以防其自伤、摔倒、冲动的意外发生。对有抑郁心境的患者应警惕其自杀企图，加以防范。

六、病程和预后

躯体疾病所致精神障碍的病程和预后取决于原发躯体疾病的性质、病程和治疗以及对精神症状的处理是否恰当。一般来说，急性精神障碍如意识障碍、急性精神病性症状持续时间较短，预后良好。但若躯体疾病恶化，上述障碍则转入昏迷。慢性精神障碍如智能障碍、人格改变则迁延时间至少达 2～4 个月以上。

第二节　躯体感染所致精神障碍

躯体感染所致精神障碍是指由病毒、细菌、螺旋体、真菌、原虫，或其他微生物、寄生虫等所致的脑外全身性感染，如败血症、梅毒、伤寒、斑疹伤寒、恶性疟疾、血吸虫病、人类免疫缺陷性病毒（HIV）感染等所致的精神障碍。颅内未发现直接感染的证据。

一、病因及发病机制

（一）病因
多为外界病毒、细菌、螺旋体、真菌、原生虫及寄生虫等侵入机体引发疾病。

（二）发病机制
精神障碍的发生与上述病原体进入机体发生作用有关，但尚有其他因素参与。主要机制如下：

1. 病毒、细菌的毒素对脑组织造成直接损害。

2. 由于疾病而使代谢亢进，造成中间代谢产物在颅内蓄积。

3. 急性感染时造成暂时性脑缺氧和脑水肿。

4. 由于感染引起机体高热、大量出汗，患者不能正常进食而致体力消耗、营养缺乏、衰竭，能量供应不足，以及酸碱失衡、电解质紊乱，影响脑功能活动。

5. 个体差异，如高龄者、儿童、既往体质不强者在躯体感染时易发生精神障碍。

在上述诸因素综合作用中，感染的性质（如病原体对大脑细胞的亲和力）、程度、速度、病原体的数量、作用时间以及抗感染措施是否得力对精神障碍的发生有着关键性的作用。

二、临床表现

感染所致精神障碍的临床表现是根据急性感染还是慢性感染而定。急性感染多导致急性精神障碍,以意识障碍为主,慢性感染则多见于慢性精神障碍,如类精神分裂症状态、抑郁状态、类躁狂状态、人格改变以及智能障碍。

几种常见的感染疾病所见的精神障碍:

(一)流行性感冒所致精神障碍

流行性感冒为流感病毒引起的急性传染性呼吸道疾病。由于流感病毒对中枢神经系统具有很强的亲和力,大多导致精神障碍。有报道,发病率为 25%～35%。主要临床表现为:前驱症状为头痛、衰弱无力、疲乏、睡眠,醒觉节律紊乱,继之表现有嗜睡、感知障碍、非真实感。高热时或重症病例可出现意识障碍,如意识朦胧甚至谵妄。随着病情好转而进入恢复期,此时主要表现可见抑郁状态和脑衰弱综合征。少数病例可出现脑炎症状,病程较短,一般预后良好。

(二)肺炎所致精神障碍

急性肺部感染,在疾病高峰期可以出现意识障碍,多见意识模糊,有时发生谵妄。慢性肺部感染如肺结核则主要表现为抑郁状态,伴记忆力减退、注意力集中困难及思维迟钝。

(三)疟疾所致精神障碍

普通型疟疾在其高热阶段可出现意识恍惚、定向力障碍及感知障碍。恶性疟疾,或称脑型疟疾,其疟原虫具有毒力强、亲神经的特点,可形成脑部病理变化,如灶性坏死、出血和脑水肿等。见于疟疾流行区或免疫力差的患者。精神症状主要表现剧烈头痛伴恶心、呕吐,烦躁不安,继之表现意识障碍如朦胧或谵妄状态,甚至昏迷。此时神经系统可查出明显的病理征或表现为抽搐或瘫痪。患者表情淡漠。恢复期患者表现为抑郁状态或脑衰弱综合征。重症病例在后期可发生智能障碍。

(四)肾综合征出血热所致精神障碍

肾综合征出血热为一种流行于秋、冬季节的急性传染病。病原是鼠出血热病毒,主要表现为发热、出血。临床分为发热期、低血压期、少尿期、多尿期和恢复期。研究报道,在 173 例出血热患者中有 53 例(占 30.6%)出现中枢神经系统症状,全部表现有精神障碍,死亡患者的病理解剖可见脑表面和脑实质内充血、血管扩张和坏死灶。精神症状多发生于低血压期和少尿期,主要表现为昏睡、谵妄、昏迷,或兴奋、躁动不安,持续 1～2 周。同时可出现明显的神经系统症状和病理征。

(五)狂犬病所致精神障碍病

因为狂犬病毒通过带病毒的狗或其他动物咬伤或抓伤人体,而侵入机体。在大脑皮质和基底神经节可发现 Negri 小体。临床表现分猛烈型及瘫痪型两种。初期患者感头痛、不安、低热、愈合的伤口出现痛痒或麻木等异常感觉。2～3 天后猛烈型者表现为恐水、恐风、恐光,水、风、光均可激惹反射性咽喉痉挛发作。患者紧张不安、恐惧、烦躁。病情逐渐加重,并有全身痉挛、颈强直、唾液分泌增多,高热,出现心力衰竭、呼吸麻痹。治疗无效可突然死亡。瘫痪型主要表现为肢体瘫痪、昏迷而死亡。

(六)艾滋病所致精神障碍

艾滋病亦称获得性免疫缺陷综合征(acquired immunodeficiency syndrome, AIDS),主要通过性接触传染,也可由血液和母婴传播。若病毒侵及中枢神经系统可出现神经精神症状。有 30%～40%的艾滋病患者出现中枢神经病理改变：神经元减少、脑萎缩、神经液质结节、血管炎和小灶性脱髓鞘。

艾滋病疾病初期患者多受社会心理因素影响而表现为焦虑、抑郁状态，有的患者表现突出的抑郁、自杀倾向。随着病情的恶化，患者出现痴呆状态，如健忘、迟缓、注意力不集中，解决问题的能力下降和阅读困难，表情淡漠、主动性差、社会退缩。躯体症状表现为昏睡、畏食和腹泻，并导致体重明显下降。有的患者出现疼痛发作、缄默和昏迷。艾滋病目前已成为世界各国关注的公共卫生问题，尚无较好的治疗办法，可试用抗病毒药和免疫增强剂。关键是普及有关科学知识，严格管理血液制品和严肃性生活，以预防为主。

三、诊断与鉴别诊断

诊断要点为确定感染依据。鉴别诊断着重于与非感染性器质性精神病及伴发的功能性精神病鉴别。详见第一节有关部分。

四、治疗

查出病原，针对病原进行系统的、积极的抗感染治疗和中西医结合治疗。其余治疗原则参考第一节有关部分。

五、预后

本病预后取决于感染性质、躯体疾病的严重度和有效治疗。

第三节　内脏器官疾病所致精神障碍

内脏器官疾病所致精神障碍是指由重要内脏器官如心、肺、肝、肾等，严重疾病继发脑功能紊乱所致的精神障碍。精神障碍的严重程度随原发疾病的严重程度而波动。

一、病因与发病机制

病因主要是由于重要内脏器官受到各种有害因素的作用而发生病变。内脏器官的病变直接影响了其重要的生理功能，造成机体循环、代谢障碍及水与电解质紊乱和酸碱不平衡，导致脑供血、供氧不足及代谢产物蓄积，而发生精神障碍。

二、临床表现

（一）肺性脑病

肺性脑病又称肺脑综合征，是一种重度肺功能不全所致的精神神经障碍。凡能引起严重肺功能不全的因素如慢性支气管炎、肺纤维化、肺结核以及神经肌肉疾病造成的呼吸肌麻痹症，都可引发此类障碍。由于肺功能不全导致动脉低氧血症而引起脑缺氧是肺性脑病主要的发病机制。临床表现：前驱症状可有头昏、耳鸣、不安、淡漠等；数小时至数天后出现间歇性意识障碍，由嗜睡状态渐加重至朦胧状态、谵妄状态。重症者可进入昏迷。神经系统表现有头痛、癫发作、震颤、扑翼样震颤、不自主运动、锥体束征、颅压增高。动脉血二氧化碳分压增高，氧分压偏低，pH 降低。脑电图为弥漫性 Q 波及 δ 波。治疗原则为积极控制肺部感染，保持呼吸道通畅，改善缺氧状态，纠正酸中毒，减轻或消除脑水肿。控制精神症状时用药宜慎重,禁用麻醉药和催眠药,慎用酚噻嗪类抗精神病药。兴奋躁动患者必要时可给适量氯硝西泮、齐拉西酮注射,口服奥氮平或喹硫平。注意观察呼吸中枢被抑制的可能。

慢性阻塞性呼吸系统疾病(chronic obstructive pulmonary disease,COPD)病人的焦虑症状常见,发生率为8%～24%,且多数是惊恐障碍。严重COPD的病人还常有抑郁症状。治疗COPD所致的精神症状首先要注意药物的副作用,如虽然苯二氮䓬类药物是有效的抗焦虑药物,但其对呼吸中枢的抑制限制了它们的运用。SSRIs抗抑郁剂比较安全,但剂量要低。

肺栓塞可能表现为突然的惊恐发作,因此,术后或静脉炎的病人出现突然的惊恐发作应留意是否并发肺栓塞。

(二)肝性脑病

肝性脑病又称肝脑综合征,是由严重肝病如急性重型肝炎、亚急性肝炎、慢性肝炎、肝硬化及肝癌后期所致的精神障碍。肝为机体的重要解毒器官。一旦肝受损,其功能严重失调,致使氨基酸代谢紊乱,血氨及脑脊液中的氨增多,其他各种中间代谢产物积聚,是导致精神障碍的重要机制。此外,酪氨酸、蛋氨酸和色氨酸代谢障碍、中枢单胺递质代谢紊乱等都将影响大脑功能而发生精神障碍。临床表现早期可见患者迟钝、少动、寡言或兴奋躁动不安,继而出现嗜睡、朦胧、谵妄状态,最终进入肝昏迷。慢性肝炎、肝硬化引发的精神障碍多缓慢进展,少有意识障碍,多出现人格障碍和智能障碍。神经系统主要表现为扑翼样震颤、肌阵挛、肌张力增高、病理反射和痉挛发作。躯体检查可发现肝大、腹水、黄疸,实验室检查血氨增高以及脑电图的θ波基本节律等,有助于诊断。治疗原则为对原发病的积极治疗。静脉滴注谷氨酸钠或精氨酸有助于患者恢复意识和改善精神症状。应禁用麻醉药、催眠药和酚噻嗪类药物。如患者兴奋,必要时可给予水合氯醛、副醛、地西泮或氯硝西泮;氯硝西泮可以肌内注射或静脉滴注,对兴奋、躁动疗效好。

肝豆状核变性,又称Wilson's病,是一种铜代谢障碍的隐性遗传病。主要的病理生理变化是血浆铜蓝蛋白减少,导致铜沉积在豆状核、肝脏、角膜和肾脏上。精神症状可出现在疾病的早期,随着病情的发展,精神症状渐趋明显。于儿童期起病者,病情发展快,可表现为情绪不稳,随后出现假性延髓病(假性球麻痹)和锥体外系症状,如肌痉挛和肌强直。于青少年期和成人期起病者,病程多迁延,可出现震颤、强直和运动减少,极少数病人可出现抽搐;随后可伴随情绪高涨,有时可出现幻觉-妄想综合征,亦可出现敌对和其他反社会人格改变,不久可发展为痴呆。精神症状无特异性,临床诊断可根据角膜K-F环(Kayser-Fleischer ring),尿和大便铜排泄量增加,以及血浆铜蓝蛋白减少确诊。

(三)心源性脑病

心源性脑病又称心脑综合征,是由各种原因的心脏病如冠状动脉硬化性心脏病、风湿性心脏病、先天性心脏病等所致的精神障碍。其发病机制与各种心脏疾病引起的心排血量减少、血压下降致使脑血流量减少,脑供血不足有关。各种心脏病所致的精神障碍均可出现脑衰弱综合征。当有心力衰竭、心绞痛发作、心肌梗死以及发作性心动过速时,患者常常表现为焦虑、抑郁、恐惧或易激惹。重症病例或风湿活动期会发生程度不等的意识障碍。治疗原则为积极治疗心脏病,可用一些具有活血化淤作用的中成药改善脑循环。如出现兴奋或幻觉妄想状态可采用小剂量氟哌啶醇每日4～8 mg,分次口服,或5 mg内注射。

(四)肾性脑病

肾性脑病又称尿毒症性脑病,是由于各种原因引起慢性肾衰竭或急性肾衰竭导致的精神障碍。发病机制尚不清楚。肾为机体主要排泄器官,其功能受损,势必导致内毒素的积蓄,对中枢神经系统产生有害作用,导致脑内葡萄糖和氧代谢障碍。尿毒症时,体内电解质紊乱、酸中毒,血液和脑脊液通透性增强,以致颅内压增高,发生脑水肿。以上机体和脑内的种种病理生理改变与精神障碍的发生有关。精神症状早期主要表现为脑衰弱综合征,部分患者可有被害性幻觉妄想,或类躁狂样表现,或为抑郁状态。在慢性进行性肾衰竭时,患者可出现记忆减退、智能障碍,所谓透析痴呆(dialysis dementia)。当肾衰竭严重时,可有由轻而重的意识障碍,最后出现昏迷。神经系统可见全身性痉挛发作、扑翼性震颤、瘫痪等。脑电图检查具有诊断参考和判断预后的意义:基本节律变慢,广泛慢波,额部阵发性慢波,或癫发作波;当肾衰竭好转时,脑电波亦有改善。积极预防和治疗原发病,预防肾衰竭至关重要。用药宜慎重,以防药物在体内蓄积。患者兴奋不安时,可给予地西泮和水合氯醛。

透析疗法是治疗急慢性肾功能不全的有效办法。但在透析治疗过程中,血内尿素氮浓度急剧下降而脑脊液和脑组织内尿素氮等下降缓慢,脑脊液渗透压高于血液渗透压,最终引起颅内压增高和脑水肿而出现精神障碍,称为透析性脑病,或称平衡失调综合征(disequilibrium syndrome)。主要表现为兴奋、精神错乱、昏迷和痉挛发作,可伴有头痛、恶心、呕吐。因此在透析治疗中应重视躯体并发症的防治。一旦发生应积极处理,纠正水、电解质紊乱和代谢性酸中毒。可采用小剂量精神药物和抗痉挛药物治疗精神症状和痉挛发作,并注意药物的不良反应。

三、预后

内脏器官所致精神障碍的预后取决于原发疾病。一般经恰当治疗可有短期缓解,最终预后不佳。

第四节　内分泌疾病所致精神障碍

内分泌疾病引起内分泌功能亢进或低下可导致精神障碍。

一、病因和发病机制

各种原因所致的内分泌疾病,其发病机制尚不完全清楚。一旦某一内分泌器官发生病变引起内分泌紊乱将影响中枢神经系统的功能,而发生脑代谢障碍和弥漫性脑损害,出现精神症状。

二、临床表现

(一)甲状腺功能异常时的精神障碍

1. 甲状腺功能亢进(hyperthyroidism)　早期表现为情绪不稳、紧张、过敏、急躁、易激动、失眠、注意力不集中。随着病情发展多见类躁狂状态,而老年患者则多表现焦虑抑郁状态,也可见幻觉妄想状态。甲状腺危象(thyroid crisis)时,则以意识障碍为主,表现为嗜睡、昏睡、谵妄甚至昏迷,同时伴有高热、多汗、震颤,显示明显的甲状腺中毒症状。此外,由于躯体疾病恶化或心理因素的作用可急剧出现谵妄或精神错乱状态。甲状腺功能亢进时,除上述精神症状外还可见重症肌无力、周期性瘫痪、舞蹈样动作、帕金森综合征及癫样发作等。治疗原则为积极治疗原发病,控制甲状腺功能亢进,防止感染。对症治疗精神症状,配合心理治疗。

2. 甲状腺功能低下(hypothyroidism)　由于甲状腺素分泌不足或缺乏引起躯体、发育和精神障碍。其功能减退始于胎儿期或新生儿期，以智力发育低下和躯体发育矮小为特征，称呆小病。功能低下始于儿童或成年称为黏液性水肿，可表现为智能障碍、抑郁或躁狂状态、幻觉妄想状态。病程较长的老年患者常在冬季出现意识障碍，主要表现昏迷状态，死亡率可达50%。甲状腺功能低下可有听力减退、构音障碍、视神经萎缩、步态不稳、共济失调、眼球震颤、面瘫、神经炎及痉挛发作等多种神经系统症状。甲状腺素治疗具有良好效果。应避免受寒、感染。慎用抗精神病药物及麻醉药和催眠药，因患者对药敏感易诱发昏迷。

（二）脑垂体功能异常时的精神障碍

1. 脑垂体前叶功能亢进所致精神障碍　是由于脑垂体前叶各种生长激素分泌过多引起躯体、精神、神经等障碍。患者表现肢端肥大、巨人症。精神障碍主要为人格改变、情绪不稳、易怒、焦虑不安和（或）迟钝、少动、寡语，可见妄想状态和抑郁、躁狂状态以及以领悟困难、反应迟钝和思维贫乏为特点的痴呆状态。患者有时表现嗜睡状态。神经系统可查知视野缩小、视力模糊、视乳头水肿。

2. 脑垂体前叶功能减退所致精神障碍　由于垂体前叶的炎症、肿瘤、坏死或手术引起垂体功能减退、激素分泌减少，导致性腺、甲状腺及肾上腺皮质等继发性功能减退，发生内分泌系统与神经系统的相互调节紊乱，出现躯体、精神、神经症状。由分娩大出血引起的原发性垂体前叶功能减退，称为席汉病（Sheehan's disease）。临床表现可见闭经、性欲减退、乳房和生殖器萎缩、阴毛和腋毛脱落等躯体症状。精神障碍主要表现为早期的脑衰弱综合征。急性发病者出现意识障碍，或幻觉妄想状态和抑郁状态。部分患者可渐发展为慢性器质性脑病，出现淡漠、懒散、迟钝等人格改变。神经系统症状有痉挛发作、肌阵挛、手足徐动等。应用肾上腺皮质激素、甲状腺素、雌激素等替代疗法可改善精神症状。慎用地西泮、奋乃静，禁用氯丙嗪，以防止休克或昏迷的发生。

（三）肾上腺应激功能异常所致精神障碍

1. 肾上腺皮质功能亢进所致精神障碍　肾上腺皮质功能亢进，皮质激素分泌过多，影响儿茶酚胺代谢，导致精神障碍和神经系统症状。肾上腺皮质醇增多症又名柯兴（Cushing）综合征。精神症状主要表现为抑郁状态、幻觉状态，人格改变主要为情绪不稳、易激惹、好伤感哭泣以及类似老年痴呆的痴呆表现。神经系统症状和体征可见四肢肌肉无力或萎缩、震颤及痉挛发作。可选用适量精神药物治疗精神症状。

2. 肾上腺皮质功能减退所致精神障碍　肾上腺皮质功能减退，皮质激素分泌不足引起的躯体、精神障碍，又名阿狄森病（Addison disease）。该病的病因考虑为自身免疫性疾病引起原发性肾上腺皮质萎缩所致。精神障碍表现有：①易激惹，情绪不稳，时而欣快时而抑郁的情感障碍；②周期性的幻觉妄想状态（有人称为阿狄森精神病）；③全面性痴呆状态，同时伴有性欲、食欲减退，睡眠障碍，烦渴，月经不调等。神经系统可见视力减退、复视、眩晕、痉挛等。在肾上腺危象发作时，多突然发生意识障碍，主要表现为谵妄、错乱甚至昏迷。主要以肾上腺皮质激素替代治疗。慎用酚噻嗪类药物。

（四）性腺功能异常所致的精神障碍

由于生理和病理性原因引起性腺激素平衡失调，以致性腺功能异常引发精神障碍。神经系统与性腺功能关系密切，其发病机制复杂。临床常见生理性原因如月经、妊娠等引起的精神障碍，一般症状较轻，预后良好。

1. 月经前期综合征　主要因雌激素和孕酮失衡导致精神障碍。临床表现为情绪不稳、抑郁、烦闷、焦虑、易激惹、疲倦感，偶见失神发作，伴乳房胀痛，腹胀、恶心、呕吐及性欲、食欲

增强。治疗可采用促性腺激素以调整雌激素的平衡；用抗焦虑药物如羟嗪（安他乐）、苯二氮
䓬类对症治疗，如抑郁症状明显宜用抗抑郁药。

2. 妊娠期精神障碍　妊娠早期 3～4 个月丘脑、垂体 性腺内分泌系统处于动荡变化过
程中，患者表现为情绪不稳、不安、易怒、敏感多疑和脑衰弱综合征。重症者可出现类躁狂状
态伴意识障碍，躯体症状有血压降低、口渴、少尿等。妊娠中期内分泌系统稳定。到妊娠后
期 3 个月内分泌系统重又发生变化，肾上腺皮质功能亢进，雌激素分泌增高，甲状旁腺功
能减退。临床表现为脑衰弱综合征、抑郁状态，并发妊娠中毒症者可发生谵妄或精神错乱
状态等意识障碍。分娩后或在产后 2～3 周症状消失。为避免药物对胎儿影响宜慎用药。
重症者可酌情应用肾上腺皮质激素、甲状腺素、雌激素等激素治疗。精神症状可采用抗焦
虑药物治疗。

第五节　营养缺乏和代谢疾病所致精神障碍

营养不良、某种（或多种）维生素缺乏、血卟啉病、糖尿病以及水、电解质平衡失调等营养
缺乏和代谢疾病等可引起精神障碍。根据原发疾病（或障碍）的不同，其发病机制和临床表
现有差异。

一、营养不良和维生素缺乏所致精神障碍

包括各种原因如饮食不当、疾病、手术、酒中毒等引起机体营养不良和维生素缺乏，导致
酶活性障碍、新陈代谢紊乱、能量供应不足而出现躯体、精神神经障碍。

1. 烟酸缺乏症　又称糙皮病，是由于烟酸（维生素 B2）缺乏导致脑垂体细胞、基底神经
节以及脊髓前角细胞发生广泛性变性引起精神障碍。轻者表现为精神萎靡、谵妄等脑衰弱
综合征。急性起病者可出现发热、腹泻、意识模糊、昏睡、昏迷，死亡率高，称为烟酸缺乏性脑
病。慢性患者反应迟钝，有智能障碍，重者呈痴呆状态。疾病过程中可有幻觉、妄想、木僵、
焦虑、抑郁等症状。躯体症状则皮炎、腹泻明显。神经系统可查出瞳孔改变、眼球震颤、锥体
束征和癫发作。皮炎、腹泻、痴呆被称为烟酸缺乏症的三主征。治疗原则为大量补充烟酸或
烟酰胺，每次 200 mg，每日 3 次，同时补充其他 B 族维生素和维生素 C；给予糖、蛋白质等营
养支持疗法很重要。精神症状不需特别治疗。

2. 低血糖所致精神障碍　血糖低于 2.78～3.05 mmol/L 以下为低血糖。由于自主神
经系统功能障碍、胃部手术可引起功能性低血糖；胰岛 B 细胞瘤、肝脏疾病引起器质性低血
糖。由于血糖低导致脑内葡萄糖量供应减少，脑内氧化过程障碍，出现脑缺氧。低血糖发作
时，临床上可表现为烦躁不安、头昏、恐惧、焦虑、易激惹，随之表现注意力不集中、记忆减退、
计算困难，伴兴奋、躁动、意识障碍如谵妄，甚至昏迷，补糖后上述症状缓解。如发作次数频
繁或长时间发作可见患者情感淡漠、人格改变以及智能障碍，重者痴呆。治疗原则：查找引
起低血糖的原因予以积极治疗。低血糖发作时应立即静脉注射高渗葡萄糖。发作时要避免
应用抗精神病药物，以免引发昏迷。如疑为低血糖发作，应即进行快速检测血糖，以明确诊
断和进行有效治疗。

二、代谢疾病所致精神障碍

1. 糖尿病所致精神障碍　糖尿病因胰岛分泌胰岛素不足引起糖、蛋白质、脂肪代谢紊

乱,导致酮中毒,并发动脉硬化和微血管病变导致脑供血不足,出现精神障碍、躯体和神经系统症状。临床表现为疲倦、无力、失眠等脑衰弱综合征、抑郁状态、焦虑状态和幻觉状态。当糖尿病病情恶化或血糖水平明显升高时,可出现嗜睡、精神错乱、昏迷以及多发性神经炎、眼底改变、肌萎缩及腱反射减低等神经系统常见症状。治疗原则为控制糖尿病的发展。

2. 血紫质病(血卟啉病)所致精神障碍 血紫质病可能与先天性酶缺陷有关,多发生于青年。患者 α-氨基酮戊酸合成酶活性增强,尿卟啉原Ⅱ合成酶或尿卟啉原Ⅲ辅合成酶缺乏,产生多量卟啉和卟啉前体。后者可导致中枢神经、周围神经、自主神经病变和腹痛。扁桃体炎、感冒、饮酒、应用某些药物,或在妊娠与产后容易诱发精神障碍。急性期精神障碍主要表现为抑郁状态、幻觉妄想状态、精神分裂样精神病,或意识混浊伴高度兴奋。急性精神障碍迁延常表现为木僵、嗜睡等状态。间歇期则多表现为癔症样痉挛发作,急躁、易怒、孤独、少动等。神经系统症状可见动眼神经、面神经麻痹及延髓性麻痹、瘫痪或癫样发作。上述精神障碍常被误诊为功能性精神病或神经症。查尿紫胆原增加可确诊。治疗原则:①应用肾上腺皮质激素、雄激素治疗,如发作与月经周期有关,可用口服避孕药治疗;②急性期静脉滴注葡萄糖;③应用氯丙嗪、奋乃静等药治疗精神症状。患者死亡率较高,多死于延髓性麻痹。

三、水及电解质紊乱所致精神障碍

临床上经常遇到各种原因所致的水及电解质紊乱,出现精神症状和意识障碍。其发病机制复杂。

1. 脱水症(高渗综合征) 高热、躯体疾病、意识障碍、进水困难;或机体排水量过多,或给患者高渗糖、盐、蛋白质治疗,引起脱水、血钠升高(150 mmol/L 以上),导致精神、躯体障碍。临床表现为兴奋状态、幻觉或意识障碍,甚至昏迷,伴口渴、口腔干燥、尿少。

2. 水中毒(低渗综合征) 由于手术后、脑垂体前叶功能减退、肾上腺皮质功能减退等引起抗利尿激素分泌过多,或长期大量使用利尿药、急性肾衰竭和糖尿病酸中毒引起水潴留、血钠降低(120 mmol/L 以下),导致脑水肿、颅内压升高,出现精神、神经和躯体障碍。临床表现为抑制状态,情感淡漠、言语减少、运动缓慢及不同程度的意识障碍,如意识混浊、谵妄和昏迷,伴头痛、肌阵挛、抽搐及恶心、呕吐、食欲减退、乏力等症状。

3. 高钾血症 急性肾衰竭、糖尿病、烧伤、代谢性酸中毒等原因可致血钾升高,超过 5.5 mmol/L,可出现精神、神经和躯体障碍,临床表现为兴奋状态、躁动不安、情绪不稳以及嗜睡和意识障碍,可见弛缓性瘫痪,重者有呼吸肌麻痹。

4. 低钾血症 肠梗阻,肝、肾手术后,肾衰竭,呼吸性或代谢性碱中毒以及激素和利尿药过度使用,抗精神病药物治疗中可出现血钾低于 3.5 mmol/L,导致精神障碍。临床主要表现为抑制状态、木僵和抑郁,嗜睡和谵妄。神经系统症状为周期性瘫痪、四肢肌无力和弛缓性瘫痪。

水及电解质紊乱所致精神障碍的治疗原则为:①查找病因,积极治疗;②调整和恢复水及电解质代谢的平衡;③慎用药物以防意识障碍的发展。

第六节　结缔组织疾病所致精神障碍

临床上主要是系统性红斑狼疮和类风湿性关节炎,介绍如下。

一、系统性红斑狼疮

系统性红斑狼疮(systemic lupus erythematosus,SLE)为结缔组织疾病中最常见的一种,是一种病因不明,反复发作的结缔组织疾病,常有多器官受累,包括皮肤、关节、肾脏、血管和中枢神经系统等。当本病累及中枢神经系统时,可产生神经精神症状,表现有精神症状者占20%～30%。

1. 病因和发病机制　系统性红斑狼疮被认为是自体免疫性疾病,机体多系统受损。精神障碍的发病机制复杂,与下列脑部病理生理变化有关:①脑部血管壁和脉络丛可查出免疫复合物和γ球蛋白的沉淀;脑脊液中补体水平下降;血脑屏障存在DNA和抗DNA抗体免疫复合物,使淋巴细胞毒得以通过血脑屏障,引起脑部广泛性损害。②自身抗体中有抗脑细胞原生质抗体,直接损害中枢神经系统。③由于系统性红斑狼疮损害心、肝、肾等重要脏器,继发严重的并发症可引起脑功能损害,出现精神症状。

2. 临床表现　女性多见,青壮年发病。本病早期或恢复期表现为脑衰弱综合征。严重病例可见各类意识障碍的表现,甚至昏迷。病情进展迅速,经治疗有病情恢复者。慢性迁延性病例多见类功能性精神病样表现,如类分裂症状态、类抑郁状态和类躁狂状态。后者需与皮质激素治疗中的中毒反应鉴别。神经系统症状:因颅内压增高引起全身痉挛发作、偏瘫、失语、舞蹈样不自主动作。躯体症状为受累脏器的生理功能改变的表现。多见脑电图异常,异常率为60%～80%,以慢波为主。脑电图的变化与中枢神经系统症状的消长呈平行关系。

3. 诊断与鉴别诊断　需确诊系统性红斑狼疮,精神症状多在疾病高峰期出现,且随躯体症状的改善而缓解。实验室检查荧光抗核抗体阳性对确诊有意义。精神症状和躯体症状常与其滴度呈正比。本病需与躯体疾患伴发的心因性障碍鉴别。

4. 治疗和预后　肾上腺皮质激素是本病的主要治疗措施。病情危重时进行冲击治疗和椎管给药治疗。免疫抑制药如环磷酰胺、硫唑嘌呤与激素合并使用可使病情缓解。出现精神症状或抑郁症状可慎用抗精神病药物和抗抑郁焦虑治疗。每次发作的预后随着治疗的进展而趋于乐观。应尽力防止系统性红斑狼疮的反复发作和病情迁延,避免和预防诱发因素,如曝晒、感染和不恰当用药,如抗结核药、磺胺类药、抗痉挛药、抗精神病药以及抗生素等多易诱发红斑狼疮样反应。出现短暂性精神障碍或行为障碍时,可以给予奥氮平口崩片或者肌内注射氯硝西泮。如果积极治疗原发疾病和控制精神症状,患者长期生存的几率大。

二、类风湿性关节炎

类风湿性关节炎(rheumatoid arthritis)是一种慢性、进行性、炎症性、系统性疾病。类风湿性关节炎相关的精神症状可以从两个方面解释:

1. 躯体功能障碍　常使患者的工作、家庭生活和性生活等方面受限,由此可引起情绪障碍,如焦虑、抑郁和对治疗的不合作等。心理治疗可改善精神症状、增加对治疗的依从性、缓解疼痛和改善心理社会功能。

2. 类风湿性关节炎　患者常常采用各种非甾体类的药物治疗,而非甾体类抗炎药

(NSAIDs)可引起认知功能损害、谵妄、抑郁、躁狂和精神病性症状,老年人更易出现此类副作用。NSAIDs 可增加锂盐的血浓度,而锂盐的治疗浓度和中毒浓度接近,因此,若病人同时服用锂盐,必须定期监测血锂浓度。糖皮质激素可引起情绪不稳、睡眠障碍、谵妄和精神病性症状,且症状与药物的剂量相关。

3. 治疗和预后　对类风湿性关节炎患者使用精神药物时,必须避免使用引起明显锥体外系副作用的药物,因其易使已有运动受限的患者出现肌强直。抑郁患者可使用抗抑郁药,但三环类药物的抗胆碱能副作用可加重眼干和口干,应特别注意。对已服用 NSAIDs 的患者,若需使用心境稳定剂,卡马西平比锂盐更理想。但卡马西平可加速环孢霉素(cyclosporine)在肝脏的代谢,故应避免将环孢霉素和卡马西平两者合用。新型的 SSRIs 抗抑郁药、缓解疼痛药物(加巴喷丁、普瑞巴林)相互作用较少,也具有情绪稳定作用。

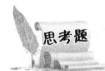

1. 什么是躯体疾病所致精神障碍? 主要的发病机制是什么?
2. 诊断躯体疾病所致精神障碍主要依据有哪些?
3. 谵妄有哪些临床表现? 有哪些原因可以导致谵妄发生?
4. 引起痴呆的主要原因有哪些?
5. 如何选用精神药物治疗躯体疾病所致精神障碍?

（耿德勤　牟英峰）

第七章 会诊联络精神病学

会诊联络精神病学(consultation liaison psychiatry,CLP)是为解决躯体疾病患者的精神卫生问题以及在综合医院就医患者精神障碍的临床诊断和处理而诞生并逐步发展的一门学科。其加强了精神科与其他临床各科之间的联合和协作,从心理、社会和生物因素多维度为患者提供医疗和康复服务。随着医学模式向生物-心理-社会模式转变,综合医院内的精神卫生问题日益得到关注,且随着综合医院中精神卫生服务的拓展,会诊联络精神病学的概念范畴更为明确,服务范围不断扩大,专科发展日益受到重视。

第一节 概 述

一、概念

会诊联络精神病学是以精神病学为基础,研究躯体疾病患者的社会心理因素、生物学因素与精神障碍之间相互关系的一门学科。其工作范畴包括:会诊(consulation)和联络(liaison)。联络可视为会诊-联络的简便形式,另一个理解是指联络精神科医师和内外科或特殊部门的医务人员进行定期接触,共同协作研究和处理躯体疾病,精神科医师为治疗小组成员;会诊则不然,精神科医师只是应邀对某些问题提出建议或意见,并不被视为治疗小组成员。从狭义上看,联络会诊的目的是帮助或指导非精神科医务人员识别和处理在治疗过程中患者所发生的心理社会问题和精神医学问题,同时也是患者和医务人员的联系途径。

二、综合医院开展会诊-联络精神病学现状

综合性医院门诊患者中,约高于1/3的患者为躯体疾病,近1/3的患者属于心理疾病范围,其余1/3的患者则是与心理因素密切相关的躯体疾病,而其中仅有极少数患者得到专科治疗。国内会诊-联络精神病学工作的开展相对滞后,会诊率低,有报道通过回顾性分析国内综合性医院精神科会诊情况,显示总会诊率仅有0.6%,而住院患者伴发精神障碍者实际高达29.17%,说明绝大多数该类患者没有得到精神科的诊断和处理。原因有四:①临床医师忽视精神症状;②医生缺乏精神卫生知识,把一些心理障碍问题视为正常心理反应;③我国很多医院未开设相应精神卫生专科,未开展会诊-联络工作;④目前主要是传统的会诊,缺乏专职的会诊联络医师常规地参与临床医疗工作。

根据世界卫生组织1997年报告,综合医院门诊未确诊的患者中20%~30%有精神卫生问题;已在各科确诊的患者中15%~20%有精神科问题;在全科医生、家庭医生的工作中,40%~60%的患者需进行精神科处理。所以,非精神科的临床领域实际上是一个筛查、处理精神科问题,缓解患者心理痛苦的重要场所。

三、会诊联络精神病学的意义

研究发现,医疗资源过度使用者一半有精神科问题。其中,重性抑郁或心境恶劣障碍占40%、焦虑障碍占21.8%、躯体化障碍占20%、惊恐障碍占12%、酒精或其他物质依赖占5%。此类患者大多在非精神科门诊或病房诊治。与躯体疾病共患的精神障碍是医疗费用增加的主要因素,原因之一是临床信息复杂化,提高了诊断难度,导致多余检查;二是治疗复杂化,常在实施躯体治疗方案时出现非预期的治疗后果,或由于合用精神药物而有副作用;三是容易出现医患间交流、沟通困难,影响治疗关系和依从性;四是医务人员对精神疾病的认识水平不高,忽视了精神疾病的诊断和治疗;五是患者对精神疾病的病耻感而不到精神科就诊。这些因素直接导致日均费用增加、住院时间延长。建立和发展CLP的意义在于,更加强调心身整合的疾病概念,以适应人们对精神卫生服务的需求,同时使精神病学重返医学主流,克服"非医疗问题医疗化"的缺陷,促进"医学的社会心理学化"。

综上所述,通过会诊联络,可使患者缩短住院天数,提高病床周转率,这是综合医院医生最为关心的问题之一;预防、减少和杜绝事故和纠纷的隐患,如自杀、外逃、伤人毁物和医患冲突等;及时转诊和处理有关患者,为其解决求医无门、诊治无方的痛苦,减轻临床各科因患者精神障碍而导致的困难;通过医嘱和会诊行为,传播新医学模式的理论和实践方法,影响临床各科在发展建设性人际关系方面的观念和做法。与此同时,也提高精神科医师对于躯体疾病的处理水平。

第二节 会诊-联络精神病学的工作范畴

一、会诊-联络精神病学的任务

会诊-联络精神病学包括识别和管理以下问题:①精神障碍对躯体疾病的影响;②精神疾病和躯体疾病合并;③精神障碍在躯体疾病的病因中角色;④医学外科学中的自杀,行凶及暴力行为;⑤躯体疾病的精神症状治疗的法律及伦理原则;⑥合并疾病的药物和治疗干预措施;⑦躯体疾病的行为反应;⑧医患关系;⑨相关医护人员的精神科知识和技能的再培训,包括精神科和非精神科的医生、护理人员;⑩患者相关知识的教育,以及在临床实践中提高对于相关疾病的生物、心理和社会层面的综合治疗水平。

二、会诊-联络精神病学的主要内容

从国内医院会诊服务的情况看,所有设置住院部的科室均有会诊申请。申请会诊的主要问题具有"广谱"性,由轻到重可以是适应不良、人际关系危机(包括医患沟通障碍、医源性障碍、依从性低)、神经症症状、重症抑郁、焦虑恐惧、中毒、自杀、兴奋躁动、谵妄、厌食后恶病质。会诊后的诊断:器质性精神障碍为36.45%,神经症为32.9%,有精神病史者(包括现患)伴躯体疾病为10.64%,躯体疾病引起焦虑抑郁状态为6.77%,精神活性物质所致精神障碍为2.58%,其他(如手术恐惧、疼痛、医患关系问题等)为3.55%,无精神障碍为7.10%。主要为临床各科因诊治、转科、鉴定等缘故,需精神科提出排除精神疾病的诊断意见,或对手术、药物治疗和护理措施的心理、社会及神经精神效应提供咨询意见。

1. 临床各科需要与精神科共同处理的情况,往往既有躯体症状,又有精神症状,常见的

四种情况:①躯体疾病患者患病后出现的心理行为反应,如手术患者的术前焦虑和术后抑郁等;②躯体疾病本身或治疗过程如药物导致的精神症状;③患者的躯体功能障碍或不适是精神障碍的表现;④躯体疾病与精神疾病的共病状态,即患者既有躯体疾病又有精神疾病,如抑郁症患者共患心肌梗死。

2. 综合医院中常见精神卫生问题具体内容涉及面非常广,遍布各科室的所有疾病种类的相关患者。具体内容包括:①一般心理问题,如轻度的烦恼、恐惧、焦虑、抑郁等。有些患者的心理反应严重,如各科危重患者、慢性病患者、恶性肿瘤症患者、器官移植患者等。也可能是躯体疾病比较轻,但患者的心理承受能力差,同样会出现严重心理问题。②诊治过程中的心理问题。患者在医院中所接触的一切,如医院环境,医务人员的言语、行为举止、服务态度、各种仪器检查、各种收费、各种治疗(如:药物治疗、手术治疗、化疗、放疗、理疗、透析)等,都可引起患者的各种心理问题。③心身障碍和心身疾病。④神经症性障碍(如焦虑症、强迫症、恐惧症、躯体形式障碍)。⑤不良生活方式与行为所致的精神障碍。⑥心理因素相关的生理障碍。⑦人格特征突出与人格障碍及性心理障碍。⑧器质性精神障碍,包括脑和躯体疾病引起的精神障碍。⑨精神病性障碍,如原本患有精神分裂症或抑郁症又并发了躯体疾病而到综合医院门诊就诊或住院治疗的患者,往往需要躯体疾病和精神病同时治疗。⑩其他精神障碍,如儿童少年期精神障碍、精神发育迟滞等。

三、会诊-联络精神病学的服务模式

国内外 CLP 服务模式大概有以下几种:

1. 以非精神科医生为主的服务模式　部分综合医院承担联络咨询临床工作的主要是非精神科执业医生,如神经内科或全科医生等。随着精神卫生专业知识的教育培训以及临床工作经验的积累,现在从事这方面工作的有关人员的理论水平和临床技能得到明显的提高。这种模式的优点是对精神卫生知识在综合医院的迅速普及也起到了积极的作用。其不利的方面是非精神科执业医生不具备相应的资质和专业能力影响了该领域工作的开展。

2. 综合医院精神科为主的服务模式　由于对精神卫生以及精神疾病的认识水平的提高,国内综合医院都在积极建立或已经建立精神科。这种模式的优点在于精神卫生工作者熟悉综合医院工作程序,并且受到综合医学理论与实践的良好培训,有比较牢固的临床医学知识基础。

3. 专科精神病院为主的服务模式　以精神科医院或相应的精神卫生专门机构为主体,综合医院可以请求会诊、专题讨论、共同坐诊等方式让精神卫生专业人员加入到识别和治疗躯体疾病患者的精神症状和心理问题中来。这种模式的关键在于建立良好的信息传递机制,特别是建立良好的城市内部或城市及地区之间的院际沟通,或建立专业学会之间的良好沟通。这种模式的优点在于能够充分利用现有的精神卫生人力资源,将精神卫生服务介入到综合医院的医疗工作中,既解决了人力资源的问题,又解决了精神病学融入大医学中的学科结合问题。这种模式运行的困难在于精神科专科医院的医生多数还需要熟悉综合医院的工作模式,同时多数还需要接受有关精神病学以外的其他医学知识的再培训,甚至需要重新接受有关心理学知识的培训。

4. 会诊-联络中心的服务模式　由精神卫生专业人员以及其他相关医学领域的专业人员(如内科医生、神经内科医生、心理咨询及保健人员等)建立一个会诊联络机构来执行这项任务。这种模式的优势在于各类人员之间可以直接交流,知识可以相互补充。此外由于专

门机构的建立,容易在此基础上使这项工作逐步发展成新兴分支交叉学科。这种机构可以在卫生行政管理层面,也可以在专业学会的层面上建立。但这种模式运行的前提是人员的专门化程度要求较高,同时协调工作会面临一定的困难。

由于各地区发展不平衡和原有的条件不同,在今后相当长的时间内应该逐步形成多元的工作模式。

第三节　会诊-联络精神病学的临床应用

一、会诊联络精神病学的服务职能

以国内现有的医疗工作模式为基础,在 CLP 临床实践中,涉及综合医院各类会诊联络服务人员的职能。

(一)精神科医生

精神科医生的主要职能是对非精神病学专业的临床医生进行相关精神病学、医学心理学和心身医学知识的培训,特别是对常见精神病症状识别和治疗的培训,还包括对躯体疾病和中枢神经系统疾病患者精神症状的会诊,提出诊断、评估和治疗意见。

(二)非精神卫生专业的医生

全科医生是诊治躯体疾病的主体,在 CLP 实践中的主要职能是:①对患者精神状态初步评估;②识别患者存在的精神症状或精神卫生问题;③对患者进行初步治疗;④就存在精神症状或精神卫生问题进行分诊(尤其应该成为综合医学急诊科和通科医生、社区保健医生的重要职能);⑤请精神科医生对较为复杂的精神症状或精神卫生问题申请会诊,或及时转诊。

(三)心理工作者

目前国内许多医院的临床职能科室尚未设立专业心理工作者的岗位,甚至精神科也是如此。在 CLP 中,心理工作者的职能应该包括参与对患者精神状态的评估,参与对患者存在的心理社会因素与躯体疾病或中枢神经系统疾病关系的评估,对患者的心理卫生问题进行心理干预和心理保健,尤其是对患者所患躯体疾病的心理保健问题提出建议等。

二、会诊-联络精神病学基本技能

CLP 的基本技能包括:病例筛查、诊断、干预、治疗和沟通。

(一)病例筛查

发现病例可通过以下方法完成:①在躯体检查或门诊时病史询问;②结构式访谈;③自评测查。结构式访谈和自评调查是筛查和确认内科患者中多数精神障碍的主要手段。指导非精神科医生进行结构访谈和使用简易的调查量表成为精神科医生在 CLP 领域的一项重要工作,当然这种指导也包含了和非精神科专业医务人员的沟通。结构访谈对于非精神科医生在临床实践中了解和发现患者的精神问题是行之有效的。

(二)诊断与鉴别

精神科医生的会诊-联络诊断中,面临两方面困难:一是患者多是躯体疾病与精神障碍并存,治疗上较为复杂;二是情况紧急,必须快速、正确而有效地作出决断。这就要求会诊医生既熟悉本科业务,又要了解各种躯体疾病可能发生精神症状及各种药物所致的精神障碍。因此,精神科医生应详细了解病史、体征及实验室结果,结合精神检查所见予以综合分析,其中要特别注意患者的意识状态,如有无意识障碍,是哪种意识障碍等,因为这对诊断有无器质性精神障碍至关重要。

1. 诊断步骤

(1) 收集资料:①临床病史:区别可靠与存疑的事实;②体格检查:包括躯体检查和神经系统检查;③精神状况检查:获取主要精神症状;④实验室检查:包括常规检查、EEG、CT、MRI、CSF 检查等;⑤病程观察:疾病的演变情况,精神症状与原发病病情变化及相关实验室检查指标变化的相关性。

(2) 分析资料:①如实评价所收集的上述资料;②根据资料价值,排列所获重要发现的顺序;③选择至少一个,最好 2~3 个重要症状与体征;④列出主要症状存在于哪几种疾病,从器质性到重性精神疾病再到轻性精神疾病的等级逐一考虑;⑤在几种疾病中选择可能性最大的一种;⑥以最大可能性的一种疾病建立诊断,回顾全部诊断依据、正面指征与反面指征,最好能用一种疾病的诊断解释全部事实,否则考虑与其他疾病并存;⑦说明鉴别诊断与排除其他诊断的过程。

(3) 随访患者、观察治疗反应,进一步确定诊断或否定诊断。

2. 躯体检查与特殊检查的意义 精神症状可以由精神疾病所致,也可以是躯体疾病的伴发症状。精神病患者也可以伴有躯体疾病,因此进行体格检查、神经系统检查、实验室检查、脑影像学检查和神经电生理检查对精神障碍的诊断及鉴别诊断十分重要。面对任何一个具有精神症状的患者,第一假设应该是"他可能患有躯体疾病",在这个假设的前提下进行排查。对住院患者均应按体格检查的要求系统地进行。对门诊或急诊患者也应根据病史,重点地进行体检和实验室检查。只重视精神症状而忽略体格检查往往会导致误诊和漏诊。

3. 症状梯级概念与等级诊断制 精神症状是大脑的病理产物,不同的精神症状反映出大脑不同广度与不同严重程度的病理生理变化。大脑损害范围广、程度重时所产生的症状较之大脑损害程度轻、范围窄时所产生的症状等级要高,而越是等级高的症状越具特异性;相反,越是低等级的症状越具普遍性,其特异性就差。

一般来说,精神症状的特异性以器质性症状群最高(如意识障碍、痴呆、遗忘等),因为它常见于器质性精神障碍;精神病性症状群次之(如幻觉、妄想);而神经症症状群特异性最低(如焦虑、失眠、疲劳等),因为它可见于任一种精神或躯体疾病中。所以,临床上一旦发现患者有意识障碍、痴呆、遗忘、器质性人格改变等,就要考虑器质性精神障碍的可能性而做进一步检查。如果实验室检查能发现器质性病因(如感染、中毒等)以及这些病因与精神症状之间存在着相关性,诊断并不困难。然而,不少侵犯大脑的疾病早期仅表现为精神病性症状(如幻觉、妄想)或神经症性症状,而无神经系统体征或意识、智能等方面的改变,就容易造成诊断的混淆甚至延误治疗。因此,临床医师要带着鉴别诊断的观念来检查、诊断每一位具有精神病性症状或神经症性症状的患者,以防漏诊"潜伏"在这些精神症状后面的器质性精神障碍。

(三) 治疗原则

治疗原则应根据患者具体病情,做出恰当的处理建议,同时要考虑到邀请会诊科室的设施、管理条件,是否需要转至精神科治疗。如一个有强烈自杀企图的患者或极度兴奋的患者,在躯体疾病无严重后果的状况下,转精神科治疗为好。如果患者躯体情况不允许转诊,可由会诊联络医生、护士协助处理。有时情况不甚明朗,会诊医生应权衡利弊妥善处理。治疗应该首先处理原发病,在此基础上对症处理精神症状。由于患者往往躯体情况不好,精神药物的剂量宜小,缓慢增量,密切观察药物反应及副作用,并及时调整剂量,特别是对高龄患者。心理治疗的选择有很大余地,通常会诊医生只能提供时间有限的短期整合心理治疗及危机干预等方式。需要长期治疗的患者则由心理治疗师来进行。

三、常见会诊联络的临床问题

综合医院中,会诊联络精神科医生常见到各种各样的患者,如器质性精神障碍(包括脑器质性精神障碍和躯体疾病所致精神障碍)、躯体疾病合并精神障碍(如:精神分裂症、躁狂抑郁症及智能低下等)、心身疾病,其他特殊精神卫生问题(如监护室综合征、血液透析、疼痛、物质滥用和相关法律问题等)。现将较为常见者简介如下:

(一)脑器质性综合征

脑器质性综合征包括以谵妄等意识障碍为主要症状的急性精神障碍和以痴呆为主的慢性病症。轻度的意识障碍和轻度智能低下常被忽略。如果中等程度以上,出现行为异常致使无法进行有效躯体疾病治疗,病房管理困难。当躯体症状较重,又不能转往精神科,两科医生的密切协作就十分必要。随着人口老龄化,此种情况老年病房中常见。老年人手术后谵妄的发生率较一般人群明显增加。

(二)抑郁障碍、焦虑障碍和躯体形式障碍

抑郁障碍、焦虑障碍及躯体形式障碍等患者,往往以躯体不适症状为主诉而首先到其他科就诊,但又无相应躯体体征时,往往请精神科医生会诊。值得注意的是躯体形式障碍患者,可占门诊就诊患者的50%和住院患者的30%以上。这种情况可分为两类:一类是反复就诊没有发现明确的器质性病变,但由于存在不适感,为了进行全面系统检查而反复入院;另一类是对已有的躯体疾病经过了治疗或康复,但自我感觉效果不佳,希望进一步治疗而入院者,通常符合 DSM-5 的躯体症状及相关障碍诊断标准,这些患者常常需要请精神科医生会诊。还有一些既往有精神疾病史,而现时虽然没有精神异常,但从预防角度出发要求会诊者。

(三)外科手术前后的心理反应

手术前主要是对麻醉的恐惧,手术的痛苦,手术失败和手术后遗症的担心,从而要求精神科医生干预。一般手术前的情绪压抑、不安和紧张焦虑较严重。术前的紧张焦虑对术中及术后过程会产生影响。所以手术前,根据患者的精神状况可能需要精神科医师会诊。必要时应将手术的内容,手术与疾病的关系等在术前向患者解释说明,使其充分理解并配合。

(四)监护室综合征

监护室综合征指收治在监护室(ICU,CCU)内的患者出现精神异常。当患者需要送入监护病房时,大部分患者的焦虑已构成极大的情绪压力。对监护病房的陌生感、其他危重病友的负面影响、医护人员忙碌、紧张的医疗措施、单调的器械声,加之装置各种导管,行动与饮食都受限制,难以与人交流等因素,都给患者带来极大的压力和恐惧感。对于一位意识清楚的患者,面对上述种种情景,可产生一系列强烈反应。另外,死亡威胁带来的恐惧,极度的焦虑、抑郁、急性梦样状态等,常常需要精神科会诊。此时患者对原有疾病肯定已使用过多种药物,可能形成药物之间相互作用,增加了精神障碍的复杂性。而对精神科医生的要求是,必须快速、正确而有效地作出诊断和治疗建议,这时需要全面而仔细地进行处理。

(五)人工透析及脏器移植

肾功能不全而需进行人工透析的患者,治疗时间长,正常工作和生活长期受影响,电解质及器官功能指标的波动,依赖器械生存并时刻面临死亡的威胁,因此普遍存在心理问题,甚至发生精神障碍。器官移植问题也是当今的焦点之一。器官提供者的家属,接受器官移

植的患者都有较大的心理负担。加上手术及术后排异反应，都可导致精神障碍。心理评估及干预有助于确定患者能否配合手术及术后严格和复杂的医疗和生活制度。

（六）恶性肿瘤患者

许多研究发现恶性肿瘤的发生、发展及转归与心理社会因素明显相关。心理活动可通过各种心理神经免疫内分泌机制影响恶性肿瘤的发生发展、预后转归，从而直接关系到肿瘤患者的生存质量。对于恶性肿瘤患者，精神科会诊的重点是患者与严重威胁生命的疾病争斗过程中所承受的痛苦压力，这些磨难不仅影响患者，也波及家属。对大多数恶性肿瘤患者而言，诊断之后的时间最关键。患者最初的反应往往是震惊、将信将疑、心情矛盾；接着是拒绝接受事实；随后可能是愤怒和忧郁。有时患者的不良反应可能会导致拒绝治疗，认为死亡不可避免、治不治都是一样。另一个常见的反应是寻找其他医生或其他方面的帮助，寄希望于"特效治疗"。对恶性肿瘤患者最难忍受的是在病情显著好转之后又再度恶化，此时患者会有焦虑、忧郁、烦躁、失眠等，他们可能怀疑过去及未来的治疗是否有效，预感到死亡的来临，也可能变得多疑，不再信任医务人员。如果患者能得到家人及医护人员强有力支持，往往能安然度过诊断、手术、放疗、化疗等阶段。在整个病程中，心理干预对控制情绪、减轻治疗不良反应、增强疗效、改善预后和提高生存质量有明显的作用，已成为恶性肿瘤患者身心健康和生存质量提高的重要、必然的手段。

第四节　会诊-联络精神病学的法律问题

2013 年 5 月 1 日，酝酿了 27 年而出台的《中华人民共和国精神卫生法》正式颁布。根据该法，"被精神病"和非严重精神障碍患者被强制住院治疗的情况被法律明令禁止。精神障碍的诊断、治疗、住院、出院、康复和发病报告有严格的法定程序，精神障碍患者的人格尊严、人身和财产安全等合法权益受法律保护。

会诊精神病学中的法律问题通常涉及保密性、决策能力以及患者是否有权选择放弃治疗及死亡等。

一、保密性

会诊精神科医师在和患者原发病主治医师分享病人信息时，保密性要求并不那么严格。会诊记录对医疗保险机构及负责机构也不是保密的。如果患者有决策能力，当从家庭成员及监护人获取病人信息时，临床医师应该尽量获取患者的知情同意。不是主要导致会诊问题的私下细节需要保密，在治疗记录中不应体现，也不应该提供给其他医生。心理治疗记录是应该对医疗保险机构及负责机构保密的，和其他医学记录分开。但并不意味着会诊随访记录包括诊断及对治疗反应不能记录在病程中。

二、决策能力

决策能力是牵涉到各种行为的广泛概念。这是一个法律问题，是一出生就赋予的权利。如果患者生病了，临床医生应该向法律系统提供患者决策能力受损的证据。特殊医疗或一般保健方法都需要知情同意。可是，考虑到个体基于对医疗信息的理解程度的决策能力，沟通过程必须是通俗易懂的，让患者了解可能的选择（包括每个选择的利弊，如是否需要请精神科医生会诊），最后做出相对合理的决定。

《中华人民共和国精神卫生法》第三十条规定"精神障碍的住院治疗实行自愿原则。诊断结论、病情评估表明，就诊者为严重精神障碍患者并有下列情形之一的，应当对其实施住院治疗：（一）已经发生伤害自身的行为，或者有伤害自身的危险的；（二）已经发生危害他人安全的行为，或者有危害他人安全的危险的。"这是入院时候必须遵循的，但是在会诊-联络精神病学中，主要关注患者的知情同意自愿接受诊治及出院的问题。所以在请精神科医生会诊前应当告知患者及/或其监护人并获得同意。

通常，主动强调要求出院或违反医嘱出院常引起医疗安全、管理及法律问题。为了阻止患者出院，会诊精神科医师要快速评定危险程度。做出这个患者决策能力是否损害的诊断，如患者是癫痫性精神障碍，痴呆或抑郁发作等。在这种状态下，患者的安全及其他人的安全均受到威胁，直接威胁自身或者其他人，或者是生活不能自理，而需要强制住院治疗。但患者决策能力正常情况下有时不顾病情和医生、家人的反对要求出院，这时精神科医生虽然可以劝患者继续留院治疗，但是患者仍可以拒绝治疗办理出院。

三、放弃治疗及自杀

综合医院会诊中，特别是恶性肿瘤患者，常会遇到患者要求放弃治疗及出现自杀观念或自杀行为，需要精神科医师予以干预。放弃治疗选择死亡的决定要求患者能够判断及充分理解疾病状态的本质。认知或者思维过程的损害（如：痴呆或妄想）需要转移决定权给监护人。另一个复杂问题是患严重躯体疾病的患者通常伴有抑郁情绪，而抑郁状态导致决策能力受损，如恶性肿瘤患者伴有抑郁情绪时，经常会遇到因放弃治疗或自杀观念或行为要求精神科会诊时，如果抑郁状态得到强制治疗，自杀观念可能改变。此时，监护人和治疗组的建议应当一致，并向医院伦理委员会和相关法律咨询，最大限度地提供公正评估机会让患者继续治疗，国内相关的法律法规还需进一步完善。

四、展望

会诊-联络精神病学是连接精神医学和其他临床医学的桥梁。随着医学的发展，来自患者新的心理和情感挑战，要求会诊精神科医师具备一定的专业技能。会诊精神医学已从亚专科向适应医学范围进一步扩展。同时，由于经济和其他原因，住院治疗的压力也很大，医院基础的医疗服务向门诊及社区医疗服务的转变，要求会诊扩展到门诊和社区。作为新的精神病学治疗方式，这个亚专科将为患者提供更全面的生物-心理-社会模式的干预，进一步改善患者预后，提高患者的生活质量。

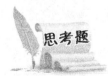
思考题

1. 简述会诊-联络精神病学定义及意义。
2. 简述会诊-联络精神病学的任务。
3. 简述会诊-联络精神病学的服务模式。
4. 简述会诊-联络精神病学的诊断和治疗原则。
5. 会诊-联络精神病学的法律问题包括几方面？

（陈　文　王雪梅）

第八章 精神活性物质与非依赖物质所致精神障碍

第一节 概 述

精神活性物质(psychoactive substance)是指来自体外,可影响精神活动,并可导致成瘾的化学物质,又称成瘾物质(addictive substance)、包括物质(substance)或药物(drug)。

根据药理特性,精神活性物质可分为以下几类:酒精、阿片类物质、大麻类物质、镇静催眠药或抗焦虑药、中枢神经兴奋药、致幻剂、烟草和挥发性溶剂等。

精神活性物质和毒品不是同一个概念。毒品(illicit drug)通常指能使人成瘾并在社会上禁止使用的化学物质。我国刑法规定:毒品为"鸦片、海洛因、吗啡、大麻、可卡因以及国务院规定管制的其他能够使人形成瘾癖的麻醉药品和精神药品"。由此可见,毒品是精神活性物质,但精神活性物质并不都是毒品。

20世纪80年代末期,国际毒潮开始侵袭中国,毒品(当时主要为海洛因)滥用在我国死灰复燃。值得注意的是,近年来吸食冰毒(甲基苯丙胺)、摇头丸(亚甲二氧甲基苯丙胺)、K粉(氯胺酮)等新型毒品的人员比例正在迅速上升。与鸦片、海洛因等传统毒品相比,新型毒品的精神依赖性更强,但由于其躯体依赖性相对较弱,不少吸毒者对其危害认识不足。这些新型毒品的滥用,多发生在娱乐场所,所以又被称为"俱乐部药(club drugs)"或"舞会药(party drug)"。滥用新型毒品者大多是一些青少年,由于对其危害性认识不足,这些新型毒品的滥用呈蔓延态势,而且在有的地区,新型毒品的滥用已超过了海洛因等传统毒品。

吸食毒品严重损害滥用者个体的身心健康,影响其工作、事业和前途。吸毒可导致机体免疫功能下降,肌注或静脉注射毒品往往引起感染性并发症,吸毒甚至可危及生命。公用注射器和针头可传播各种传染性疾病,严重危害自己和他人的身体健康,造成严重的公共卫生问题。采用注射途径吸毒是我国艾滋病传播的主要途径。吸毒还会严重损害家庭关系,家庭成员中一旦出现了吸毒者,家庭经济不堪重负,往往导致其他家庭成员沾染上毒品,以致家庭破裂。吸毒妇女一旦怀孕,还会影响到胎儿的正常发育,造成胎儿宫内发育迟缓和早产,并可能通过母婴途径患上传染性疾病,新生儿还会出现毒瘾发作。毒品问题还会诱发大量的违法犯罪活动,影响社会稳定和经济发展。据统计,大多数省市发生的抢劫、盗窃等侵财性案件中,30%以上是吸毒人员所为,一些毒情严重地区甚至接近70%。

总之,精神活性物质的滥用不仅严重损害吸毒者个人的身心健康,而且还会传播疾病,降低国民素质,扰乱社会安宁,引发各种犯罪活动,因此,精神活性物质的滥用是人类共同面临的严重公共卫生问题。

不同类型的精神活性物质所导致的精神障碍在临床表现和严重程度上各不相同。精神活性物质所致精神障碍包括急性中毒、有害使用、依赖综合征、戒断状态、伴有谵妄(包括震颤谵妄)的戒断状态、精神病性障碍、遗忘综合征、残留性和迟发性精神病性障碍以及其他精神和行为障碍。

与物质成瘾有类似临床表现的还有行为成瘾。2013 年发布的美国《精神障碍诊断与统计手册》第 5 版(DSM-5)"物质相关与成瘾障碍(substance-related and addictive disorders)"提出了行为成瘾这一新的精神障碍类别,包括赌博障碍(gambling disorder)。有证据表明,行为成瘾与物质依赖都作用于共同的奖赏通路。

一、基本概念

(一)急性中毒

急性中毒(acute intoxification)是指使用某些物质后引起短暂意识障碍或认知、情感、行为障碍,往往与剂量有关,且不符合依赖综合征、戒断综合征或精神病性障碍的诊断标准。

(二)滥用和有害使用

物质滥用(drug abuse)是指反复大量使用与医疗目的无关的、具有依赖特性的药物或化学物质,并导致躯体或心理健康损害,社会功能受损。滥用强调的是不良后果,滥用者不一定有明显的耐受性增加或戒断症状。如有明显戒断症状,就表明形成了依赖。物质滥用是一种适应不良性用药方式,在 DSM-IV 中有此诊断类别。有害使用(harmful use)与物质滥用同义。

(三)耐受

耐受(tolerance)是指长期使用某种药物以后,个体对该药的反应性下降,为了取得与初始用药时相同的药效,就必须增加该药的用量。一般来说,躯体依赖形成后,个体对该药物也会产生耐受。耐受的产生往往导致用药方式的改变。例如初始用药是采用烫吸,因欣快感产生耐受,为了取得原先或预期的效果,则会改为静脉注射。

(四)依赖综合征

药物依赖(drug dependence)俗称药物成瘾(drug addiction)。依赖综合征是指对使用某种物质有强烈的渴求,对使用该物质的自控能力下降,反复使用该种物质,以取得特定的心理效应,且避免减量或停药后出现戒断症状的一种行为障碍。

药物依赖包含躯体依赖和心理依赖两个方面。躯体依赖(physical dependence)又称生理依赖,是指长期使用成瘾物质后造成机体的一种病理性的稳态,一旦撤药,这种稳态难以维持,导致以戒断症状为主要表现的生理功能严重紊乱。心理依赖(psychological dependence)又称精神依赖性,俗称"心瘾",由于用药后产生欣快感、舒适感,多次用药后导致心理上对所用药物的渴求(craving)或持续的觅药行为(drug seeking behavior)。渴求是指使用某种物质的强烈的愿望或冲动。虽然滥用者能够认识到使用药物对个人的身体、前途、家庭等均产生极其有害的影响,但由于对药物的渴求非常强烈,以致不择手段获取药物。DSM-5 把渴求作为诊断物质成瘾的一项标准。心理依赖是导致复吸的重要原因,如何消除心理依赖是戒毒治疗过程中面临的最大难题。

(五)戒断综合征

戒断综合征(abstinence syndrome)又称撤药综合征(withdrawal syndrome),指反复使用,通常是长期和(或)高剂量使用某种精神活性物质后,在减量或停药时出现的一组症状。戒断症状的出现是躯体依赖形成的标志。戒断综合征的出现和病程有时限性,而且与所使用的物质的类型有关。阿片类物质、酒类、巴比妥类物质的戒断症状较明显。

二、病因学理论

物质滥用和依赖的原因和机制非常复杂,不是单一因素所引起,而是与生物、社会和心理等多方面的因素有关。

(一)社会环境因素

社会环境因素,包括家庭环境,是物质滥用和依赖形成的一个重要因素,药物的可获得性是物质滥用和依赖的一个前提,同伴的诱惑往往也是吸毒的一个常见原因。社会文化背景、社会观念对物质滥用也有重要影响,尤其是在烟、酒的滥用中起着重要作用。环境因素与复吸有密切关系。有些人经强制戒毒后已经脱瘾,但一回到原来的生活环境,就会出现对毒品的强烈渴求,导致复吸。

(二)心理因素

心理因素中研究得最多的是个性。采用三维人格问卷进行调查,发现药物依赖者的"好奇寻求(novelty seeking)"分值较高。"好奇寻求"分值较高者有冲动、爱探索、易激动、不守法、易分心等特点。除个性因素外,精神状态也与物质滥用有关,精神创伤、不良生活事件、情绪不稳、抑郁、焦虑等均有可能导致物质的滥用和依赖的产生,酗酒或吸食毒品已成为有些人缓解压力的一种方式。

(三)遗传生物学因素

生物学因素在物质依赖的形成中发挥重要作用。酒精依赖在不同的种族以及不同的家庭中发病率有差异,提示遗传素质与酒依赖有关。家系研究和双生子研究也提示,海洛因等阿片类物质的依赖有一定的遗传易感性。

三、依赖形成的神经学基础

对物质依赖的形成机制还不完全明了。个体对某种物质产生依赖,表明该物质的使用能产生愉快感,即奖赏效应(rewarding effect)。产生愉快感的神经学基础是大脑中存在奖赏系统(rewarding system),奖赏系统通过产生愉快感而调节和控制行为活动。奖赏系统中最重要的是中脑边缘多巴胺系统(mesolimbic dopamine system),该系统神经元胞体起源于腹侧被盖区,其纤维投射到嗅球、杏仁核、隔区、前额叶皮质,尤其是大部分纤维投射到伏隔核。强大的奖赏效应可能是毒瘾形成、维持、复发及强迫性觅药行为的基础。多巴胺是产生奖赏效应的重要神经递质,不同物质导致奖赏效应的机制不同,但最终均增加脑内的 DA 水平。

物质滥用或成瘾者的自我控制能力低,反应大脑的抑制机制受损,这类个体易于产生物质使用障碍,提示物质使用障碍的根源在物质使用实际发生前就已存在。

物质依赖的本质是中枢神经系统产生的代偿性适应,包括细胞功能和形态的适应,是长期用药后产生的病理状态的平衡。因此,现在医学界公认,物质依赖是一种慢性脑病。

第二节 阿片类物质所致精神障碍

一、概述

阿片(Opium)又称鸦片(俗称大烟),是罂粟(Asian poppy plant)未成熟的蒴果浆汁干燥物。阿片原产于西亚和欧洲,隋唐时传入我国,是最古老的麻醉镇痛药。古希腊希波克拉底

(Hippocrates)就已用阿片治病。明朝李时珍在《本草纲目》中对阿片的药理作用也有描述。18世纪中叶开始,英国等欧美国家向中国大量输入鸦片以抵消贸易逆差,攫取高额利润。众所周知,鸦片战争失败后,阿片在我国泛滥成灾,严重摧残了国民的身心健康。1949年以前,我国吸毒人员众多,约有2 000多万人。中华人民共和国成立后,由于党和政府的重视,经过几年的努力,才禁绝了阿片在我国的流行。20世纪80年代后期以来,以阿片类物质为主的毒品滥用又在我国流行。

阿片类含20多种生物碱,按化学结构不同可分为菲类和异喹啉类。菲类生物碱主要有吗啡和可待因,有镇痛、镇咳和致欣快作用;异喹啉类生物碱主要有罂粟碱,有解痉作用。吗啡(Morphine)是阿片类最主要的生物碱。

阿片类物质包括天然来源的鸦片以及其中所含的有效成分,如吗啡、可卡因(甲基吗啡),也包括人工合成或半合成的化合物,如海洛因(Heroin)、二氢埃托啡(Dihydroetorphine)、哌替啶(Dolantin)、美沙酮(Methadone)等。

目前滥用的阿片类物质主要是海洛因,其产地主要在东南亚的缅甸、泰国、老挝三国交界的"金三角"地区和西南亚的巴基斯坦、阿富汗、伊朗交界的"金新月"地区。海洛因俗称"白粉",是吗啡的衍生物,化学名是二乙酰吗啡(Diacetylmorphine),通常是一种白色或棕色的粉末,易溶于水,并可很快通过血脑屏障,在中枢迅速水解为吗啡。海洛因的致欣快作用比吗啡强,戒断症状也比吗啡重,因此其成瘾性更强。

二、药理作用和成瘾机制

阿片类物质通过与阿片受体作用产生效应。阿片受体主要有 μ、δ 和 κ 受体等,每种受体又有不同的亚型。兴奋 μ 和 δ 受体引起欣快和满足,产生奖赏效应,导致依赖的产生;兴奋 κ 受体则引起厌恶反应。

物质依赖是长期使用成瘾物质后所引起的一种脑病。与躯体依赖有关的脑区有中脑导水管周围灰质、内侧丘脑、下丘脑、杏仁核、黑质、苍白球以及中缝核和蓝斑等中脑和脑桥结构,其中,蓝斑是脑内最大的去甲肾上腺素能核团,在阿片类物质躯体依赖的形成和戒断症状的表达中发挥重要作用。对药物的渴求及心理(精神)依赖则与主要中脑边缘多巴胺系统有关。伏隔核是中脑边缘多巴胺系统中的一个关键核团。腹侧被盖区的DA神经元兴奋后,其神经末梢释放到伏隔核、前额叶皮质等脑区的DA增多,引起奖赏效应。

阿片类物质使DA水平增加,可能是通过作用于GABA中间神经元间接作用于腹侧被盖区内的DA能神经元。腹侧被盖区是中脑边缘DA系统中DA神经元胞体所在的部位。阿片类物质作用于GABA能神经元上的 μ 受体,抑制GABA神经元的活性,减少GABA的释放,取消对DA神经元的紧张性抑制,使释放到伏隔核的DA水平增加。伏隔核DA水平增加是阿片类物质产生奖赏效应的关键。

阿片类物质依赖的本质是中枢神经系统产生的代偿性适应,这种代偿性适应不仅发生在阿片受体作用系统,还发生在非阿片受体作用系统(如NMDA受体作用系统),现在越来越多的研究对非阿片受体作用系统在阿片类物质依赖中的作用进行探索,非阿片受体作用系统在阿片类物质依赖的形成中可能也起着重要作用。

cAMP通路上调是阿片类物质依赖的主要分子基础之一。阿片类药物急性作用通过抑制腺苷酸环化酶(AC)而抑制蓝斑(LC)神经元的放电,而慢性作用则引起AC-cAMP系统的上调。代偿性适应的本质是基因的表达发生了改变,基因表达的关键是基因转录的调控。

药物依赖对基因表达的调控主要涉及两类转录因子家族：一类是 cAMP 反应元结合蛋白（cAMP response element-binding protein，CREB）和 CREB 样蛋白；另一类是快反应基因（immediate early genes），如 c-fos，c-jun。

三、临床表现

以海洛因为主的阿片类物质滥用方式有烫吸、皮下注射、肌内注射、静脉注射等方式。初吸者大多采用烫吸，又称"追龙（chasing dragon）"，即将海洛因放在锡纸上，下面加热使之化为烟雾，再用吸管吸入。近年来，不少吸毒者在滥用毒品后不久就开始肌注或静注毒品，一是为了追求快感，二是为了"节省"毒品。不少吸毒者能熟练地把海洛因注射到体表静脉甚至股静脉内，使用后很快起效，持续数小时。用药后即体验到一种欣快感，持续数分钟，随之进入一种无忧无虑的松弛状态，感觉所有的烦恼、焦虑、痛苦均烟消云散，心情非常宁静、舒适。所产生的欣快感通常被描述成是一种"飘"的感觉，但长期吸毒后往往很难再次体验到初始吸毒时的快感。

（一）急性中毒

阿片类物质急性中毒见于蓄意自杀或误用过量的药物。新中国成立前吞食鸦片是一种常见的自杀方式。海洛因中毒大多为意外静脉注射过量药物所致，其原因通常有：初次使用时对自身的耐受情况不了解，使用了其他海洛因依赖者所使用的剂量；为追求快感盲目提高剂量或改变用药途径；所使用的海洛因纯度改变，如由原先的低纯度海洛因改为使用高纯度的海洛因，而剂量又未变，则容易发生意外中毒；停用一段时期后耐受性下降，此时再次静脉注射原剂量海洛因造成过量等。

海洛因中毒的特征性表现为昏迷、呼吸抑制、针尖样瞳孔三联征。就诊时多已深昏迷，呼吸极慢、浅表，有时仅每分钟 2～4 次，面色发绀，皮肤湿冷、心率缓慢、血压下降、肺水肿、下颚松弛致舌后坠阻塞呼吸道等，可因呼吸衰竭死亡。

（二）依赖综合征

阿片类物质反复使用后即可形成依赖，停药或减量后会出现戒断症状。随着依赖的形成，个体对药物的存在产生适应，即产生了耐受。为了获得快感和避免戒断症状的产生，吸毒者不断增加剂量，并出现人格和行为特征的改变。此时，吸食毒品已成了他们的"首要工作"，为了吸毒可以放弃一切，可以不顾个人的前途、身体健康、家庭责任和道德法律。长期吸毒后生活方式发生改变，工作能力减退，性格变得乖戾，谎话连篇。为了获得毒资可以不择手段，甚至违法犯罪。在吸毒人群中，女性卖淫、男性偷盗的现象非常多见。长期用药后躯体方面的改变有食欲不振、身体衰弱、性欲和性功能减退等。

（三）戒断综合征

长期使用阿片类物质后停药或减量即出现戒断症状。戒断综合征的出现是判定成瘾的重要临床标志。戒断症状的轻重与用药种类、剂量大小、用药次数、用药持续的时间等有关。用药次数越多，持续时间越长，则戒断症状越重。

戒断症状一般在停药 8～12 小时即出现，于 36～72 小时达高峰。主要表现为：对药物产生强烈的渴求，伴难以克制的觅药行为，情绪恶劣、烦躁不安、激惹易怒；躯体方面出现流涕、打哈欠、软弱无力、瞳孔扩大、体毛竖起（皮肤出现鸡皮疙瘩）、出汗、恶心、呕吐、腹痛、腹泻、肌肉和骨骼疼痛、自发射精、血压上升、脉搏加快、发热、失眠等。有人诉戒断时全身还有虫爬感，不堪忍受，称宁可自杀也不愿忍受这种痛苦。3 天后戒断症状逐渐减轻，7～10 天后主要症状基本消失。躯体情况差者突然停药有时会导致死亡。

躯体戒断症状消失后仍有失眠、焦虑、情感脆弱、心境恶劣、全身不适、乏力等,称为稽延性戒断症状(protracted abstinence syndrome)。即使躯体症状完全消失,对药物的心理渴求仍长期存在。

(四)躯体并发症

阿片类物质滥用后可引起食欲减退、营养不良、体重下降、性功能减退、月经不规则、停经、免疫功能下降等。免疫功能下降再加上用药方式不卫生,特别是肌内或静脉注射时共用注射器及针头,因此并发各种感染非常多见。常见的继发感染有细菌性心内膜炎、呼吸道感染、肺部感染、肝炎、皮下脓肿、蜂窝织炎、血栓性静脉炎、败血症等。吸毒还是感染艾滋病(AIDS)的重要途径。吸毒者可能通过以下两种途径感染艾滋病病毒:一是吸毒者之间共用被污染的不洁注射器,在静脉内注射毒品,致使艾滋病病毒在吸毒者中传播;二是吸毒者往往有不洁性行为,这也是传播艾滋病的原因。长期使用皮下、肌内注射方式者,往往身上布满针眼。长期静脉注射者,局部皮肤可见条索状瘢痕。

孕妇滥用阿片类物质对胎儿会造成严重不良影响,可出现死胎、早产、低体重儿。由于胎儿在母体内已形成依赖,胎儿在出生 2~4 天后即可出现戒断症状,表现激惹不安、高声哭叫、呼吸快、睡眠障碍、鼻塞、打哈欠、喷嚏、呕吐、腹泻、发热、四肢震颤,甚至痉挛发作。

四、阿片类药物依赖的治疗

阿片类药物过量中毒者的治疗,除一般抢救措施外,可静脉注射特效解毒药纳洛酮。纳洛酮是阿片受体拮抗剂,可反复使用,直至呼吸增快、瞳孔扩大、神志清醒。由于阿片类药物过量中毒者一般被送至综合医院急诊科抢救,因此,本节仅涉及阿片类药物依赖的治疗。

现代医学认为,成瘾的形成与生物、心理以及社会等诸方面因素密切相关。因此,现在全球公认的戒毒治疗方案不应仅仅着眼于躯体症状一个方面,而应从吸毒成瘾的机制出发,按照生物-心理-社会模式进行全面考虑。阿片类药物依赖的治疗包括脱毒(detoxification)、预防复吸,以及社会心理康复和回归社会三个完整的过程。

(一)脱毒治疗

脱毒治疗主要采用药物治疗方法使吸毒者顺利度过急性戒断反应期,减轻躯体戒断症状,减轻吸毒者生理上的痛苦。阿片类物质成瘾的脱毒治疗主要方法是替代治疗,辅以非替代治疗。替代治疗就是以具有相似药理作用的药物替换所滥用的毒品,然后再逐渐减少剂量,直至停药。目前主要采用美沙酮替代递减疗法和丁丙诺啡(buprenorphine)脱毒治疗。非替代治疗是以非阿片类药物来减轻戒断症状,主要使用可乐定(clonidine)。

1. 美沙酮替代递减疗法　美沙酮是人工合成的阿片类镇痛药,药理作用与吗啡相似,口服后吸收好,生理利用度达 90%,口服后 3 小时血药浓度达到峰值,半衰期约 15 小时。美沙酮口服后能有效地抑制戒断症状 24~32 小时。美沙酮久用也可成瘾,但成瘾的形成较慢,戒断症状也较轻。美沙酮于 20 世纪 60 年代中期即用于阿片类物质依赖的治疗。美沙酮替代递减疗法是目前最常用的脱毒治疗方法。该方法适用于各种阿片类药物的戒毒治疗,尤其是海洛因依赖。美沙酮替代递减疗法的使用原则是:单一用药,逐日递减,先快后慢,只减不加,停药时应坚决。一般而言,静脉注射海洛因每天在 1 g 左右者,美沙酮的初始剂量为每日40~60 mg;如是烫吸,则美沙酮的初始剂量可为每日 25~40 mg。首次剂量后应密切观察戒断症状控制的程度以及对美沙酮的耐受情况,在第 2 天调整剂量。3 天后开始以每日 5~

10 mg的速度递减,减至每日 10 mg 时应放慢减量速度,改为每1~3 天减 1 mg。减量后应对情绪障碍、睡眠障碍等进行对症处理。

2. 丁丙诺啡脱毒治疗　丁丙诺啡是阿片受体部分激动药,主要作用于 μ 受体,对 μ 受体的激动作用可抑制对海洛因的渴求,可用于治疗和预防海洛因依赖。丁丙诺啡有针剂和片剂两种剂型。根据海洛因戒断症状的轻、中、重程度,平均每日给予丁丙诺啡 3 mg、4 mg、6 mg,分 3~4 次舌下含服,最大剂量不超过每日 8 mg,4 日后减量,第 7 日停药。

3. 可乐定　是 α2 受体激动药,激活抑制性肾上腺素能神经元,抑制戒断时去甲肾上腺素功能亢进,从而减轻戒断症状。其优点是属非阿片类药物,不产生欣快作用,无成瘾性。主要不良反应有降压、体位性低血压、晕厥等,长期使用后突然停药可出现反跳性血压升高、头痛等。由于老年人对降压作用较敏感,因此该药不适于老年人。有心脑血管疾病或肝肾功能障碍者也禁用。剂量与用法:治疗剂量一般为每日 1.2~1.5 mg,个别可高达每日 2.0 mg,分 3 次服用。首日剂量不宜太大,约为最高剂量的 2/3,第 2 日增至最高量,从第 5 日开始每日递减 20%,第 11 日停药。治疗的前 4 天尽量卧床休息,避免剧烈活动,不应突然改变体位。如连续发生体位性低血压或血压持续低于(90/50 mmHg),应适当减药,可减当日剂量的 1/4。

4. 其他　如中草药、氯丙嗪、针刺等。

此阶段是戒毒治疗的第一步,随后应转入后两个阶段。若只进行单纯的脱毒治疗,则疗效不佳,1 年内复吸率几乎达 100%。

(二)防复吸治疗

脱毒治疗只是消除或减轻了严重的戒断症状,脱毒后还存在稽延性戒断症状(如失眠、焦虑、抑郁及躯体症状),吸毒者对药物仍有强烈的心理渴求。这些因素加上环境的影响,很可能会引起复吸。如何防止复吸,是戒毒治疗的难点。因此,应特别重视脱毒后的康复、防复吸治疗。有条件者最好在脱毒治疗后脱离原来的生活环境,并由专人对其进行严密的监督。

纳屈酮(naltrexone)可用于预防复吸。纳屈酮是阿片受体拮抗剂,与阿片受体有很强的亲和力,阻断阿片类物质与受体的结合,使阿片类物质不产生欣快效应,从而降低对毒品的渴求和复吸。在开始使用纳屈酮前必须先实施脱毒治疗,在脱毒治疗完毕 7~10 天后方可使用纳屈酮,以免促发戒断症状。在进行纳屈酮治疗前要做纳洛酮激发试验(具体方法可参见有关参考书),试验结果为阴性时方可开始纳屈酮治疗。首次纳屈酮剂量为 25 mg,观察 1 小时后,如无戒断症状,则再加 25 mg,即给足首日治疗量。以后使用方法可为每日 50 mg,或每日 100 mg。

开展美沙酮维持治疗是目前预防复吸的重要途径。美沙酮于 1972 年就被美国 FDA 批准作为治疗阿片类物质成瘾的替代药物。目前,美沙酮维持治疗已成为阿片类物质依赖维持疗法中应用最为广泛的治疗方法。我国内地从 2004 年开始,在部分地区的吸毒人群中开展美沙酮维持治疗试点工作。美沙酮具有口服使用有效、作用时间长、可以减少或消除海洛因依赖者对阿片类药物的心理渴求、耐受性的产生缓慢、药物滥用潜力低等特点。但美沙酮在药理学本质上与海洛因一样,均为阿片受体激动剂。美沙酮维持治疗只是以一种阿片类药物替代另一种阿片类药物,因此,美沙酮维持治疗仍只是一种姑息治疗手段。但美沙酮维持治疗的意义在于:使用美沙酮口服液缓解停用海洛因后出现的戒断症状;降低维持治疗者对毒品的渴求,减少觅药和用药行为;减少注射毒品的行为并减少通过共用注射器传播血源性疾病(特别是艾滋病)的机会;减少非法毒品交易和吸毒者的违法犯罪行为;恢复病人的社会功能和家庭功能;可以与病人保持联系,以便于为他们提供防病知识、社会支持、心理辅导,鼓励他们逐渐戒除毒品。

(三) 社会心理康复

戒毒者回归社会之后,应给予接纳、照管,不予歧视,对戒毒者提供各方面的支持和帮助,使他们能作为一个正常人适应并融入正常的社会生活之中,这对预防复吸也具有重要作用。

五、阿片类药物滥用的预防

毒品问题包括两方面:一是存在大量的吸毒人群,另一方面是社会上有从事毒品非法生产和贩运的罪恶活动。因此,减少毒品的非法供应和降低对毒品的非法需求是国际禁毒战略的两项核心内容。两大禁毒战略必须同时并举。首先要杜绝毒品的供应,如果不杜绝毒品的非法供应,就会不断产生新的吸毒者,同时,吸毒者在脱毒治疗后也会很容易复吸。降低毒品的非法供应需要公安、司法、海关、边防等部门的配合,以及全社会的共同参与和努力,同时要杜绝或降低对毒品需求。

控制毒品滥用的关键在于预防,要做到防患于未然。一级预防是对正常人群进行宣传教育,宣传毒品知识及其危害,预防毒品的使用。二级预防是对高危人群进行宣传教育,及早发现吸毒者并对其进行早期干预,缩短滥用时间。三级预防是针对吸毒人群,为吸毒者提供脱毒、康复、重返社会等服务,消除或减轻滥用毒品带来的严重危害。

第三节　酒类所致精神障碍

酒类饮料的主要成分是乙醇,是一种亲神经性物质,对中枢神经系统有重要影响。精神障碍可在一次饮酒后发生,也可由长期饮酒形成依赖后逐渐出现,或突然停饮后急剧产生症状。除精神障碍外,往往合并有躯体症状和体征。

一、流行病学

饮酒在世界各地都是普遍存在的生活习惯和社会风俗,同样也成为世界各国的社会和公共卫生问题。2001 年在国内 5 城市的调查中酒依赖的患病率男性为 6.6%,女性为 0.2%,总患病率为 3.8%。在西方发达国家酒的消费更大,酒精依赖发生率也更高。

二、病因与发病机制

(一) 遗传因素

家系调查发现,嗜酒有明显的家族聚集性,与酒精依赖患者有血缘关系的家庭成员中,酒精依赖的患病率高于一般人群,酒精依赖者一级亲属患酒依赖的危险性比对照组高 4～7 倍。双生子调查发现,双生子的饮酒行为和酒精依赖的同病率单卵双生子高于双卵双生子。寄养子研究也发现,生父为酒精依赖者的男性被寄养者的酒滥用发生率比生父为非酒精依赖者的男性被寄养者高,而患酒精依赖的生父自己抚养的儿子和被寄养的儿子之间,酒精依赖的发生率则无显著差异。这些研究结果提示遗传因素在酒精依赖中起重要作用。

（二）社会心理因素

社会传统、文化习俗、经济状况、职业特点、家庭情况和个人的性格特征等均与酒精所致精神障碍的发生相关。

（三）代谢和药理作用

乙醇经胃肠黏膜吸收，在肝内通过乙醇脱氢酶转变为乙醛，然后经乙醛脱氢酶转变为乙酸，最后代谢为水和二氧化碳。当乙醛脱氢酶缺乏时，乙醛在体内积聚，它和乙醇代谢时产生的其他毒性代谢产物对机体产生毒性作用，特别会影响中枢神经细胞，严重者导致细胞死亡。此外，乙醇也可以直接损害神经细胞。

酒精（乙醇）是亲神经物质，能迅速透过血脑屏障，进入脑内，而大脑又是对酒精最敏感的器官。酒精是中枢神经系统抑制剂，血液内酒精浓度不同，对大脑的抑制程度也不同。小剂量时抑制大脑皮质，使抑制性的控制机制受到压制，导致抑制的解除（脱抑制），出现兴奋。高浓度则导致精神运动性抑制和嗜睡，浓度更高可抑制中脑功能，干扰脊髓反射以及调节温度和控制心脏呼吸功能的延髓中枢，抑制呼吸、心跳，产生意识障碍。

三、与酒类相关的精神障碍类型

（一）急性酒精中毒

急性酒精中毒（acute alcohol intoxication）时的临床表现与血液内酒精浓度及作用时间有关。在早期或小剂量时，由于抑制大脑皮质，出现兴奋症状，表现欣快、言语活动增多、判断和控制能力受损、易怒、易产生攻击行为或不恰当的性行为等。血液内高浓度的酒精则引起言语不清、步态不稳、动作笨拙不协调、眼球震颤、反应迟钝、注意记忆能力下降及其他认知缺损、嗜睡等。如浓度更高，则可抑制呼吸、心跳，导致昏睡、昏迷甚至死亡。酒精与苯二氮䓬类药或其他中枢神经系统抑制剂合用，则对中枢神经系统的抑制增强，易造成死亡。急性酒精中毒有以下类型：

1. 普通醉酒（drunkenness）　为一次较大量饮酒引起的急性中毒，出现一种特殊的兴奋状态，言语增多，情绪兴奋，易激动，控制能力削弱。同时表现走路不稳，手震颤，口齿不清，此外还有心率增快，血压降低，皮肤血管扩张、面部充血，有时呕吐、眩晕等。醉酒严重者则表现嗜睡、少语。除重症外，一般能自然恢复，无后遗症。

2. 病理性醉酒（pathological drunkenness）　很小量饮酒即引起严重的精神病性发作。患者意识模糊不清，具有强烈的兴奋性及攻击行为，无单纯醉酒状态时的步态不稳、口齿不清。有时出现片断的幻觉妄想，多为恐惧内容，因而常发生攻击性行为；剧烈兴奋，持续几分钟到几小时，酣睡后结束，有完全或部分遗忘。

3. 复杂性醉酒（complex drunkenness）　患者一般均有脑器质性病史，或者有影响酒代谢的躯体疾病，在此基础上，患者对酒的敏感性增高，小量饮酒便发生急性中毒反应，出现明显的意识障碍，伴错觉、幻觉或被害妄想，显著的情绪兴奋、易激惹，具攻击和破坏行为。发作通常持续数小时，缓解后对经过部分或全部遗忘。

（二）酒精有害使用

酒精有害使用又称问题饮酒、酒精滥用，指饮酒已使家庭生活或身体健康出现问题，社会功能受到损害。由于长期大量饮酒并经常酒后滋事，给自身形象、工作、生活、人际交往、事业、前途带来一系列负面的影响。

（三）酒精依赖综合征

酒精依赖综合征俗称"酒瘾"，是长期使用酒精后中枢神经系统所产生的适应性改变。酒精依赖的形成与饮酒量及饮酒时间有关。酒精依赖综合征主要表现为对酒精有强烈的渴求，喝酒已成为他们生活中不可缺少的一部分，而且，视饮酒为生活中最重要或非常重要的事，为了喝酒，可以不顾家庭和工作。对酒的耐受性不断增加，表现为酒量不断增加。停止饮酒或减少饮酒后则出现戒断症状，喝酒后症状消失。晨饮是酒精依赖的典型症状，经过一夜代谢，血液内酒精浓度降低，会出现戒断症状，所以醒后便要喝酒。

（四）酒精戒断综合征

1. 单纯戒断反应　长期饮酒形成酒依赖者在停止饮酒或减少饮酒数小时后即可出现戒断症状，表现为：震颤（手抖或舌震颤）、无力、厌食、恶心呕吐、烦躁不安、易怒、失眠、反射亢进，患者对饮酒有强烈的渴求。继之出现自主神经系统兴奋症状，如心动过速、血压升高、出汗、高热、心律不齐、肌肉抽动等。厌食，恶心、呕吐，会导致脱水、电解质紊乱。急性酒精戒断症状一般在最后一次饮酒后 3～5 天开始缓解。

2. 震颤谵妄（delirium tremens）　是最严重的酒精戒断症状，一般在最后一次饮酒 48～72 小时后出现。表现为肢体粗大震颤、意识模糊、定向障碍、激越、躁动不安、错觉、幻觉，以及发热、大汗、心跳加快等自主神经症状。往往还出现行为紊乱、自言自语、思维不连贯等。意识水平波动，时而清醒，时而模糊。幻觉中以生动鲜明的视幻觉常见，可因此表现为极度恐惧、大声叫喊或出现冲动行为。症状缓解后，对发病经过往往不能回忆。

3. 酒精性癫　严重者可出现抽搐发作，一般在最后一次饮酒 12～48 小时后出现。

（五）酒精所致精神病性障碍

1. 酒精中毒性幻觉症（alcohol hallucinosis）　酒精依赖者长期饮酒后，在意识清晰的状态下出现生动、丰富的幻觉，如幻听、幻视，以视幻觉多见，可引起相应的情绪和行为障碍。大多发生在突然停饮或显著减少饮酒量后，也可发生在持续饮酒的情况下，可持续数日、数周或数月。

2. 酒精中毒性妄想症（alcohol delusional disorder）　酒精依赖者长期饮酒后，在意识清晰的状态下出现的妄想状态，缓慢起病，嫉妒妄想多见。

（六）酒中毒性记忆及智力障碍

慢性酒中毒者可出现记忆障碍（主要为近记忆损害）、虚构、定向障碍，称之为柯萨可夫综合征（Korsakov's syndrome）。酒中毒性痴呆（alcohol dementia）是长期大量饮酒所导致的智力减退，表现为记忆损害、痴呆、人格改变。

（七）酒精所致人格改变

长期饮酒可导致人格发生改变，患者只对饮酒有兴趣，对亲人冷淡，对家庭无责任心，对工作无兴趣，说谎等。

四、酒精依赖的治疗

急性酒精中毒者一般被送至综合医院急诊科抢救，除一般抢救措施外，可静脉注射纳洛酮。酒精所致精神病性障碍在治疗上除戒酒外，可给予抗精神病药对症处理。

1. 戒断症状的治疗　戒酒应根据患者酒精依赖和中毒的严重程度灵活掌握戒酒进度，轻者可尝试一次性戒断，对酒精依赖严重者采用递减法逐渐戒酒，避免出现严重的戒断症状而危及生命。无论一次或分次戒酒，临床上均要密切观察与监护，尤其在戒酒开始的第一周,特别注意患者的体温、脉搏、血压、意识状态和定向力,及时处理可能发生的戒断反应。

酒精与苯二氮䓬类药药理作用相似,对单纯戒断症状,可给予苯二氮䓬类药,如地西泮、氯硝西泮。纳洛酮静脉滴注对缓解酒精戒断症状也有较好的疗效。酒依赖者大多数有神经系统损害以及躯体营养状态较差,应该给予神经营养药,同时补充大量维生素,加强支持治疗。对震颤、谵妄者,要密切观察生命体征,严密监护,加强支持治疗。在药物治疗方面,由于口服给药往往不合作,可给予纳洛酮静脉滴注,肌内注射或静脉给予地西泮或氯硝西泮,肌内注射氟哌啶醇等控制症状。

2. 酒精依赖的康复 与阿片类物质依赖一样,酒精依赖的治疗,关键还在于如何消除心理依赖,在脱瘾后不再饮酒。在康复期可以使用的药物有以戒酒硫为代表的酒增敏药物、催吐药物等,但依从性差,实际临床意义有限。

第四节 中枢兴奋药所致精神障碍

中枢兴奋药(central nervous system stimulants)也称精神兴奋药(psychostimulants),是指能激活或增强中枢神经活性的物质,包括苯丙胺(amphetamine)、可卡因(Cocaine)、咖啡因(caffeine)和其他黄嘌呤类物质。20世纪80年代我国滥用的毒品主要是海洛因。20世纪90年代以来,中枢兴奋药(尤其是苯丙胺类中枢兴奋药)的滥用人数呈上升趋势,苯丙胺类毒品滥用人数的增长速度已远远高于海洛因、可卡因等传统毒品。

苯丙胺类中枢兴奋药包括苯丙胺、甲基苯丙胺(methamphetamine)、亚甲二氧甲基苯丙胺(3,4 methylenedioxymethamphetamine,MDMA)、哌甲酯(methylphenidate)、苯甲马林(phenmetrazine)、芬氟拉明(fenfluramine)等。目前滥用的苯丙胺类中枢兴奋药主要有甲基苯丙胺和亚甲二氧甲基苯丙胺。

中枢兴奋药的滥用方式有鼻吸、皮下或静脉注射、抽吸。中枢兴奋药几乎总是与其他精神活性物质一起滥用,通常是酒或阿片类物质。酒可增强可卡因等中枢神经兴奋药的欣快效应并减轻其不良反应。

一、药理作用

苯丙胺类兴奋药和可卡因抑制去甲肾上腺素和多巴胺的再摄取,促进多巴胺的释放。两者有非常相似的药理效应和拟交感效应,可阻断去甲肾上腺素的再摄取,引起心动过速、高血压、血管收缩、瞳孔扩大、出汗、震颤;阻断多巴胺的再摄取,引起兴奋、厌食、刻板动作、活动过多以及性兴奋。苯丙胺有短暂的兴奋作用,使用后出现欣快、感觉精力充沛、疲劳感消失、自信心增强。大多数苯丙胺类兴奋药的精神活动效应持续时间比可卡因长,而可卡因引起心律失常、抽搐等严重的躯体并发症的危险性则比苯丙胺类兴奋药大。

二、临床表现

(一)急性中毒

急性中毒的临床表现有兴奋、欣快、警觉性增高、焦虑、紧张、愤怒、判断力损害、刻板行为、运动困难、肌张力障碍、精力旺盛、对睡眠需求减少、厌食、恶心呕吐、体重下降。自主神经症状有心动过速、血压升高、瞳孔扩大、出汗、震颤。其他症状有胸痛、心律失常、呼吸抑制、意识模糊、抽搐等。

（二）苯丙胺性精神病

长期滥用或使用高剂量苯丙胺类药物可引起中毒性精神病，表现为意识清晰的状态下出现丰富的幻听、幻视、错觉、关系妄想、被害妄想等。临床表现与偏执型精神分裂症十分相似，但与剂量有关，而且病程较短，停用该类物质后症状缓解。

（三）耐受和依赖

反复使用中枢兴奋药后，个体对药物逐渐产生耐受，因此剂量也逐渐加大，以获得所期待的欣快效应。长期使用后不良反应增加，而欣快效应降低。

与阿片类物质不同，中枢神经兴奋药的戒断症状轻，突然停用中枢神经系统兴奋药不会引起严重的戒断症状，持续使用主要是对药物有心理上的渴求，而不是为了减轻或消除戒断症状。常见的戒断症状有情绪抑郁、精神运动性迟滞、感到疲劳、对睡眠的需求增多、食欲增加以及对药物的渴求。虽然中枢神经系统兴奋药的躯体戒断症状较轻，但戒断后常出现严重抑郁情绪，可导致自杀。

（四）治疗

由于突然停用中枢神经兴奋药不会引起严重的戒断症状，因此不需要逐渐递减或进行替代治疗。对戒断症状的处理主要是采用支持治疗，对情绪抑郁等可采取对症治疗，对可能出现的自杀行为应加以防范，对出现精神病性症状者可短期使用抗精神病药。锂盐和抗惊厥药对苯丙胺类物质所致的大脑结构损害有一定的保护作用。多种神经鞘膜保护剂，如：辅酶 Q-10、褪黑激素等可以扭转苯丙胺类物质导致的毒性反应。

三、几种常见的中枢兴奋药

（一）甲基苯丙胺

甲基苯丙胺俗称冰毒，因其形状呈结晶状似冰而得名。甲基苯丙胺的滥用方式有口服、鼻吸、静脉注射及抽吸。在抽吸或静脉注射后立即就会有非常强烈的快感，持续几分钟。口服或鼻吸所产生欣快效应不如抽吸或静脉注射时强烈。甲基苯丙胺对中枢神经系统有强烈的兴奋作用，其兴奋作用和依赖性潜力比苯丙胺更强，滥用者可很快成瘾，而且滥用的频度和剂量加大。吸毒者初始滥用时精神亢奋、不知疲倦，活动明显增加，睡眠减少，食欲减退，呼吸加快，高热，心率加快，血压升高，冲动易怒，行为失控甚至发生自杀和伤人行为。大剂量应用可致抽搐、摇头、震颤、意识模糊。高热和抽搐可导致死亡。虽然甲基苯丙胺有强烈的兴奋作用，但作用过后感觉情绪抑郁、全身乏力、精神萎靡。为了再次获得快感，吸毒者就会再一次吸食，以至反复使用形成依赖。

甲基苯丙胺有神经毒性作用，损害多巴胺、5-HT 及其他神经递质的神经元。长期使用后多巴胺含量下降，引起帕金森病样症状。

【案例】李某，男，31 岁。因多疑、紧张、害怕 1 周入院。10 年前因好奇吸"白粉"（海洛因），第一次吸后"恶心，心里难过"。有人告诉他一开始不习惯，吸几次就好了。后来再吸就有了"轻飘飘的感觉"，逐渐就成瘾了。一年后在吸毒时被抓获，并被拘留。在拘留所出现戒断反应，主要表现恶心、上吐下泻、骨头酸、身上痒。从拘留所出来后戒断反应消失，使用美沙酮维持治疗。

近 1 月来间断"溜冰"（吸冰毒），大约 10 次。称是听朋友说"溜冰"可以帮助戒白粉，还不会成瘾，所以就吸了。最后一次吸在一周前。称吸冰毒后精神亢奋，就想讲话，两三天不吃饭都不饿，4 天不睡觉还是感到精力充沛。近 1 周来出现精神异常。听到有人说他坏话，说出门就看到有人对着他拍照，还有人跟着他，怀疑是警察，说有人在监视他、要害他。感觉家里有摄像头，找又找不到，连手机都被监控了，是"坏人"干的。感到紧张、害怕。在家砸东西，还多次说其父亲在楼顶要跳楼（实无此事），并爬上楼顶察看。称是听到有声音说其父亲在楼顶要跳楼。

（二）亚甲二氧甲基苯丙胺

亚甲二氧甲基苯丙胺（MDMA）俗称"摇头丸"、"迷魂药"、"销魂剂"，外观为白色药片，是合成的精神活性物质。社会上滥用的"摇头丸"的成分变化很大，除亚甲二氧甲基苯丙胺外，可能还含有咖啡因、海洛因、麦司可林（mescaline）等。20世纪90年代以来，"摇头丸"作为一种所谓的"俱乐部药"在西方国家的娱乐场所广为滥用。近年来，我国一些地区的歌舞厅等娱乐场所也出现了滥用"摇头丸"的现象，国内已有服用"摇头丸"后出现妄想、幻觉、行为异常等精神症状的报道。

亚甲二氧甲基苯丙胺的化学结构与中枢神经兴奋药苯丙胺和致幻药麦司可林相似，能刺激5-HT的释放，具有中枢神经兴奋和致幻作用。中枢神经兴奋效应有愉悦感和自我满足感，与他人有亲近感并有想接触他人的欲望，感觉精力充沛。该药可引起幻觉、幻视、眩晕、空间定向力障碍。服用后使人极度兴奋、摇头不止，可造成行为失控，引发治安问题。大剂量滥用可引起中毒，长期滥用可导致精神障碍。

亚甲二氧甲基苯丙胺可造成持久的记忆及其他功能受损，这种损害在停药2周以后仍然存在，损害的程度与所用的剂量直接相关。PET研究发现，亚甲二氧甲基苯丙胺可损害5-HT神经元，使5-HT转运体的数量显著减少。由于5-HT神经元在情绪的调节、记忆、睡眠、食欲等方面发挥重要作用，因此，亚甲二氧甲基苯丙胺对记忆及其他功能的损害可能与其损害5-HT神经元有关。

亚甲二氧甲基苯丙胺还影响体温和心血管系统的调节。由于亚甲二氧甲基苯丙胺的滥用大多在舞厅等场所，室内温度较高，且服用后长时间极度活动，再加上该药对体温和心血管系统调节的影响，可引起脱水、心率加快、高血压、高热，甚至心肾衰竭死亡。

（三）可卡因

可卡因是一种从古柯叶（古柯灌木的叶子）中提取的生物碱。古柯灌木生长于南美洲，从很古老的时候开始，当地土著人就咀嚼古柯叶以消除疲劳，获取兴奋效应。可卡因是一种强烈的中枢神经系统兴奋药，具有很强的成瘾性，可以说是当前所有滥用药物中成瘾性最强的。非医疗使用时可产生欣快或难以入睡，反复使用则产生依赖。可卡因的滥用主要在西方国家，是国外最常滥用的毒品之一。19世纪20年代初可卡因就已在美国流行，国内使用较少。

可卡因的使用方式有鼻吸、抽吸以及皮下或静脉注射。通过鼻腔吸入可卡因粉末是最常见和最安全的方式。20世纪70年代可卡因的滥用方式主要是鼻吸，而使用抽吸方式者少，因为抽吸加热时盐酸可卡因会被分解。注射的方式可使药物快速到达大脑，产生强烈的欣快作用。可卡因引起多巴胺水平升高导致欣快，是成瘾性很强的物质。

由于抽吸时加热可分解盐酸可卡因，20世纪80年代出现了另一形式的精炼的可卡因——克赖克（crack）。克赖克是一种可卡因游离碱，通过把可卡因溶于乙醚、氨水或碳酸氢钠，再加热去除盐酸而制成，因为抽吸时加热发出噼啪声而得名。克赖克易挥发，加热时不被破坏，所以可通过抽吸方式滥用。抽吸克赖克起效快、作用强，因此它一出现就替代了盐酸可卡因而迅速流行，使可卡因的滥用问题变得更为严重。

可卡因的药理效应与苯丙胺中枢兴奋药相似,用药后出现欣快感、精力旺盛、不知疲倦、自信心增强、对睡眠需求减少、食欲减退。欣快效应持续的时间取决于用药途径。吸收越快,欣快感越强,作用持续的时间也越短。鼻吸后产生的欣快持续 15~30 分钟,而抽吸则持续 5~10 分钟。周围效应有外周血管收缩、瞳孔扩大、体温升高、心率加快、血压升高等。

有人出现坐立不安、激越、焦虑,可出现对欣快感的耐受。高剂量或长期使用还可促发偏执。静脉注射可卡因或抽吸克赖克有时可导致死亡。死亡的原因通常是心脏骤停、呼吸抑制、癫发作等。

长期大剂量滥用可卡因可引起慢性脑病综合征,表现为反应迟钝、短时记忆力下降、共济运动失调等。

可卡因精神病主要与游离碱可卡因的滥用或以注射方式使用可卡因有关,表现与苯丙胺精神病类似,可出现幻觉、妄想、刻板动作、兴奋冲动等。病程比苯丙胺性精神病短,一般可在 48~72 小时消失。

长期滥用造成依赖,停药几小时后即出现戒断症状,表现为对药物强烈的渴求、抑郁、无力、易激惹、焦虑不安、嗜睡、精力减退等。

第五节　大麻类物质所致精神障碍

大麻是一种草本植物,种植的区域分布很广,亚、非、美、欧及大洋洲均有种植,我国也有不少地区种植大麻。根据大麻中的有效成分四氢大麻酚含量的高低。大麻植物可分为毒品型和纤维型两种,我国种植的大麻大多属毒品型大麻。

大麻(cannabis)是大麻植物(cannabis sativa)的生物活性制剂。根据大麻植物的品种、气候、土壤、种植和制作方法的不同,大麻制剂的活性成分和效应有很大差异,最通常方式是把它掺入香烟中抽吸或用烟斗吸入,或制成雪茄吸入,也可混入食物中食用或泡茶饮用。玛利华纳(marijuana)是大麻植物的粗制品,大麻的一种浓缩树脂制品叫"哈希什"(hashish),一种黏稠的黑色液体制品叫"哈希油"(hash oil)。

在美国,大麻是最常用的毒品,约有 33％的成年人使用过大麻,通常还是青少年除酒外第一个使用的非法药物。近年来,大麻滥用在我国也有流行。

大麻中至少有 400 多种化学物质,其中具有精神活性效应的物质统称大麻类物质或大麻素(cannabinoids)。大麻类物质中活性最强的是四氢大麻酚(delta-9-tetrahydrocannabinol1,Δ-9-THC)。不同制品之间 Δ-9-THC 的含量不同。玛利华纳含 Δ-9-THC 4％~8％,哈希什含 Δ-9-THC 5％~12％。Δ-9-THC 与脑部大麻素受体结合产生效应。该受体的数量在不同脑区分布不一,在影响愉快、记忆、思维、注意、感觉和时间、运动协调的脑区有许多该受体。

大麻有致幻觉和镇静作用,产生的效应个体间存在差异,与所使用的剂量、使用者的期望、情绪以及社会环境有关。小剂量及中等剂量时引起欣快感、幸福感、放松、情绪脱抑制(emotional disinhibition),四肢有轻飘飘的感觉。欣快之后出现嗜睡、镇静。可出现感知歪曲,如感觉时间变慢、产生错觉等,但程度比麦角酰二乙胺(LSD)所导致的轻。大剂量时则产生 LSD 样作用,如幻觉、思维紊乱、偏执、惊恐发作、激越等。

吸食大麻可损害认知和操作功能,可影响驾驶及其他复杂的、需技巧的操作,容易引起交通事故,影响学习成绩、工作、社会技能和日常生活,还会引起抑郁、快感缺乏、焦虑、人格改变。

滥用大麻对身体健康会造成不良影响,对心血管系统最明显的作用是心动过速,心跳加快及血压小幅度下降常见,球结膜血管扩张,出现红眼。抽吸大麻后的第一个小时心脏病发作的危险性增加,这与心率、血压和血液携氧能力下降有关。吸大麻者易患呼吸道和肺部疾病。肿瘤的发病危险增高,因为大麻含刺激物质和致癌物质。大麻中的致癌物质比烟草中多50%～70%,比吸烟更易致癌。长期滥用大麻影响免疫功能,还能抑制睾酮分泌,这对青少年滥用者来说,是特别值得注意的问题。

有些人在长期使用后可出现依赖,停药后会出现轻微的戒断症状,主要表现有对药物的渴求、易激惹、失眠、焦虑、不安、出汗、食欲减退、胃部不适等,在停用后近1周时达到高峰。因戒断症状轻微,无需进行脱毒治疗。

第六节　镇静催眠药或抗焦虑药所致精神障碍

镇静催眠有巴比妥类和非巴比妥类,对中枢神经系统有抑制作用,小剂量产生镇静,大剂量可引起催眠、抗惊厥、麻醉。药物过量引起急性中毒,可因抑制呼吸中枢而死亡。所有的镇静催眠药都能产生耐受和依赖,长期用药后突然停药可出现戒断症状,表现为兴奋、焦虑、震颤,甚至惊厥。该类药物目前已很少使用,因此临床上几乎见不到这类药物依赖的患者。

抗焦虑药有苯二氮䓬类药、丙二醇类和丁螺环酮。丙二醇类目前已很少使用,非苯二氮䓬类药丁螺环酮为5-HT1A受体部分激动剂,其优点之一是无成瘾性。但由于丁螺环酮抗焦虑作用起效慢,不能改善睡眠,因此目前使用的抗焦虑药仍以苯二氮䓬类药为主,临床上所见到的抗焦虑药成瘾一般都是苯二氮䓬类药引起。

苯二氮䓬类药抗焦虑药的理化特性与镇静催眠药不相同,但所产生的作用与镇静催眠药相似,即小剂量产生镇静,大剂量可引起催眠、抗惊厥。由于失眠、焦虑的患者众多,因此,苯二氮䓬类药是目前最常用的精神药物之一,但该类药物最大的缺点是长期使用后会产生依赖,临床上苯二氮䓬类药依赖者并不少见,戒断症状有失眠、焦虑、激越、震颤、头痛、多汗、抑郁,甚至抽搐发作。目前临床上使用的苯二氮䓬类药均有依赖性。药物的作用时间越短,依赖性越大,形成依赖的时间越短,甚至使用通常剂量1个月后就可形成依赖。短效的苯二氮䓬类药物(如阿普唑仑、罗拉西泮、艾司唑仑)戒断症状出现快,在停药1～2天后即出现戒断症状,而且症状较重;长效的苯二氮䓬类药物长期使用停药,1～2周后出现戒断症状,持续时间长,但程度轻。

苯二氮䓬类药用于失眠时,严格掌握适应证,搞清楚失眠的原因,防止滥用。在用于失眠时,大多数情况不应超过几周。撤药宜缓慢,以避免发生戒断症状。

对抗焦虑药所致精神障碍,首先要从预防做起。虽然目前使用的抗焦虑药仍然以苯二氮䓬类药为主,但由于精神药理学的发展,现在可供选择的抗焦药的种类比以前多,除苯二氮䓬类药物外,还有无成瘾性的丁螺环酮。另外,选择性5-HT再摄取抑制药(如帕罗西汀paroxetine)、文拉法辛(venlafaxine)和米氮平(mirtazapine)、曲唑酮(trazodone)等抗抑郁药也有抗焦虑作用,可作为抗焦虑药使用。对于失眠,还可以选择米氮平、酒石酸唑吡坦、曲唑酮等。因此,现在有条件从源头抓起,大幅度减少医源性苯二氮䓬类药物依赖的形成。

第七节 致幻药所致精神障碍

致幻药(hallucinogen)又称迷幻药(psychedelics)、拟精神病药(psychotomimetics),是一类在不明显损害记忆和意识的情况下,产生类似于功能性精神病症状的精神活动物质。

一、分类

致幻药大体上可分为两类:吲哚烷基胺类和苯乙胺类。

(一)吲哚烷基胺类

结构上与 5-HT 有关,如麦角酰二乙胺(Lysergic acid diethylamide,LSD)、二甲色胺(Dimethytryptamine,DMT)、二乙色胺(Diethyltryptamine)、塞洛西宾(Psilocybin)。

(二)苯乙胺类

结构上与儿茶酚胺有关,如仙人球毒碱(Mescaline)、苯环己哌啶(Phencyclidine,PCP)和氯胺酮(Ketamine)。另外,亚甲二氧甲基苯丙胺(MDMA)、大麻也有致幻作用,也可列入此类。

二、LSD 所致精神障碍

致幻药中最常见的是 LSD,它是 5-HT 受体促动药,市售的有片剂、胶囊,偶有液体制剂。LSD 的效应难以预测,取决于使用者个性、情绪、期望以及剂量和使用时的环境。摄入 LSD 后,通常在 30~90 分钟后产生效应。躯体方面的表现有瞳孔扩大、视物模糊、发热、心率加快、血压升高、出汗、食欲丧失、口干、震颤、动作不协调等。精神方面的效应有感知觉、情绪、思维等方面的改变,持续 8~14 小时。最显著的体验是感知觉的歪曲或增强。视觉形象变得异常鲜明、色彩丰富、轮廓清晰,对很平常的事也觉得很惊奇,常见错觉和幻觉。患者也常出现不同感觉形式的混淆,即共感(synaesthesia),如声音被感知为是看到的,颜色被体验为是听到的。可出现定向障碍、体像改变、人格解体,对时间、空间的感知发生改变。情绪变得异常强烈,表现多样,可同时体验到多种情绪或两种互不协调的情绪,并快速波动。思维障碍方面有牵连、偏执。

其他常见的不良反应有"倒霉之旅(bad trip)"和闪回(flashback)。"倒霉之旅":表现为极度惊恐,害怕自己会失控、发疯或死去,要求立即得到治疗。发作通常不超过 2 小时。应使这些患者在安静的环境内休息,并向其保证这种异常的体验是暂时的,是药物引起的。严重者可给予苯二氮䓬类药物,避免使用抗精神病药。闪回:即停止用药后仍自发地再次体验到以前摄入致幻药时出现过的视觉歪曲、躯体症状、自我界限丧失或强烈的情绪,可以精确地重复既往吸入致幻药时的症状。闪回现象为发作性,持续数秒至数分钟,也可更长。闪回现象有时因疲劳、饮酒或大麻中毒而促发。闪回现象比较常见,可在停 LSD 数天内或 1 年后出现,估计可发生于 25% 以上的致幻药使用者中。随着时间的推移,闪回发作的次数迅速减少,发作时的强度也迅速降低。

慢性中毒可出现持久的焦虑、抑郁和精神病性症状。

三、氯胺酮所致精神障碍

氯胺酮俗称 K 粉,是一种白色结晶粉末,易溶于水。氯胺酮滥用主要是在一些娱乐场所,吸食方式为鼻吸、卷入香烟中抽吸或溶于饮料后饮用。目前,氯胺酮的滥用问题日益严重。

氯胺酮是一种分离性麻醉药,对丘脑-新皮质系统有抑制作用,选择性地阻断痛觉,而对边缘系统则有兴奋作用,造成痛觉消失而意识还部分存在的分离状态。

服用氯胺酮后会出现"去人格化(depersonalization)"、"去真实感(derealization)"、"人体形象(body imagery)"改变、梦境、幻觉以及恶心、呕吐等。有些梦境或幻觉是"愉悦性"的,有些则是不愉快的、痛苦的。氯胺酮的梦幻作用是导致滥用产生的主要因素,这种梦幻作用因滥用者个体精神状况和滥用场景不同而有差异。

氯胺酮是苯环己哌啶的衍生物,可阻断NMDA(N-methyl-D-aspartate)受体,使正常个体产生阳性症状、阴性症状和认知缺陷,与精神分裂症的症状几乎难以区别,如给予精神分裂症患者NMDA受体阻断药,则可加重病情。

氯胺酮依赖的处理主要是对症治疗,可给予镇静催眠药,如果出现精神病性症状,可给予抗精神病药。

第八节 烟草所致精神障碍

烟草(tobacco)是世界上使用最普遍的物质,全球烟民已达12亿以上。我国是世界上最大的烟草生产和消费大国。据统计,我国有烟民3.5亿人,其中青少年烟民有5 000万。吸烟严重损害人类的身体健康,我国每年100万的死亡人群中,有3/4是死于与烟草使用有关的疾病。吸烟是烟草使用最常见的方法,其他有吸雪茄、用烟斗吸烟、咀嚼烟草等。

一、临床表现

1. 急性效应　烟草中的主要精神活性成分是烟碱,即尼古丁(nicotine)。吸入一口烟后,其中的烟碱可通过肺快速吸收,在几秒钟内到达大脑,作用持续长达30分钟。烟草使用后可产生多种效应,例如情绪改善、肌肉松弛、焦虑减轻、食欲下降,认知方面有注意力、记忆增强。由于烟碱的代谢速度快,脑中烟碱的含量很快降低,吸烟者在一支烟抽完后30～45分钟,就很想再抽一支。吸烟者往往在饭后、应激和焦虑时即很想抽烟。渴求的程度个体间有差异,戒烟的能力个体间也有明显不同。

2. 耐受和依赖　烟草的依赖性潜力很强。像其他精神活性物质一样,烟草依赖的核心症状是难以克制的觅药行为。对烟草已形成依赖者,在停用数小时后即可出现戒断症状,表现为对烟草的渴求、抑郁、焦虑、易激惹、愤怒、注意力不集中、头痛、食欲增加、心跳加快、睡眠障碍、血压升高。对烟草的渴求在停用后24小时达到高峰,然后逐渐下降,持续数周,但可被有关刺激所诱发。

研究发现,烟碱的耐受和依赖还与应激和焦虑有关。一方面,应激和焦虑时个体往往采取吸烟的方式舒缓情绪;另一方面是应激和焦虑时肾上腺皮质激素分泌增多,肾上腺皮质激素可降低烟碱的效应,因此需要较多的烟碱才能取得同等的效应。

二、作用机制

烟草中的主要精神活性成分是烟碱。烟碱有高的成瘾性,它对中枢神经系统既有兴奋作用也有镇静作用。摄入烟碱后立即会产生兴奋,引起肾上腺皮质释放肾上腺素,刺激中枢神经系统及其他内分泌腺,随之出现抑郁,导致滥用者寻找更多的烟碱。

研究发现,烟碱与可卡因、海洛因、大麻一样,可提高多巴胺的水平。研究发现,烟碱成瘾的关键成分是一种特殊的分子——烟碱胆碱能受体的β2亚单位。该分子与烟碱的奖赏效应有关。

烟碱与脑中的胆碱能受体结合发挥作用。已发现中枢神经系统有几种烟碱的胆碱能受体,激活这些受体与烟碱的强化效应及降低食欲有关。对外周烟碱受体的刺激则引起自主神经作用。短期使用烟草增加脑血流量,长期使用则降低脑血流量。

三、戒烟方法

实施戒烟可采取逐渐减量的方法,同时结合药物治疗和心理治疗。给予心理支持及技能训练,以应对高风险情形下可能出现的吸烟行为,并保持长期不吸。

关于烟草依赖的药物治疗,一些文献和参考书中介绍的方法很多,例如,国外有尼古丁香口胶(nicotine chewing gums)、尼古丁透皮贴剂(nicotine transdermal patch)、尼古丁鼻雾剂和吸入剂等。烟碱口香糖是获 FDA 通过的治疗烟碱依赖的药物,是烟碱的替代治疗。另一方法是使用烟碱皮贴,它释放相对恒定量的烟碱。其他还有烟碱喷雾剂和吸入剂。烟碱口香糖和烟碱皮贴等都是替代治疗方法,有助于缓解戒断症状。其他药物还有安非拉酮(Bupropion)、伐尼克兰(Varenicline)等。如出现情绪不稳可用抗抑郁药和抗焦虑药。

第九节　非依赖性物质所致精神障碍

非依赖性物质所致精神障碍(mental disorder caused by non dependence substance)指来自体外的某些物质,虽不产生心理或躯体依赖,但可影响个体的精神状态,如产生摄入过量所致的中毒症状(以往称中毒性精神障碍)或突然停用所致的停药综合征(如反跳现象)。

常见的引起精神障碍的非依赖性物质是医用药物、有机化合物、一氧化碳、重金属及有毒食物等。这些物质进入体内后直接作用于中枢神经系统,引起认知损害、情感障碍、精神病性症状、人格改变和社会功能受损。临床表现一般可分为急性中毒和慢性中毒两类。短期内摄入较大剂量有毒物质后产生急性精神障碍,中毒较轻时主要表现为脑衰弱综合征,严重时则出现意识障碍,表现为急性脑病综合征。长期摄入小剂量有毒物质后产生慢性中毒,起病缓慢,临床表现较轻,但持续时间长。慢性中毒在不同阶段表现不同,早期一般表现为脑衰弱综合征,发展阶段则出现感知障碍、情感障碍和思维障碍,而在后期则可有智能障碍和人格改变,表现为慢性脑病综合征。

值得临床注意的是,随着化工工业的发展、农业生产中农药的广泛使用以及家居装饰、美容减肥药、抗感冒药等非处方药物的使用,导致精神障碍的非依赖性物质的种类也有所增多。临床诊断时必须获得有此类物质被摄入体内的证据,且有理由推断精神障碍系该物质所致,除残留性或迟发性精神障碍之外,精神障碍的发生应在非依赖物质直接效应所能达到的合理期限之内。

一、非依赖性药物所致精神障碍

(一)肾上腺皮质激素所致精神障碍

肾上腺皮质激素按其生理作用可分为糖皮质激素和盐皮质激素。糖皮质激素在临床广泛使用,但不良反应也较多,可引起精神症状。一般认为,精神症状的产生与激素的剂量和疗程无关,而与激素的种类、患者的病前性格、既往精神病史和躯体功能状态有关。糖皮质激素中,地塞米松引发精神症状的可能性最大,以下依次为可的松、泼尼松、氢化可的松。

地塞米松可提高中枢神经系统的兴奋性,从而引起精神症状。精神症状常发生在用药后数日或 2 个月内。一般起病较急,病程较短,精神症状的程度轻重不一。情感障碍较突出,可出现失眠、欣快、易怒、言语动作增多,少数可表现为焦虑、抑郁,也可出现行为紊乱、幻觉、妄想等分裂样症状和意识障碍。

肾上腺皮质激素所致精神障碍的诊断有时会有困难。例如,临床上并不少见的系统性红斑狼疮患者在使用激素治疗的过程中出现精神症状,而此时系统性红斑狼疮又处于活动期,那么要判定精神症状是由系统性红斑狼疮导致(例如狼疮性脑病)还是激素所致则有一定困难,此时需要纵向观察、进行分析判断。

治疗:逐渐减药或停药,或改用其他激素,如因躯体疾病不能停用激素,可继续小剂量使用,并同时使用地西泮或小剂量抗精神病药控制精神症状。

(二)异烟肼所致精神障碍

异烟肼是治疗结核病的首选药,较常见的不良反应有周围神经病、眩晕和失眠等,量大可引起视神经炎,诱发惊厥,甚至引起中毒性脑病和精神症状。发病机制可能是异烟肼的结构与维生素 B6 相似,而与维生素 B6 竞争同一酶系或两者结合成腙随尿排出体外,导致维生素 B6 缺乏。

精神障碍表现为意识障碍、幻觉妄想状态、记忆障碍、躁狂或抑郁状态。

治疗:立即停药,改用其他抗结核药,大量补充 B 族维生素。控制精神症状,可使用地西泮或抗精神病药物。

(三)阿托品类生物碱所致精神障碍

阿托品是 M 胆碱受体阻断药,可兴奋延脑和高位神经中枢。阿托品中毒时,除口干、面部潮红、皮肤干燥、瞳孔扩大、视物模糊、体温升高等抗胆碱能反应外,还可以出现精神症状,表现为兴奋、言语动作增多、躁动不安,较重者可出现谵妄,有恐惧性错觉、幻觉。严重中毒时则由兴奋转为抑郁,出现昏迷和呼吸麻痹。

治疗:毒扁豆碱是拟胆碱药,能对抗阿托品的中枢和周围抗胆碱能作用,宜及早使用。可给予 0.5~2 mg 肌注或缓慢静脉注射,必要时重复,对躁动不安者可使用抗焦虑药。不宜使用有抗胆碱能反应的抗精神病药。

(四)抗感冒药所致精神障碍

抗感冒药的种类繁多,除中药成分外,主要含有金刚烷胺、伪麻黄碱、马来酸氯苯那敏及对乙酰氨基酚等。由于此类药品属于非处方药,易于购买,常因超剂量服用或延长服用疗程而导致不良反应。急性精神障碍主要表现为睡眠障碍、烦躁焦虑、幻觉、妄想,严重者可有意识障碍。金刚烷胺导致精神障碍可能与该药能增加 DA 的释放,使中脑边缘系统多巴胺功能增强有关。伪麻黄碱能促进去甲肾上腺素的释放,产生拟交感效应。

治疗:立即停用抗感冒药,给予支持治疗及对症处理,精神症状严重者也可给予小剂量抗精神病药。

(五)减肥药所致精神障碍

市场上减肥药物品种较多,有西药,也有中药,根据作用机制,这些药物大致可分为四类:摄食抑制剂、影响消化吸收的药物、加速代谢的激素类药物及其他药物。摄食抑制剂较常用的主要有拟儿茶酚胺类递质药物(如苯丙胺及其衍生物)和拟 5-羟色胺能药物(如芬氟拉明、右旋芬氟拉明),加速代谢的激素类药物中含甲状腺激素、生长激素等,能引起精神症状。减肥药所致精神障碍轻度表现为失眠、焦虑,严重者可出现言语性幻听为主的精神病性症状、行为紊乱等。

治疗:立即停用减肥药,对精神症状可使用小剂量抗焦虑及抗精神病药物。

二、有机化合物所致精神障碍

(一)苯中毒所致精神障碍

苯是一种化工原料和有机溶剂,是常见的工业毒物,属中等毒类,常温下容易挥发,主要以蒸气状态经呼吸道吸入,皮肤也可少量吸收。

急性中毒:主要影响中枢神经系统,由于苯的亲脂性,易附着于神经细胞表面,抑制生物氧化,影响神经递质,麻醉中枢神经系统。轻者表现醉酒状态、头晕、头痛、恶心、呕吐等;重者可出现意识障碍、肌肉痉挛、抽搐。

慢性中毒:主要影响造血系统和神经系统。早期神经系统最常见的表现为脑衰弱综合征和自主神经功能紊乱。造血系统最常见的表现为白细胞和血小板减少,继而出现各种出血症状,如鼻出血、皮下黏膜出血甚至内脏出血等而导致贫血。

治疗:对急性中毒患者应迅速将其移至空气新鲜处,注意呼吸情况。除给氧、给予呼吸兴奋药等一般措施外,还可以使用葡萄糖醛酸内酯,它与苯代谢产物酚结合物促进排毒。对精神障碍和慢性中毒可采取对症治疗。

(二)甲醇中毒所致精神障碍

甲醇是一种工业原料,为无色易挥发的液体,气味与乙醇相似,可经呼吸道、消化道吸收,也可经皮肤部分吸收。在体内代谢和排泄均缓慢,有明显蓄积作用。甲醇主要作用于神经系统,有明显的麻醉作用。对视神经和视网膜有特殊的选择毒性作用,造成视神经萎缩。甲醇的代谢产物抑制细胞的有氧代谢,造成酸中毒。

临床表现:急性中毒早期呈醉酒状态,步态不稳,并有头昏、头痛、乏力、视物模糊、表情淡漠、失眠等,严重时出现谵妄、昏迷、呼吸衰竭,甚至死亡。可有双眼疼痛、视力下降、复视,甚至永久失明。少数患者出现精神症状,表现为恐惧、多疑、兴奋或抑郁、幻觉等。

治疗:对误服甲醇者应立即以 5‰NaHCO₃ 250 mg 静滴纠正酸中毒。积极防治水肿,可用 20%甘露醇加地塞米松静滴。对于神经损害和慢性中毒者应给予 B 族维生素、神经营养药、血管扩张药、糖皮质激素等。

(三)有机磷农药中毒所致精神障碍

有机农药可经消化、呼吸道和皮肤黏膜吸收,进入体内后迅速分布到全身各器官,肝脏中含量最高,脑内含量取决于其通过血脑屏障的能力。

中毒机制:有机磷的毒性作用,主要由于其与胆碱酯酶迅速结合,形成不易解离的磷酰化胆碱酯酶,后者不能催化水解乙酰胆碱导致乙酰胆碱蓄积,从而抑制神经传导,产生中毒症状。有些有机磷农药具有迟发性神经毒性作用,其机制可能是有机磷抑制神经鞘酯酶,并使其老化。

1. 急性中毒 急性中毒的临床表现与体内胆碱酯酶活性受抑制的程度相平行,潜伏期的长短与药物的种类、摄入的剂量和途径有关。临床症状分为三类:

(1)毒蕈碱样症状:过量的乙酰胆碱作用于胆碱能节后纤维,导致平滑肌和腺体高度兴奋引起大汗淋漓、支气管分泌物增多、肺水肿、呼吸困难等症状。

（2）烟碱样症状：过量的乙酰胆碱作用神经肌肉接头，引起肌束震颤、肌肉痉挛、抽搐，严重者呼吸肌麻痹。

（3）神经精神症状：中毒轻者主要表现脑衰弱综合征，可出现头痛、头晕、乏力、失眠、注意力不集中、焦虑、抑郁或欣快等；中毒重者则出现言语不清、定向障碍、意识障碍，严重者出现脑水肿、中枢性呼吸衰竭。精神症状有抑郁或欣快、焦虑、躁动不安、幻觉、妄想等。

2. 慢性中毒　多见于职业性接触者，主要表现为脑衰弱综合征，如头痛、头晕、食欲不振、乏力，也可出现情绪低落、焦虑、易激怒等。

治疗：中毒者应立即脱离现场，清除毒物，口服者彻底洗胃，及早使用足量的特效解毒剂。阿托品可减轻或消除毒蕈碱样症状（对烟碱样症状无效）和中枢神经症状。使用原则是早期、足量、反复给药，直到阿托品化，再减量维持。胆碱酯酶复能剂可使被抑制的胆碱酯酶恢复活性，可与阿托品合用。控制精神症状采取对症治疗，可选用地西泮、小剂量抗精神病药。

三、一氧化碳中毒所致精神障碍

一氧化碳（CO）中毒多由于工业生产时防护不当，家庭使用煤炉、燃气热水器时通风不良或煤气泄漏等造成。CO是一种无色无味的气体，含碳物质不完全燃烧时均可产生CO。

中毒机制：CO经呼吸道吸入后立即进入血液，与血红蛋白（Hb）结合成碳氧血红蛋白（HbCO）。CO与Hb的亲和力比氧与Hb的亲和力大200倍，而解离又比HbO_2慢3 600倍。HbCO不仅不能携氧，还可以抑制HbO_2的解离。另外，高浓度的CO还可与细胞色素氧化酶中的铁结合，抑制组织的呼吸过程，使组织缺氧。中枢神经系统对缺氧最敏感，CO中毒后神经元内的ATP迅速耗尽，钠泵转运丧失能源，钠聚集在细胞内，而引起细胞内水肿。同时，缺氧引起血脑屏障通透性增加，引起细胞间水肿，从而导致脑血肿和脑血循环障碍。缺氧和脑血循环障碍可促使血栓形成、缺血性脑软化或广泛的脱髓鞘改变。脑组织的这些病理变化的形成需要一定的时间。因此，一部分急性CO中毒者在抢救苏醒后一段时间表现正常，即"假性痊愈"，在病理改变形成后又出现多种神经精神症状的迟发性脑病。

临床表现：急性中毒轻症者有头痛、头昏、乏力、恶心、呕吐、视物模糊等。急性期患者颜面充血，呈樱桃红色，四肢皮肤潮红，初期血压上升，后下降，可有心律失常。严重者可出现意识障碍、去大脑皮质状态，甚至呼吸衰竭死亡。

少数患者在抢救苏醒后经2～60天的假愈期，以后可出现迟发性脑病，表现为：①痴呆状态、谵妄状态、去大脑皮质状态；②锥体外系症状，出现帕金森综合征；③锥体系神经损害，如偏瘫，小便失禁、病理反射阳性等；④大脑皮质局灶性功能障碍，如失语、失明或继发性癫；⑤头颅CT可发现病理性低密度区，EEG高度异常。

长期在CO浓度高的环境中工作可引起慢性中毒，主要表现为脑衰弱综合征，如头痛、头晕、记忆力下降、乏力、个性改变等。

治疗：急性中毒者应立即移至空气新鲜处，要积极纠正缺氧和防治脑水肿。应尽早行高压氧治疗。急性中毒后2～4小时即可出现脑水肿，24～48小时达到高峰并持续多天，应使用高渗脱水、利尿药、糖皮质激素等，并给予能促进脑血液循环和细胞代谢的药物，维持呼吸循环功能。经抢救苏醒后应卧床休息密切观察2周，预防并发症的发生。对精神症状可给予适量地西泮、小剂量抗精神病药。

四、重金属所致精神障碍

(一)铅中毒所致精神障碍

铅是一种嗜神经性及溶血性毒物,以无机铅中毒多见。铅可经呼吸道、皮肤、消化道吸收。急性铅中毒多系口服可溶性铅无机化合物和含铅药物引起。慢性铅中毒为常见职业病,多见于在工作中长期吸入铅烟、铅尘的工人。四乙铅是有机铅化合物,为无色油状液体,主要用于汽油抗爆剂。

中毒机制:铅吸收后分布于全身各组织,最后约 95% 的铅稳定地沉淀于骨骼系统,器官中的铅以肝、肾中为高,主要经肾排出。铅在体内的代谢与钙相似,能促进钙排出的因素同样也促进铅的排出。铅损害中枢神经系统是由于其阻碍 GABA 的功能,降低细胞色素 C 的浓度,加速多巴胺释放,减少细胞外 Ca^{2+} 的浓度,影响 Ach 的释放,最终引起各种行为和神经效应的改变。严重中毒引起神经细胞退行性改变,导致脑病。

四乙铅进入体内后迅速转变为毒性更大的三乙铅,主要抑制脑内的葡萄糖氧化和单胺氧化酶。四乙铅还抑制胆碱酯酶活力,轻者使大脑皮质功能失调和自主神经功能紊乱,严重时损害神经细胞,出现脑水肿和弥漫性脑损伤。

临床表现:急性中毒后出现恶心、呕吐、腹痛、血压升高。四乙铅易引起精神失常,表现为兴奋、感觉异常、幻觉、行为异常等。严重者发生中毒性脑病,出现痉挛、抽搐、昏迷、脑水肿。慢性中毒一般表现为脑衰弱综合征。

诊断:必须了解铅接触史,结合临床表现和尿铅、血铅等实验室检查结果,排除其他疾病后才能作出诊断。

治疗:误服铅化物者应立即采取洗胃、导泻等措施。驱铅治疗可使用依地酸钙钠或二巯基丁二酸钠。对中毒性脑病应积极改善脑缺氧和脑水肿。控制精神症状可使用地西泮或小剂量抗精神病药。

(二)汞中毒所致精神障碍

汞俗称水银,为银白色的液态金属,常温下即蒸发。汞中毒以慢性多见,主要发生在生产活动中吸入汞蒸汽或汞化合物粉尘所致。大剂量吸入或摄入汞化合物即可发生急性中毒。金属汞和汞化合物蒸汽经呼吸道进入体内,金属汞在胃肠道几乎不吸收,但可由皮肤吸收,汞化合物也可经消化道吸收。

中毒机制:汞蒸汽脂溶性高,易透过肺泡壁含脂质的细胞膜。进入体内后被氧化成 Hg^{2+}。Hg^{2+} 与巯基亲和力高,它们结合后使与巯基有关的酶失去活性,阻碍了细胞代谢,使细胞发生损害。Hg^{2+} 可通过血脑屏障,中枢神经系统最易受到损害,也可以损害肾脏。

临床表现:精神障碍多见于慢性汞中毒,主要表现为头昏、头痛、记忆下降、失眠等脑衰弱综合征,以后可出现性格改变和情感障碍,表现为急躁、自制力差、易冲动、孤僻、胆怯、无故哭笑、焦虑不安、抑郁等。严重时出现多疑、幻觉、智能减退、震颤、共济失调等中毒性脑病表现。

诊断:根据接触史和脑衰弱综合征等为主的神经精神症状可以诊断。

治疗:脱离中毒环境,改善劳动条件,加强防护。驱汞治疗可肌内注射二巯基丙醇(BAL)或二巯基丙磺酸钠,这类解毒药分子中有活性的巯基,能与血液和组织中的巯基毒物起反应,形成无毒化合物由尿排出。对精神症状一般可给予抗焦虑药物。

五、食物所致精神障碍

此类精神障碍多见于食用有毒蕈类后引起。蕈类俗称蘑菇,有些蕈类含有毒素,且用一般方法难以破坏其毒性,误食后可引起中毒。不同蕈类所含毒素种类不同,可引起相应的毒性反应,可分为四型:①胃肠炎型;②溶血型;③中毒性肝炎型;④神经精神型。不同毒蕈所致中毒在开始时均有胃肠道症状。

神经精神型多由误食毒蝇伞、豹斑毒伞和牛肝蕈等引起。毒蝇伞、豹斑毒伞的毒素为毒蕈碱。中毒后,副交感神经兴奋症状突出,如多汗、流涎、流泪、心率减慢、瞳孔缩小等。精神症状可为欣快、话多,少数严重者出现幻觉、谵妄、呼吸抑制等。误食牛肝蕈后,有人可出现小人国幻觉、谵妄、幻听、被害妄想等精神症状。

治疗:除催吐、洗胃、导泻等措施外,对毒蝇伞、豹斑毒伞中毒者应用阿托品,不仅能改善胃肠道症状,还可以消除蕈碱样症状,改善心脏传导。轻者给予阿托品 0.5～1 mg 皮下注射,每隔 30 分钟至 6 小时 1 次,严重者 1～2 mg,每隔 15～30 分钟 1 次,病情好转后应调整剂量或停药。精神症状明显者可用小剂量的抗精神病药。

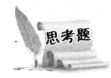

思考题

1. 试述普通醉酒、病理性醉酒及复杂性醉酒的区别。
2. 如何应用苯二氮草类药物处理酒精滥用所致的单纯性戒断症状?
3. 如何防止阿片类物质滥用脱毒治疗后的复吸行为?
4. 试述苯丙胺类物质作用于大脑的药理机制及苯丙胺类物质所致精神障碍的临床表现。

(李国海　张　震)

第九章 精神分裂症及其他精神病性障碍

第一节 精神分裂症

一、概念

精神分裂症(schizophrenia)是一种常见的病因尚未完全阐明的精神疾病。多在青壮年起病,临床上以基本个性改变,思维、情感、行为的分裂,精神活动与环境的不协调为主要特征。本病患者一般无意识和智能方面的障碍,病程多迁延并呈进行性发展,部分患者可最终出现衰退和精神残疾。

二、流行病学

精神分裂症的发病年龄一般在 15～45 岁,多见于青壮年。男、女两性间发病没有明显的差异。

患病率为 1.4‰～4.6‰,发病率为 0.16‰～0.43‰(A Jablensky,2000)。我国江西省(2004)的调查发现精神分裂症终身患病率为 0.78%,时点患病率为 0.58%。浙江省(2005)的时点患病率为 0.31%;河北省(2007)报道的终身患病率为 0.66%,时点患病率为 0.55%。据估算,我国目前有近 700 万人罹患精神分裂症,占精神残疾人数的 70%,是导致精神残疾的最主要疾病。

三、病因和发病机制

(一) 遗传

家系调查、孪生子和寄养子调查资料以及分子遗传学研究证明,遗传因素在精神分裂症的发生中起一定作用。

1. **家系调查** 国内外不同地区的家系调查,发现精神分裂症患者近亲中的患病率比一般居民高数倍。与患者血缘关系越近,患病率愈高。最早的家系调查是由 Ernst Rubin(1916)在慕尼黑进行的。他发现病人的兄弟姐妹中。该病的患病率最高。Kallmann(1938)调查了 1 087 名精神分裂症先证者家属中的发病率,发现不但是兄弟姐妹,而且子女父母的患病率也较高。各级亲属中发病概率为 4.3%～16.4%,其中子女 16.4%,同胞 11.5%～14.3%,父母 9.2%～10.3%。上海(1958)对 1 198 例精神分裂症患者的 54 576 名家属成员进行调查,发现父母及同胞的精神分裂症患病率最高。患者亲属中精神病的患病率比一般人口高 6.2 倍。

2. **双生子研究** 在医学遗传学中,孪生子法是一种有效的方法。单卵孪生子(MZ)所获得的遗传信息几乎完全相同,而双卵孪生子(DZ)所获得的遗传信息并不完全相同。最早的孪生子研究是 Luxenberger(1928)在慕尼黑进行的,他发现在 19 对 MZ 中,同病率为 58%;

而在 13 对 DZ 中,竟无一对同病。国内方惠泰(1982)报道 50 对精神分裂症孪生子研究结果,MZ 同病率为 46.4%,DZ 同病率为 18.2%。尽管上述资料的具体数字有差别,但均发现 MZ 同病率比 DZ 同病率高 3~6 倍。

3. 寄养子研究　寄养子研究是为了区别遗传因素与环境因素的作用。家系调查和孪生子研究支持遗传因素的作用。但环境因素的作用尚不能完全排除,发病率较高可能是由于家庭成员异常精神行为的影响。寄养子研究可进一步澄清。为排除本病的发生是受家庭环境的影响,Heston(1966)将本病患者母亲的 47 名子女自幼寄养出去,由健康父母抚养,与 50 名双亲健康者的子女作对照。至成年后,实验组有 5 人患精神分裂症(患病率为 10.6%,校正年龄后为 16%),22 人有病态人格;对照组无精神分裂症病人,9 人有病态人格,差别有显著性。

4. 近年来由于分子遗传学技术的进步,使易感基因的定位有了可能。基因组扫描研究显示精神分裂症候选区位于染色体 1q、2q、5q、6p、6q、8p、10p、13q、15q 和 22q。最有希望的候选基因有:α-7-nicotinci receptor,Discl, GRM3,dysbindin, COMT,NRGI, RGS4 和 G72。

(二) 生化

1. 多巴胺(DA)能假说　多巴胺活性过度假说是最被广泛接受的精神分裂症病因假说,主要源于精神药理方面的研究。拟精神病药物苯丙胺可以产生类精神分裂症的症状,并且可以使分裂症患者的病情恶化;抗精神病药物的药理作用是通过阻滞 DA 受体的功能而发挥治疗作用。多个研究提示,精神分裂症患者血清高香草酸(HVA,DA 的主要代谢产物)增高,尸体脑组织中 DA 或 HVA 高于对照组。近年来关于在纹状体处 DA 释放的正电子发射断层显像(PET)研究表明,未经抗精神病药物治疗的患者纹状体 D2 受体数量增加,精神分裂症患者这些区域的细胞外 DA 浓度较正常人群为高。有的研究者认为精神分裂症患者 DA 受体敏感性增高,会导致精神分裂症发病,但这一研究目前只有间接的证据支持。

2. 5-羟色胺假说　5-羟色胺(5-HT)神经源于中脑被盖核和中缝核,这两个核投射到皮质、纹状体、海马和其他边缘系统区域。5-HT 是中枢神经系统中最丰富的神经递质,在大脑功能的许多方面起作用,尤其是控制觉醒水平和睡眠觉醒周期。与心境抑郁、自杀行为也有密切关系。5-HT 受体亚型至少有 15 种,其中 5-HT$_2$ 受体与精神分裂症关系密切,如致幻剂麦角酸二乙酰胺(LSD)和仙人掌毒碱是吲哚类物质,对 5-HT$_2$ 起激动作用,能引起精神病性症状,从而提出了分裂症的 5-HT 假说。5-HT$_2$ 拮抗剂利坦色林(ritanserin)通过拮抗 5-HT2A 受体,激活中脑皮层 DA 通路,改善阴性症状和认知症状。

3. 谷氨酸假说　有许多研究显示精神分裂症患者脑脊液中谷氨酸功能降低,而谷氨酸能活性的降低是由于谷氨酸受体 N-甲基-d-天门冬氨酸(NMDA)受体含量下降所致。另外非竞争性 NMDA 受体拮抗剂苯环己哌啶(phencyclidine,PCP)在正常人群及精神分裂症病人中均可引起阳性症状、阴性症状及认知损害症状。非典型抗精神病药物的作用机制之一就是增加中枢谷氨酸功能,作用于 NMDA 谷氨酸能受体甘氨酸位点的药物已经被认为是治疗中度到重度阴性症状及认知功能损害有希望的药物。

(三) 脑结构和脑影像学的异常

精神分裂症患者尸检证明脑内存在异常,包括边缘系统和颞叶结构萎缩。杏仁核、海马、海马旁回等,海马不同区域均有不同程度的体积减小,但这些异常均不是精神分裂症患者的特征性改变,也并不是所有的精神分裂症病人都存在这样的改变。

计算机断层扫描(CT)和核磁共振(MRI)研究表明,精神分裂症较为一致的发现是侧脑室扩大,颞叶、额叶及皮质下连接异常。但这些变化与病程长短及是否接受治疗无关,这些变化在精神分裂症的早期甚至治疗开始以前就已经存在。PET(正电子发射成像)更提供了在活体身上研究大脑功能活动的手段,精神分裂症患者在神经认知测试状态下如进行威斯康星卡片分类试验时,并不出现前额叶活动增强,提示患者存在前额叶功能低下。精神分裂症的功能磁共振成像(functional magnetic resonance imaging,fMRI)研究自 20 世纪 90 年代以来飞速发展。静息状态 fMRI 研究的初步报道显示,患者存在脑区功能连接异常和区域一致性下降。任务状态下 fMRI 研究大部分显示,在幻听(尤其是言语性幻听)的精神分裂症患者可见双侧或左侧与听觉相关脑区激活(包括颞横回、颞中回和颞上回皮层以及右侧颞中回)。但也有相反的结果。

(四)心理、社会因素

调查资料表明,精神分裂症发病前有精神诱因者占 44%～77%。但多数学者认为,精神因素对精神分裂症发病的作用,是建立在个体心理承受能力的基础之上。精神分裂症患者的生活事件明显多于一般人群,生活事件是发病的原因还是结果还不能确定。美国的调查发现,生活贫困、经济条件低劣和居住在贫民区的最低社会阶层的人群,精神分裂症的患病率较高。我国的调查也得出类似的结果,即经济水平低、无职业的人群中,精神分裂症的患病率明显高于经济水平高的职业人群的患病率。

(五)病前个性

许多学者注意到,精神分裂症患者中 50%～60% 在患病前具有某种特殊的个性特征,可表现为孤僻、内向、怕羞、敏感多疑、思考问题缺乏逻辑性、好想入非非等。在精神病学中,有的学者把这种个性特征称为"分裂性人格"。根据这一现象,一般认为精神分裂症的发病与病前个性特征有一定关系。

四、临床表现

(一)早期症状

认识精神分裂症的早期症状是十分重要的,可以早发现、及早治疗。急性起病者病前很难发现或者根本就不存在早期症状。大部分患者是在无明显诱因下缓慢起病,仔细观察分析一般都能发现一些早期精神症状。Hafner(1992)对德国 232 例首次发病的精神分裂症病人在其入院后 3～5 周症状有所缓解后进行症状评定及知情人提供资料,以测定回顾性的发病和早期症状,发现非特异性前驱症状在精神病性症状出现之前已有数年之久;大多数(73%)很长时期的前驱症状是非特异性的或阴性症状。出现率在 10% 以上的早期症状为:不安、抑郁、焦虑、思考和注意力集中困难,担心,缺乏自信,无力、迟钝,完成工作困难,不信任,社会退缩、交往减少。1999 年,Hafner 统计德国、美国、加拿大等 8 位作者对初次入院精神分裂症病人早期症状出现时间,发现其在 2.1～5 年之间。

(二)临床症状

精神分裂症临床表现有其特征性,具有在思维、情感、行为意向的不协调和脱离现实环境的特点。布鲁勒(Bleuler)提出本病重要的临床特点是人格的改变,其症状可分为原发症状和继发症状。原发症状具有重要诊断价值,包括联系障碍(association disturbance)、情感淡漠(apathy)、意志缺乏(abulia)及内向性(autism),称之为"4A"症状。Schneider 将精神分裂症的特征性症状称为一级症状,它们是:①评议性幻听;②争论或议论性幻听;③思维化声(也称思维鸣响);④思维被广播;⑤思维被夺;⑥思维插入;⑦被动意志、被动行为、被动情感、躯体被动体验;⑧妄想知觉。需要指出的是,"一级症状"也并非精神分裂症的特异性症状,其他一些精神障碍如双相障碍、脑器质性精神障碍中也可见到。以下为精神分裂症的特征性临床表现。

1. 感知觉障碍 幻觉见于半数以上的病人,其特点是内容荒谬,脱离现实。最常见的是幻听,主要是言语性幻听。具有特征性的幻听是听见两个或几个声音在谈论病人,彼此争吵,或以第三人称评论病人(评论性幻听)。幻听也可以是命令性的(命令性幻听)。有时声音重复病人的思想,病人想什么,幻听就重复什么(思维鸣响)。

此外,精神分裂症还可以出现视幻觉,幻视的形象往往很逼真,颜色、大小、形状清晰可见,内容多单调离奇。幻嗅、幻触、幻味较少见。

2. 思维及思维联想障碍 思维内容障碍主要表现为妄想,最多见的妄想是被害妄想与关系妄想,其他妄想有夸大、嫉妒、钟情、非血统、宗教及躯体妄想等。精神分裂症的妄想常具有荒谬、泛化以及原发性妄想的特点。原发性妄想在本病出现的频率并不高,但在诊断上有重要意义,也是本病的特征性症状。这种妄想发生突然,完全不能用病人当时的处境和心理背景来解释。继发性妄想常发生于幻觉基础之上。思维形式与过程的障碍表现为思维散漫、思维破裂、思维不连贯、思维逻辑关系混乱、思维贫乏等多种形式。思维联想过程缺乏连贯性和逻辑性,是本病具有特征性的症状。其特点是病人在意识清楚的情况下,思维联想散漫或分裂,缺乏具体性和现实性。交谈时可表现对问题的回答不切题,对事物叙述不中肯,使人感到不易理解。

3. 情感障碍 主要表现为情感迟钝或平淡,情感反应与思维内容以及外界刺激不配合,是精神分裂症的重要特征。最早涉及的是较细腻的情感,如对同事欠关心、同情,对亲人欠体贴等。以后,病人对周围事物的情感反应变得迟钝,对生活和学习兴趣减少。随着疾病的发展,病人的情感日益淡漠,最后病人可丧失与周围环境的任何情感联系。

在情感淡漠的同时,可出现情感反应与环境的不协调,与思维内容不配合。病人可为琐事而勃然暴怒,或含笑叙述自己不幸的遭遇,后者称为情感倒错。

4. 意志行为障碍 主要表现为意志减退,病人的活动减少,缺乏主动性,行为变得孤僻、被动、退缩。病人对社交、工作和学习缺乏要求,表现为不主动与人交往,无故旷课或旷工等。严重时行为极端被动,对生活的基本要求亦如此。病人不注意清洁卫生,长期不洗澡,不梳头,生活懒散,终日无所事事,呆坐或卧床。部分病人的行为与环境完全不配合,吃一些不能吃的东西(如肥皂、污水),伤害自己的身体等,称意向倒错。

5. 精神分裂症症状的分类 近年来为满足精神分裂症诊断和治疗研究需要,常将精神分裂症的症状分为5个维度:阳性和阴性症状、认知症状、攻击症状和情感症状。阳性症状包括:①妄想;②幻觉;③语言和交谈脱离现实;④言语紊乱;⑤行为紊乱;⑥紧张行为;⑦激越。阳性症状既是患者发作表现为精神病的状态,同时也是抗精神病药物治疗有效的症状。阴性症状包括:①情感平淡;②情感退缩;③情感不协调;④被动表现;⑤情感淡漠的社会退缩;⑥抽象思维困难;⑦缺乏主动性;⑧刻板思维;⑨失语症:思维和言语的流畅性和数量下降;⑩意志力减退:目标指向行为的动力减退;⑪兴趣缺失:愉快感缺乏;⑫注意力缺陷。阴性症状最终会决定患者的预后和结局好坏,严重程度在很大程度上决定其能否独立生活、维持稳定的社会关系或重新工作。精神分裂症的主要认知障碍包括:①目标表达和维持的问题;②注意力资源分配的问题;③注意力集中的问题;④注意力维持的问题;⑤评估能力的问题;⑥监测能力的问题;⑦主次排序的问题;⑧依据外界信息调节行为的问题;⑨持续学习的问题;⑩语言流畅性受损;⑪问题解决能力的障碍。对于精神分裂症的认知障碍,大多数学者认为它是疾病本身的特质性改变,是影响患者现实功能的症状,与患者是否处于精神病发作阶段无关。攻击和敌意也可见于精神分裂症和其他疾病。情感症状经常与精神分裂症相关联,如患者常可伴发抑郁心境、焦虑心境、内疚、紧张、易激惹和忧虑。

五、临床类型

(一)偏执型

该型以妄想为主,常伴有幻觉,以幻听较多见,是最为常见的精神分裂症类型。起病年龄较其他各型为晚,以青壮年和中年为主。病初表现为敏感多疑,逐渐发展成妄想,并有不断泛化趋势,妄想内容日益脱离现实、荒谬离奇。妄想种类常见的有关系妄想、被害妄想、被培养妄想和非血统妄想。有时可伴有幻觉和感知觉综合障碍。情感和行为常受幻觉和妄想支配,表现多疑、恐惧,甚至出现自伤及伤人行为。此型病程发展较其他类型缓慢,精神衰退现象较不明显,预后相对较好。

【病例】男性,25岁。患者感到过去的女友买通了自己父母,对自己进行监视,家中有窃听器、摄像头,街上有特务在跟踪,包括修自行车的、皮匠都在监视他(被害妄想),这些特务分成两种人,一种人是过去的女友派来害他的,另一种人是中央派来保护他的,为什么要保护他呢?因为他是大学教师、有学历、有理论、有培养前途,中央组织部正在有心培养他(被培养妄想)。他和父亲回到老家,乡亲们对他们热情款待,他感悟到自己不是现在父母生的,而是中央某高级领导人的儿子,是哪个领导人的儿子,他也不清楚,但从乡亲们的脸上看,他们心里都清楚,只是自己不清楚(非血统妄想)。

(二)青春型

本型也较为多见。多发病于青春期,起病较急,病情发展较快。主要症状是思维内容离奇,难以理解,思维破裂,情感喜怒无常,行为幼稚、愚蠢、零乱。以"三乱"、"两症"和一过性为特征。

"三乱"是指思维破裂、情感倒错和意向倒错。思维破裂是指在意识清晰的前提下说话句与句之间缺乏联系;情感倒错是指情感体验与思维内容相反(倒)或不一致(错),所谓情感不协调,通常指的是后者;意向倒错是指与本能有关的活动(即意向,包括食欲、性欲和无条件防御反射)与常人相反(倒)或不一致(错)。"两症"是指行为怪异症状和色情症状,行为怪异症状是指患者突然做出一些古怪动作,让人无法理解,如突然钻到床下,学狗叫;色情症状则表现为当着异性的面脱裤子,触摸异性,纠缠异性。"一过性"是指这种患者的幻觉妄想是一过性的。

【病例】男性,18岁,冲动毁物,说话前言不搭后语1个月而住院。检查时答不切题,问他年龄,答"百分之百,张国荣没死,因为眼睛里长眼睛,眼睛看他,看蔡亦银,他是我老婆,你不知道我多喜欢她(思维破裂)"。问到是否有人对他不好时,答"他要害我,比我高,比我白,比我净,我好渴哎,我心里一切的一切都是为中国人着想,不为美国人着想,美国人要想让我们的国土变小,变得像蚂蚁一样小(一过性妄想)"。患者的母亲在一旁急得流泪,患者却轻松地嘻嘻直笑(情感倒错)。他用手指抠肛门,然后送进嘴里吮,喝痰盂里的痰(意向倒错),一只脚套着痰盂走路(怪异行为),当众脱裤子,玩弄生殖器(色情症状)。诊断为精神分裂症青春型。

(三)紧张型

大多数起病于青壮年时期,起病较急,病程多呈发作性,主要表现为紧张性木僵和紧张性兴奋,两者交替出现,或单独发生。患者可出现紧张性木僵、蜡样屈曲、刻板言语和动作等紧张症状。有时会从木僵状态突然转变为难以遏制的兴奋状态，这时行为冲动，常有毁物伤人，一般数小时后可缓解，或回复进入木僵状态。此型有可能自动缓解，治疗效果较其他型好。

【病例】女性，25岁，因不语、拒食、行为突然冲动1月而住院。患者1月前与同学去外地旅游，第二天起同学发现她言行举止怪异，失眠。本来计划旅游一周时间，因为患者原因于第四天返回。回家后患者表现不讲话，卧床，甚至口水亦含在口中不吐出来；拒绝进食，夜间不睡觉。有时一个动作会持续较长时间，如手臂举在空中会停留几十分钟不放下。夜间多次无故突然起床，将房间内物品冲砸，又回到床上继续不语不动，因持续一月余无缓解而住院，诊断为精神分裂症（紧张型）。

（四）单纯型

本型较为少见，常在青少年时期起病，起病隐袭，缓慢发展，病程至少2年。表现为孤僻、被动、活动减少等情形日益加重，并日益脱离现实生活。临床症状主要为逐渐发展的人格衰退。一般无幻觉和妄想，以阴性症状为主。此型患者由于早期症状不典型，常不被人注意，往往经过数年的病情发展到较严重时才被发现。该型自动缓解者少，治疗效果和预后较差。

【病例】某男，16岁，上小学时就好着急，受不得委屈，对学习不感兴趣。2年前表现更突出，觉得上学无乐趣，高兴就去上课，不高兴就称病不去。上课不听讲，作业也不做，遇有难度的问题干脆放弃，连看也不看一眼，学习成绩由前10名降至倒数第10名。与同学关系疏远，"别人不主动找我，我也没必要找人，井水不犯河水"。常在家睡懒觉，叫他起床就发脾气。平时听不得家里人劝他读书的话题，一听就生气，踢桌椅，拿起东西就砸，用头撞墙，"我没用，是你们的负担"。2个月前干脆不上学了，成天抱着一本《故事会》或《少年文艺》来回翻，根本看不进去。诊断为精神分裂症单纯型。

（五）其他类型

除上述的4型以外，如各型的症状同时存在难以分型者，称未分型。另外，根据临床残留症状、病期、社会功能状态等，可以分为精神分裂症残留型、衰退型，精神分裂症后抑郁等类型。

Crow（1980）根据精神分裂症的病理生化和病理解剖改变，结合临床表现、认知功能、治疗反应以及预后等方面的特征，提出精神分裂症Ⅰ型和Ⅱ型的划分。Ⅰ型精神分裂症以阳性症状为特征，对抗精神病药物反应良好，认知损害较轻，预后良好，生物学基础是多巴胺功能亢进。Ⅱ型精神分裂症以阴性症状为主，对抗精神病药物反应差，伴有明显的认知功能损害，预后差，脑细胞丧失退化（额叶萎缩），多巴胺功能没有特别变化。

1982年Andreasen在Crow工作的基础上制定了阴性症状评定量表和阳性症状评定量表。1992年Stanley等制定了阴性和阳性症状评定量表（PANSS），对阴性、阳性症状的定量化评定和研究提供了较好的工具。

六、发病、病程和预后

（一）发病

本病多在青壮年发病，约1/2患者在20~30岁发病。多数患者表现为间断发作或持续病程两类。是否复发取决于多种因素，如家族史、起病年龄、起病缓急、症状特点、治疗效果、维持用药以及家庭与社会支持因素等。反复发作或不断恶化者可出现人格改变、社会功能下降，最终导致社会功能丧失。

（二）病程

首次发作的精神分裂症患者中，75％以上患者可达到临床治愈。但反复发作或不断恶化的比率较高，是否进行系统抗精神病药物治疗是关键因素之一。总的来说，由于现代医学的不断进步，部分患者可以达到社会性缓解。但持续性病程者往往病程迁延呈慢性，可出现精神衰退。

（三）预后

克雷丕林将早发性痴呆作为疾病单元提出时，对本病的预后是悲观的，认为只有13％的患者没有衰退。E.Bleuler(1941)通过对500例初次发病的精神分裂症患者发病15年后的随访观察，发现患者的转归有痊愈、轻度缺陷、明显缺陷和痴呆四类，每类均占1/4左右。目前国内外研究资料指出，一般起病较急、有明显诱因、病前性格无明显缺陷、家族遗传史不明显、病程为间断发作者预后较好。如能早期发现及治疗，多数可获得满意疗效。近20年来，由于新型抗精神病药物的问世，极大地缓解了精神分裂症的临床症状，患者对于药物的依从性提高，亦较少了病情复发机会。

影响预后的因素：

1. 一般情况

（1）性别、年龄：男性、发病年龄小者预后差，反之则好。发病年龄越小，预后相对越差。

（2）婚姻：独身、分居、守寡和离婚者预后差，已婚者预后好。

（3）经济和环境：经济地位高的患者预后好，住在非工业城市较工业城市的预后好，住在发展中国家比发达国家的预后好。

2. 家族史和个人史

（1）家族史：家族有精神分裂症且预后差者，患者的预后也差；家族有精神分裂症且预后好者，患者的预后也好；家族有情感性障碍者，患者病程又呈间歇发作者预后好。

（2）产后并发症：有严重产后并发症的患者预后比无严重产后并发症的差。

（3）社会支持：社会对精神病的态度影响预后。家庭照顾好、与家属关系好的患者预后好，反之，家属高情感表达（经常批评责骂、显示敌意以及情绪激动等）的患者预后差。社会隔离者预后最差。

（4）病前能力和人格：病前工作能力强、人格健全者，因为社会适应性好，故预后好；相反，病前工作能力差，呈分裂性人格、偏执性人格、反社会人格者，因为社会适应性差，故预后差。

3. 其他

（1）诱发因素：起病时无明显的精神因素或躯体因素作为诱因者，预后较差。

（2）疾病经过：缓慢起病、病程长、持续病程、多次复发、无精神因素者预后差，反之则好。病情自发缓解，每次缓解均无残留症状者预后好。

（3）阳性、阴性和认知症状：阳性症状预后好；相反，原发性阴性症状和认知障碍明显的预后差。

（4）其他症状：出现Schneider一级症状者预后差；有假性幻觉、嗅幻觉或生殖器触幻觉的预后差。情感活跃（包括躁狂、抑郁、内疚、焦虑、紧张）、心身症状和意识障碍者预后好。

（5）诊断类型：单纯型预后最差，青春型次之；紧张型较好，偏执型最好。

4. 检查和治疗的反应

（1）CT检查结果：脑室正常者预后好，脑室扩大者预后差。

（2）治疗机会：从未治疗过，愿意接受治疗，治疗及时合理，缓解后能坚持服药者预后好；反之则差。

七、诊断

当前国际上影响较大的诊断标准是世界卫生组织制定的《国际疾病分类》"ICD-10 精神与行为障碍分类"(1992 年)和美国精神病学会出版的《精神障碍诊断与统计手册》"DSM-Ⅳ"(1994 年)。2013 年美国精神病学会继 DSM-Ⅳ 基础上出版了《精神障碍诊断与统计手册》"DSM-5"。我国精神分裂症的诊断标准,在症状学标准中,接受了布鲁勒的基本症状的概念以及附加症状中的某些病态体验内容,目前使用中华医学会精神病学分会出版的《中国精神疾病障碍分类与诊断标准》"CCMD-Ⅲ"(2001 年)。

中国精神疾病障碍分类与诊断标准(第 3 版)(CCMD-Ⅲ)的精神分裂症诊断标准为:

1. 症状标准　至少有下列 2 项,并非继发于意识障碍、智能障碍、情感高涨或低落。单纯型分裂症另规定。

(1) 反复出现的言语性幻听。

(2) 明显的思维松弛、思维破裂、言语不连贯,思维贫乏或思维内容贫乏。

(3) 思维被插入、被撤走、被播散、思维中断,或强制性思维。

(4) 被动、被控制,或被洞悉体验。

(5) 原发性妄想(包括妄想知觉、妄想心境),或其他荒谬的妄想。

(6) 思维逻辑倒错、病理性象征性思维,或语词新作。

(7) 情感倒错或明显的情感淡漠。

(8) 紧张综合征,怪异行为,或愚蠢行为。

(9) 明显的意志减退或缺乏。

2. 严重标准　自知力障碍,并有社会功能严重受损,或无法进行有效交谈。

3. 病程标准

(1) 符合症状标准和严重标准至少已持续 1 个月。单纯型病程至少持续 2 年。

(2) 若同时符合分裂症和情感性精神障碍的症状标准,当情感症状减轻到不能满足情感性精神障碍症状标准时,分裂症状需继续满足分裂症的症状标准至少 2 周以上,方可诊断为分裂症。

4. 排除标准　排除器质性精神障碍、精神活性物质和非成瘾物质所致精神障碍。尚未缓解的分裂症患者,若又罹患器质性精神障碍、精神活性物质和非成瘾物质所致精神障碍,应并列诊断。

值得一提的是,2013 年美国精神病学会出版的 DSM-5 取消了 DSM-Ⅳ 中的精神分裂症亚型(偏执型、紊乱型、紧张型、未分化型以及残留型)。认为这些亚型诊断的稳定性、信度、效度较差,而且各亚型也没有显示在治疗反应或长期病程中有显著的不同。

八、鉴别诊断

1. 脑器质性及躯体疾病所致精神障碍　脑器质性病变如癫痫、颅内感染、脑肿瘤和某些躯体疾病如系统性红斑狼疮以及药物中毒,可引起类似精神分裂症的表现,如幻觉和妄想。但这类病人往往同时伴有意识障碍,症状有昼轻夜重的波动性,幻觉多为恐惧性幻视。临床及实验室阳性结果往往是排除的关键要素,患者的精神症状可随其脑器质性或躯体疾病而改善或恶化。

2. 心境障碍　无论在躁狂或抑郁状态,都可能伴分裂症状。多数情况下,精神病性症状与患者的心境相协调,如躁狂病人出现夸大妄想,抑郁患者出现自罪妄想。但有时也会出现一些与当前心境不协调的短暂幻觉妄想症状,需结合既往史、病程、症状持续时间及疾病转归等因素作出判断。

3. 神经症　一些精神分裂症患者早期可表现出神经症的某些表现,但与神经症患者不同的是,精神分裂症患者对待自己的种种不适缺乏痛苦感,也缺乏求治的强烈愿望。如部分患者在疾病初期或疾病进展中出现强迫症状,其强迫内容往往荒谬离奇,且"反强迫"意愿并不强烈。

4. 创伤后应激障碍　在精神创伤直接影响下发病的精神分裂症临床并不少见,他们在早期思维和情感障碍均可带有浓厚的创伤色彩。但精神分裂症随着病情的发展,妄想内容离精神因素愈来愈远,日益脱离现实,也缺乏相应的情感反应。

5. 偏执性精神障碍　偏执性精神障碍是以系统的妄想为主要临床症状,但又缺乏精神分裂症的特征性症状。这类患者多具有特殊的性格缺陷,表现为主观、固执、敏感、多疑、自尊心强、自我中心和自命不凡的特点;存在不健全人格和心理因素相互作用而发病。精神分裂症偏执型首先必须符合精神分裂症的基本诊断标准,临床特征以显著的幻觉和特征性妄想为主要临床相,妄想内容荒谬、离奇、无现实基础且不可理解;病程进展迁延,逐渐出现精神衰退。

6. 精神活性物质所致精神障碍　鉴别最为关键的要点是获取准确的病史,确认戒断症状。需要指出的是,精神分裂症患者可以同时有精神活性物质使用情况,对此,可以同时作出两个诊断。

7. 精神发育迟滞所致精神障碍　精神发育迟滞根据严重程度可分为轻度、中度及重度三种类型。尤其是轻度精神发育障碍患者,学习成绩虽差但发现较晚,有的甚至勉强读到中学,也可以做一些简单和重复性工作。这部分人中由于他们思维活动方式缺乏灵活性、情感反应过于简单、智力活动较差等诸多原因,可以出现各种各样的精神症状,从而被误认为精神分裂症。如可表现片段幻觉、敏感多疑、傻笑、冲动行为。

8. 病态人格　青少年起病、病程进展缓慢者容易被误诊为病态人格。需详细了解患者的生活经历。病态人格是个性发展的偏离,病态人格的精神异常状态是自小而来的连续过程,并非发作性。

九、治疗

(一)药物治疗

20 世纪 50 年代,第一个抗精神病药物氯丙嗪问世,以后又有多种抗精神病药物被用来治疗精神分裂症。目前常用抗精神病药物分为第一代抗精神病药物(经典抗精神病药物)和第二代抗精神病药物(非经典抗精神病药物)两大类。前者指主要作用于中枢 D_2 受体的抗精神病药物,包括氯丙嗪、奋乃静、氟奋乃静、三氟拉嗪、氟哌啶醇、舒必利、氯普噻吨(泰尔登)等,以及长效药物如五氟利多、氟奋乃静葵酸酯、氟哌啶醇葵酸酯、哌泊噻嗪棕榈酸酯;后者与第一代抗精神病药物相比,具有较高的 5-羟色胺 2A(5-HT_{2A})受体的阻断作用,对中脑边缘系统的作用比对纹状体系统的作用更有选择性,包括氯氮平、利培酮、奥氮平、喹硫平、齐拉西酮、阿立哌唑以及长效利培酮注射液。第二代抗精神病药物相比较于第一代抗精神病药物有更广阔的应用前景,它们不但对阳性症状疗效较好,而且对阴性症状、认知症状和情感症状有效,锥体外系症状(EPS)明显减少,也无其他方面的严重不良反应。

精神分裂症需要尽早地实施有效的足剂量、足疗程的全病程药物治疗。一旦诊断明确,应立即开始药物治疗。首发患者单一用药,选择一种第二代抗精神病药物(氯氮平除外)或第一代抗精神病药物。急性复发患者,根据既往用药情况仍以单一用药为原则,原有有效药物或剂量继续使用。如果已经达到治疗剂量仍无效,考虑换用另一种结构的第二代抗精神病药物(包括氯氮平)或第一代抗精神病药物,仍以单一治疗为主。如单药治疗仍不满意,考虑两药合用,以化学结构不同、药理作用不尽相同的药物联用比较合适。精神分裂症的药物治疗可分为急性期治疗、巩固期治疗、维持期治疗三个阶段。

1. 急性期治疗　精神分裂症急性期是指首发患者和急性恶化复发患者的精神症状非常突出和严重的时期。急性期治疗的目标:①尽快缓解精神分裂症的主要症状,争取最佳预后。②预防自杀及防止危害自身或他人的冲动行为发生。

(1) 肌内注射:对兴奋躁动或拒绝服药的患者,可肌内注射氟哌啶醇 10 mg,每日 2 次。病情改善后用口服药物治疗。肌内注射因引起局部疼痛、硬块和无菌性脓肿,故使用常不超过 3 天。

(2) 治疗量:以疗效好和不良反应小为准。一般成人剂量氯丙嗪为每日 300～600 mg,奋乃静每日 20～60 mg,氟哌啶醇每日 12～20 mg,氯氮平每日 300～400 mg,利培酮每日 2～6 mg,奥氮平每日 5～20 mg,喹硫平每日 300～800 mg,齐拉西酮每日 120～160 mg,阿立哌唑每日 15～30 mg。

(3) 选药法:第一代和第二代抗精神病药物对阳性症状均有效,而对于阴性症状第二代抗精神病药物优于第一代抗精神病药物。第二代药物目前临床使用相对较多,因为它的不良反应较小,对患者工作、生活、学习影响较小,故已为患者所接受。虽然其价格相对较贵,但患者的生活质量明显提高了,而且可以恢复他们原有的社会功能。第一代抗精神病药物,因相对不良反应较大,临床使用量渐下降。因它的价格比较低,故仍有使用的市场。氯氮平为非典型抗精神病药,疗效较好;但由于不良反应较大,作为首发患者,不要作为首选治疗药。治疗以单一药物为最佳。

(4) 加药和服法:口服药一般采用渐增法,药物从小剂量开始(例如氯丙嗪每日 100 mg,分 2 次服用)。住院时,以 2 周左右时间逐渐增至治疗量(例如氯丙嗪增至每日 300～600 mg,分 2 次服用);门诊则需要更长时间(如 4 周以上)增至治疗量。如剂量不大,可睡前顿服;如剂量较大,应分次服用。

(5) 起效时间和换药:一般来说,兴奋躁动在 1 周内起效,幻觉妄想在 4～8 周起效。如既无疗效也无锥体外系反应,可能是剂量不足。急性病例使用治疗量 4～8 周无效即考虑换药,慢性病例使用治疗量 3～6 个月无效才考虑换药。

(6) 继续治疗:精神分裂症药物治疗应系统而规范,强调早期、足量、足疗程的"全病程治疗"。目前对急性症状控制后,原剂量维持多长时间仍有不同的看法,大多数人的观点是至少维持 2～6 个月,然后考虑减量,至维持剂量。

(7) 注意事项:治疗前应详细询问病史,进行体格检查和精神检查,同时进行各项实验室检查,了解患者的躯体状况。首次使用抗精神病药物应从小剂量开始,逐渐加量。避免频繁换药,不应在短于 4 周时终止已开始的治疗;除非患者出现严重的、不能耐受的不良反应。当患者具有明显的危害社会安全和严重自杀、自伤行为时,应通过监护人同意紧急收住院治疗。

2. 巩固期治疗 急性期精神症状有效控制后,患者进入一个相对的稳定期,此期如果过早停药或遭遇应激,将面临症状复燃或波动的危险,此期治疗对预后非常重要,药物治疗的剂量与急性期的剂量相同,称为巩固期治疗。

巩固期治疗的目的:①防止已缓解的症状复燃或波动;②巩固疗效;③控制和预防精神分裂症后抑郁和强迫症状,预防自杀;④促进社会功能的恢复;⑤控制和预防长期用药带来的常见不良反应的发生。

巩固期治疗的药物剂量:原则上维持急性期的药物剂量。除非因药物不良反应影响依从性,可以在不影响疗效的基础上适当调整剂量。

巩固期治疗的疗程:一般持续 3~6 个月。除非患者因药物不良反应无法耐受或其他原因发生,此时可以在不影响疗效的基础上适当缩短疗程。

3. 维持期治疗 维持期治疗的目的是预防和延缓精神症状复发,以及帮助患者改善他们的功能状态。

(1)维持期治疗的时间:精神分裂症患者缓解后,不维持抗精神病药复发率比维持的至少高 2 倍。首发精神分裂症患者停药 1 年的复发率为 41%~57%,而复发精神分裂症患者则为 74%~80%。1989 年国际共识建议首发患者维持期在 1~2 年,复发患者至少 5 年。《中国精神分裂症防治指南》中规定维持期的长短根据患者的情况而定,一般不少于 2~5 年。特殊患者,如有严重自杀企图、暴力行为和攻击行为病史的患者,维持期的治疗应适当延长。

(2)维持治疗的剂量调整:维持期在疗效稳定的基础上可以适当减量。减量宜慢,减至原巩固剂量的 1/3~1/2,直至最小有效剂量。最好是每天单次给药,增加对治疗的依从性。维持期如患者服药的依从性差,监护困难,不能口服或口服用药肠道吸收差时,建议使用长效制剂。

(二)物理治疗

物理治疗主要是目前开展的无抽搐电休克治疗,对精神分裂症的急性症状,如冲动、伤人、拒食、违拗、紧张性木僵,以及精神药物治疗无效或对药物治疗不能耐受患者有较好的疗效。无抽搐电休克使用短暂麻醉和肌肉松弛药,使其更安全和易于接受。

经颅磁刺激(transcranial magnetic stimulation,TMS):是一种利用脉冲磁场作用于中枢神经系统(主要是大脑),改变皮层神经细胞的膜电位,使之产生感应电流,影响脑内代谢和神经电活动,从而引起一系列生理生化反应的磁场刺激技术。有研究显示对精神分裂症阴性症状、失眠、顽固性幻听有一定疗效。

(三)心理与康复治疗

心理治疗是精神科常用的治疗方法,对精神分裂症也适用,特别在患者的恢复期,通过心理治疗,不但可以改善患者的精神症状,同时让患者提高对疾病的认识能力,增加治疗依从性,帮助患者增加与人和社会接触交流的技巧,提高他们的自信心,面对可能遇到的各种困难和机遇。康复对恢复期患者是非常重要的,鼓励他们多参加社会活动和相关的训练活动及康复活动,可改善他们的日常生活能力和人际关系。详见康复章节。

十、难治性精神分裂症的治疗

1. 概念 难治性精神分裂症系指诊断正确,过去 5 年内对 3 种药物剂量和疗程适当的抗精神病药(3 种中至少有 2 种化学结构是不同的)治疗反应不佳;或不能耐受抗精神病药的副作用;或即使有充分的维持治疗或预防治疗,病情仍然复发或恶化的患者。形成难治性的因素通常有以下几个方面:患者因素;疾病本身因素(如合并躯体情况、共病和依从性差等);社会环境因素和医生因素。

2. 治疗

(1) 氯氮平治疗:氯氮平是目前公认的治疗难治性精神分裂症最有效的药物。疗程一般在3个月以上,如单一服用氯氮平仍不能获得满意疗效时,或出现明显的、无法耐受的不良反应时,应合并药物或换药。

(2) 其他第二代抗精神病药物治疗:不能耐受氯氮平治疗的难治性精神分裂症患者也可以考虑使用其他第二代抗精神病药物。一些对照研究显示,利培酮和奥氮平也能改善难治性患者的症状。喹硫平、齐拉西酮等第二代抗精神病药物尚缺乏治疗难治性精神分裂症的对照研究,疗效需进一步验证。也可以考虑两种第二代抗精神病药联合使用或第一代与第二代抗精神病联合使用,有时也能改善部分难治性患者的症状。

(3) 合用增效剂或辅助治疗:在原有抗精神病药的基础上加用下述药物:抗抑郁药、锂盐、抗抽搐药、苯二氮䓬类药物等。电抽搐治疗(ECT)能缓解5%～10%的难治性精神分裂症患者的症状,但改善往往是短暂的,可进行较长时间的ECT持续治疗,如每月1～2次,持续1～2年。要特别注意的是ECT带来的记忆损害,老年人ECT治疗后往往记忆损害比较明显。

(孙　静)

第二节　偏执性精神障碍

偏执性精神障碍(paranoid mental disorders)是指一组以系统性妄想为主要症状而病因未明的精神障碍,若有幻觉则历时短暂且不突出。在不涉及妄想的情况下,不表现明显的精神异常。本病的妄想常具有系统化的倾向。病程进展缓慢,一般不出现人格与智能衰退,并有一定的工作和社会适应能力。

偏执性精神病在精神科门诊及精神病司法鉴定案例中可见,妄想障碍常与刑事犯罪行为相关。

在既往的疾病分类中,偏执性精神障碍分为偏执狂(paranoia)与偏执状态(paranoid state)两种并列的疾病。1994年的CCMD-2-R、2001年的CCMD-3以及ICD-10把这两个疾病合并为一个诊断,使用同一编码。

一、病因

本病病因不明,多于30～40岁缓慢起病。患者病前大多具有特殊的性格缺陷,表现为主观、固执、敏感多疑,对他人怀有戒心,自我中心,自命不凡,遇事专断、不能冷静面对现实等。偏执性障碍有一个重要的特征性归因模式,即这类患者在解释负性事件时方式总是一成不变的,且始终归因于他人,认为是非自身因素造成了负性生活事件或遭遇。当遇到某种心理社会因素时不能妥善应对,而将事实加以曲解,进而形成妄想。生活环境的改变如拘役、移民、受到不公正待遇、被隔绝等容易诱发本病。

二、临床表现

本病起病缓慢,多不为周围人所察觉,逐步发展成一种或一整套相互关联妄想,内容可为被害、嫉妒、钟情、夸大、疑病等。妄想多持久,有时持续终生,很少出现幻觉,也不出现精神分裂症的典型症状,如被控制感、思维被广播等。妄想不泛化,内容不十分荒谬,结构层次与条理分明,推理过程有一定的逻辑性。多与患者的亲身经历与处境等密切相关,并根据环境变化,赋予一些新的解释。

被害妄想较多见。患者认为人身受到迫害,受到跟踪与监视,名誉受到玷污,个人权利受到了侵犯。被害常与诉讼相伴随,一旦诉讼失败,患者多不断地扩大自己的对立面,甚至认为某个部门乃至全社会的人都在迫害他,他会不惜一切代价、不择手段地反复上告,不达目的决不罢手。

嫉妒妄想多见于男性。患者无端怀疑配偶的忠贞,千方百计地质问、检查、跟踪配偶,常常偷偷检查配偶的信件和提包搜集证据。有时患者会在妄想支配下产生伤害行为。

钟情妄想多见于未婚中年女性,她所认定的爱人多具有较高的社会地位、名声,虽然对方已有配偶,也不认识患者,但患者仍坚信其以暗示的方式表达情意,即使遭到当面拒绝,也深信对方是爱自己的,只不过不敢公开恋情而已。

偏执性精神病仅仅表现为性方面症状(嫉妒妄想钟情妄想)的病例较为罕见。

夸大妄想,患者声称自己才华出众,定会有重大发明与创造,也可能成为国内乃至国际首富,或者具有先知先觉的能力。

三、诊断与鉴别诊断

偏执性精神障碍是以内容相对固定的系统性妄想为主要临床相,妄想内容与患者本人经历与处境密切相关,具有一定的现实性,有些内容不经深入了解,难辨真伪。只要不涉及妄想内容,患者的情感、行为、言语与态度等均正常。社会功能受损,病程持续3个月以上,自知力丧失,并排除相关疾病即可诊断本病(CCMD-3)。

本病主要与偏执型分裂症鉴别。精神分裂症以原发性妄想为主,内容不固定、不系统,并且荒诞离奇,有泛化趋势,常见幻觉。随着病程进展晚期往往导致精神衰退。

四、治疗与预后

本病患者往往拒绝治疗,也难以随访。当出现兴奋、激越造成社会性危害时,可选用低剂量抗精神病药物治疗,必要时应用注射剂,镇静情绪与缓解妄想。

心理治疗可试用,但难以建立有效的医患关系。由于患者依从性极差,药物与心理治疗均难以进行,总体疗效差。考虑到这类疾病具有慢性化的特点,治疗方案应根据个体需要制定,重点应考虑如何保持患者的社会功能及提高其生活质量。

绝大部分患者病程呈持续性,终生不愈,直至年老体衰,妄想与相应的情绪行为可有所缓解。极少部分病例经治疗可以缓解。

第三节 急性短暂性精神病

急性短暂性精神病(acute and transient psychosis,ATP)指一组起病急骤,以精神病性症状为主的短暂精神障碍。它们具有以下共同特点:①起病急;②以精神病性症状为主,至少具有以下一项:片断的或多种妄想,片断的或多种幻觉,言语紊乱,行为紊乱或紧张症;③病程短暂,一般在数小时至1个月;④预后良好,多数能够完全缓解或基本缓解。

"急性短暂性精神病"最早于1992年ICD-10面世时将其作为疾病实体被描述,列入条目F23,主要特征:所有患者必须是急性起病(2周内);典型症状符合变化快、易变、多样化、具有典型的分裂样症状等特点;有证据表明大量患者病前存在急性应激因素,并且大多数患者在2~3月内完全缓解。除此之外,ICD-10还给出指导性的诊断条目:①即使情感性症状较突出但也不符合躁狂或者抑郁诊断;②尽管存在混乱、模糊及注意力不集中等症状,但缺乏器质性致病因素;③不存在药物或者酒精中毒。同时有学者注意到该病的基因特殊性、脑损伤时间问题:早期的脑损伤更多导致精神分裂症,晚些时候的脑损伤可能导致ATP,且ATP跟脑损害严重程度呈正相关。

本组疾病包括分裂样精神病、旅途性精神病、妄想阵发(CCMD-3)。

1. 分裂样精神病 符合精神分裂症的症状学标准、严重程度标准、排除标准,但是病程不超过1个月。

2. 旅途性精神病 指在旅行途中,由于有综合性应激因素而急性起病的精神障碍。患者一般文化水平较低,具有不良的个性,如性格内向等。患者在起病前,多有明显的精神应激,在长途旅行中,由于车船内过分拥挤,造成过度疲劳、慢性缺氧、缺乏睡眠、水分与营养缺乏,患者又可能由于背井离乡,到陌生的地方谋生,对未来充满担心、忧虑,或者携带财物,担心被抢被骗等,是其发病的主要原因。临床主要表现为轻度意识障碍,片断的妄想、幻觉,如认为周围的人想谋财害命,或者认为周围的人跟踪迫害自己,因而情绪紧张、恐惧,往往伴有行为紊乱,如伤害周围的人或者企图砸坏车窗逃跑等。本病病程短暂,停止旅行、经过适当处理与充分休息之后可完全缓解,不遗留后遗症。

3. 妄想阵发 又称急性妄想发作,是一种以生动多样的妄想性体验为特征的发作性精神病。在我国,此病名初见于CCMD 2。本病多见于青壮年,不发生于儿童,罕见于50岁以上者。本病多无发病诱因,常突然急性起病,以突然产生多种结构松散、变幻不定的妄想为主,如被害、夸大、嫉妒、影响妄想、被控制感及神秘体验,妄想常混合存在。在妄想背景上,患者常沉溺于丰富、生动的幻觉之中。情感变化多端,随着妄想的变化起伏不定,可有情感高涨、抑郁、焦虑、激越等。意识具有双重性,患者一方面表现为定向良好,与人接触正常且能与环境相适应;另一方面,又表现为恍惚,有一种梦样感觉。行为异常,常有大喊大叫,多与妄想及情感变化相关联。

本病病程短暂,最长不超过3个月。预后良好,多数完全恢复正常,少数有复发倾向,研究显示:8年随访复发率为46.6%,5年随访复发率为35%。

本病的诊断需排除器质性、心因性精神障碍、分裂样精神病及分裂情感性精神病。治疗可选用小剂量不良反应小的抗精神病药物如利培酮、奥氮平等,疗程结束后根据具体情况给予短期维持治疗。另外,合并心理治疗可提高效果,对预防复发亦有益处。

【**典型病例**】毛某,女,46岁,已婚,农民。一周前患者丈夫帮邻居砌房子推墙时被墙砸中,意外身亡。随后患者表现进食、睡眠较少;情绪悲伤,时有哭泣。有时突然表现情绪激动,双手挥舞,睁大眼睛称丈夫死得冤,是被害死的,要救救她,吵闹不断,在家里一会站起一会坐下,有时躲在墙角称别人都要害死她,表现恐惧。精神检查:意识清,接触交谈欠合作,应答不切题,情感反应欠协调,时哭时笑,坚信丈夫是被别人害死的,还有人要害她及她全家。自知力缺如。予以口服奥氮平及肌注氟哌啶醇治疗精神症状,入院三天精神症状缓解,一周后基本恢复正常出院。

入院诊断:急性短暂性精神病。

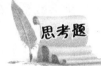
思考题

1. 涉及精神分裂症发病机制的相关生化假说有哪些?
2. 精神分裂症特征性临床症状有哪些?
3. 何谓布鲁勒(Bleuler)精神分裂症的"4A"症状? 何谓 Schneider 精神分裂症的一级症状?
4. 影响精神分裂症预后的临床因素有哪些?
5. 列出第一代抗精神病药物和第二代抗精神病药物的名称。
6. 精神分裂症治疗主要分几期? 各期的治疗目标分别是什么?
7. 偏执性精神病与精神分裂症(偏执型)有何异同?
8. 急性短暂性精神病的临床特点有哪些?

(张 震)

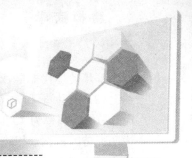

第十章　心境障碍

心境障碍(mood disorder)又称情感性精神障碍(affective disorder),是以显著而持久的情感或心境改变为主要特征的一组疾病。通常以情感高涨或低落为主要的或原发的核心症状,伴有相应的认知和行为改变,可有精神病症状,如幻觉、妄想或紧张综合征。间歇期精神状态基本正常,有复发倾向,预后一般较好,部分可有残留症状或转为慢性。DSM-5 依据基因、家系和流行病学研究等循证依据证实双相障碍和单相抑郁是异质性疾病。根据心境障碍的发作时相和程度,分为双相及相关障碍(bipolar disorder,BPD)和抑郁障碍(major depression disorder,MDD)。

第一节　双相及相关障碍

双相障碍是指病程中既有躁狂或轻躁狂发作,又有抑郁发作的心境障碍。双相障碍一般呈发作性病程,躁狂和抑郁常反复循环或交替出现,也可以混合方式存在,或伴有焦虑痛苦,严重者可出现幻觉、妄想或紧张性症状等精神症状。根据躁狂发作是躁狂发作还是轻躁狂发作分为双相Ⅰ型(MD-Ⅰ)和双相Ⅱ型(MD-Ⅱ)。与抑郁障碍相比,双相障碍的临床表现复杂,诊断、治疗困难,预后更差,自杀比例更大。

一、流行病学

由于双相障碍概念和诊断标准的变化,流行病学的调查方法和调查人员的不同,流行病学统计结果差异较大。有研究发现有些患者在数次抑郁发作后未出现躁狂或轻躁狂发作,有些双相障碍患者一生中大部分症状是抑郁发作,因而 20%~60% 的双相障碍尤其是 BD-Ⅱ型被诊断为 MDD。目前据统计双相情感障碍患病率为 3.7%;BD-Ⅰ型患病率为 0.3%~1.6%,BD-Ⅱ型障碍患病率为 1.1%。双相障碍发病年龄多发于 15~24 岁,多为抑郁发作,明确诊断常延迟 5~10 年。部分患者 DM-Ⅱ型情感障碍转化为Ⅰ型。病程长,临床表现复杂多变。25%~50% 的双相障碍患者有自杀行为,心血管疾病患病率较一般人群增加 20%,约 40% 的患者同时合并物质依赖,最多为酒精依赖。

二、病因和发病机制

本病的病因及发病机制尚不清楚,目前认为遗传和环境因素在发病过程中起重要作用,且遗传因素的影响更为突出。

(一)遗传因素

(1)家系研究:双相障碍有明显家族聚集性,美国国家卫生研究院对躁狂症与其一级亲属患躁狂症者存在明显相关性。血缘关系越近,患病率越高,有早期遗传倾向(anticipation),

即发病年龄逐代提早,疾病严重程度逐代增加。

(2)双生子和寄养子研究:在双相Ⅰ型的双生子研究中,单卵双生子(monozygotic twins)的同病率为40%~70%,而双卵双生子(dizygotic twins)的同病率仅为10%~20%,说明遗传因素在双相障碍的发病中占有重要的地位。Mendlewicz & Rainer(1977年)调查29例双相障碍寄养子,结果发现寄养先证者血亲的心境障碍发病率与其他双相障碍先证者血亲的发病率(26%)接近,明显高于正常寄养子的血亲和养亲(2%~9%)。

基因连锁研究,采用最新的限制性酶切片段长度多态性(RFLD)技术对指定基因或基因标记与情感障碍进行了探索性研究,但至今尚无定论。关于BD、MDD和精神分裂症的全基因组研究发现BD-Ⅱ型具有遗传特异性染色体,该染色体邻近肾上腺素的单核苷酸基因(rs64842181),位于11p15染色体上,表明BD-Ⅱ型可能是一种独立的疾病。

(二)环境因素

环境因素影响着双相障碍的发生,研究显示心理社会因素直接或间接作用于遗传因素,生活事件尤其是人际关系等问题能影响双相障碍的发生和发展,童年创伤也与双相障碍的发生相关。

(三)神经生物化学因素

最重要的是脑部5-羟色胺(5-HT)和去甲肾上腺素(NE)能神经递质功能紊乱。不论是抑郁还是躁狂,患者脑脊液中5-HT的代谢产物5-羟吲哚乙酸(5-HLAA)浓度都是降低的,而NE代谢产物3-甲氧基-4-羟基苯乙二醇(MHPG)在抑郁时降低,躁狂时增高;抑郁症状缓解则MHPG逐渐增高,而5-HIAA仍持续降低,表明5-HT缺乏可能是躁狂和抑郁发作的共同生化基础,是易感双相障碍的素质标记;当5-HT缺乏并有NE异常时才出现临床症状,NE异常时可能是双相障碍的状态标记;NE不足时出现抑郁症状,亢进则表现躁狂症状。

(四)神经内分泌因素

研究发现,双相障碍患者具有神经内分泌改变,下丘脑-垂体-肾上腺轴(HPA轴)和下丘脑-垂体-甲状腺轴(HPT轴)分泌异常在双相障碍和严重抑郁患者中,血浆皮质醇水平增高,随着临床症状缓解而恢复。

三、临床表现

双相障碍的核心症状为有一段明显异常并且持续的心境高涨或易激惹和明显的活动及精力增加,在躁狂发作之前或之后有抑郁发作。躁狂发作一般表现为"三高"症状,即情感高涨、思维奔逸和意志行为增强;抑郁发作一般表现为"三低"症状,即情绪低落、思维迟缓和意志活动减退。本节首先介绍躁狂发作。

(一)躁狂发作

1. **情感高涨或易激惹** 病人主观体验特别喜悦,自我感觉良好,兴高采烈,洋洋自得,讲话时眉飞色舞,喜笑颜开,精神涣散,甚至感到天空格外晴朗,周围事物的色彩格外精彩,自己也感到格外的快乐和幸福。轻者以愉快欢乐、热情为主,颇具"感染力",常博得周围人的共鸣;也可以易激惹情绪为主,他们可能为一些小事暴跳如雷,在极度激惹时可产生破坏及攻击行为,但很快转怒为喜或赔礼道歉。

2. **思维奔逸** 主要表现为思维联想过程明显增快,病人言语增多,语速加快,自觉思维非常敏捷,话多滔滔不绝,或难以打断患者的话题。患者联想迅速,一个概念接着一个概念,典型的联想加速,患者可出现"音联"、"意联",严重时出现言语跳跃,类似破裂样思维。患者在言谈过程中随着环境的变化而转换话题,称为"随境转移"。患者自我评价过高,表现为高傲自大,目空一切,自命不凡,盛气凌人,并可达到妄想的程度,其内容与心境一致,一般持续时间不长,幻觉较少见。

3. 意志行为增强　患者精力旺盛,活动明显增多,忙碌不停,但做事却有头无尾,有始无终;好管闲事,对自己的行为缺乏正确的判断,随心所欲,不顾后果;任意挥霍钱财,十分慷慨,随意将物品送给他人,社交活动增多,随便请客,行为轻浮,好接近异性。有时手舞足蹈,如演戏一般。对各项活动均感兴趣,主动积极参与。病情严重时,自我控制能力下降,举止粗鲁,甚至有冲动毁物行为。

4. 注意转移　患者注意力易受周围环境影响,但不能持久,所以会不断转换话题和活动内容。

5. 躯体症状　由于患者自我感觉良好,故很少有躯体不适主诉。常表现为面色红润,两眼有神,体格检查可发现瞳孔轻度扩大,心率加快。如果患者极度兴奋,体力过度消耗,可引起脱水,体重减轻。患者食欲增加,性欲亢进,睡眠需要普遍减少。

6. 其他　不同亚型及年龄其症状表现亦有差异,如轻躁狂,症状一般较轻,虽具有临床症状的特点,但尚能进行交谈,生活可以自理。躁狂发作极为严重者,则可有轻度意识障碍和严重的精神运动性兴奋,行为紊乱无目的指向,伴有冲动行为,可有短暂、片段的幻觉和妄想,思维不连贯等,管理困难,有时出现躯体消耗性衰竭,称为谵妄性躁狂。老年躁狂症和成人相似,但活动多不明显,情感易激惹,以夸大为主。儿童躁狂症与成人不同,以行为障碍为突出,情感表达显得单调,而行为表现活动增多,要求多,无故捣乱,逃学,常具攻击破坏行为。症状大多不够典型。

【典型病例】陈某,男性,25 岁,已婚,工人。因兴奋话多、自吹、不眠 3 周由家人及同事送到医院急诊。3 周来患者整夜忙着打扫住处,购买了电脑、音响设备,而患者本人不会使用这些电器,称已有 3 个女性与他发生了性关系,挥霍、用钱大方,经常饮酒,睡眠时间明显减少。既往无饮酒习惯,无特殊药物使用史。其父亲有精神异常史。精神检查:神志清楚,戴橘黄色的帽子,两只袜子不匹配,兴高采烈,说话的声音高、语速快,话多,难以被打断,称自己是"伟人",必定能成功,对被送到医院很生气,认为他们是"嫉妒他能与异性成功交往"而送他来医院。未引出幻觉,无自杀念头。

(二)抑郁发作

见第二节。

(三)环境心境障碍

至少两年(儿童或青少年至少 1 年)的时间内有多次轻躁狂症状,但不符合轻躁狂发作的诊断标准,且有多次抑郁症状,但不符合重性抑郁发作的诊断标准,轻躁狂期或抑郁期至少有一年的时间,无症状时间从未超过 2 个月。

四、诊断和鉴别诊断

(一)诊断要点

1. 症状指征　病程中躁狂发作是诊断双相障碍的必要条件。根据躁狂和抑郁发作的程度,持续时间,发作频率,发作时的状态相分为双相Ⅰ型(躁狂发作)、双相Ⅱ型(轻躁狂发作)和环性心境障碍。

2. 病程特点　为发作性病程,可自行缓解,发作间隙期精神状态可恢复到正常水平。部分患者可能呈持续发作状态或两种发作状态间转相。

3. 家族史　家族中特别是一级亲属有双相障碍的阳性家族史有助于诊断。

（二）诊断标准

1. 躁狂发作或轻躁狂发作　躁狂发作在持续至少1周,轻躁狂发作至少连续4天,在每天的大部分时间内,有明显异常的、持续性的情感高涨或心境易激惹,或异常的、持续性的活动增多或精力旺盛,存在下列3项症状以上:①自尊心膨胀或夸大;②睡眠的需要减少(仅睡3小时);③比平时更健谈或有持续讲话的压力感;④意志飘忽或主观感受到思维奔逸;⑤随境转移;⑥有目标的活动增多或精神运动性激越;⑦过度地参与可能结果很痛苦的活动。躁狂发作严重到足以导致社交或职业功能的损害,或必须住院的防止伤害自己或他人,或存在精神病性指征;轻躁狂发作没有到达这种程度。

2. 双相抑郁　双相抑郁发作的诊断标准与抑郁障碍相同,但是双相抑郁者在其病史中有躁狂和轻躁狂的发作。

3. 环性心境障碍　其基本特点是心境持续不稳定,包括情绪轻度高涨和轻度低落的周期发作,但每一次发作都不符合躁狂发作或抑郁发作的任一标准。

（三）鉴别诊断

1. 抑郁障碍　患者病程中没有躁狂发作,临床实践中需要对目前抑郁发作的患者追问其是否有躁狂或轻躁狂发作史,这对于临床诊断及治疗非常重要。

2. 精神分裂症　严重的躁狂发作伴有不协调精神病性症状的急性躁狂发作均需要与精神分裂症进行鉴别。如果患者的精神症状与心境高涨相关,不荒谬,持续时间较短暂,缓解期精神症状完全消失或者在新的发作中无精神病性症状,则更倾向双相障碍的诊断。

3. 物质滥用或药物所致情感障碍　苯丙胺兴奋剂;酒精、苯环利定及其他致幻剂;可卡因、地塞米松或其他物质以及镇静催眠药等物质。这些物质的使用史是最重要的鉴别点。

4. 器质性疾病所致情感障碍　导致躁狂状态的常见疾病有甲状腺功能亢进、肾上腺皮质功能亢进、系统性红斑狼疮、脑外伤等,根据有相应的病史和实验室检查阳性发现,情感波动与器质性疾病时间和临床过程相关等特点以资鉴别。

五、治疗

（一）治疗原则

治疗原则包括综合治疗、个体化治疗和全病程治疗原则。

1. 综合治疗原则　由于双相障碍症状复杂及高复发性,故在精神药物治疗的基础上进行家庭教育、心理治疗和危机干预等措施,从而提高疗效,改善依从性,减少复发和自杀,改善患者社会功能、提高生活质量。

2. 个体化治疗原则　根据患者年龄、症状、躯体状况、合并用药情况、既往治疗史制定合理的治疗方案。

3. 全病程治疗原则　除缓解急性期症状外,还应预防其反复发作。

（1）急性期治疗:目的是控制症状,缩短病程,治疗期6~8周。

（2）巩固期治疗:目的是预防症状复燃,控制残留症状,促进社会功能恢复。躁狂发作2~3个月,抑郁发作症状改善后停用抗抑郁药,如无复发可转入维持期治疗,此期间家庭教育和心理治疗对提高患者依从性非常重要。

（3）维持期治疗:目的是预防复发,维持良好的社会功能,提高患者的生活质量,维持治疗时间因人而异,如有两次以上发作者,维持治疗的时间至少是 2～3 年,之后缓慢减药,最后停药。

(二)躁狂发作的药物治疗

躁狂发作应以心境稳定剂为主,必要时急性期联合使用抗精神病药物或苯二氮草类药物,一种药物疗效不好,可换用或加用另一种药物。

1. 心境稳定剂 是指对躁狂或抑郁发作有治疗和预防作用,不会引起躁狂或抑郁转相,或导致发作变频的药物。目前公认的心境稳定剂是碳酸锂和抗抽搐药物,如丙戊酸盐、卡马西平等。此外,抗精神病药物氯氮平、氟哌啶醇、利培酮、奥氮平、喹硫平及一些抗抽搐药物,如加巴喷丁也证实具有一定的心境稳定作用。

(1)锂盐(Lithium):碳酸锂是治疗躁狂发作的首选药物,有效率为 80%,用于急性发作期和缓解期维持治疗。一般小剂量开始,3～5 天渐增加至治疗剂量,每天分 2～3 次口服,一般在 7～10 天内显效。由于锂盐的治疗剂量与中毒剂量比较接近,其疗效、不良反应与血锂浓度密切相关,应动态监测血锂浓度。急性期治疗血锂浓度应在 0.8～1.2 mmol/L,维持期应在 0.4～0.8 mmol/L,血锂浓度超过 1.4 mmol/L 时容易发生中毒反应。老年人和器质性疾病患者更容易发生中毒,应用含盐饮食、多饮水。锂盐的不良反应及处理详见躯体治疗章节。

在锂盐起效前,为控制躁狂患者的兴奋躁动症状可联合抗精神病药物或改良电抽搐治疗。进行联合治疗时药物剂量宜小,血锂浓度不超过 1.0 mmol/L。

(2)抗癫痫药物:主要包括丙戊酸盐(sodium valproate)和卡马西平(Carbamazepine)。用于治疗躁狂发作、双相障碍维持治疗及用锂盐治疗无效的快速循环型和混合发作型。

卡马西平的剂量每日 300～1 200 mg,分 2～3 次口服,治疗剂量血药浓度为 6～12 μg/ml;预防剂量是每日 300～600 mg,血药浓度为 6 μg/ml。治疗初期常见的不良反应有眩晕、头痛、嗜睡、共济失调,可有皮疹,偶有白细胞减少、血小板减少、再生障碍性贫血等。严重可致剥脱性皮炎。超大剂量可导致精神错乱、谵妄,甚至昏迷。突然停药可致癫痫大发作,所以必要时逐渐减量再停用。

丙戊酸盐:有丙戊酸钠、丙戊酸镁。丙戊酸钠采用渐加法给药,开始每日 400～600 mg,分次服用,每隔 2～3 天增加 200 mg;治疗剂量每次 800～1 800 mg,治疗血药浓度为 50～100 μg/ml。常见不良反应有厌食、恶心、腹泻等,偶见震颤、复视、运动失调,偶有白细胞、血小板减少。治疗期间定期检查血常规和肝功能,一旦出现异常立即停用。如果疗效不好,可考虑换用或加用拉莫三嗪、托吡酯、加巴喷丁。

(3)抗精神病药物:传统抗精神病药物氯丙嗪和氟哌啶醇用于伴严重兴奋、激越、攻击或伴有精神病性症状者。不典型抗精神病药物氯氮平、利培酮、奥氮平、喹硫平等作为补充或辅助治疗。

2. 双相抑郁发作的药物治疗 双相抑郁发作的药物治疗,应用抗抑郁药物可能诱发躁狂或轻躁狂发作,或是循环频率增加,促发快速循环,导致治疗更加困难。因此应慎用抗抑郁药物。目前精神医学界的共识是双相抑郁发作仍以心境稳定剂为基础治疗,只有在抑郁发作占据了发作的大部分时间,抑郁症状严重,患者有强烈的自杀念头,心境稳定剂不能缓解的时候,才联合使用抗抑郁药物。目前推荐药物是 SSRIs。症状缓解后应尽快停用抗抑郁药物。

3. 混合发作和快速循环发作的治疗 丙戊酸盐和卡马西平是一线治疗药物,伴有精神病性症状的混合治疗可选用第二代抗精神病药物,单用或与心境稳定剂合用。严重病例或单药治疗无效,可选用两种或三种药物联合治疗。

4. 改良电抽搐治疗　对急性重症躁狂发作的极度兴奋躁动、对锂盐治疗无效或不能耐受的患者有一定治疗作用。起效迅速,可单独应用或合并药物治疗,一般隔日一次,4～10次为1个疗程。合并药物治疗的患者应适当减少药物剂量。

第二节　抑郁障碍

抑郁障碍是由多种因素相互作用导致的心境障碍。主要以显著而持久的心境低落、兴趣减退为主要临床表现,伴有相应认知和行为改变,严重者可出现幻觉、妄想等精神病性症状。抑郁障碍具有反复发作的倾向,间隙期大多缓解,部分可有残留症状或转变为慢性,多次反复发作者往往预后不良。

一、流行病学

由于抑郁障碍的概念、诊断标准、分类及调查工具的不一致,抑郁障碍的患病率和发病率调查结果相差甚远,部分双相抑郁患者的早期识别困难而被误诊为抑郁障碍。另外,部分抑郁障碍伴有躯体症状的患者就诊于综合医院的相关科室,非专科医师对抑郁障碍的识别率不高,也存在一定的诊断困难。根据 WMH-CIDI/DSM-Ⅳ 在 2001—2003 年 14 个国家的调查结果显示,心境障碍的年患病率为 $0.8\% \sim 9.6\%$;国内 2001—2005 年的调查,中国 4 个省 18 岁以上人口心境障碍的月患病率为 6.1%。女性患病率高于男性,男女之比约为 1:2。

由于抑郁障碍高患病率、高复发率及高自杀死亡率,而与之相应的是低识别率和低治疗率,已经成为沉重的社会和家庭的负担,在 WHO(1993 年)进行的全球疾病负担(GBD)合作研究中,抑郁障碍位居 1990 年 GBD 的第 5 位,并预测到 2020 年抑郁障碍、自杀自伤分别为 17.3% 和 15.9%,高居首位。抑郁障碍已成为重要的公共卫生问题。

二、病因及发病机制

抑郁障碍的病因及发病机制至今仍不清楚,目前的观点认为本病是由遗传、生物化学、社会心理文化等多因素相互作用的结果。

(一)基因-环境因素

家系调查发现,有抑郁障碍家族史,其发病率远高于普通人群,而且血缘关系越近患病率越高。双生子研究显示遗传度约为 37%,女性的遗传度(42%)高于男性(29%);寄养子研究也证实了遗传因素对疾病的影响。

抑郁障碍的遗传方式尚不明确。现在较主流的观点认为抑郁障碍的相关基因是通过基因环境相互关系,即具有较高遗传易感性的个体在经历家庭冲突时会出现更多的抑郁症状,而经历较严重家庭冲突的个体遗传变异度会随之增加。

(二)神经生化研究

(1) 5-羟色胺及其受体:脑内 5-HT 系统功能低下与抑郁障碍相关。5-HT 中枢位于中缝核,情绪相关的脑区主要包括前额皮质、前扣带回、杏仁核及基底节等,5-HT 能神经纤维与这些脑区间广泛的突触联系参与了情绪的调节。多数抗抑郁药物是直接抑制 5-HT 转运体,增加 5-HT 浓度,从而起到抗抑郁作用。

(2) 去甲肾上腺素(NE):抑郁障碍患者血浆或脑脊液中 NE 代谢水平增高;尸检证实患

者脑中 α 去甲肾上腺素受体结合率异常,β 去甲肾上腺素受体增加,蓝斑区络氨酸羟化酶(NE 合成限速酶)的活性显著增高。去甲肾上腺素能和特异性 5-羟色胺能抑制剂类药物通过阻断 α 受体以增加 NE/5-HT 的释放而改善抑郁症状。此外,瑞波西汀通过抑制去甲肾上腺素转运体,文拉法辛和度洛西汀通过抑制 NE 的重吸收起到抗抑郁作用。

（3）多巴胺(DA):有证据表明抑郁障碍患者脑内 DA 相对不足,PET 和 SPECT 研究发现 DA 转运体结合率降低,而 D_2/D_3 受体结合率增高;抑郁自杀者尸检脑组织 DOPAC(DA 的主要代谢产物)浓度下降,帕金森病患者合并抑郁障碍发生率高。

（三）神经影像学研究

有一项首次发作未治疗的抑郁障碍患者 MRI 的研究发现,杏仁核增大与抑郁的严重程度相关,与其他精神症状无关;3 年随访发现左侧杏仁核体积随病情缓解而缩小;康复期患者与正常对照组比较杏仁核无明显增大,因此杏仁核增大可能是抑郁障碍的早期生物学标记,对判断病程及疗效有一定价值。

一项成年人首发抑郁研究发现,双侧边缘系统尤其是海马体积缩小;在家族性早发性抑郁障碍的研究中也发现双侧海马体积缩小;有家族史的青少年及青少年患者海马体积也小于正常人。5 年随访发现,海马体积小者遭遇生活事件者更容易患抑郁症。

（四）神经电生理研究

抑郁患者存在入睡困难、早醒或睡眠节律的变化,多导睡眠图表现为慢波睡眠减少、快速动眼睡眠增多或潜伏期缩短、δ 睡眠比例下降等。

（五）神经内分泌因素

抑郁障碍患者血浆和脑脊液中促肾上腺皮质激素释放(corticotrophin releasing hormone, CRH)因子水平增高。研究发现童年期创伤经历导致成年患抑郁障碍的易感性与 CRH I 型受体基因多态性相关。

（六）心理社会因素

一般认为,人的高级神经活动类型(气质)和认知模式是抑郁症发病的基础,负性社会生活事件是抑郁症发病的诱因,而社会支持系统是影响抑郁症发生发展及预后的一个重要因素。

（1）心理学因素:研究表明,抑制型气质及内向人格具有抑郁症的易感性。美国临床心理学家贝克(Beck)提出认知模型,他认为抑郁症患者的认知模型包括两个层次,即浅层的负性自动想法(negative automatic thoughts)和深层的功能失调性假设(underlying dysfunctional assumptions schemas)。徐俊冕等曾对我国抑郁症患者的认知特征进行了研究,发现抑郁症患者比正常人及精神分裂症患者有更多的负性想法和功能失调性态度。抑郁越严重,负性自动想法出现越频繁;随着抑郁缓解,自动想法减少至正常。说明贝克的两层次认知模式在抑郁症的发生发展中起着重要作用。

（2）负性社会生活事件:有研究表明,负性生活事件(丧偶、离婚、婚姻不和谐、失业、严重躯体疾病、家庭成员去世)发生的 6 个月内,抑郁症发病危险系数增加 6 倍。Kessler(1997)对抑郁症的负性生活事件进行研究,结果显示,负性生活事件越多,性质越严重,抑郁症发病率就越高,抑郁症状也就越严重。

（3）社会支持系统:当遭遇负性生活事件后,如果能及时接受社会支持系统的物质精神安慰,可以减轻或消除负性生活事件对其造成的影响,削弱或消除其生理、心理反应,避免抑郁症的发生。即使抑郁症已经发生,良好的社会支持系统仍会对抑郁症的康复起到促进作用,并能够防止复发。

三、临床表现

临床上是以情感低落、思维迟缓、意志活动减退和躯体症状为主,抑郁程度可以由轻到重度不等,严重者可出现幻觉、妄想等精神病性症状,可伴有各种躯体不适症状。

1. **情绪低落** 情绪症状是抑郁症的最显著、最主要的症状。抑郁症病人的情绪症状主要包括两个方面:抑郁心情和兴趣的消失。主要表现为显著的情绪低落,郁郁寡欢,愁眉苦脸,长吁短叹,悲伤、焦虑、易怒。抑郁症病人的生活中,似乎充满了无助和绝望。另一个情绪症状是兴趣的消失:抑郁症患者往往体会不到生活的乐趣,过去感兴趣的事物,喜欢参加的活动,现在一点也引不起他们的兴趣。部分患者可伴有焦虑、激越症状,特别是更年期和老年抑郁症患者更明显。时常表现"心烦"、"烦闷"。有的患者在诊视时强作笑颜,虽然内心抑郁,而表情上加以掩饰,应引起重视。

2. **思维迟缓和消极** 患者思维联想的速度缓慢,自觉"脑子里好像是生了锈"、"脑子好像是涂了一层糨糊一样开动不了",表现为主动言语减少,语速减慢,声音低沉,思考问题困难,工作和学习能力下降。抑郁症患者对自己的评价总是消极的,自罪、自责,表现为认知上的不合逻辑性和不切实际性。极度抑郁的患者认为他们应该为自己的"罪恶"而受到惩罚,主要是感到无兴趣,无价值,无望,无助,无用感,总把事物看成暗淡的,自觉思考困难,工作能力下降,反省过去感到内疚、自责、自罪,有时夸大自己的"罪孽",形成罪恶妄想。

3. **意志活动减退** 患者意志活动明显受到抑制。临床表现为行动缓慢,生活被动,不想做事,明明知道自己应该做什么,但缺乏动力,显得疏懒、力不从心;不想与周围人交往、接触,或整日卧床,不想去上班,不愿外出;兴趣缺乏,对原本感兴趣的活动和业余爱好也不再感兴趣;严重患者吃、喝、个人卫生都不顾,甚至发展为不语、不动、不食,可达木僵状态,称为"抑郁性木僵"。严重抑郁发作的患者常伴有消极自杀的观念或行为。这是抑郁症最危险的症状,应提高警惕。抑郁症患者的自杀已成为第3位的死亡原因,自杀行为不仅会发生在疾病严重阶段,也常发生抑郁的缓解期,特别伴有明显焦虑病人,应特别引起警惕。男性的自杀率比女性高4倍。

4. **躯体或生物学症状** 常有食欲减退、体重减轻、睡眠障碍、性功能低下和心境昼夜波动等生物学症状。典型的睡眠障碍是早醒,比平时早2~3小时,醒后不复入睡,陷入悲哀气氛中。有的病人表现为入睡困难,睡眠不深,少数患者表现为食欲增强,体重增加。

5. **其他症状** 抑郁发作时可出现焦虑、人格解体、现实解体及强迫症状。老年抑郁症患者除有突出的焦虑烦躁情绪外,还可表现为易激惹、精神运动性迟滞和躯体不适,较年轻患者更为明显。因思维联想明显迟滞以及记忆力减退,可出现明显的认知功能损害症状,类似痴呆表现,如记忆力、计算力、理解和判断能力下降,称之为"抑郁性假性痴呆"。产后抑郁症是妇女在生产孩子之后由于生理和心理因素造成的抑郁症,症状有紧张、疑虑、内疚、恐惧等,极少数严重的会有绝望、离家出走、伤害孩子或自杀的想法和行为。

【典型病例】患者男性,47岁,银行职员,因心情不快、乱想、眠差半月就诊,近半月来患者整日提不起精神,高兴不起来,脑子里乱想,担心身体状况,不断上网查阅有关焦虑、忧郁的知识,脑子更乱,不想上班,不愿与人交流,没有食欲,近几天消瘦近5斤,夜眠差,每晚仅睡3小时,醒后不能入睡,心里很烦,觉得活得没有意义,担心自己基因有问题。自称有人叫他去死,总觉得自己死了对不起子女,不想上班又怕丢了工作。其母亲一月前患脑梗死住院,病人及家属轮流照顾患病的母亲。4 年前有类似发作史,曾服用百忧解治疗,维持近 1 年半,其间病情一直较稳定,其父亲有抑郁症病史。

四、临床分类

根据 DSM-V 的分类,分为破坏性心境失调障碍、重性抑郁障碍和持续性抑郁障碍。重性抑郁障碍包括单次抑郁发作(首次)和反复发作。

1. 破坏性恶劣心境　指严重的反复的脾气暴发,表现为言语(如,言语暴力)和(或)行为(如,以肢体攻击他人或财物),每周 3 次或 3 次以上,与年龄处境不相称,首次诊断在 6～18 岁。

2. 重性抑郁障碍　抑郁发作指首次发作,根据症状的严重程度分为轻度、中度和重度抑郁发作。在重度抑郁发作中,根据是否伴有精神病性症状分为不伴和伴有精神病性症状的重度抑郁,复发性抑郁障碍是指既往有抑郁发作后再次出现抑郁障碍。根据缓解分为部分缓解和完全缓解。

3. 持续性抑郁障碍(心境恶劣)　是指持久的心境低落为主的抑郁发作,病程持续至少 2 年(儿童或青少年为 1 年),从未有过躁狂或轻躁狂发作。通常伴有睡眠障碍、焦虑和躯体不适感,无明显的精神运动性抑制或精神病性症状,也无明显的生物学症状。

五、诊断和鉴别诊断

抑郁障碍主要依据病史、临床症状、病程、体格检查和实验室常规检查,建议常规进行甲状腺功能检查。

1. 诊断要点

(1) 临床症状特点:以显著而持久的心境低落为主要表现,伴有兴趣减退、快感消失,思维迟缓,意志活动减退,自责自罪,自杀意念或行为,食欲减退、体重下降、早醒、抑郁情绪的昼重夜轻等改变。

(2) 病程特点:大多数青壮年期首次发病,呈发作性病程,可自行缓解,发作间隙期精神状态可恢复至病前水平。

(3) 躯体和神经系统检查以及实验室检查正常,家族中特别是一级亲属中有较高的同类疾病的家族史。

2. 诊断标准　根据《精神障碍诊断标准》第五版(DSM-V)抑郁障碍的诊断标准,出现 5 个以上的下列症状,其中至少一项是心境抑郁或丧失兴趣或愉快感:①心境抑郁,可以是主观的报告,也可以是他人的观察;②对于活动的兴趣或乐趣明显减少;③体重明显减轻或体重增加,食欲减退或增加;④失眠或睡眠过多;⑤精神运动性激越或迟滞;⑥疲劳或精力不足;⑦感到自己毫无价值,或过分、不适当地感到内疚;⑧思考或注意力集中能力减退或犹豫不决;⑨反复出现死亡的想法,反复出现没有特定计划的自杀意念,或有某种自杀企图,或有某种自杀的特定计划。

上述症状在同一个 2 周时间内几乎每天或每天的大部分时间存在,可表现出特征性的昼夜差异,引起痛苦或导致社交、职业及其他重要功能方面的损害。

3. 鉴别诊断

(1) 器质性或药物所致的抑郁障碍:脑器质性疾病(如帕金森病、脑血管病、脑白质病变、阿尔茨海默病等)和某些躯体疾病(如甲状腺功能障碍,SLE,HIV 等)常伴有抑郁症状。此外,某些药物如利血平、可乐定等可引起抑郁症状。根据患者有明确的器质性疾病及相关药物使用史,抑郁症状与既往疾病和药物之间的相关性以及体格检查、实验室检查的阳性发现等加以鉴别。

(2) 双相抑郁:双相抑郁也有抑郁发作,其鉴别要点主要是在病史中至少出现1次躁狂或轻躁狂发作史。

(3) 精神分裂症:精神分裂症早期或恢复期可出现抑郁症状,其鉴别要点为:①精神分裂症患者的抑郁症状,其情感症状并不是原发的,而是以感知觉障碍、思维障碍或其他精神病性症状为原发;②精神分裂症患者的思维、意识行为与其情感活动是不协调的;③精神分裂症的病程多数发作进展或持续进展,缓解期常有残留精神病症状或人格缺损;④病前性格,家族遗传史,预后和药物治疗的反应等都可有助于鉴别。

(4) 创伤后应激障碍:创伤后应激障碍常伴有抑郁,其主要特点是:①有严重的、灾难性的、对生命有威胁的创伤性事件,如被强暴、地震、战争等,以焦虑、易激惹和痛苦体验为主;②无晨重夜轻的生物学特征;③精神运动性迟缓不明显,睡眠障碍多为入睡困难,有与创伤有关的噩梦、梦魇,特别是梦中尖叫;④反复重现创伤性体验,有反复闯入性回忆,易惊。

六、治疗

抗抑郁药物是治疗抑郁障碍的最主要方法,在药物治疗基础上可辅以心理治疗,经颅磁刺激治疗(TMS)、迷走神经刺激治疗(VNS),若自杀意念非常强烈或药物疗效不佳可使用改良电抽搐治疗。

(1) 药物治疗:抗抑郁药主要作用于5-羟色胺(5-HT)和去甲肾上腺素(NE)等神经递质,能有效缓解抑郁、焦虑、紧张和躯体症状,有效率为60%～80%。常用的抗抑郁药有:

1) 选择性5-羟色胺再摄取抑制剂(SSRI):通过抑制中枢5-HT的再摄取,提高突触间隙5-HT水平。目前临床常用的有氟西汀(Fluoxetine)(每日20～60 mg),帕罗西汀(每日20～50 mg),舍曲林(Sertraline)(每日50～200 mg),西酞普兰(Citalopram)(每日20～60 mg),艾司西酞普兰(Escitalopram)(每日10～20 mg)和氟伏沙明(Fluvoxamine)(每日50～300 mg)等。

SSRIs类药物半衰期长,服用方便,已被作为各型抑郁症的一线治疗。SSRI不良反应较少而轻微,尤其是抗胆碱能及心脏的不良反应少。常见的不良反应有恶心、呕吐、厌食、便秘、口干、震颤、失眠、焦虑及性功能障碍等。在SSRI类药物代谢中,CYP酶系起重要作用,与合并其他躯体疾病的患者使用时注意药物之间的相互作用。

2) 5-羟色胺和去甲肾上腺素再摄取抑制剂(SNRIs):具有抑制5-HT和NE再摄取的双重作用,提高突触间隙5-HT和NE水平而发挥抗抑郁作用,临床治疗率较高,常用有:文拉法辛,治疗剂量每日75～225 mg,普通剂型每日分2～3次口服,缓释胶囊每日1次。度洛西汀(每日60～120 mg),对伴有疼痛的抑郁障碍疗效更好。

常见不良反应为口干、恶心、出汗、乏力、焦虑、震颤、性功能障碍等。

3) 去甲肾上腺素和特异性5-羟色胺再摄取抑制剂(NaSSAs):通过阻断NE能神经元上的 α_2 肾上腺素受体而增加NE的释放,增加5-HT的释放,并同时拮抗突触后5-HT2A和5-HT3A受体,主要药物是米氮平,起始剂量每日15 mg,逐渐加大剂量至有效治疗量每日15～45 mg,临床常见的不良反应为镇静、嗜睡、疲乏、头晕和体重增加。

4) 三环类和四环类抗抑郁药(TCAs):TCAs主要包括丙米嗪、阿米替林、多塞平、氯帕明等。曾认为是一类经典而有效的抗抑郁药。在新型抗抑郁药未应用于临床之前,TCAs

常被作为一线抗抑郁药。该类药物引起的不良反应涉及面广、程度重，过量时易中毒致死，且患者对药物的耐受性及依从性差。四环类抗抑郁药有马普替林、米安舍林。马普替林开始剂量为每次 25 mg，每日 2 次，最大剂量为每日 100～225 mg，老人剂量宜小。米安舍林剂量为每日 30～60 mg。不良反应类似三环类药物，但程度较轻。

5）可逆性单胺氧化酶抑制剂（RMADI）：代表药物为文拉法辛缓释剂（venlafaxine XR，怡诺思）。初始剂量每日 50～75 mg，分 3 次服用，最大剂量可达每日 200 mg。本品不良反应较少。

6）其他抗抑郁药物

①盐酸安非他酮（Bupropion）：安非他酮是去甲肾上腺素、5-HT、多巴胺再摄取的弱抑制剂，对单胺氧化酶没有抑制作用。75 mg 每日 2 次开始逐渐加量，治疗量为每日 150～300 mg。常见口干、失眠、头晕、头痛、易怒、恶心、呕吐、便秘、水肿、皮疹、尿频等不良反应，对性功能影响较小。

②瑞波西汀（Reboxetine）：为选择性去甲肾上腺素再摄取抑制剂，提高中枢内 NE 的活性，从而改善情绪，治疗剂量为每日 8～12 mg。主要不良反应为口干、便秘、多汗、失眠、勃起困难、排尿困难、尿潴留、心率加快、静坐不能、体位性低血压等。

③阿戈美拉汀（Agomelatine）：是褪黑素受体 MT_1 和 MT_2 的激动剂和 5-HT2c 受体拮抗剂，剂量为每日 25～50 mg。其不良反应少，常见的有头痛、恶心和乏力等，对性功能障碍无不良影响。

④曲唑酮（Trazodone）：选择性突触后 5-HT2A 受体拮抗剂和 5-羟色胺再摄取中度抑制剂（SARIs）。常用剂量为每日 50～300 mg，不良反应为口干、嗜睡、体位性低血压、头昏、阴茎异常勃起等。

（2）改良电抽搐治疗：有严重消极观念及自杀企图、抑郁性木僵者，使用抗抑郁药物治疗无效可使用改良电抽搐治疗（MECT），6～10 次为一个疗程。

（3）心理治疗：治疗目标是给予患者一定的关心、支持和鼓励，改善患者对抑郁障碍的认知，改善患者的人际交往能力和心理适应能力，减轻患者与环境相关的抑郁症状，促进康复，预防疾病的复发。

（4）经颅磁刺激（rTMS）：是一种新型的物理治疗方法，2008 年美国 FDA 批准用于成人抑郁症的治疗，在药物治疗的基础上合并使用，对部分抑郁障碍患者有效，对一些无消极观念的轻中度患者也可使用。

七、预防复发

70%～80% 的抑郁障碍患者多次复发，有人报道第一次抑郁发作后复发率为 50%，第 2 次为 75%，第 3 次为 100%，故抑郁障碍患者需要进行维持治疗。多数学者认为，首次发作维持治疗 6 个月到 1 年；第 2 次发作维持 3～5 年；第 3 次发作应长期维持，甚至终身服药。维持治疗剂量与治疗剂量相同或略低于治疗剂量。

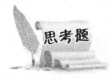

思考题

1. 阐述心境障碍的概念。
2. 阐述双相障碍的诊断。
3. 双相抑郁与抑郁障碍如何鉴别？各自的治疗方案是什么？

（曹茂红）

第十一章　神经症及癔症

第一节　概　述

神经症(neuroses),旧称神经官能症,是以焦虑、抑郁、恐惧、强迫、疑病症状或神经衰弱症状为突出症状,多症状组合的一组精神障碍。患者有多种躯体或精神上的不适感,没有可以证实的客观器质性病变,与患者的现实处境不相称,但患者对存在的症状感到痛苦和无能为力,无持久的精神病性症状,自知力完整或基本完整,求治心切。患者病前多有一定的易患素质和个性特征,疾病的发生与发展常受心理社会(环境)因素的影响,病程多迁延,进入中年后症状常可缓解或部分缓解。

一、共性

虽然它不是指某一特定的疾病单元,而是包括各自不同的病因、发病机制、临床表现、治疗反应、病程与预后的一组精神障碍,但也存在一些共性。

(一)起病常与社会心理因素有关

研究表明,神经症患者在病前较他人更多或更易遭受应激性生活事件。其特点为:强度常不十分强烈,但为多个事件反复发生,持续时间长;应激性事件对患者往往具有某种独特的意义或患者对此特别敏感,且社会心理因素多为"变形"的,或是通过个性放大、变形了的;患者对心理困境或冲突有一定的认识,但常不能将自己解脱出来;应激性事件不仅来源于外界,更多地源于患者内在的心理欲求及对事件的不良认知。常常忽略和压抑自己的需求以适应环境,但又总是对他人和自己的作为不满,总是生活在遗憾和内心冲突之中。

(二)患者病前常有一定的易患素质和人格特征

其个性特征常损害人际交往过程,导致生活中产生更多的冲突与应激。患者的个性特征一方面决定着个体罹患神经症的难易程度。如巴甫洛夫认为,神经类型为弱型,或强而不均衡型者易患神经症;Eysenck 等认为,个性古板、严肃、多愁善感、焦虑、悲观、保守、敏感、孤僻的人易患神经症。另一方面,不同的个性特征可能与所患神经症亚型有关。如有强迫型人格特征者易患强迫症,有表演型人格特征者易患癔症,有 A 型行为倾向者易患焦虑症等。

(三)症状没有相应的器质性病变为基础

神经症分类已不再包括存在"器质性"依据的"神经症样综合征"。当然,没有相应的器质性病变基础只是相对的,绝对的功能性症状是不存在的,异常的精神活动必然有异常的物质活动为基础。所谓的"功能性"是指目前科学技术水平还未能发现的、肯定的、相应的病理学和组织形态学变化。

(四) 社会功能相对较好

多数神经症患者的社会功能是较好的,他们一般生活能自理,勉强坚持工作或学习,他们的言行通常都保持在社会规范允许的范围内。但与正常人或与病前相比,其社会功能只能是相对较好,他们的工作、学习效率和适应能力均有不同程度的减退。有些神经症患者,社会功能受损可能相当严重,如严重的疑病症患者、某些慢性强迫症患者等。

(五) 一般没有明显或持续的精神病性症状

极少数患者可能短暂出现牵连观念、幻听等症状,但绝非主要临床相,明显或持续的精神病性症状罕见。个别强迫症患者的强迫行为可能显得非常古怪,但患者能就此作出心理学上的合理解释;某些疑病症患者的疑病观念可能达到妄想的程度。

(六) 一般自知力完整,有求治要求

多数神经症患者在疾病发作期亦保持较好的自知力,他们的现实检验能力通常不受损害。患者能识别他们的精神状态是否正常,哪些属于病态。他们常对病态体验有痛苦感,有摆脱疾病的求治欲望,一般能主动求治。

二、分类

《国际疾病分类》第10版(ICD-10)和《美国精神疾病诊断与统计手册》第4版(DSM Ⅳ)抛弃了神经症这一术语。但将与神经症这一总的概念有相对稳定关系的几种神经症亚型,通过改变名称或类别,实质上在分类系统中保留了下来。我国的精神疾病分类体系中,保留了神经症这一疾病单元,但将抑郁性神经症归类于心境障碍,并将癔症单列出来。

最新版的《美国精神障碍诊断与统计手册》第五版(DSM-5)把以焦虑为主要临床表现的疾病称之为焦虑障碍,包括广泛性焦虑症,惊恐障碍,恐惧症,分离焦虑障碍,选择性缄默症。不再包括强迫症、创伤后应激障碍,代之以专门各自的章节。广场恐惧、特定恐惧、社交恐惧障碍,这三种障碍的最大变化在于:为了达到诊断标准,而必须达到患者的焦虑是过度的或者是超出理智的。针对APA,这一改变基于这样的临床证据,即这些障碍的个体过分估计了"恐惧"环境带来的危险,并且老年个体经常会出现对年老的"恐惧"。现在的焦虑必须是全面考虑外在环境和条件的所有因素之后,与这类环境和条件导致的现实威胁或危险"不成比例"的情绪反应。对各年龄段,这些症状必须至少达六个月才能诊断,这样避免了诊断扩大化。

CCMD 3 将神经症分为:

1　恐惧症

1.1　场所恐惧症

1.2　社交恐惧症(社会焦虑恐惧症)

1.3　特定的恐惧症

2　焦虑症

2.1　惊恐障碍

2.2　广泛性焦虑

3　强迫症

4　躯体形式障碍

4.1　躯体化障碍

4.2　未分化躯体形式障碍

4.3　疑病症

4.4　躯体形式自主神经紊乱

4.4.1　心血管系统功能紊乱

4.4.2　高位胃肠道功能紊乱

4.4.3　低位胃肠道功能紊乱

4.4.4　呼吸系统功能紊乱

4.4.5　泌尿生殖系统功能紊乱

4.5　持续性躯体形式疼痛障碍

4.6　其他或待分类躯体形式障碍

5　神经衰弱

6　其他或待分类的神经症

三、流行病学资料

国内外的调查均显示,神经症是一组高发疾病。WHO 根据各国和调查资料推算:人口中 5%～8% 有神经症或人格障碍,是重性精神病的 5 倍。我国 1982 年进行的 12 个地区精神疾病流行病学调查资料显示:神经症的总患病率为 2.2%;女性高于男性;以 40～44 岁年龄段患病率最高,初发年龄最多为 20～29 岁年龄段;文化程度低、经济状况差、家庭气氛不和睦者患病率较高。我国 1993 年 7 地区的调查结果为:神经症患病率为 1.5%。神经症的总患病率国外报道在 5% 左右,比国内高,差异的原因可能与样本的构成、诊断标准、东西方社会文化差异等因素有关。

四、诊断与鉴别诊断

(一) CCMD-3 诊断标准

神经症是一组主要表现为焦虑、抑郁、恐惧、强迫、疑病症状,或神经衰弱症状的精神障碍。本病有一定人格基础,起病常受心理社会(环境)因素影响。症状没有可证实的器质性病变作基础,与患者的现实处境不相称,但患者对存在的症状感到痛苦和无能为力,自知力完整或基本完整,病程多迁延。

1. 症状标准　至少有下列 1 项:①恐惧;②强迫症状;③惊恐发作;④焦虑;⑤躯体形式症状;⑥躯体化症状;⑦疑病症状;⑧神经衰弱症状。

2. 严重标准　社会功能受损或无法摆脱的精神痛苦,促使其主动求医。

3. 病程标准　符合症状标准至少 3 个月,惊恐障碍另有规定。

4. 排除标准　排除器质性精神障碍、精神活性物质与非成瘾物质所致精神障碍、各种精神病性障碍如精神分裂症、偏执性精神障碍、心境障碍等。

神经症的诊断标准包括总标准与各亚型的诊断标准。在作出各亚型的诊断之前,任一亚型首先必须符合神经症总的诊断标准。

(二) 鉴别诊断

神经症的症状在精神症状中特异性最差,几乎可以发生于任一种精神疾病和一些躯体疾病中,因此在作出神经症的诊断之前,常需排除以下疾病。

1. 器质性精神障碍　各种神经症的症状均可见于感染、中毒、物质依赖、代谢或内分泌障碍及脑器质性疾病等多种躯体疾病之中,尤其在疾病的早期和恢复期最常见,此时不能诊断为神经症,称为神经症样综合征。器质性精神障碍的神经症样综合征具备:①生物源性的病因,如脑的器质性病变,躯体疾病的存在及其引起的脑功能性改变,依赖或非依赖性精神活性物质应用等;②脑器质性精神障碍的症状,如意识障碍(最常见为谵妄)、智能障碍、记忆障碍、人格改变等;③可有精神病性症状,如幻觉、妄想、情感淡漠等。通过详细询问病史、系统的体格检查和必要的实验室检查可以鉴别。

2. 精神病性障碍　精神病性障碍中最常需要鉴别的是精神分裂症。一些精神分裂症患者早期常表现为神经症样症状,如头痛、失眠、学习工作效率下降、一些情绪变化,或出现一些强迫症状,易误诊为神经症。鉴别的要点是,对有神经症症状的患者,要仔细辨别有无精神分裂症的症状,尤其是易忽略的阴性症状,如懒散、孤僻、情感变淡漠、意志力减退等;分裂症患者常漠视自身症状,缺乏治疗要求或求治心不强烈;分裂症患者常缺乏现实检验能力,社会功能损害相对较重,而幻觉、妄想等阳性症状的存在则更使分裂症的诊断易于确定。

3. 心境障碍　尤其是抑郁发作的患者,常伴有焦虑、强迫以及其他神经症的症状。此时的鉴别要点是,心境障碍患者以抑郁(或躁狂)为主要临床相,其他症状大多继发于抑郁(或躁狂),而且情感症状程度严重,社会功能受损明显;而神经症的患者虽然也可有抑郁情绪,但大多程度轻、持续时间较短,不是主要临床相,多继发于心因或其他神经症症状。

4. 应激相关障碍　神经症症状的发生与发展常常不完全取决于精神应激的强度,而与患者的素质和人格特征有关。起病与生活事件之间不一定有明显关联,因而其致病因素常不为患者所意识,病程常迁延或反复发作。而应激相关障碍的致病因素常为重大的生活事件,症状则是个体对应激性事件的直接反应,患者常能意识到症状的发生和发展与事件有关,病程多短暂,少有反复发作。

5. 人格障碍　神经症的发生与发展常经历一个疾病过程,健康与疾病两个阶段明显不同;而人格障碍则是自幼人格发展的偏离常态,没有正常与异常的明显分界。人格障碍不是神经症发生的必备条件,如果神经症症状继发于人格障碍,可以下两个诊断。

五、治疗

神经症的治疗以心理治疗为主,在一定治疗阶段可以有选择地配合药物治疗。一般来说,药物治疗对于控制神经症的症状是有效的。但由于神经症的发生与心理社会应激因素、个性特征有密切关系,可因生活事件的出现而反复发作,病程常迁延波动,成功的心理治疗可能更重要。心理治疗不但可以缓解症状、加快治愈过程,而且还能帮助患者学会新的应付应激的策略和处理未来新问题的技巧。这种结局显然对消除病因、巩固疗效是至关重要的,也是药物治疗所无法达到的。心理治疗方法的选择取决于患者的人格特征、疾病类型以及治疗者对某种心理治疗方法的熟练程度与经验。

药物治疗系对症治疗,可针对患者的症状选药。药物治疗的优点是控制靶症状起效较快,尤其是早期与心理治疗联合应用,有助于缓解症状,提高患者对治疗的信心,促进心理治疗的效果。但用药前需向患者说明所用药物的起效时间,及治疗过程中可能出现的不良反应,使其有充分的心理准备,以增加治疗的依从性;同时,也应该强调对于神经症的治疗以心理治疗为主,药物治疗为辅,否则会降低患者自我改变和调整动机。

（李箕君　张　宁）

第二节　焦　虑　症

一、概述

焦虑是人类应激情境下正常和有利的情绪反应。焦虑是否成为病理现象,取决于其程度、强度、持续时间与功能损害。焦虑症(anxiety disorders)是一种以广泛和持续性焦虑或反复发作的惊恐不安为主要特征,常伴有自主神经紊乱、肌肉紧张与运动性不安等症状的神经症。临床包括广泛性焦虑(generalized anxiety disorder,GAD)与惊恐障碍(panic disorder,PD)两种临床类型。

自 Freud(1895)首次提出焦虑性神经症的概念以来,焦虑症曾有许多别称,如心脏神经官能症、神经循环衰弱、血管运动性神经症等,这是医学发展的不同阶段及不同的角度对焦虑症的理解。随着有效的抗焦虑药物问世,以及对焦虑状态的深入研究,在 20 世纪 80 年代初,逐渐形成了广泛性焦虑和惊恐障碍的诊断和分类体系。1958 年,我国精神疾病分类草案将其合并于神经衰弱之内,直到 1981 年才将其单独列出。

近来,最新版的《美国精神障碍诊断与统计手册》第 5 版(DSM-5)把以焦虑为主要临床表现的疾病称之为焦虑障碍,包括广泛性焦虑症、惊恐障碍、恐惧症、分离焦虑障碍、选择性缄默症。本章内容包括前两类疾病。

二、流行病学

由于诊断标准和调查方法的不同,各国、各地区及不同时代的焦虑症发病率和患病率均不相同。1982 年全国 12 地区的调查显示,在 15～59 岁的人口中,焦虑症的时点患病率为0.148%,占全部神经症病例的 6.7%。1993 年 7 地区的调查显示,焦虑症的时点患病率小于0.134%。最新的一项国内 1982—2012 年焦虑障碍患病率的汇总分析发现,按国内诊断标准,焦虑障碍的患病率为 0.3%,以时点患病率计,广泛性焦虑的患病率为 0.6%,惊恐障碍的患病率为 0.3%。新版的《美国国家共病调查》(National Comorbidity Survey-Replication,NCS-R)的数据表明,广泛性焦虑的终生患病率为 5.7%,惊恐发作的终生患病率为 4.7%。

广泛性焦虑症大多起病较早,平均 21 岁,早发者常与儿童期焦虑、婚姻/性生活紊乱有关,晚发者多与应激性事件、单身、失业有关;而惊恐障碍的起病年龄呈双峰分布,15～24 岁为最高峰点发病率年龄段,45～54 岁为第二峰点年龄段,65 岁以后起病者罕见。两种临床类型的女性发病率均高于男性,约为 2∶1。焦虑症共病率高,NCS-R 调查发现,85%广泛性焦虑症患者共病另一种精神障碍,83%惊恐障碍患者共病一种或多种精神障碍。

三、病因

(一)生物学因素

1. 遗传因素

(1) 家系调查:焦虑症具有家族聚集性。Noyes(1987)与 Mendenhvicz(1993)分别报道广泛性焦虑与惊恐障碍先证者的 级亲属中本病的患病率远高于对照组。这种家族聚集性,一方面与遗传有关,另一方面与环境因素(父母的性格和家庭教养方式等)有关。

(2) 双生子研究:早期的研究表明同卵双生子的焦虑障碍同病率远高于异卵双生子

(Slater 等,1969,1972)。Kendler 等(1992)的一项对 1033 对女性双生子研究证实广泛性焦虑具有遗传倾向,但遗传度仅为 30%(惊恐障碍的遗传度为 40%～50%),认为女性患者中环境因素可能决定了广泛性焦虑遗传易感性的表达。

(3) 分子遗传学研究:惊恐障碍分子遗传学研究较多,但无定论。关联研究及表观遗传学研究多集中在 γ-氨基丁酸(GABA)能及单胺能神经递质(包括 5-TH,去甲肾上腺素)系统及相关神经多肽(如胆囊收缩素 CCK)基因。另外,跨膜蛋白(TMEM)132D 基因的内含子 3 的 rs1873727 多态性以及阿米洛利敏感阳离子通道 1(ACCN1)基因多态性也是惊恐障碍分子遗传学新的研究热点。

2. 生化因素　惊恐障碍和广泛性焦虑存在多种神经递质、细胞因子及其相关受体的异常改变和脑功能的变化,但对于这些异常改变,至今尚不能明确与疾病的因果关系。对焦虑的生物学本质的理解,部分得益于抗焦虑药物的作用机制。这些作用机制主要涉及三大方面:①γ-氨基丁酸(GABA)受体:苯二氮䓬受体氯化物通道复合物;②去甲肾上腺素蓝斑核团和相关的脑干核团;③5-羟色胺系统,特别是中缝核及其投射系统(Ebert,2002)。

关于焦虑形成的神经生物学假说主要有:

(1) 乳酸盐假说:乳酸盐可引起脑内异常的代谢活动。静脉注射乳酸钠、吸入 5%～35% CO_2 或应用重碳酸盐可引起惊恐发作。

(2) 5-羟色胺(5-HT)能假说:焦虑的发生可能与 5-HT 突触后受体过度反应及 5-HT1A 受体的低敏感性有关。主要影响 5-HT 能神经递质系统的药物,对焦虑有较好的疗效,而促进 5-HT 释放的物质(芬氟拉明)可加剧和诱发焦虑,丁螺环酮主要是通过作用于海马的 5-HT1A受体使 5-HT 功能下调而产生抗焦虑效应。

(3) 去甲肾上腺素能假说:焦虑症患者存在去甲肾上腺素(NE)能活动的增强现象。蓝斑含有整个中枢神经系统 50% 以上的 NE 神经元,焦虑状态时脑脊液中 NE 的代谢产物(MHPG)显著增加;儿茶酚胺(肾上腺素和 NE)能诱发焦虑,并能诱发有惊恐发作史病人的惊恐发作。NE 水平由蓝斑核的胞体及 α2 受体调节,α2 受体拮抗剂如育亨宾能使 NE 增加而致焦虑,而 α2 受体激动剂可乐定对焦虑治疗有效。

(4) γ-氨基丁酸(GABA)假说:焦虑患者可能是由于苯二氮䓬受体功能不足或缺乏内源性配体所致。苯二氮䓬类药物是苯二氮受体激动剂,具有良好的抗焦虑作用,而苯二氮受体的拮抗剂(flumazenil)和逆转激动剂(β-carbdine)可诱发焦虑。

3. 神经解剖　与广泛性焦虑联系最紧密的脑区是边缘系统。Gray(1982,2000)确定了一个大脑环路,称之为行为抑制系统(BIS)环路,这个环路始于边缘系统的脑隔膜区和海马回区域,并延伸到额叶。它会被具有威胁性事件所产生的信号激活,使人产生焦虑、警觉性增高等反应。German 等(1989)基于 Klein 的现象学模型提出惊恐障碍的神经解剖假说:惊恐发作与脑干特别是蓝斑密切相关;预期焦虑与边缘叶的功能损害有关;恐惧性回避与皮层的认知和意识活动有关。近来研究发现,PD 患者杏仁核体积下降,且杏仁核和海马、丘脑和脑干区域糖代谢下降,眶额叶皮质血流下降,与杏仁核抑制有关。

(二) 社会心理学因素

1. 应激性事件　应激性事件会触发产生焦虑的生物和心理易感性,威胁性应激事件尤与焦虑障碍有关(Finlay Jones;Brown,1981)。约 80% 的惊恐障碍患者起病之前常存在一个重要的应激性事件(Rappe,1990);经历预料不到的负性事件(如父/母早亡、强奸、战争)、慢性应激源(家庭/婚姻功能紊乱)、缺乏温暖和回应以及过度保护与广泛性焦虑的发病有关

(Semple 等,2005)。

2. 个性特征　应激性事件可诱发焦虑反应,但反应的强弱程度与个体的个性特征有关。部分焦虑症患者存在敏感、易紧张、不安全感、过分自责及自卑等焦虑倾向的个性特征,与这种性格特征关系密切的焦虑称为特质性焦虑。此外,胆小羞怯、缺乏自信或躯体情况不佳者,对心理社会应激的应对能力较差,也易发生焦虑。

3. 精神分析理论　精神分析理论认为焦虑源于内在的心理冲突,是童年或少年期被压抑在潜意识中的冲突在成年后被激活,从而形成焦虑。多项研究表明,早年的负性经历是其后产生惊恐发作和广泛性焦虑的原因之一(Brown&Harris,1993)。

4. 行为主义理论　行为主义理论认为,焦虑是对某些环境刺激的恐惧而形成的一种条件反射,而继发的行为反应(如回避行为)是焦虑得以持续的重要原因。

5. 认知理论　Beck AT(1963)认为焦虑是对面临危险的一种反应,相应的自动思维与认知歪曲是导致患者产生焦虑情绪的重要原因。惊恐障碍患者最常见的认知歪曲是选择性关注身体上的负性感觉(选择性负性关注,negative filter)和灾难化思维(catastrophizing),在躯体症状的参与下,形成恶性循环,最终导致惊恐发作。而广泛性焦虑患者存在对潜在威胁的敏锐觉知,当面临事件时,灾难化的歪曲认知促发他们的警觉和担心,伴随着生理改变而最终焦虑形成(J. S. Beck,1995;Barlow,1996,2002)。

四、临床表现

任何人都可以体验到焦虑的情绪,适度的焦虑对个体的生存具有积极意义,但焦虑症患者的焦虑与正常人的焦虑不同,其具有以下特点:①是一种情绪状态:表现为害怕、惊恐或恐惧、提心吊胆;②痛苦情绪(濒死感、失常感);③指向未来,但危险实际不存在;④与诱发因素不相称;⑤伴躯体不适、精神运动、自主神经症状(Lewis,1967)。根据临床症状和病理特点,CCMD-3 将焦虑症分为广泛性焦虑与惊恐障碍两种临床类型。

(一) 广泛性焦虑

广泛性焦虑又称慢性焦虑症,是焦虑症最常见的表现形式。常缓慢起病,以经常或持续存在的焦虑为主要临床相。具有以下表现:

1. 精神性焦虑　表现为对未来可能发生的、难以预料的某种危险或不幸事件的经常担心。有的患者不能明确意识到他担心的对象或内容,而只是一种提心吊胆、惶恐不安的强烈的内心体验,称为自由浮动性焦虑(free floating anxiety,又称漂浮焦虑)。有的患者担心的是现实生活中可能发生的事情,但其担心、焦虑和烦恼的程度与现实很不相称,称为忧虑性期待(apprehensive expectation),此为广泛性焦虑的核心症状。如担心家人出门会遭遇车祸等,患者常有恐慌的预感,终日心烦意乱、忧心忡忡,坐卧不宁,似有大祸临头之感。

2. 躯体性焦虑　胸骨后的压缩感(胸闷)是焦虑的一个常见表现,常伴有气短、呼吸困难。肌肉紧张:表现为主观上的一组或多组肌肉不舒服的紧张感,严重时有肌肉酸痛,多见于胸部、颈部及肩背部肌肉,紧张性头痛也很常见。自主神经功能紊乱:表现为心动过速、皮肤潮红或苍白、口干、便秘或腹泻、出汗、尿意频繁等症状。

3. 运动性不安　可表现搓手顿足,不能静坐,不停地来回走动,无目的的小动作增多。有的病人表现舌、唇、指肌的震颤或肢体震颤。

4. 敏感性增高　表现为过分的警觉,对外界刺激敏感,易出现惊跳反应,在入睡前与醒觉前尤易出现;注意力难于集中,易受干扰;难以入睡、睡中易惊醒;情绪易激惹;感觉过敏,有的病人能体会到自身肌肉的跳动、血管的搏动、胃肠道的蠕动等。

5. 抑郁 大约 2/3 的患者合并抑郁,广泛性焦虑常被认为是抑郁的危险因素。合并抑郁的患者自杀风险明显增高,这种现象在中老年人中相对多见。

6. 其他症状 患者感到头昏、步态不稳、虚弱或头晕;有的患者可出现早泄、阳痿、月经紊乱等症状。

(二)惊恐障碍

惊恐障碍又称急性焦虑障碍。其特点是发作的不可预测性和突然性,反应程度强烈,病人常体会到濒临灾难性结局的害怕和恐惧,终止亦迅速。

1. 惊恐发作典型的表现 突发心悸、胸闷、呼吸困难或过度换气、喉头堵塞感、窒息感;同时出现强烈的惊恐体验,如濒死感、失控感或短暂的人格解体体验等;伴有头昏、眩晕、四肢麻木和感觉异常、出汗、肉跳、全身发抖或全身无力等自主神经功能紊乱症状。持续5～20 分钟自行缓解,可突然再次发作。发作期间意识始终清晰,高度警觉,发作后仍心有余悸,担心再发,此时的焦虑体验不再突出,代之以虚弱无力的表现,需数小时到数天才能恢复。

2. 预期焦虑(anticipatory anxiety) 患者在反复出现惊恐发作之后的间歇期常担心再次发病,惴惴不安,可出现自主神经活动亢进的症状。

3. 求助和回避行为 惊恐发作时由于强烈的恐惧及对死亡的担心,患者常立即要求给予紧急帮助,故患者有反复多次的急诊经历。在发作间歇期,60%的患者因担心发病时得不到帮助,而主动回避一些活动与场所,如不愿单独出门或独自在家,不愿到人多的热闹场所等。

五、诊断和鉴别诊断

(一)CCMD-3 的广泛性焦虑诊断标准

广泛性焦虑指一种以缺乏明确对象和具体内容的提心吊胆,及紧张不安为主的焦虑症,并有显著的自主神经症状、肌肉紧张及运动性不安。患者因难以忍受又无法解脱,而感到痛苦。

1. 症状标准

(1)符合神经症的诊断标准。

(2)以持续的原发性焦虑症状为主,并符合下列两项:①经常或持续的无明确对象和固定内容的恐惧或提心吊胆;②伴自主神经症状或运动性不安。

2. 严重标准 社会功能受损,患者因难以忍受又无法解脱而感到痛苦。

3. 病程标准 符合症状标准至少已 6 个月。

4. 排除标准

(1)排除甲状腺功能亢进、高血压、冠心病等躯体疾病的继发性焦虑。

(2)排除兴奋药物过量、催眠镇静药物,或抗焦虑药的戒断反应,强迫症、恐惧症、疑病症、神经衰弱、躁狂症、抑郁症或精神分裂症等伴发的焦虑。

(二)CCMD-3 的惊恐障碍诊断标准

惊恐障碍是一种以反复的惊恐发作为主要原发症状的神经症。这种发作并不局限于任何特定的情境,具有不可预测性。

1. 症状标准

(1) 符合神经症的诊断标准。

(2) 惊恐发作需符合以下 4 项:①发作无明显诱因、无相关的特定情境,发作不可预测;②在发作间歇期,除害怕再发作外,无明显症状;③发作时表现强烈的恐惧、焦虑及明显的自主神经症状,常有人格解体、现实解体、濒死恐惧或失控感等痛苦体验;④发作突然开始,迅速达到高峰,发作时意识清晰,事后能回忆。

2. 严重标准　患者因难以忍受又无法解脱,而感到痛苦。

3. 病程标准　在 1 个月内至少有 3 次惊恐发作,或在首次发作后继发害怕再发作的焦虑持续 1 个月。

4. 排除标准

(1) 排除其他精神障碍,如恐惧症、抑郁症或躯体形式障碍等继发的惊恐发作。

(2) 排除躯体疾病如癫、心脏病发作、嗜铬细胞瘤、甲状腺功能亢进或自发性低血糖等继发的惊恐发作。

(三)鉴别诊断

1. 躯体疾病所致焦虑　多种躯体疾病可出现焦虑症状。如库兴综合征、甲状腺功能亢进、甲状旁腺功能减退及嗜铬细胞瘤等内分泌系统疾病,心肌梗死、冠状动脉供血不足、阵发性心动过速及二尖瓣脱垂等心脏疾病,哮喘、慢性阻塞性肺病、高通气综合征等呼吸系统疾病,脑血管疾病、颞叶癫等神经系统疾病,系统性红斑狼疮、贫血等都易于出现焦虑症状。临床上对初诊、年龄大、无心理应激因素、病前个性素质良好的患者,要高度警惕焦虑是否继发于躯体疾病。焦虑症的焦虑症状是原发的;凡继发于高血压、冠心病、甲状腺功能亢进等躯体疾病的焦虑称为焦虑综合征。

2. 药源性焦虑　许多药物在中毒、戒断或长期应用后可致典型的焦虑障碍。如某些拟交感药物苯丙胺、可卡因、咖啡因;某些致幻剂及阿片类物质;长期应用抗高血压药、抗心律失常药、抗胆碱能药、抗帕金森病药、甲状腺素、激素、抗生素、抗抑郁药、抗精神病药物、镇静催眠药的撤药等等。根据服药史可资鉴别。

3. 精神疾病伴发焦虑　精神分裂症病人可伴有焦虑,只要发现有分裂症症状,就不考虑焦虑症的诊断;抑郁症是最多伴有焦虑的疾病,当抑郁与焦虑严重程度主次难以分清时,二者的鉴别依据是症状的严重程度和发生的先后次序。就目前的诊断体系而言,不论焦虑有多严重,只要达到抑郁症的诊断标准,就应该首先诊断为抑郁症。

4. 共患病焦虑症　广泛性焦虑症:共病常见的是抑郁症和恶劣心境,其次是物质滥用、单纯恐惧、社交恐惧及"其他"躯体情况。广泛性焦虑症患者当前共患抑郁症的发生率为 39%,恶劣心境为 22%。同样,具有终生广泛性焦虑症诊断的患者中,共患抑郁症占 62%,共患恶劣心境占 39%。惊恐障碍:常见的是社交恐惧症、抑郁障碍、其他焦虑障碍(如社交恐惧症、强迫症等)、酒精和物质滥用及内科疾病。

六、治疗

(一)治疗原则

焦虑症的治疗原则:①综合治疗:综合药物和心理治疗,有助于全面改善患者的预后。②长期治疗:焦虑症是一种慢性且易复发的疾病,应当采取长期治疗的原则。急性期控制症状,尽可能达到临床痊愈。巩固及维持期恢复患者社会功能和预防复发。③个体化治疗:全面考虑患者的年龄特点、躯体状况、既往药物治疗史、有无并发症等,因人而异地个体化合理治疗。

(二) 药物治疗

1. **药物治疗策略** 焦虑症的急性期治疗持续 4～12 周,巩固期至少 2～6 个月,广泛性焦虑需要维持治疗至少 12 个月以防止复发,而惊恐障碍需要维持更长的时间,常推荐为 2 年。尽可能单一用药,足量、足程治疗。

2. **药物种类** 我国食品药品监督管理局(SFDA)批准治疗广泛性焦虑的药物有文拉法辛缓释胶囊、丁螺环酮、曲唑酮、多塞平;治疗惊恐障碍的药物有帕罗西汀、艾司西酞普兰、氯米帕明。与三环类药物相比,SSRIs(帕罗西汀、西酞普兰和艾司西酞普兰等)、SNRIs(文拉法辛、度洛西汀)类药物的副反应较轻,常被推荐为治疗广泛性焦虑与惊恐障碍的一线药物。

苯二氮䓬类药物治疗广泛性焦虑与惊恐障碍的疗效已经在早期多项研究中得到证实。但此类药物对广泛性焦虑症共病的抑郁症状没有疗效,且容易出现过度镇静、记忆受损、精神运动性损害等不良反应,以及容易出现依赖或滥用,并在停药后易出现戒断症状,目前不推荐为一线药物。通常建议:在治疗初期一线药物疗效尚未表现出来时可以考虑合并苯二氮䓬类药物,但最长使用 2～3 周,随后逐渐减药、停药。

其他药物:5-TH1A 受体部分激动剂(丁螺环酮、坦度螺酮)、5-HT 受体拮抗和再摄取抑制剂(曲唑酮)、三环类和杂环类药物(TCAs)、β 受体阻滞剂(普萘洛尔)、小剂量的非典型抗精神病药(惊恐障碍患者应避免使用)等,但这类药物皆非一线抗焦虑治疗药物。

(三) 心理治疗

焦虑症的心理治疗最常使用的是认知行为治疗(cognitive behavioral therapy,CBT)、精神动力性心理治疗(psychodynamic psychotherapy,PPT)、支持性治疗与生物反馈治疗等。

1. **认知行为治疗** 对照研究显示,认知行为治疗对广泛性焦虑与惊恐障碍的疗效至少与丙咪嗪相当,并且在预防复发方面具有药物治疗无可比拟的优势(Barlow 等,2000)。治疗中,治疗师帮助患者识别引起焦虑的自动思维、中间规则及核心信念,并通过认知重建与行为矫正的方法调整患者的认知偏差,缓解焦虑症状,获得更持久的疗效。治疗一般持续 8～16 次(1 次/周),对于伴有轴Ⅱ诊断(人格障碍)的患者,治疗时间可能会有所延长。

2. **精神动力性心理治疗** 目前推荐用于治疗焦虑症的精神动力学治疗主要是短程疗法。治疗师通过专业化的技术帮助患者认识其焦虑症的潜意识内容,修复人格结构,改善情感症状和异常行为。一般持续 10～20 次(1 次/周),少数患者可达 40 次或更长时间。在治疗结束前一般安排 2～3 个月的随访,其间逐步拉长会谈见面的间歇期。

七、病程与预后

焦虑症一般缓慢或亚急性起病,病程为慢性并呈波动性,常在应激时病情加重。

焦虑症的预后在很大程度上与个体素质有关,如处理得当,大多数患者能在半年内好转。一般来说,病程较短、症状较轻、病前社会适应能力完好、病前个性缺陷不明显及无共患疾病者,预后较好,反之预后不佳。也有人认为,有晕厥、激越、现实解体、癔症样表现及自杀观念者,常提示预后不佳。

(柳 娜)

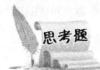

思考题

1. 简述焦虑症的心理社会学危险因素。
2. 试比较广泛性焦虑症与惊恐障碍的症状差异。
3. 试述焦虑症的治疗原则。
4. 针对焦虑症患者,有哪些心理治疗方法和技巧?
5. 简述焦虑症的药物治疗策略及用药。

第三节 恐惧症

一、概述

恐惧症(phobia),又称恐惧性神经症,ICD-10 中称为恐惧性焦虑障碍。指患者对外界某些处境、物体、或与人交往时,产生异乎寻常的恐惧与紧张不安,伴随着脸红、心慌、气促、出汗、恶心、头晕、乏力等与自主神经功能紊乱有关的躯体不适感,患者常常想方设法回避恐惧的处境、物体或社交场合。患者明知客体对自己并无真正的威胁,明知自己的恐惧反应是过分的、不合理的,但在相似场合下仍会反复出现恐惧情绪和回避行为,难以自我控制。患者由此感到痛苦不安,工作、学习、社交、日常生活等社会功能都可能受到明显的影响。

恐惧症的临床表现多种多样,恐惧对象达到数百种,归纳起来通常分为以下三种临床类型:广场恐惧症(agoraphobia)、社交焦虑障碍(social anxiety disorder)和特定恐惧症(specific phobia)。

二、流行病学

由于诊断标准和调查方法不同,各国、各地区及不同年代的恐惧症患病率差异非常大,欧美国家的部分调查结果曾经是我国的 10 倍甚至 100 倍。

在我国,1982 年全国 12 地区的调查显示,在 15~59 岁的人群中,恐惧症的时点患病率为 0.59‰,城乡患病率相似,女性多于男性。1993 年 7 地区的调查显示,恐惧症的时点患病率小于 1.34‰。2001 年浙江省 15 岁以上的人群中,无惊恐障碍的广场恐惧症三个月的时点患病率为 0.35%,其中女性为 0.677%;社交焦虑障碍为 0.045%;特定恐惧症为 1.201%,其中女性为 1.839%,男性为 0.512%(石其昌等,2005)。在美国,2005 年《国家共病调查》(NCS)的数据显示,广场恐惧症的终生患病率为 6.7%,其中女性为 9.0%,男性为 4.1%;社交焦虑障碍为 12.1%,其中女性是男性的 1.5~2 倍;特定恐惧症为 11.3%,其中女性为 15.7%,男性为 6.7%(Kessler,Berglund 等,2005)。亚洲、非洲、拉丁美洲国家则显示此症发病率较低(2%~4%)。

特定恐惧症的平均发病年龄为 7~11.2 岁,患者首次发病年龄也有早到 5 岁(Stinson 等,2007)。不同年龄的恐惧对象不同,目前证据表明,动物和血液-注射-损伤方面的恐惧,常起病于儿童期,而情境性恐惧大多起病于青少年后期或者成年期。

社交焦虑障碍的平均发病年龄是 11~16 岁,多起病于童年后期或少年早期,20 岁以后发病的很少,除非遇到重大负性生活事件或者患有其他疾病(Belzer 等,2005)。

广场恐惧症的发病年龄较其他恐惧症晚,首次发作年龄段较宽(15～35 岁)且呈双峰分布,晚年的场所恐惧症可能继发于身体虚弱,且与害怕躯体问题恶化或发生事故有关。除社交焦虑障碍男女比例相当外,其他恐惧症女性发病率均高于男性(Davidson 等,1993)。

三、病因与发病机制

(一)生物学因素

1. 遗传因素 Fyer(1993,1995)等研究发现,特定恐惧症患者具有明显的遗传倾向。如血液-注射恐惧症,先证者中约 2/3 的生物源亲属患有相同疾病;社交恐惧症患者亲属中社交恐惧症的发病率比一般人群高。Kendler 等(1992)对 2000 多对女性双生子进行研究,认为不同类型的恐惧症具有共同的病因模式,即:一定的遗传易感性与非特异性环境因素的相互作用。

2. 生化因素 Tancer 等(1993)研究发现,约 50％的社交恐惧症患者出现恐惧症状时血浆肾上腺素水平升高,但在一般情况下,给患者快速静脉滴注肾上腺素并不引起社交恐惧现象;同时,乳酸盐静脉滴注可引起惊恐障碍患者的惊恐发作,对社交恐惧症患者几乎毫无影响,表明社交恐惧症与广泛性焦虑、惊恐障碍存在不同的生化作用。Levin 等(1986)及 Rapee 等(1992)研究发现,社交恐惧症存在多巴胺能异常而提出多巴胺能假说。另外,Liebowitz 等(1992)研究发现,肾上腺素能的过度活动可能参与操作性焦虑的形成和发展,而对广泛性社交焦虑障碍却无影响。另有研究表明,可乐定激发实验引起的生长激素反应迟钝,提示恐惧症可能有去甲肾上腺素功能失调。

(二)心理社会因素

1. 素质因素 广场恐惧症患者常具有依赖性强、倾向于回避问题的特征,可能与幼年期受到过度保护有关。回避型人格特征在社交焦虑障碍中很常见,Heimberg(1993)甚至认为回避型人格障碍也许是极端严重社交焦虑障碍导致的结果。

2. 创伤性经验 ①自身经验:很多特定恐惧都源于特殊的创伤性事件,亲身经历的危险和痛苦经验容易导致个体对特定事物和情境的高度警觉反应;②替代性经验:观察到他人的创伤性事件或承受强烈恐惧的经历,也会形成恐惧症;③学习经验:家长不断告诫儿童某种动物的危险性,可能引起儿童对这种动物的恐惧(成年期特定恐惧症常常是童年恐惧的延续)。另外,报纸、广播、电视等媒体报道及网络也是重要的"学习"途径。

3. 行为理论 行为主义认为人类的许多行为(包括恐惧、回避行为)都是在条件反射的基础上产生的。Watson(1920)通过著名的"Albert 病例"提出条件反射理论,用以解释恐惧症的发生机制,认为恐惧症状的扩展和持续是由于症状的反复出现使焦虑情绪条件化,而回避行为则阻碍了条件化的消退。

四、临床表现

正常人对某些事物或场合也会有恐惧心理,如毒蛇、猛兽、黑暗而静寂的环境等;同时,在一个人正常发育过程中,也都会经历短暂的社交羞怯和焦虑。但恐惧症患者的恐惧症状与正常人明显不同,其具有以下特征:①某种客体或处境常引起强烈的恐惧,恐惧与处境不相称。②恐惧时常伴有明显的自主神经功能紊乱症状,如头晕、心悸、战栗、出汗、恶心等。③对恐惧的客体或处境极力回避,或是带着恐惧感去忍受。④患者明知这种恐惧是过分的、不合理的、或者不必要的，但无法控制。根据临床症状和病理特点，恐惧症分为场所恐惧症、社交焦虑障碍和特定恐惧症三种临床类型。

（一）广场恐惧症

广场恐惧症（agoraphobia），又称旷野/场所恐惧症，最早由 Westphal 在 1872 年提出，指对大而开阔空间的病态恐惧。与特定恐惧症不同，广场恐惧症患者并非害怕某个具体的物体或情境，而是害怕置身于这些场合或情境时会出现惊恐发作、且不易获救或逃离，同时也害怕惊恐发作可能导致失控、发疯或死亡等。患者通常害怕的场所包括：开阔或密闭的地方、独处、拥挤的人群中、交通工具（如公交车、地铁、轿车、飞机等）、桥、隧道、电梯及其他公共场所等。

广场恐惧症常常具有以下特点：

（1）有 1/3～1/2 惊恐障碍患者同时伴有广场恐惧症，或者超过 1/3 广场恐惧症的患者伴有惊恐障碍。

（2）当患者进入到害怕的场所时或进入场所前就感到紧张恐惧，存在预期性焦虑，伴有惊恐障碍的患者常出现全面的惊恐发作，不伴惊恐障碍的患者则会出现类似于惊恐发作的躯体不适感，如头昏头晕、胃部不适、心慌胸闷、尿频、出汗等。

（3）患者通常回避这些情境或痛苦地忍受，或者发展出各种"安全行为"（如携带镇静药物、酒、宠物或其他）或"安全人物"（如家人陪伴）以减轻焦虑，易出现物质滥用。

（二）社交焦虑障碍

社交焦虑障碍（social anxiety disorder，SAD），又称社交恐惧症（social phobia），指对一个或多个社交场合的过度恐惧。社交焦虑障碍的主要症状是害怕受到注视。通常引起患者恐惧的情境包括：在公众场合演讲或进行其他活动，如结识陌生人、聚会、在公共场合吃饭、进公共卫生间、与权威人士说话、与别人有意见冲突等。面对这些情境时，SAD 患者通常预先设想别人会对他/她作出负面的评价，害怕自己表现不好，常常感到焦虑，伴随着与自主神经功能紊乱有关的躯体症状，如脸红、心悸、发抖、出汗、肌肉紧张、发冷或发热、头痛、胃痛等，严重时可达到惊恐发作的程度。患者常常回避社交，重时社会隔离，其学业、工作、社会功能均明显受损，患者难以取得较好的社会认同和社会成就，感到非常痛苦，生活质量受到很大的影响。

共病在 SAD 中很常见，最常见的是抑郁障碍（41%～56%），其他如焦虑障碍、物质滥用（Belzer 等，2005；Grant 等，2005），抑郁、物质滥用常常是 SAD 的继发症状。50% 以上的 SAD 患者会共病人格障碍，最常见的是回避型人格障碍，也会出现依赖性、强迫型、偏执型、分裂型人格障碍（Belzer 等，2005；Grant 等，2005）。共病的存在往往增加了 SAD 诊断和治疗的难度，尤其是与重症抑郁症、回避型人格障碍共病的患者，疗效较差。根据所恐惧的社交情境种类的多少，SAD 可分为两个亚型：

（1）广泛性社交焦虑障碍（generalized social anxiety disorder）：指对很多不同的社交场合（通常大于三个）均感到恐惧，超过 2/3 的 SAD 患者都属于此类型。包括社交场合操作性焦虑和与人交往的焦虑。操作性焦虑通常指对操作性事件的恐惧，如害怕当众发言、在他人的注视下签署重要文件或支票、在公共场合吃东西等；与人交往的焦虑，如害怕赴约会、参加聚会等需要与人接触的社交场合。

（2）非广泛性社交焦虑障碍（nongeneralized social anxiety disorder）：指在单纯的社交场合感到焦虑，仅恐惧一、两个社交情境。这些患者常常在非正式的社交场合很自在，但要在公共场合讲话或表演时就会感到窘迫,或产生严重的焦虑。

(三) 特定恐惧症

特定恐惧症(specific phobia),又称特殊(单一)恐惧症,指个体对特定对象或情境、活动产生持续的、过度的、不合理的恐惧,这种恐惧与实际危险或威胁不相符合,患者因此苦恼,日常生活受到明显的影响。患者在面对感到害怕的对象或情境、或者预期将要面对它们时,出现明显的焦虑感,严重时会引发惊恐发作。有研究表明,60%的成年人曾出现过某种恐惧,但对于大多数人来说,恐惧的痛苦和对功能的影响程度不足以达到特定恐惧症的标准。所以诊断特定恐惧症时,患者的恐惧感需要达到影响个体正常功能的程度,或者个体会因为恐惧而感到非常痛苦。通常引起患者恐惧的对象包括昆虫或其他动物;某些环境如高处、暴风雨、水等;情境因素如密闭空间、飞机、隧道、桥梁;血液、注射、损伤等;其他令人厌恶的刺激(如呕吐、呛咳等)。

特定恐惧症是一种常见的疾病,起病早,病程迁延,呈慢性化,相对不大严重,就诊率低。但部分患者会出现一定程度的功能障碍,或伴发其他精神障碍,如物质滥用、其他焦虑障碍等。在7~9岁的儿童,常常会出现动物型、自然环境型、血液-注射-损伤型的恐惧症,可能是儿童正常心理发展的过程。根据恐惧对象不同,特定恐惧症通常可以分为五种类型:

(1) 动物型(animal type):如害怕昆虫、蜘蛛、老鼠、蛇等。

(2) 自然环境型(natural environment type):如害怕雷电、黑暗、高处、水等。

(3) 情境型(situational type):如密闭空间、飞机、隧道、桥梁等(如果患者害怕的是在这些场所中的后果,如能否逃脱、会否惊恐发作等,则诊断为场所恐惧症)。

(4) 血液-注射-损伤型(blood-injection-injury type):面对鲜血、暴露的伤口、接受注射或手术等情境引起的恐惧,但伴随的自主神经反应与其他恐惧症不同,初期出现心动过速,之后则出现心动过缓、面色苍白、眩晕、恶心甚至晕厥等血管迷走神经反应。

(5) 其他:①牙科治疗恐惧:约有5%的成人对牙科诊疗椅感到恐惧,严重者甚至回避所有的牙科治疗,以致满嘴龋齿。②飞行恐惧:与幽闭恐惧不同,患者对飞行而不是飞机的恐惧。有的飞行员在遭遇空中事故后可出现对飞行的恐惧。

五、诊断和鉴别诊断

(一) ICD-10 关于恐惧症的诊断标准

广场恐惧症

1. 至少对以下情况中的两种表现出持续的恐惧和回避:人群、公共场所、独自外出、离家出走。

2. 处于恐惧情境时至少有一项自主神经唤起症状(心悸或心跳加快;出汗;震颤或发抖;口干)和以下任何一项症状:呼吸困难;窒息感;胸痛和不适;恶心或腹部难受;头昏、站立不稳或头重脚轻;现实解体或人格解体;害怕失控、发疯或晕倒;害怕死亡;燥热潮红或寒战;针刺、麻木感。

3. 回避或焦虑症状给患者带来了明显痛苦,且患者知道回避和焦虑是过分的和不合理的。

4. 症状仅限于或主要发生在处于或想起恐惧情境时。

5. 症状不是由于其他精神疾病所致,也不是继发于文化信仰。

社交恐惧症

1. 至少存在以下两条中的一项:①在社交情境中非常害怕成为被注意的焦点,或害怕做出令自己感到难堪或耻辱的举止;②对这些情境表现出明显的回避。

2. 存在 F40.0 标准 B 中列出的症状中的两项,同时还具有下述症状之一:①脸红或发抖;②害怕呕吐;③急切想上厕所或害怕要大小便。

3. 回避或焦虑症状给患者带来了明显痛苦,且患者知道回避和焦虑是过分的和不合理的。

4. 症状仅限于或主要发生在处于或想起恐惧情境时。

5. 症状不是由于其他精神疾病所致,也不是继发于文化信仰。

特殊(单一)恐惧症

1. 必须存在下述两种情形之一:①对广场恐惧和社交恐惧中未包括的特定物体或情境表现出明显的害怕;②对害怕的对象表现出明显的回避行为。

2. 处于恐惧情境时至少有一项自主神经唤起症状(心悸或心跳加快;出汗;震颤或发抖;口干)和以下任何一项症状:呼吸困难;窒息感;胸痛和不适;恶心或腹部难受;头昏、站立不稳或头重脚轻;现实解体或人格解体;害怕失控、发疯或晕倒;害怕死亡;燥热潮红或寒战;针刺、麻木感。

3. 回避或焦虑症状给患者带来了明显痛苦,且患者知道回避和焦虑是过分的和不合理的。

4. 症状仅限于或主要发生在处于或想起恐惧情境时。

5. 症状不是由于其他精神疾病所致,也不是继发于文化信仰。

(二)鉴别诊断

1. **正常人的恐惧** 恐惧是人的基本情绪之一,正常人对某些事物或场合也会有恐惧心理,如观看恐惧影视作品、公开演讲,面对猛兽、毒蛇、黑暗等情境时,都可能感到害怕或者恐惧。正常的恐惧情绪是合理的,并不过分,易于被理解。恐惧情绪正常与否的判断,主要是看恐惧的合理性、发生的频率、恐惧的程度、是否伴有自主神经症状、是否明显影响社会功能、是否有回避行为等。

2. **广泛性焦虑症** 两者都以焦虑为核心症状,但恐惧症的焦虑由特定的对象或处境引起,呈境遇性和发作性,而广泛性焦虑的焦虑常常没有明确的客观对象,症状持续,通常不伴有回避行为。

3. **惊恐障碍** 社交焦虑障碍、广场恐惧症均有可能伴发惊恐发作,或者共病惊恐障碍。而惊恐障碍的发作也可能在社交情境下发生。下面比较一下社交焦虑障碍和惊恐障碍的不同:(1)社交焦虑障碍所恐惧的是由于自己不适当的操作或他人过分关注而引起的窘迫;惊恐障碍常常害怕身体上的伤害(如濒死感、晕倒感等)或精神上的失控(如失控感、发疯感);(2)回避行为:社交焦虑障碍回避与人交往,宁愿独处;惊恐障碍回避独自外出或独自在家,常需人陪伴;(3)躯体症状:社交焦虑障碍患者脸红最为常见;惊恐障碍多见心慌、胸闷、呼吸困难等,较少出现脸红。

4. **强迫症** 强迫症的强迫恐惧源于患者内在的强迫思维,害怕不能控制自己,或出现伤害,并非对外界事物恐惧,常常以强迫行为来缓解强迫思维带来的焦虑。

5. **抑郁障碍** 某些抑郁障碍患者在抑郁症状的基础上也可能出现恐惧情绪,广场恐惧症的患者也可能伴有抑郁情绪,恐惧和抑郁并存可能有协同作用,症状均会加重。诊断时主要看哪种症状为主导症状,是否达到疾病的诊断标准,若恐惧症状出现前已经出现抑郁症状,则按照疾病级别诊断的原则,首先考虑抑郁症障碍。如果两组症状均达到诊断标准,则考虑共病。

6. **回避型/焦虑型人格障碍** 此种人格障碍的症状常常与社交焦虑障碍难以区分,两种疾病可能重叠。人格障碍的患者通常从小就存在异于常人的思维、行为模式,起病界限较为模糊,18岁以后才能定下诊断,而社交焦虑障碍常常有发病诱因、起病界限等,也可能需要作出共病的诊断。

7. 精神病性障碍　某些精神病性障碍,如精神分裂症、偏执性精神病患者、急性精神障碍等,也可能出现恐惧、回避行为,常常是在幻觉或妄想的基础上产生的,恐惧症患者通常不会出现幻觉、妄想,需要详细了解患者的感知觉、思维等症状,加以鉴别。

8. 器质性疾病　某些躯体疾病,如低血糖、甲状腺功能亢进、嗜铬细胞瘤、癫痫等,或者使用兴奋物质(如酒精、咖啡、兴奋剂等),出现恐惧症状,需要仔细询问病史、完善体格检查及实验室检查,并根据更多的症状、体征做出诊断。

六、治疗

(一)治疗原则与目标

恐惧症的治疗,主要是心理治疗或药物治疗,或者二者联合。不同类别恐惧症的患者可能有着不同的临床特征和社会心理因素,针对具体情况时,则需要因人而异。

恐惧症治疗的目标,旨在:(1)缓解恐惧、害怕、焦虑情绪;(2)减少回避行为;(3)减轻自主神经功能紊乱引起的躯体症状;(4)改善社会心理功能,改善生活质量。不同类型的恐惧症对药物的疗效可能不同,对于特定恐惧症而言,药物疗效非常有限。

(二)药物治疗

1. 药物治疗的目标　①缓解恐惧、害怕、焦虑情绪;②减少回避行为;③减轻自主神经功能紊乱引起的躯体症状;④改善社会心理功能,改善生活质量。不同类型的恐惧症对药物的疗效可能不同,对于特定恐惧症而言,药物疗效非常有限。

2. 药物治疗的时间　恐惧症的药物治疗需要长期进行,治疗期通常为8~12周,小剂量起始,根据治疗效果调整药物剂量。治疗期有效后,仍需要至少维持6~12个月后,之后再根据临床特征考虑逐渐减药。停药过早,症状易反复,需要减少药物时,则需要缓慢减量。

3. 治疗药物的种类　选择性5-HT回收抑制剂(SSRIs,如帕罗西汀、舍曲林、氟伏沙明、氟西汀等)、选择性5-HT和NE回收抑制剂(SNRIs,如文拉法辛)、三环类抗抑郁症剂(TCAs,如多虑平、阿米替林、丙咪嗪)、苯二氮草类药物(如阿普唑仑、劳拉西泮、氯硝西泮等)、其他(如丁螺环酮、坦度螺酮等)均可以用来治疗恐惧症。其中,SSRIs/ SNRIs是恐惧症的一线用药。有文献报道,丙咪嗪对恐惧发作有戏剧性的效果。苯二氮草类药物减轻焦虑效果非常好,可用以在短期内缓解症状,不宜长期使用,防止形成药物依赖。β受体阻滞剂(普萘洛尔)、单胺氧化酶抑制剂等药物对恐惧症也有一定的疗效,目前均不作为一线治疗药物。

在我国,食品药品监督管理局(SFDA)批准治疗恐惧症的药物有帕罗西汀、丁螺环酮、曲唑酮、多虑平等。

(三)心理治疗

心理治疗通常是在充分评估、建立好治疗关系的基础上展开,恐惧症的有效的心理治疗方法主要包括:认知行为治疗(cognitive behavioral therapy, CBT)、动力学治疗(psychodynamic therapy)、放松训练(relaxation exercise)、人际心理治疗等。

1. 行为疗法　越来越多的证据表明,行为疗法对恐惧症有效,且常常是恐惧症治疗的首选。尤其是特定的恐惧症和部分广场恐惧症,单用行为治疗即能奏效。具体方法可采用系统脱敏疗法、逐级暴露疗法,并与进行性放松训练结合起来。其治疗的基本原则:一是消除恐惧对象与焦虑恐惧反应的条件性联系;二是对抗回避反应。另需注意的是,对血液注射损伤恐惧而言,其伴随的自主神经反应与其他恐惧症不同,如可能为心动过缓,则不宜使用渐进性肌肉放松疗法(PMR)。而是在暴露练习中患者必须收紧肌肉,以保持足够高的血压来完成练习。

2. 认知行为治疗　可以通过个别治疗或小组治疗的形式。需要充分评估、心理教育来帮助患者了解自己、了解疾病、了解治疗,患者常常对遇到的事物或情境存在灾难化思维或其他负性思维,行为疗法通过暴露治疗能够减轻逃避行为,而患者的回避行为是基于存在负性思维,故认知行为治疗更为全面、高效。采用暴露疗法、认知矫正、放松训练和社交技巧训练等方法的整合,有助于提高治疗效果,与药物治疗合用疗效更好。

3. 动力学心理治疗　Freud 认为,恐惧症是由于患者在童年时存在未解决的冲突、矛盾等,如恋母情结。精神分析学家认为,恐惧症患者因存在未解决的冲突,引起焦虑,从而引发恐惧情绪或保佑行为。

4. 放松训练　单独使用放松训练并无显著的疗效。如果能与 CBT 联用,则效果更佳。放松训练可以是渐进性肌肉放松训练、意象训练、呼吸练习等。将放松训练与暴露疗法相结合则疗效更佳。

5. 其他　具有中国特色的气功、太极治疗、道家治疗等也具有一定的疗效,另印度的瑜伽也能起到很好的放松作用。但需要谨慎使用,避免走火入魔,增加其他疾病发生的可能。

七、病程与预后

恐惧症多数病程迁延,呈慢性化趋势。特定恐惧症的病程最长,而且最为稳定,难以改变。起病于幼年的特定恐惧症可持续多年,迁延难愈;在成年期因发生应激事件后出现的恐惧则预后较好。社交焦虑障碍的平均病程约 20 年,因长期存在回避行为,导致社会适应能力明显受损。如果社交焦虑障碍共患抑郁障碍、酒精及物质滥用可导致较高的自杀率(Davidson,1993;Schneier,1992)。总之,特定恐惧症疗效相对较好;社交恐惧症次之,而广场恐惧症相对较差。起病的年龄晚、病程短、症状较轻、发病前存在诱因、病前社会适应能力完好、病前个性缺陷不明显、无共患疾病者预后较好,反之则预后不佳。

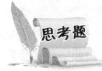

思考题

1. 根据 ICD-10,恐惧症有哪些临床类型? 主要的临床表现是什么?
2. 从生物-心理-社会的角度,简述恐惧症可能的病因。
3. 广场恐惧症的特点有哪些?
4. 特定恐惧症有哪些类型?
5. 恐惧症常用的心理治疗方法有哪些?
6. 简述恐惧症的治疗原则和治疗目标。

(乔慧芬)

第四节 强迫障碍

一、概述

强迫障碍(obsessive-compulsive disorder,OCD)是一种以强迫思维和(或)强迫行为为主要特征的精神疾病。强迫思维是反复出现和持续存在的想法、冲动或想象,这种思维是闯入性的或不希望产生的,强迫行为是患者为了应对强迫思维或遵循某种规则而不得不严格执行的重复行为或精神活动。其症状特点是有意识的自我强迫和反强迫并存,两者强烈冲突使病人感到焦虑和痛苦;病人体验到观念和冲动系来源于自我,又违反自己的意愿,需极力抵抗,但无法控制;病人也意识到强迫症状的异常性,却无法摆脱。病程迁延者可表现以仪式动作为主而精神痛苦减轻,但社会功能严重受损。

基于相互关联的诊断效应和临床实用性,2013 年 5 月出版的美国精神障碍诊断与统计手册第 5 版设立了"强迫及相关障碍"的独立诊断分类,具体包括:强迫障碍、躯体变形障碍、囤积障碍、拔毛障碍、抠皮障碍、物质/药物所致强迫及相关障碍、其他医学情况所致强迫及相关障碍以及其他特定或非特定的强迫及相关障碍(如:关注躯体的重复行为障碍,强迫猜忌)。同时,对患者是否具有自知力及症状是否来源于自我等,都未作为必备的诊断条件。

二、流行病学

国际间的强迫障碍年患病率为 1.1%～1.8%,终身患病率为 1.9%～2.5%。美国的强迫障碍年患病率为 1.2%,终生患病率为 2.5%。1982 年,我国在 12 个地区采用了统一的诊断标准、筛选工具标准化检查方法、统一的调查程序和时点,发现强迫症患病率为 0.03%。自 1984—2010 年期间,在山东、浙江、河北、台湾、青海、福建及北京等地又进行了一系列调查,报道的强迫障碍年患病率在 0.05%～0.9%之间,与国外资料存在较大差异,这可能与采用的诊断标准、调查工具、调查人群不同及地区文化差异有关。

在美国,强迫障碍的平均发病年龄为 19.5 岁,有 25%的患者在 14 岁起病,35 岁以后发病也有但并不常见。在成年期,女性患病率比男性稍高,男女患病率比为 1∶1.2～1.8,而在儿童期,男性发病更常见。男性发病年龄比女性早,近 25%的男性患者在 10 岁前起病。城乡患病率对比,国内研究报告无明显差异,国外研究显示城市高于农村。

三、病因

(一)遗传因素

有研究发现,异卵双生子的强迫障碍同病一致率为 22%～47%,单卵双生子则高达 53%～87%,在强迫障碍一级亲属的患病率为 10.0%～22.5%,比一般人群高出 5～6 倍,而且其在童年确诊的先证者中有着更高的患病风险。目前关于强迫症的全基因组连锁研究及关联研究中,并没有发现显著的全基因组连锁证据。有结论可重复的研究报道了 9p24 染色体上谷氨酸转运体基因(SLC1A1)的 SNPs 与强迫障碍存在关联。

(二)生化因素

有治疗性研究提示强迫障碍患者存在 5-HT 功能异常。如氯米帕明、氟西汀等具有抑制 5-HT 再摄取的药物对强迫症的疗效优于对 5-HT 再摄取缺乏抑制作用的其他抗抑郁药如阿米替林、米帕明；强迫症状减轻常伴有血小板 5-HT 含量和脑脊液 5－羟吲哚醋酸（5－HIAA）含量下降；某些研究发现，口服 5-HT 受体激动剂 MCPP（M－氯苯哌嗪）能使病人的强迫症状恶化，而 5-HT 受体拮抗剂能逆转氯米帕明的治疗作用。然而，研究结果的不一致性及作用于强迫症患者 5-HT 系统的各种药物的效果不一，提示强迫障碍是一种异源性疾病。多巴胺和胆碱能系统可能也参与了部分亚型强迫障碍的发病。

（三）神经影像学

神经影像学的研究发现，强迫障碍患者可能存在皮质—纹状体环路的异常，特别是眶额叶—纹状体—丘脑环路（cortico-striatal-thalamo-cortical，CSTC）功能的异常已得到越来越多功能影像学研究的支持。具体涉及眶额皮层、前扣带回皮层、纹状体和丘脑等脑区。最近的脑功能影像学研究发现，背外侧前额叶、顶叶及小脑等环路外脑区的功能异常与强迫障碍关系密切。

（四）心理学理论

行为主义理论认为强迫障碍是一种对特定情境的习惯性反应。强迫行为和强迫性仪式动作被认为是减轻焦虑的手段，由于这种动作仅能暂时减轻焦虑，从而导致了重复的仪式行为的发生。认知理论认为强迫症状的产生源于"灾难化思维"和"绝对化要求"的认知歪曲，即"万一造成伤害"的认知评价，并采取过度保护或控制"这万一出现的可怕结果"而采取行动，最终导致强迫症状的形成。精神分析理论认为强迫性观念总是变相的自我谴责，它从压抑中重现出来，往往与某些性行为或攻击性冲动有关，而继发出现强迫动作是防御"压抑内容重现"的结果。

四、临床表现

强迫障碍的临床表现极其丰富，其基本症状有传统分类和近年来新出现的维度分类两种方式。

传统分类：强迫症状分为强迫思维和强迫行为。

（一）强迫思维

是指患者在病程中某一时间所体验过的想法、冲动意念、或想象，会反复或持久地很不合适地闯入头脑，以致引起大多数患者显著的焦虑或痛苦烦恼；患者企图忽视或压制这些想法、冲动意念、或想象，或者用其他思想或行动来中和它们（比如通过执行一个强迫行为）。常常表现为：

1. 强迫怀疑　患者对自己所做过的事的可靠性及正确性表示怀疑，需要反复检查、核对和确认。如门窗是否关好，钱物是否点清等，虽然检查了很多遍，仍然不放心、焦虑不安。

2. 强迫性穷思竭虑　患者对生活中常见的事情、概念或现象反复思索，寻根究底。如反复思索"到底是先有鸡，还是先有蛋？"，"为什么 1+1 等于 2，而不等于 3？"等，明知没有意义，但无法控制，无法解脱。

3. 强迫联想　患者脑子里出现一个观念或看到一句话，便不由自主地联想起另一个观念或词句，而大多是对立性质的，此时叫强迫性对立思维。如想起"和平"，马上就联想到战争等。

4. 强迫回忆　患者反复回忆已经经历过的事情，如早晨起床后洗漱，是先挤的牙膏还是先倒的水；出门时是先跨的左脚还是右脚等，自知没有必要，但无法摆脱，深感苦恼。

5. 强迫意向　患者反复体验到一种强烈的内在冲动要去做某种违背自己意愿的事情，如看到电插头就想去摸，站在高台就想往下跳等。患者知道这种冲动是非理性的、荒谬的，自己极力控制自己不去做,但内心冲动无法摆脱。

(二)强迫行为

是患者为回应强迫思维或按照某种必须遵守的规则而不得不进行的重复行为(例如,洗手、排次序、核对)或精神活动(例如,祈祷、计数、重复默读);这些行为或精神活动的目的在于预防或减少痛苦烦恼,或为了预防某些可怕的事件或情景;然而这些行为或精神活动实际上并不能起到所设计的中和或预防作用,或实际上是明显过分的。常见形式有:

1. 强迫检查　患者为减轻强迫怀疑引起的焦虑情绪而采用的措施,如反复检查门窗、煤气是否关好、电插头是否拔掉、账目是否搞错等,严重者检查数十遍还不放心。

2. 强迫询问　患者常常不相信自己,为了消除疑虑或强迫性穷思竭虑带来的焦虑,常要求他人不断给予解释或保证。

3. 强迫洗涤　多源于怕受污染的担心而表现反复洗手、洗澡、洗衣物、甚至消毒家具等。往往花费大量的精力和时间,自知没有必要,但控制不住。

4. 强迫性仪式动作　通常是为了应付某种强迫思维引起的焦虑而逐渐发展起来的。如一位患者出现强迫思维时以摇头对抗,开始有效,但好景不长,于是就增加一项手拍桌子的动作,此法开始有效,但效力逐渐下降,于是病人又增加一项跺脚的动作以加强对抗作用。久而久之,患者便发展了一套复杂的仪式化程序:先摇头几下,接着拍桌子几下,然后跺脚……这些重复出现的一系列动作,他人看来是不合理的,或荒谬可笑的,但对患者来说却很重要,可减轻或防止强迫思维引起的紧张不安。

5. 强迫缓慢　患者常常以完美、精确为目标,缓慢的动机是努力使自己所做的一切极尽完美,故而增加时间,导致举止行动缓慢。

维度分类:临床上患者的强迫思维和强迫行为密切相连,并且症状表现丰富,变异性较大,单纯的强迫思维和强迫行为二因子分析无法满足强迫症状现象学的进一步研究。Leckman等根据强迫思维和强迫行为的内在联系,提出了强迫症状的四维度分析:①与攻击、性、宗教及躯体有关的强迫观念和强迫检查行为;②与对称有关的强迫观念和强迫排序、计数和摆放行为;③与污染有关的强迫观念和强迫清洗行为;④与储藏有关的强迫观念和行为。以后又进行了进一步的完善,提出了五维度分析:①囤积;②污染/清洗;③对称/顺序;④不接受/禁忌想法;⑤怀疑/检查。不同症状维度的患者不仅临床特征、治疗反应不同,其生物学特性也各具特色。

五、诊断和鉴别诊断

(一)CCMD-3强迫症的诊断标准

1. 症状标准

(1) 符合神经症的诊断标准,并以强迫症状为主,至少有下列1项:①以强迫思想为主,包括强迫观念、回忆或表象,强迫性对立观念、穷思竭虑、害怕丧失自控能力等;②以强迫行为(动作)为主,包括反复洗涤、核对、检查或询问等;③上述的混合形式。

(2) 患者称强迫症状起源于自己内心,不是被别人或外界影响强加的。

(3) 强迫症状反复出现,患者认为没有意义,并感到不快,甚至痛苦,因此试图抵抗,但不能奏效。

2. 严重标准　社会功能受损。

3. 病程标准　符合症状标准至少已3个月。

4. 排除标准　①排除其他精神障碍的继发性强迫症状,如精神分裂症、抑郁症或恐惧症等;②排除脑器质性疾病,特别是基底核病变的继发性强迫症状。

(二)三大诊断系统的强迫障碍诊断标准比较

表 11-1　三大诊断系统的强迫障碍诊断标准比较

	DSM-5	DSM-IV-TR	ICD-10	CCMD-3
症状标准	强迫思维或(和)强迫行为,或两者皆有	强迫思维或(和)强迫行为	强迫思维或强迫行为,或两者并存	强迫思维、强迫行为或混合形式
严重标准	导致明显的临床痛苦;或损害病人的社会、职业或其他重要领域的功能	导致显著的痛苦;明显损害病人的日常活动、职业(学业)功能、社交活动或人际关系	症状引起痛苦或妨碍活动	社会功能受损
病程标准	每天耗时超过1小时	每天耗时超过1小时	连续两周	至少3个月
排除标准	物质/药物或其他医学情况所致 可以和轴I其他诊断并存	物质和(或)药物或其他躯体情况所致 可以和轴I其他诊断并存	遵循等级诊断原则	排除其他精神障碍和脑器质性疾病所致的继发性强迫症状 遵循等级诊断原则

(三)鉴别诊断

1. **精神分裂症**　15%～36%的强迫障碍患者存在自知力不全,甚至有妄想性强迫信念。然而,强迫障碍患者存在强迫思维和强迫行为(此为区分于妄想性障碍的条件),并且没有精神分裂症或分裂情感性障碍的其他特征(如幻觉或思维形式障碍)。

2. **抑郁症**　由于抑郁症与强迫障碍经常同时存在,两者的鉴别可能很困难。对于急性发作的患者,优先考虑首先出现的症状;如果两组症状平行存在,一般最好将抑郁视为原发。对于慢性患者,单独存在的优势症状应优先考虑。

3. **恐惧症和焦虑症**　恐惧症、焦虑症和强迫症均有焦虑表现,确定原发症状是鉴别的关键。强迫障碍的强迫症状源于自我的主观体验,一般不涉及现实生活中的问题,有回避行为,但回避行为与避免因强迫症状造成的痛苦有关,其焦虑情绪源于有意识的自我强迫和反强迫之间强烈的内心冲突。恐惧症的恐惧对象来自于客观现实,回避行为更突出更具体,焦虑症状常与客观现实可能产生的后果有关。

4. **强迫性人格障碍**　患者多注重细节、追求完美、刻板固执等,患者往往习惯于自身的行为方式,并不认为有任何异常,缺乏自知力,极少主动就诊。该症患者缺乏明确的强迫性思维或动作,往往有较好的社会功能。

5. **Tourtte综合征、器质性精神障碍等患者出现的强迫症状**　这些症状常仅为这些疾病的伴发症状,并不影响主要诊断。

六、治疗

强迫障碍的治疗是一个长期过程,建立和维护良好的治疗联盟是治疗关键。治疗强迫障碍需要药物和心理的相互协调,治疗方法主要有药物治疗和心理治疗两类。APA 强迫障碍患者治疗的临床实践指南(2007)将认知行为治疗(ERP)、SSRIs 以及 SSRIs＋认知行为治疗作为强迫障碍的一线治疗。治疗包括急性期和维持期两个治疗阶段,急性期治疗:最大限度减少强迫症状的频率和严重度,改善患者的社会功能和生活质量;长期治疗目标:要根据疾病的严重程度和治疗情况,尽可能消除强迫症状,社会功能完全恢复,促进临床治愈;对于部分难治的患者,最大限度减少症状的频率和程度,接受症状,提高生活质量和社会功能。

（一）药物治疗

药物治疗的原则:①药物选择需要按照一线、二线、联合治疗等流程依次进行;②足量足疗程治疗:每一种治疗药物都有各自的起始剂量、常用有效剂量和最大推荐剂量。急性期治疗 10～12 周,维持期治疗 1～2 年;③单一用药原则:当足量足疗程的单药治疗方案效果不好时,可以考虑联合用药治疗;④注意药物的适应证、加量、停药事宜及患者耐受性;⑤抗精神病药单药治疗不作为强迫障碍的常规治疗。

舍曲林、氟西汀、氟伏沙明和帕罗西汀被中国国家食品药品监督管理总局批准的治疗强迫障碍药物,因其耐受性更好,所以一般推荐首选使用。氯米帕明是最早应用于强迫障碍治疗的经典药物,在安慰剂对照的 meta 分析中,氯米帕明比 SSRIs 更为有效,但 RCT 的研究并未体现出氯米帕明的疗效优势,故出于安全性的考虑,氯米帕明不作为首选推荐,通常要经过一种或者两种 SSRIs 药物治疗无效后才使用氯米帕明。尚未获得 CFDA 的适应证批准,但是有 RCT 研究等高质量证据支持的治疗药物有西酞普兰、艾司西酞普兰,少量的研究提示换用文拉法辛和米氮平有效。

（二）心理治疗

强迫障碍的一线心理治疗是认知行为疗法,主要技术有暴露和反应预防。暴露的目的在于减轻强迫症状伴随的焦虑,在心理治疗师的指导下,鼓励患者主动地暴露在引起焦虑的情境下,直至焦虑接近消退。可采用逐级暴露或满灌暴露,可进行实景暴露或想象暴露。反应预防的目的是减少仪式化动作和强迫思维出现的频率,即推迟、减少直至放弃减轻焦虑的行为,尽可能控制强迫行为。实施 ERP 的要素:①教育阶段,强迫障碍的症状及应对方案,解释治疗重点、合理治疗程序;②暴露阶段,按照引发焦虑程度从最小到最大排列症状清单,帮助患者暴露在诱发焦虑及强迫行为的情境中,学习忍耐焦虑体验;③反应预防,逐渐减少、消除强迫行为;④认知干预,重新评估涉及情境中诱发强迫症状的危险观念。一般每周一次,每次 90～120 分钟,共 13～20 次。如果治疗有效,维持治疗 3～6 个月。较严重患者可能需要更长时间和(或)更多次数的会谈。

认知疗法主要针对患者的认知歪曲;家庭治疗强调通过分析和借助对家庭人际结构的思考解决问题,缓和家庭内部存在的可加剧患者症状的心理压力的因素,或者改善症状相关的家庭问题;精神分析强调通过顿悟、改变情绪经验以及强化自我的方法分析和解释各种心理现象之间的矛盾冲突,以达到治疗目的,对部分患者有效;精神动力学治疗通过向患者阐明症状之所以会持续存在的原因（如最佳适应、继发性获益）来帮助患者克服阻抗,处理强迫症状带来的人际关系;森田疗法遵循顺其自然;思想矛盾,事实唯真;忍受痛苦,为所当为的原则。以住院为主,对强迫思维和行为有效。

（三）其他治疗

对于严重、难治或无法消除症状的患者,只有在完成一线、二线以及证据良好的增效治疗后,并经过充分权衡可能的受益与风险,再考虑其他治疗的可能性。

改良电休克治疗不推荐用于强迫障碍的治疗,但当患者共患有电休克治疗适应证的疾病(如重度抑郁障碍、不可控制的双相情感障碍躁狂发作及精神分裂症)时,会考虑治疗的可能性。重复经颅磁刺激和深部脑刺激都有相应文献报告,但证据有限,并且 CFDA 目前都未批准相关的适应证。神经外科手术因为术后潜在的不良反应诸多,不作为推荐方案。

七、病程与预后

强迫障碍通常呈慢性、渐进性、波动性病程,少数患者表现为发作性、甚至恶化性病程。如果未经治疗,成人的自然缓解率低(例如,40 年后再评估时只有 20%缓解),童年或青春期起病的患者可导致终生患病。症状严重或伴有强迫人格特征及持续遭遇较多生活事件的患者预后较差。对于成年患者在病程中往往会合并有很复杂的其他精神障碍,76%的成年患者合并有焦虑障碍,41%~63%的患者合并有抑郁障碍或双相障碍。强迫性人格障碍也是强迫障碍患者常见的并发症(23%~32%不等)。高达 30%的强迫障碍患者伴有终生的抽动障碍。强迫障碍合并抽动障碍最常见于男性儿童期发病的患者。

(徐　曙)

第五节　躯体形式障碍

一、概述

躯体形式障碍(somatoform disorders)是一类以持久地担心或相信一个或者多个躯体症状的先占观念为特征的神经症。其主要特征是患者反复陈述躯体不适,不断要求医学检查,对于反复检查的阴性结果以及医生关于其症状并无躯体疾病基础的解释表示怀疑。即使患者有时存在某种躯体障碍,却不能用躯体障碍来解释其躯体症状的性质、严重程度以及患者的先占观念和痛苦体验,以致影响到日常的学习、工作和人际交往等。患者认为其疾病的本质是躯体性的,即使症状的出现和持续与不愉快的生活事件、困难或心理冲突密切相关,也拒绝探讨心理病因的可能。患者的躯体症状可累及全身多个系统,反复就诊于各大医院的诸多科室,不断更换医生,进行过大量不必要的或者重复的检查,服用过多种药物,甚至做过探查性手术,易形成药物依赖和药物滥用,延误诊断和治疗,医疗花费高,常引起医患关系问题,预后不佳。

二、流行病学调查

由于调查依据的诊断标准 ICD-10 与 DSM-IV 有所不同,躯体形式障碍及分类的患病率有很大的出入。美国一般人群中躯体形式障碍的患病率为 4.4%,其中躯体化障碍的患病率为 0.2%~2.0%,终身患病率为 0.13%。Karvonen 报道 1966 年出生的 1 598 名人群中躯体化障碍的患病率为 1.1%,女:男为 5:1。Gabe 等在一个 4 075 名的普通人群样本的调查中,按 DSM-III-R 诊断标准躯体形式疼痛的患病率为 33.7%,按 DSM-IV 诊断标准患病率则降至 12.3%。Fink 在 392 名内科住院病人中,用 ICD-10 诊断标准,5%患躯体化障碍,而用 DSM-IV 标准则为 1.5%。与此相反的是,在 ICD-10 标准下仅有 0.7%患未分化躯体形式障碍,而 DSM-IV 标准下则为 10%。Mde Waal 报道为 16.1%。

Mullick 在 112 名患躯体形式障碍的儿童及青少年中发现,女孩比男孩有更多的躯体化障碍和躯体形式疼痛的诊断,儿童未分化躯体形式障碍和躯体形式自主神经功能失调类型较多,青少年躯体化障碍较多。躯体形式疼痛障碍也多见于女性,常起病于成年或成年早期,也可发生于任何年龄。但一项对 630 名 60 岁以上的老年人的调查中发现,躯体形式疼痛很常见,71.8% 的人报告了一个症状,50.5% 的人报告了 4 个症状,23.4% 的人报告了 8 个以上症状,与年轻组报告不一致,老年妇女没有报告比老年男性更多的躯体形式疼痛。疑病障碍男女比率相当,男性多起病于 30～40 岁,女性多于 40～50 岁起病,很少在 50 岁以后首次发病。在普通人群中,躯体变形障碍的患病率为 1.19%。躯体变形障碍病例中男女比例大约为 1.3：1。躯体变形障碍的发病年龄较小。大多数躯体变形障碍的患者未婚,病例报道中 85% 的患者大于 19 岁且单身。发病年龄从青春期早期到 20 多岁;19 岁为已报道病例的平均发病年龄,但是患者通常平均在 6 年后才到精神科医师处就治。

国内崔利军等调查发现,河北省一般人群中躯体形式障碍的患病率为 0.692%,躯体化障碍 0.03%、未分化的躯体形式障碍 0.24%、疼痛障碍 0.56%、疑病症 0.18%。女性(1.43%)明显高于男性(0.13%)。孟凡强等利用 ICD-10 诊断标准,发现综合医院门诊就诊患者 18.2% 为躯体形式障碍,躯体化障碍占门诊总就诊数的 7.4%。一般认为,躯体化障碍患者以女性多见,女性人口中的患病率约为 1%,起病多在 30 岁之前。

三、病因

(一)遗传因素

有关遗传对躯体形式障碍发病的影响尚缺乏精确的结论性证据。有报道认为,女性更多地以躯体化障碍表达遗传倾向。躯体形式障碍具有家族聚集性,亲属患该病的风险比较高。男性患者一级亲属中社会病理性人格和嗜酒者显著较多,20% 左右的女性患者一级亲属中患有"癔症",比一般女性群体高 10 倍。

(二)个体因素

多项研究发现,不少躯体形式障碍的患者存在人格障碍,其中以表演性人格障碍、反社会型人格障碍、强迫型人格障碍多见。患者敏感、多疑、主观、固执、自我中心、自怜、谨小慎微、对安全过分关注、对周围事物缺乏兴趣、要求十全十美、对自身健康状况过分关注等性格特点,为躯体形式障碍的发病提供了重要条件。男性患病前常具有强迫人格,女性则与癔症性格有关。患者常表现人际交往困难,婚姻生活不协调,有寻求注意的倾向,过分关注和夸大自身症状,暗示性高。一些证据表明,躯体形式障碍患者对躯体的感觉比一般人敏感,他们对躯体不适耐受的阈值较低。患者可能有认知功能缺陷,他们过分关注躯体感觉,将它们夸大,给它们错误解释,并被这些不适所困扰。对于文化程度较低的患者,其沟通表达能力受限,易于出现情绪障碍,情绪表达常以躯体不适来体现。而女性患病率受其生理功能特殊性的影响,明显高于男性,有时月经紊乱成为起病的信号之一。

(三)心理社会因素

1. 医源性因素　患者在错误的传统观念影响下,如对一些躯体疾病过分不恰当的宣传,亲友死于某种严重的疾病,以及医生不恰当的解释、检查,不恰当的态度,对疑病观念的形成都可产生不良影响,特别是医源性影响。当然不必要的重复大量检查和治疗,甚至进行探查性手术,不仅会造成药物滥用,还会因出现药物不良反应、药物依赖或手术后遗症,增加了躯体症状,强化了患者角色,使患者症状迁延难愈。

2. 继发性 获益使得躯体症状迁延不愈,一方面,患者躯体症状的出现能缓解冲突;另一方面则可以回避不愿承担的责任,使其不良经历得到合理化的解释,并获得他人的关心和照顾,甚至改变人际关系。

3. 其他 约 1/3 患者起病之前有躯体疾病,但躯体形式障碍的表现及症状严重程度与原有疾病不相符。处于青春期或更年期,较易出现自主神经症状,老年人生活孤独,机体各脏器机能衰退,都可促使疑病观念的产生。

四、临床分型与临床表现

ICD-10 将躯体形式障碍分成:躯体化障碍、未分化躯体形式障碍、疑病障碍、躯体形式的自主功能紊乱、持续的躯体形式的疼痛障碍、其他躯体形式障碍、未特定的躯体形式障碍七种亚型。其共同特点是:①对身体健康或疾病过分担心,其严重程度与实际健康状况很不相称;②对通常出现的生理现象和异常感觉作出疑病性解释;③患者有牢固的疑病观念,缺乏充足的根据,但未达到妄想的程度;④由于疑病观念,患者反复就医或反复要求医学检查;⑤有生物、心理、社会环境等诱发因素,其中心理因素在医生启发下可能会充分暴露出来;⑥症状繁多,但含糊不清,涉及多系统,病程至少 3 个月,有的长达数年,病者为此不安;⑦不断拒绝多位医生关于其症状没有躯体病变解释的忠告和保证;⑧症状和其所致行为造成一定程度的社会和家庭功能损害;⑨患者常借这些症状应付精神压力,表达困扰,而家庭、学校、社会常间接地、不自觉地扮演了支持的角色;⑩患者可获得"社会性收益",而另一方面却又增强了原先的心理、生理症状。

各亚型的临床表现为:

(一)躯体化障碍

躯体化障碍(somatization disorder)又称 Briquet 综合征,主要特征为多种多样、反复出现变化的躯体症状。在转诊到精神科或心理科之前,大多数患者已有在综合性医院或其他专科医院反复就诊的经历,进行过多项检查,服用过多种药物,甚至进行过多次探查性手术,均未发现明显的器质性疾患,常有多个诊断。患者症状可累及身体的多个系统或部位,较常见的是胃肠不适(疼痛、打嗝、反酸、恶心、呕吐、饱胀等),皮肤症状(酸痛、刺痛、痒感、麻木感、烧灼感等),性功能障碍(性冷淡、阳痿、月经紊乱),多部位、多性质的疼痛等。患者过分关心和担心自己的主观症状,往往有夸大,有时出现戏剧性变化。同时,常伴有明显的抑郁、焦虑,甚至有自杀倾向,易形成药物依赖。患者的社会功能、人际交往及家庭职能均有可能长期存在严重的障碍。女性远多于男性,常在成年再发病。

(二)未分化躯体形式障碍

未分化躯体形式障碍(undifferentiated somatoform disorder)可视为未充分发展的躯体化障碍,躯体主诉同样具有多样性、变异性和持续性,症状相对较少,涉及的部位不如躯体化障碍广泛,缺乏典型性。常见症状为:疲乏无力、食欲减退、胃肠不适、尿频、尿急等,病程多在半年以上、两年以下。

(三)疑病障碍

疑病障碍(hypochondriasis)包括两个主要内容:一是疑病性障碍(hypochondriacal disorder);另一种是躯体变形障碍(body dysmorphic disorder,BDD)。

1. 疑病性障碍 是指以担心或相信患严重躯体疾病的持久性优势观念为主要临床相。患者为此常反复就医,但各种医学检查阴性和医生的解释均不能打消其疑虑。患者认为检查结果阴性可能受医学发展水平的限制,对小概率事件紧追不放,常片面寻求诊断,对治疗并不关心,害怕药物及其不良反应,不遵医嘱。患者诉说的症状可限于某一器官,也可涉及全身,主要为各种异常的感受,如头颈部、下背部、右下腹部等疼痛,但对疼痛的描述通常含糊不清,其他还有胃肠不适、心悸、呼吸困难感、对血压的担忧、胸闷、尿频、尿急、恶心、吞咽困难、反酸、口腔异味、腹部胀气和腹痛等。患者的疑病观念比较牢固,但达不到妄想的程度。即使患者有时存在某种躯体障碍,也不能解释所诉症状的性质、程度,或患者的痛苦与优势观念,常伴有焦虑或抑郁。本障碍男女均有,无明显家庭特点,社会功能受损。

2. 躯体变形障碍　是指患者过分关注和放大身体上尤其是面部细微缺陷,坚信自己的外表如鼻子、嘴唇、皮肤皱纹、身高等存在严重缺陷,常就诊于整形或美容外科,要求实行矫正手术。医学干预往往难以纠正患者的先占观念,常伴有明显的抑郁情绪,患者感到自卑,甚至出现自杀倾向,有发展为精神病的风险,社会功能受损,预后不佳。常见于青少年或成年早期。

（四）躯体形式的自主功能紊乱

躯体形式的自主功能紊乱(somatoform autonomic dysfunction)主要表现为受自主神经支配的器官、系统出现各种躯体形式植物神经功能紊乱的症状,临床表现多样化,主要表现为:

1. 转换性症状或假性神经系统症状　吞咽困难,失音,失聪,失明,复视,视物模糊,昏倒或意识丧失,记忆缺失,癫痫样发作或抽搐,行走困难,肌肉乏力或麻痹,尿潴留或排尿困难,异常皮肤感觉等。

2. 消化道症状　腹痛,恶心,呕吐(妊娠期除外),不能耐受某些食物,腹泻,便秘等。

3. 生殖系统症状　性欲冷淡,性交时缺乏快感,性交疼痛,阳痿等;痛经、月经不规则、月经过多;整个妊娠期出现严重呕吐,不得不住院等。

4. 疼痛　背、关节、四肢、生殖器等部位疼痛及排尿疼痛等。

5. 呼吸及心血管症状　气促、气短、心悸、胸痛、头晕等。

6. 过分担心、多虑　过分担心年龄、体重、皮肤、瘢痕、水肿及性功能等。

患者可有个体特异性主诉,如部位不定的疼痛、沉重感、紧束感、肿胀感、搅拌感、烧灼感。反复医学检查均未发现器质性疾病依据,但患者坚持将症状归咎于某一特定的器官或系统,对存在的心理冲突和人际困难避而不谈,包括心脏神经症、心因性呃逆、胃神经症、心因性肠激惹综合征、心因性过度换气和咳嗽、心因性尿频和排尿困难等障碍。

（五）持续性的躯体形式的疼痛障碍

持续的躯体形式的疼痛障碍(persistent somatoform pain disorder)主要表现为不能用生理过程或躯体障碍予以合理解释的、持久而严重的疼痛。患者感到非常痛苦,常见疼痛部位是头面部、腰背部、盆腔等,身体其他任何部位皆可发生疼痛,疼痛的性质常为胀痛、钝痛、酸痛。情绪冲突或心理社会因素是导致疼痛发生的主要原因,患者有寻求注意的倾向,存在潜在的继发性获益,并由此强化症状,导致症状迁延不愈,常持续 6 个月以上,社会功能受损。患者反复求治,接受过多种药物或其他相关治疗,为明确病因甚至进行过手术探查,易形成药物依赖,同时伴有抑郁、焦虑等,社会功能受损。发病年龄在 30～50 岁,女性多见,有家族聚集倾向。

（六）其他和未特定的躯体形式障碍

其他或待分类躯体形式障碍(other or unspecified somatoform disorders)指其他不是由

客观性躯体疾病引起的,在时间上与负性生活事件密切相关的躯体不适,难以用上述疾病归类的躯体形式障碍,如癔症球、心因性斜颈、心因性瘙痒症、心因性痛经及磨牙等。

五、诊断与鉴别诊断

ICD-10躯体形式障碍:

躯体形式障碍的主要特征是病人反复陈述躯体症状,不断要求给予医学检查,无视反复检查的阴性结果,不管医生关于其症状并无躯体基础的再三保证。即使病人有时存在每种躯体障碍,其所患躯体障碍也不能解释症状的性质和程度或者病人的痛苦与先占观念。对病人来说,即使症状出现和持续与不愉快的生活事件、困难或者冲突密切相关,他们也拒绝讨论心理病因的可能,甚至存在有明显的抑郁和焦虑时同样如此。无论是从生理还是心理方面了解症状的起因,其结果往往使医生和患者都感到失望和受挫。

这些障碍中,常有一定程度寻求注意(戏剧性)的行为。病人认为其疾病在本质上是躯体性的,需要进一步的检查,若病人不能说服医生接受这一点,便会愤愤不平,此时更易伴有寻求注意行为。

鉴别诊断:与疑病性妄想的鉴别有赖于病人的充分了解。病人的观念虽长期存在且显得不可理喻,但可在短期内在一定程度上因为与之辩论、给予保证以及得到新的检查结果而有所动摇。再则,存在不快或可怕的躯体感觉,因此而出现身患躯体疾病的信念,这是文化上可以接受的解释。

(一)躯体化障碍

主要特征为多种多样、反复出现、时常变化的躯体症状。在转诊到精神科之前,症状往往已存在数年。大多数病人已有过与基层和专门医疗保健机构长期接触的复杂经历,其间曾进行过许多没有阳性发现的检查或一无所获的手术。症状可涉及身体的任何系统或任一部位,但最常见的是:胃肠道感觉(疼痛、打嗝、反酸、呕吐、恶心等),异常的皮肤感觉(痒、烧灼感、刺痛、麻木感、酸痛等),皮肤斑点。性及月经方面的主诉也很常见。

通常存在明显的抑郁和焦虑,并可能需予特殊治疗。

本障碍为慢性波动性病程,常伴有社会、人际及家庭行为方面长期存在的严重障碍。女性远多于男性,常在成年早期发病。

因经常接受治疗可致药物依赖或滥用(多为镇静剂和镇痛剂)。

诊断要点:确诊需具备以下各条:

(1)存在各色各样,变化多端的躯体症状至少两年,且未发现任何恰当的躯体解释;

(2)不断拒绝多名医生关于其症状没有躯体解释的忠告与保证;

(3)症状及其所致行为造成一定程度的社会与家庭功能损害。

包含:多种主诉综合征

多种心身障碍

鉴别诊断:

躯体障碍:长期患躯体化障碍的患者与其同龄人一样有同等机会发生其他独立的躯体障碍,如果病人躯体主诉的重点和稳定性发生转化,这提示可能的躯体疾病,应考虑进一步检查和会诊。

情感(抑郁)障碍:躯体化障碍通常伴有程度不等的抑郁和焦虑,如果抑郁和焦虑本身在严重程度和持续时间上不足以诊断,则不需要分开诊断。40岁以后发病的多种躯体症状可能是原发抑郁的早期表现。

疑病障碍:躯体化障碍病人关注的重点是症状本身及症状的个别影响;而疑病障碍的患者注意更多地指向潜在进行性的严重疾病过程及其致残后果。疑病障碍患者倾向于要求检查以确定或者证实潜在疾病的性质,而躯体化障碍的患者要求治疗以消除症状。躯体化障碍常有药物过度使用,同时也存在长期不遵医嘱的情况;而疑病障碍患者害怕药物和副作用,常频繁更换医生寻求保证。

妄想障碍(如:精神分裂症的躯体妄想,抑郁障碍中的疑病妄想):妄想障碍最典型的表现是信念具有怪异性质,躯体症状较少,较为恒定。

短期存在的(如不足 2 年)和不太显著症状模式最好归于未分化的躯体形式障碍。

(二)未分化的躯体形式障碍

如果躯体主诉具有多样性、变异性和持续性,但又不足以构成躯体化障碍的典型临床相,则应考虑本诊断。例如,不存在戏剧性的有力的主诉形式,主诉的症状相对较少,或完全不伴发社会和家庭功能损害。假定的心理原因的根据可有可无,但籍以作出精神科诊断的症状必须没有躯体基础。

如果诊断编码时精神科评定尚未完成,或仍然明显存在潜在躯体疾病的可能,应采用ICD-10 有关章节中的其他类别。

鉴别诊断:与躯体化障碍的充分发展形式相同。

(三)疑病障碍

基本特征是持续存在的先占观念,认为可能患有一种或多种严重进行性的躯体障碍。

病人有持续的躯体主诉或有关躯体外观的先占观念。正常的或者普通的感觉与外观常被病人视为异常和令人苦恼的。病人的注意力常常集中在身体的一个或者两个器官或者是系统。病人可能对所担心的躯体障碍或形象改变自行命名,但即使如此,病人对患病的坚信程度以及对症状的侧重,在每次就诊时通常会有所不同。除了病人认为突出的障碍以外,他们还时常考虑存在其他障碍的可能。

常存在明显的抑郁和焦虑,并可能足以作出附加诊断。本障碍很少会在 50 岁以后才首次发病。症状和残疾常为慢性波动性病程,不存在有关躯体功能或形状的固定妄想。害怕患有一种或多种疾病(疾病恐惧)应归类于此。

本综合征男女均有,无明显的家庭特点(与躯体化障碍不同)。

很多患者,特别是轻症患者,仅在基层保健机构或非精神科的专门医疗机构就诊,转诊精神科常招致病人的不满,除非在障碍发展早期就通过内科和精神科医生的默契合作来加以实现。伴发残疾的程度变异甚大。某些病人用症状左右或操纵着家庭及社会关系;相反,少数病人的社会功能几乎正常。

诊断要点

确诊需存在以下两条:

(1)长期相信表现的症状隐含着至少一种严重躯体疾病,尽管反复的检查不能找到充分的躯体解释;或存在持续的先占观念,认为有畸形或者是变形。

(2)总是拒绝接受多位不同医生关于其症状并不意味着躯体疾病或异常的忠告和保证。

鉴别诊断:有必要与以下障碍鉴别:

(1)躯体化障碍:病人注意的重点是障碍本身及其将来的后果;在躯体化障碍中,重点放在个别症状上。此外疑病障碍的先占观念仅涉及一种或两种躯体疾病,病人诉及的病名前后一致,而在躯体化障碍,诉及的疾病数量较多,且经常变化。疑病障碍在两性的发病率没有差异,也没有特殊的家庭特点。

(2) 抑郁障碍:如果抑郁症状特别突出且先于疑病观念出现,抑郁障碍可能为原发。

(3) 妄想障碍:疑病障碍患者的信念与精神分裂和抑郁障碍的躯体妄想固定程度不同,如果病人坚信他(或她)外观令人不快或者躯体形状发生了改变,应归于妄想障碍。

(4) 焦虑和惊恐障碍:焦虑时的躯体症状有时被病人解释为严重的躯体疾病的征象,但在这些障碍,病人通常能因给出生理学解释而放心,不发生认为患有躯体疾病的确信。

(四) 躯体形式的自主功能紊乱

病人表现的症状似乎是由于主要或完全受自主神经支配与控制的器官或系统的躯体障碍所致,即:心血管系统、胃肠道系统、呼吸系统(泌尿生殖系统的某些方面也包括在内)。最常见最突出的情况是累及心血管系统("心脏神经症")、呼吸系统(心因性过度换气和呃逆)和胃肠系统("胃神经症"和"神经性腹泻")。症状通常为两种类型,但任何一种都不能证明有关器官和系统存在躯体障碍。作为主要诊断依据的第一种类型症状的特点是,其主诉以自主神经兴奋的客观体征为基础,如:心悸、出汗、脸红、震颤;第二种类型症状的特点是更具个体特异性和主观性,而症状本身是非特异性的,如部位不定的疼痛、烧灼感、沉重感、紧束感、肿胀感。病人把这些症状归于特定的器官或系统(与自主神经症状相同的系统)。本病的特征性临床相就在于:明确的自主神经受累,非特异性的附加主观主诉以及坚持将障碍归咎于某一特定的器官或系统这三者的结合。

有证据表明,许多这类障碍患者存在的心理应激或当前的困难和问题与本障碍有关,但在相当一部分病人并非如此,他们自始至终不能符合这一条件。

在本类障碍中,有时可能有生理功能的轻度紊乱,如呃逆,肠胃胀气,过度换气,但这些紊乱本身并不扰乱有关器官或系统的基本生理功能。

诊断要点:

确诊需要注意以下各点:

(1) 持续存在自主神经兴奋症状,如心悸、出汗、颤抖、脸红,这些症状令人烦恼;

(2) 涉及特定器官或系统的主观主诉;

(3) 存在上述器官可能患严重(但常为非特异的)障碍的先占观念和由此而生的痛苦,医生的反复保证和解释无济于事;

(4) 所述器官的结构和功能并无明显紊乱的证据。

鉴别诊断:广泛性焦虑障碍中,害怕和焦虑性预期等心理要素在自主神经兴奋中起主导作用,同时,其他症状存在前后一致的躯体定位,可据此鉴别。躯体形式障碍中可能有自主神经症状,但与许多其他感觉和感受相比,既不突出也不持续,且症状并不总是归于特定器官或系统。

(五) 持续的躯体形式的疼痛障碍

突出的主诉是持续,严重,令人痛苦的疼痛,不能用生理过程或躯体障碍完全加以解释。情绪冲突或心理社会问题与疼痛的发生有关,且足以得出它们是主要致病原因的结论。结果通常是对病人人际或医疗方面注意和支持明显增加。

见于抑郁障碍或精神分裂症病程中被假定为心因性的疼痛不归于此类。由已知的或推断的心理生理机制引起的疼痛,例如肌肉紧张性疼痛或偏头痛,同时又认为有心理原因,应采用 F54 的编码(与他处分类的障碍或疾病相关的心理和行为因素),另外再加上 ICD-10 中

的其他编码(如:偏头痛)

鉴别诊断:最常见的是与器质性原因疼痛的戏剧性加工相鉴别。器质性疼痛的病人在未确诊时容易感到恐慌和不满,从而引起寻求注意行为。躯体化障碍中常可见各种疼痛,但与其他的主诉相比,并非特别突出和持久。

（六）其他躯体形式障碍

本障碍中,病人主诉的症状不是通过自主神经系统中介,且局限于身体的特定系统或部位,这与躯体化障碍和未分化的躯体形式障碍不同,后两类障碍中,病人关于症状的起源和痛苦的主诉多种多样,且经常变化,不存在组织损伤。

任何其他不是由躯体障碍引起,在时间上与应激性事件或问题密切相关或能引起对病人注意的明显增加(人际或医疗方面)的疼痛,也应划归于此。肿胀感,皮肤蚁行感以及感觉异常(麻刺感和(或)麻木感)是常见的例子。以下障碍也属本类:

(1)"癔症球"(咽喉部哽咽感引起吞咽困难)以及其他形式的吞咽困难;

(2)心因性斜颈及其他痉挛性障碍(不包括 Tourett 综合征);

(3)心因性瘙痒(不包括特殊皮肤损害,如:斑秃,皮炎,湿疹,或心因性荨麻疹);

(4)心因性痛经(不包括性交疼痛和性冷淡);

(5)磨牙。

（七）躯体形式障碍

未特定。

六、治疗

躯体形式障碍的患者常首先辗转于各大综合性医院或基层医院,专科医生却很难遇到。提高综合性医院各临床科室医生对该疾病的认识相当重要,否则不仅增加患者的经济负担,不良的医源性暗示反而加重疾病,导致迁延不愈。本病治疗以心理治疗为主,辅以抗焦虑药等治疗。

（一）心理治疗

1. 支持性心理治疗　支持性心理治疗是治疗本病的基础。应该耐心和反复地用科学常识进行讲解,以肯定的态度说明患者的疾病性质,指导患者正确对待疾病。切勿迁就患者,给予过多的检查和随便开药以满足患者的要求,使疑病观念强化或固定下来。要逐步引导患者从对自身的关注转移到外界,通过参加各种社交或工娱疗活动,使之逐步摆脱疑病观念。

2. 认知治疗　让患者充分认识心理社会因素,诸如应激性生活事件、人际关系冲突等,认识与躯体症状的关系,改善对疾病的不良认知,接受疾病系心因性而非器质性的观念,加强心理疾病知识的宣传教育,转移对躯体症状的过分关注,减少继发性获益,改善对应激源的应对策略。

3. 行为治疗　躯体形式障碍的患者病程为慢性波动性,常形成特有的行为模式,可进行行为分析与行为治疗,达到行为矫正的目的,以减缓躯体症状。可采取暴露疗法、行为强化训练等。

4. 婚姻和家庭治疗　改善夫妻关系、家庭关系,争取家庭成员的理解与支持,调动患者本身的积极资源。

5. 人际关系治疗　改善患者的人际关系,提高患者的适应能力,也可以改善症状。

6. 其他　可采取精神分析治疗、催眠暗示治疗、生物反馈治疗、森田治疗。

治疗的形式可采取个体治疗、团体治疗等。

（二）药物治疗

躯体形式障碍的患者往往伴有明显的抑郁、焦虑、失眠等症状。在心理治疗的基础上合并抗抑郁药、抗焦虑药及苯二氮䓬类药物可有效改善上述症状。随着目前抗抑郁药的快速发展，选择性 5-HT 回收抑制药（SSRIs）因其疗效肯定、不良反应轻微，已经成为首选药物。5-HT、NE 双受体回收抑制药（SNRIs），NE 能与 5-HT 能抗抑郁药（NaSSAs）等药物亦证明有效。此类药物不良反应小、用药方便，患者易接受，用药依从性好。对经济能力相对较弱的农村地区，亦可应用三环类药物（阿米替林、多塞平），但因其不良反应大，宜小剂量起用，药量个体化，让患者对可能出现的不良反应做到心中有数，避免增加不必要的心理负担。

在治疗的早期，合并苯二氮䓬类药物可尽快减少患者的焦虑，增强信心，在疗效稳定后需缓慢减量至停用，避免形成药物依赖。

七、预后

短暂的疑病反应在一般人中并不少见，当自己关系密切的亲友死于或患有某种严重疾病，正常人往往会有短暂的疑病反应；当自己大病初愈之后，往往也暂时残留疑病观念。这种情况往往不持久，因外在应激产生的疑病反应大多随应激事件的消失而消失。但如果受到周围人或者医生的不适当影响（医源性因素），疑病反应就可成慢性化，致残率高，预后差。

躯体形式障碍患者病情呈慢性波动性，反复求治，反复检查，花费大量的人力、物力，却难以得到规范化的专科治疗。本病起病常在 30 岁以前，症状持续 2 年以上，慢性波动性病程，女性多于男性，预后不佳。一般急性或亚急性起病无人格缺陷者，预后较佳。长期随访发现，疑病患者中约 20% 呈慢性化或波动病程，预后不佳。

与预后有关的因素：明显诱发因素、患者满怀信心努力求治者、伴有焦虑和抑郁、急性起病、不伴有人格障碍、社会经济地位较高、年轻、不伴有器质性疾病、在其他疾病的基础上发生预后好；具有疑病性格，慢性病程，信心不足者，预后不佳。在儿童期发病的疑病症大多在接近成年期或成年早期缓解。

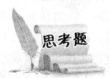
思考题

1. 简述躯体形式障碍临床分型及共同临床特点。
2. 简述疑病障碍和躯体化障碍的区别。
3. 简述躯体形式的自主神经功能紊乱的临床表现。

（郭苏皖）

第六节 神经衰弱

一、概述

CCMD-3 神经衰弱的概念为:一种以脑和躯体功能衰弱为主要表现的神经症,精神易兴奋,又易疲劳,伴有紧张、烦恼、易激惹等情绪症状以及肌肉紧张性疼痛、睡眠障碍等生理功能紊乱症状。症状不是继发于躯体和脑的疾病,也不是其他任何精神障碍的一部分。

神经衰弱(neurasthenia)这一术语有着悠久的历史,1869 年 Beard GM 在有关神经衰弱的文章中提出神经衰弱系神经力量耗损和衰弱的结果,是和美国的工业化过程等有关的"文明病",多见于社会中、上层脑力劳动者。之后 Mitchell SW 提出了一个详细而富有诱惑力的方案,即在优越舒适的条件下静养,辅以丰富的营养、按摩等休息疗法治疗。神经衰弱曾被认为是身体疾病,第一次世界大战前,它和歇斯底里一起被归于功能性疾病,具有共同的遗传性和发病条件。到了 19 世纪中后叶神经衰弱的概念才被大家认识和使用,并广泛流传开来,逐渐被医生及平民接受,甚至变成了"睡眠障碍"及伴失眠的其他疾病的代名词。

神经衰弱概念虽然源自美国,但其在发展过程中成功实现了向具有中国文化特征的疾病名称的转变。但现在一些西方学者将神经衰弱理解为一种与文化相关的躯体化现象,从现行精神疾病诊断标准中关于神经衰弱与躯体化障碍概念、症状及诊断标准的比较来看,不能仅从器质性解释模式或躯体化现象来理解神经衰弱,更不能简单地将神经衰弱理解为某种形式的躯体化障碍。如果将一种文化的诊断标准或概念照搬到另一种文化中去而没有考虑到其语境的有效性,这是非常不合适的。

现今,国际上影响最大且为很多国家所采用的《国际精神疾病分类》第十版(ICD-10)虽然保留了这一名词,但限制使用。在国际上影响很大的另一分类系统《美国精神疾病诊断手册》(DSM)从第 3 版开始取消了这一分类,在第 4 版中只作为附录部分,被放在"文化相关综合征"中,在第 5 版中已经不见此诊断的踪影。大致原因有:①由于 Beard 当时概括的神经衰弱症状有 50 余种,几乎概括了所有神经症的症状以及许多精神疾病(如抑郁症、精神分裂症等)的早期症状,特异性很差,神经衰弱的概念不明确、分界不清;②随着时代的发展,DSM 分类被大大推广,对焦虑和抑郁等问题的关注,精神疾病的治疗手段有了长足的发展,原来诊断为神经衰弱的部分患者经抗抑郁、抗焦虑治疗后病情明显好转,诊断分别改为焦虑症、抑郁症等;③精神疾病的分类逐渐细化,到目前为止无法确切地找到"衰弱"的证据;④确有神经衰弱概念泛化,诊断范围扩大,甚至变成一种流行的用语等原因。西方国家近半个世纪以来抛弃了这一概念和术语,改头换面以"慢性疲劳综合征""肌纤维痛征""疲劳和免疫功能障碍综合征"来描述那些确有相应症状但又无法用其他疾病解释的现象。

目前,国际上许多发达国家已经取消了神经衰弱的诊断和分类学地位,但仍然有许多国家坚持认为存在这样一组以疲乏、失眠、精神活力下降等表现为主的疾病,其中尤其以东方国家及发展中国家为主。我国仍在经久不衰地使用,大致原因有:①中医和传统文化习惯的影响;②概念名词的可接受性;③前苏联尤其是巴甫洛夫学派的影响等等;④我国以往精神疾病流行病学调查神经衰弱的患病率在神经症中最高。2007 年(王国强)国内一项研究报道随访十年以神经衰弱临床相结局或仍保持神经衰弱症状者共达 70%以上,修改为焦虑症和抑郁症合计不到 10%。所以,虽然以往在中国神经衰弱的诊断确实存在诊断泛化、扩大化的现象,但中国的精神病学家们仍然认为在临床实践中确实存在这样一组疾病,中国的精神疾病分类(CCMD-3)到目前为止仍保留这一名词。

二、流行病学调查

2002 年 Hickie 等发表的一项研究,调查了澳大利亚 10 641 名社区人群样本,发现有高达 1 465 例(13.29%)有疲劳感,而其中有 172 例(1.2%)符合 ICD-10 神经衰弱的诊断标准。在 2012 年 Molina 等发表的一项样本量为 10 118 例的美国大型社区调查中,神经衰弱的终身患病率及年患病率分别为 4.89% 和 2.80%。在 2013 年 Mewton 等发表的文献中,收集了澳大利亚 2 项全国性的健康自我评价调查研究的数据,其总共纳入 19 482 例社区人口。其中负性评价占 30%,即在自我评价中选择了"一般"及"糟糕",其中负性评价中有 30% 符合 1 个或以上的 ICD-10 心理疾病,包括神经衰弱及焦虑症。这些文献的数据都表明,神经衰弱虽然被大大弱化及限制,其仍然在精神疾病中占有一席之位,且其患病率并不低于焦虑症、抑郁症等经典的精神疾病。

我国成都 1959 年对 7 种不同职业的 10 830 人进行调查发现,神经衰弱的患病率为 59‰。由于对神经衰弱有了新的认识,调查标准和方法随之改变,患病率也明显下降,1982 年全国 12 个地区精神疾病流行病学调查神经衰弱的患病率为 13.03‰,1993 年全国 7 个地区精神疾病流行病学调查神经衰弱的患病率为精神疾病流行病学调率为 8.39‰。

ICD-10 精神障碍现患病率见表 11-2,各国 ICD-10 精神障碍的现患病率见表 11-3。

表 11-2 ICD-10 精神障碍现患病率

疾　病	现患病率(%)	疾　病	现患病率(%)
抑郁症	10.4	疑病症	0.8
酒精依赖	2.7	神经衰弱	5.4
广场恐惧伴惊恐发作	1.0	心境恶劣	2.1
两种或以上合并	9.5	广场恐惧症	0.5
广泛焦虑症	7.9	有害使用酒类	3.3
躯体化障碍	2.7	惊恐发作	1.1

材料引自 D. P. Goleberg and Lecrubier

表 11-3 各国 ICD-10 精神障碍的现患病率

地　区	调查地区精神障碍总(%)估计神经衰弱症状群患病率	地　区	调查地区精神障碍总(%)估计神经衰弱症状群患病率
土耳其安哥拉	17.64.1(23.3%)	希腊雅典	22.14.6(20.8%)
印度班加罗尔	23.92.7(11.3%)	德国柏林	25.27.4(29.4%)
德国美因茨	30.67.7(25.2%)	荷兰格罗宁根	29.010.5(36.2%)
尼日利亚伊巴丹	10.41.1(10.6%)	英国曼彻斯特	26.29.7(37.0%)
日本长崎	14.83.4(23.0%)	法国巴黎	31.29.3(29.8%)
巴西里约热内卢	38.04.5(11.8%)	智利圣地亚哥	53.610.5(10.6%)
美国西雅图	20.42.1(10.3%)	中国上海	9.72.0(20.6%)
意大利维罗纳	12.42.1(16.9%)		

神经衰弱的患病率高低不仅存在着时代的特点,同样由于与对疾病本质、分类的认识及民族、文化差异,不同国家之间神经衰弱的患病率差距较大,存在着明显的地域及文化性。

三、病因和发病机制

神经衰弱的病因和发病机制至今尚无定论,但目前较一致的观点是素质、躯体、心理、社会和环境等的综合作用为神经衰弱的致病因素。

(一)病因

1. 生理基础　巴甫洛夫学派认为神经衰弱存在一定的生理基础,即神经活动类型属于弱型或中间型。其特点是神经系统的抑制过程较弱,而相对兴奋性较高,对刺激反应迅速,兴奋性阈值较低,但由于兴奋频繁且过度,易出现疲劳,最终由于疲劳及耗竭神经系统出现保护性抑制,神经系统调节功能削弱,出现自主神经功能紊乱。另外体质、感染、中毒、脑外伤、慢性躯体疾病等因素对机体状态的影响可能成为诱发条件。

2. 心理基础　神经衰弱者的性格存在一定的特点,如孤僻、胆怯、自卑、敏感、多疑、依赖性强、缺乏自信、主观、任性、好强、急躁、自制力差、易冲动等。

3. 社会和环境因素　如工作学习生活不适应、恋爱婚姻家庭不顺利、亲人的丧亡及人际关系的紧张等负性情绪,以及各种突发生活事件、生活节奏改变等应激生活事件引发的长期心理冲突和精神创伤易成为神经衰弱的促发因素。

另外,促发因素和诱发条件的性质、强度、持续时间及累积作用以及对各种生活事件的认知评价导致不同的态度及情感反应,也影响着应对效果及对机体影响程度。

(二)发病机制

早在 1869 年 Beard GM 就提出了神经衰弱系神经力量耗损和衰弱结果,而杨德森等用"能量"消耗导致"疲劳",即"疲劳"是"能量"消耗的结果,反过来又阻止机体过度消耗等解释神经衰弱的发病机制。

神经系统与机体其他各个系统或器官一样,均有较大的储备功能,代偿及容忍范围较宽,在一定范围内的负荷与消耗不至于导致功能失调。但当消耗和磨损持续存在,且超出一定范围时,系统或器官的功能储备、代偿及容忍范围会逐渐丧失,如进一步遭遇负荷和压力,就可能会出现功能紊乱及平衡失调。如果某人既存在一定的生理或心理基础,又在一定的时间范围内遭遇一定强度的应激,且修复、缓解不好,那么出现问题的可能性就大大增加。然而究竟出现哪种问题,是心身疾病、神经症,还是抑郁症、心因性精神障碍、精神分裂症等,则取决于各种因素的作用强度、相互作用、生理遗传性特点等。神经衰弱与此机制有关。

四、临床表现

除紧张状态外,神经衰弱主要以精神活力下降、情绪症状和生理功能紊乱等三组症状为主。

精神活力下降分为衰弱和兴奋两个方面。衰弱表现为稍微用脑和体力劳动就感到精力不济,萎靡不振,反应迟钝,注意力难以集中,四肢乏力,精神困倦思睡,工作效率下降等;而兴奋则表现为不自主的回忆与联想增多,思维活跃,但缺乏有效的指向性(这不同于情感性精神障碍躁狂的兴奋,没有相应的活动增多)。引起兴奋反应的刺激并不都很强烈,也不一定是不愉快的事件。怕光、怕吵等,伴有相应的不愉快感,兴奋症状在夜晚和入睡前常更加明显,严重影响睡眠。

情绪症状以烦恼和易激惹为主要表现,可伴有一定的焦虑和抑郁,但不突出也不持久。一方面感到困难重重,另一方面又感到能力不济,遇事容易激动、烦躁、易怒,常后悔,此外还可能存在紧张不安、担心多虑、多愁善感等。

生理功能紊乱表现为紧张性疼痛包括头痛,四肢、腰背部酸痛,还有头昏、头重,伴有紧缩感,头胀等;睡眠障碍,以入睡困难、多梦、易惊醒、自觉睡眠浅不解乏、无睡眠感、白天嗜睡等为主。睡眠问题常常是患者最关心及引起重视、迫切要求解决的问题,他们常认为只要能睡好,问题都可以得到解决,因而特别看重睡眠,越是睡不着越着急,常形成恶性循环。其他生理功能障碍还包括心悸、耳鸣、心慌、眼花、胸闷、多汗、腹胀、消化不良、性功能障碍等。

五、诊断及鉴别诊断

神经衰弱的症状表现多种多样,但缺乏特异性,常可见于各类神经症、抑郁症、精神分裂症的早期、某些脑器质性疾病的早期和恢复期等,诊断上一定要严格掌握,避免误诊。

(一)CCMD-3的诊断标准

1. 符合神经症的诊断标准。

2. 以脑和躯体功能衰弱症状为主　特征是持续和令人苦恼的脑力易疲劳(如感到没有精神,自感脑子迟钝,注意力不集中或不持久,记忆差,思考能力下降)和体力易疲劳,经过休息或娱乐不能恢复,并至少有下列两项:

(1)情感症状,如烦恼、心情紧张、易激惹等,常与现实生活中的各种矛盾有关,感到困难重重,难以应付。可有焦虑或抑郁,但不占主导地位。

(2)兴奋症状,如感到精神易兴奋(如回忆和联想增多,主要是对指向性思维感到费力,而非指向性思维却很活跃,因难控制而感到痛苦和不快),但无言语运动增多。有时对声光很敏感。

(3)肌肉紧张性疼痛(如紧张性头痛、肢体肌肉酸痛)或头晕。

(4)睡眠障碍,如入睡困难、多梦、醒后感到不解乏,睡眠感丧失,睡眠觉醒节律紊乱。

(5)其他心理生理障碍,如头晕眼花、耳鸣、心慌、胸闷、腹胀、消化不良、尿频、多汗、阳痿、早泄或月经紊乱等。

3. 严重标准　患者因明显感到脑和躯体功能衰弱,影响其社会功能,为此感到痛苦或主动求治。

4. 病程标准　符合症状标准至少已3个月。

5. 排除标准　排除任何一种神经症亚型;排除精神分裂症、抑郁症。

6. 说明

(1)神经衰弱症状若见于神经症的其他亚型,只诊断其他相应类型的神经症。

(2)神经衰弱症状常见于各种脑器质性疾病和其他躯体疾病,此时应诊断为这些疾病的神经衰弱综合征。

(二)鉴别诊断

神经衰弱的名词曾变成一种社会流行用语,人们往往把睡眠不好都归入神经衰弱范畴。精神医学界在20世纪80年代以前,诊断神经衰弱的比例也相当高。神经衰弱的鉴别诊断见表11-4。

表 11 - 4　神经衰弱的鉴别诊断

	神经衰弱	躯体形式障碍	心境恶劣	抑郁症
人格特征	衰弱、敏感	内激敏感、暗示性高	?	?
应激诱因	2+	2+	±	±
抑郁程度	±→+	±	+→2+	+→3+
紧张与担心	+	±	±	±
易激惹、克制力差	2+	—	+	+
注意力不集中	2+	—	+	+
记忆力差	2+	—	+	+
脑力易疲劳	2+	—	+	+
躯体不适主诉	2+(恒定)	2+(多变)	+	+
睡眠障碍	2+	±	+	+

在诊断的方面应该充分认识到：

（1）以往神经衰弱的诊断确实存在泛化和扩大的过程，有滥用之嫌，今后应严格掌握标准。

（2）强调三组突出症状的作用和地位。

（3）按照等级诊断的原则，尤其是基层精神科医生和其他科医生使用时要特别注意，诊断时需充分排除神经、精神科的其他疾病，特别是脑器质性疾病、抑郁症、各类其他神经症及精神分裂症的早期后，方能诊断本病。

六、治疗

1. 神经衰弱的治疗策略

（1）确立长期治疗和恢复的指导思想：由于神经衰弱系长期消耗和磨损的结果，那么治疗和恢复也必定是一个漫长的过程，不可能在短时间内达到治疗和恢复的目的。在治疗上，无论医生和患者均必须确立长期治疗和恢复的指导思想，切勿操之过急。

（2）以提高功能储备为首要目的：由于神经衰弱系消耗和磨损导致功能储备、代偿及容忍范围丧失后出现的功能紊乱及平衡失调，那么治疗的根本就在于重新恢复功能储备、代偿及容忍范围。治疗既要立足长期，更要注重功能储备、代偿及容忍范围的恢复。

（3）了解自身特点：每个人都有自己的生活和行为节奏、能力和容忍范围，在自己的节奏、能力和容忍范围内适应性良好，但一旦超出自己固有的节奏、能力和容忍范围，就会感到压力。因此，对自身特点的了解有助于根据实际情况采取适当的生活、行为方法，避免压力过大。

（4）适当改变行为模式（节奏）及摆脱应激：尽管每个人都有自己的生活和行为节奏、能力和容忍范围，但是人们始终生活在真实的社会环境中，逃避和寄希望于环境改变是不现实的。改变环境不如适应环境。因此，在充分了解自身特点的基础上，面对自己不能控制的环境，适当改变自己不良的行为模式、应对方式，将有助于适应环境，摆脱应激。

（5）不应拒绝用药：固然长期、大量用药不是好办法，会导致药物依赖，增加药物不良反应。但由于神经衰弱发病机制是消耗、磨损与失衡，疲劳是机体自我保护的一种机制，治疗的根本在于重新恢复功能储备、代偿及容忍范围。对于神经衰弱患者而言,这种机体的自我保护已经变得苍白无力,必须用切实有效的方法加强保护、促进恢复,这时药物的作用是毋庸置疑的。此外,如果拒绝用药或间断用药,不仅起不到保护和治疗的作用,相反会错过治疗的最佳时机,造成将来治疗上的困难。有些患者开始因各种原因拒绝用药或不规则用药,最后常不得不用药。所以,正确的治疗方法应是在治疗初期坚决用药,待症状缓解后再逐步考虑药物剂量等问题。

(6) 治疗与预防并举:由于神经衰弱的发生存在一定的生理和心理基础,而这些基础有一些经过努力可以改变,还有一些则改变起来较困难。因此,在治疗神经衰弱的同时要对"基础"问题有一个清醒的认识,治疗应与预防并举,立足长远,通过锻炼、自我矫正等方法改变发病基础,根本治愈神经衰弱。

2. 治疗方法

(1) 药物治疗:到目前为止,治疗神经衰弱的各类各种药物很多,但尚未发现有哪类哪种药物有独特疗效。一般采取对症治疗。以抗焦虑药为主,酌情小剂量使用抗抑郁药,新的选择性 5-HT 回收抑制剂常作为首选用药,另外配合新的镇静催眠药唑吡坦、佐匹克隆等和促进脑代谢的药物等。

(2) 心理治疗:认知行为疗法是目前有循证医学依据的有效心理治疗手段,可以作为首选。另外森田疗法也可使用,但因为条件和需要患者很好的配合,开展起来并不容易,可操作性不强。单纯的放松训练、生物反馈治疗等也可配合使用。

(3) 中医治疗:中药、针灸、气功、艾灸等。

(4) 其他:如按摩、水疗、脑功能保健、电磁治疗、光电子治疗、音乐治疗等。

七、病程与预后

神经衰弱常起病于成年早期,也有可能起病于青壮年。神经衰弱的治疗存在着相当的难度。其主要原因是早期症状不严重,对患者的社会功能损害不大,患者常未引起足够的重视,耽误了治疗的最佳时期,使疾病逐渐进入慢性状态;另一方面由于神经衰弱是一种耗损及失衡性疾病,而患者常一直生活在原有的环境及心理条件下,应激作用仍持续存在,加之缺乏特效及迅速的治疗方法,神经衰弱常迁延不愈。

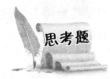

思考题

1. 简述神经衰弱的治疗原则。
2. 如何预防神经衰弱的发生?
3. 神经衰弱的临床表现特点是什么? 如何与抑郁症鉴别?

第七节 癔 症

一、历史与概述

癔症(hysteria)又称歇斯底里,是由精神因素,如生活事件、内心冲突、暗示或自我暗示,作用于易病个体引起的精神障碍。由于歇斯底里在非医学界被广泛理解为无理行为的贬义词,故在中国译为癔症(hysteria)。在 ICD-10 中,癔症的概念已经被废弃,取而代之的是分离(转换)性障碍,疾病共同特点是部分或完全丧失了对过去的记忆、身份意识、躯体感觉以及运动控制四个方面的正常整合。分离,是指对过去经历与当今环境和自我身份的认知完全或部分不相符合。转换,是指精神刺激引起情绪反应,接着出现躯体症状,一旦躯体症状出现,情绪反应便褪色或消失,这时的躯体症状便叫做转换症状,转换症状的确诊必须排除器质性病变。有时候,癔症可以表现为精神病状态,此时称为癔症性精神病。

癔症是精神病学诊断术语中最为古老的病名之一。古希腊 Hippocrates 解释癔症的子宫游走学说曾沿用了一千多年。中世纪的欧洲认为,癔症是鬼魔附体,主张消灭其肉体以拯救其灵魂。至 19 世纪后期才开始对本症进行科学的研究。Charcot 发现癔症患者极易被催眠,而易被催眠的人又多患癔症,强调暗示与自我暗示在本症发病机制中的作用。他的学生 H Bernheim 认为癔症完全是心因性的。他的另一个学生 Babinski 建立了一套神经系统的检查方法,科学地区分了癔症与某些神经系统的器质性疾病。Janet 的遗传退化学说,认为癔症主要是人格分离所致。Freud 的性压抑学说,认为癔症主要是因其幼年时代的性本能被压抑,这种被压抑的本能冲动通过其他途径表达出来,如被转换为躯体症状,Freud 把具有这类症状者称为转换性癔症,转换性障碍的名称也由此而来,Freud 由此创立了著名的精神分析学说。

癔症的发生和流行随着时间、地点及文化的不同而异。例如,在第一次世界大战期间,前线战士中可见到很高的发病率,最近几十年癔症的患病率不断下降。癔症在普通人群中的患病率约 3.55‰(中国 12 个地区,1982),农村患病率(5.00‰)明显高于城市(2.09‰)。多数学者认为文化落后、经济状况差的地区患病率较高。国外报告分离(转换)性障碍的终生患病率,女性为 3‰~6‰,男性低于女性(Garey,1980)。大多数患者首次发病在 35 岁之前,40 岁以后初发者少见,我国部分地区有儿童、青少年的集体发作的情况。一般认为分离(转换)性障碍预后较好,60%~80%的患者可在一年内自发缓解。

二、病因与发病机制

1. 生物学因素

(1) 遗传:临床遗传流行病学研究较少且结果颇不一致。Ljingberg(1957)家系研究发现男性一级亲属的患病率为 2.4%,女性一级亲属的患病率为 6.4%。但 Slater(1961)对各 12 对单卵双生子和双卵双生子的前瞻性研究没有发现同患病例。

(2) 个体素质:通常认为,具有癔症个性的人易患癔症。所谓癔症个性即表现为情感丰富、有表演色彩、自我中心、富于幻想、暗示性高。国外还有不成熟、要挟、性挑逗等特征的描述。

(3) 躯体因素:临床发现神经系统的器质性损害有促发癔症的倾向。有人发现脑干上段特别是间脑器质性损害与癔症有某种因果关系。

2. 心理因素 现代医学观点倾向于癔症是一种心因性疾病。ICD－10、DSM－Ⅳ、CCMD－3等诊断标准均强调癔症症状的发生与精神因素密切相关,在第一次发病的前一周内可追溯到明显的精神刺激因素,以后因联想或重新体验初次发作的情感可再发病。幼年期的创伤性经历,如遭受精神、躯体或性的虐待,可能是成年后发生分离(转换)性障碍的重要原因之一。

3. 社会文化因素 社会文化及其变迁对癔症的患病率、发病形式、临床症状等方面均有较大的影响。随着社会文明程度的提高,癔症的症状有变得较为安静、较为含蓄的趋势,如较多地表现为躯体化的形式。一些特殊的癔症表现形式仅仅出现于某些特定的种族和社会文化背景。例如 Koro 综合征,只发生于中国华南地区及移居东南亚一带的中国南方人。Koro 与中国特有的社会文化有关,传统文化认为生殖器与性命休戚相关,倘若有病,不治即死。社会文化背景对癔症症状不但有修饰作用,还能决定其独特的发病形式,不同社会文化背景的发病率也不一样。文化程度较低的个体比文化程度高的个体更易患病,生活在封闭环境(如边远地区)中的个体比生活在开放环境(如大都市)中的个体更容易发病。

癔症的发病机制尚不完全清楚,较有影响的观点大致可归纳为两种:第一种观点认为癔症是一种原始的应激现象,包括兴奋性反应、抑制性反应、退化反应等;第二种观点认为癔症是一种有目的的反应,临床实践发现癔症常常发端于困境之中或危难之时,而且癔症的发作往往能导致脱离这种环境或免除某些义务。

三、临床表现

(一)癔症性精神障碍

又称分离性障碍,其临床表现主要为意识及情感障碍。意识障碍时,各种防御反射始终存在,并与强烈的情感体验有关。主要表现如下:

1. 癔症性朦胧状态 表现为患者的意识范围缩小,时空感知局限,其言行多只反映其精神创伤内容,而对外界其他事物却反应迟钝。此种状态常突然发生,历时数十分钟,然后自行中止。恢复后患者对发病经过通常不能完全回忆。

2. 情绪暴发 常在遭遇精神刺激时突然发作,哭喊吵闹、捶胸顿足,甚至撕衣毁物、碰壁撞墙,尽情发泄内心愤懑,有人劝阻或围观时症状更为剧烈。历时数十分钟后可自行缓解,事后部分遗忘。

3. 癔症性遗忘 并非由器质性因素引起的记忆缺失。患者单单遗忘了某一阶段的经历或某一性质的事件,而那一段经历或那一类事件对患者来说往往是创伤性的,是令患者痛苦的。

4. 癔症性漫游 又称神游症。此症发生在白天觉醒时,患者离开住所或工作单位,外出漫游。在漫游过程中患者能保持基本的自我料理,如饮食、个人卫生等,并能进行简单的社会交往,如购票、乘车等,短暂肤浅的接触看不出患者有明显的失常。此种漫游事先无任何目的和构想,开始和结束都是突然的,一般历时数小时至数天,清醒后对发病经过不能完全回忆。

5. 癔症性身份障碍 又称双重或多重人格。主要表现为患者突然失去了自己原来的身份体验,而以另一种身份进行日常活动。两种身份各自独立、互无联系、交替出现。常见形式为神怪或亡灵附体,此时患者对环境缺乏充分的觉察,注意和知觉仅限于周围的某些人和物。两种人格交替出现者称双重人格,多种人格交替出现者称多重人格。

6. 癔症性假性痴呆 一种在精神刺激后突然出现的、非器质因素引起的智力障碍。对于简单的问题,给予近似却是错误的回答,如1＋1＝3、一双手有9个指头等,给人以做作的印象,这类表现为 Ganser 首先描述,所以又称 Ganser 综合征。还有一类患者则突然变得天真幼稚,虽是成人却稚气十足,其表情、行为、言语等精神活动都回到童年,装出两三岁无知孩子的样子,称之为童样痴呆。

7. 癔症性精神病　在受到严重精神创伤后突然发病,症状多变,主要表现为明显的行为紊乱、哭笑无常、表演性矫饰动作、幼稚与混乱的行为、短暂的幻觉、妄想和思维障碍及人格解体等。本病女性多见,一般急起急止,病程可持续数周,可突然痊愈而无后遗症,但可再发。

(二)癔症性躯体障碍

又称转换性障碍。主要指运动障碍和感觉障碍等转换性症状,也包括躯体、内脏障碍等躯体化症状,各种检查均不能发现神经系统和内脏器官有相应的器质性损害。其表现形式如下:

1. 痉挛发作　受到精神刺激或暗示时发生,缓慢倒地,呼之不应,全身僵直或肢体抖动,或呈角弓反张姿势。患者表情痛苦,眼角含泪,无尿失禁,不咬舌,发作时瞳孔大小正常、角膜反射存在甚至反而敏感。发作时没有脑电图的相应改变。一般持续数十分钟。

2. 肢体瘫痪　可表现为单瘫、偏瘫、截瘫、四肢瘫痪(下肢多见),但不符合解剖特点,常以关节为界;要求瘫痪肢体运动时,可发现拮抗肌肉收缩。没有提示器质性病变的肌张力及腱反射改变或阳性病理反应。病程持久者可能出现失用性肌萎缩。

3. 肢体震颤、抽动或肌阵挛　表现为肢体粗大颤动或不规则抽动,肌阵挛则为一群肌肉的快速抽动,类似舞蹈样动作;或是声响很大的呃逆,症状可持续数分钟至数十分钟,或中间停顿片刻不久又可持续。焦虑时上述症状会加重。

4. 缄默症、失音症　不用语言而用书写或手势与人交流称缄默症。想说话,但发不出声音,或仅发出嘶哑的、含糊的、细微的声音,称为失音症。检查声带正常,没有舌、喉部肌肉麻痹,可正常咳嗽,咳嗽时发音正常,能轻声耳语。

5. 感觉异常　如患者常感到咽部有异物感或梗阻感,咽喉部检查不能发现异常,称为癔症球;头部紧箍感、沉重感,称癔症盔;精神因素引起的头痛或其他躯体部位的疼痛,称心因性疼痛。

6. 感觉缺失　表现为局部或全身的感觉缺失,缺失的感觉可为痛觉、触觉、温觉、冷觉或振动觉,缺失的范围与神经分布不一致。

7. 感觉过敏　对一般的声、光刺激均难以忍受,轻微的抚摸可引起剧烈疼痛等。

8. 视、听、嗅觉功能性障碍　可表现为失明、管状视野、单眼复视、突然失聪、选择性耳聋等,均无病理改变。

癔症也可在一些人群中集体发病,多发生于共同生活且经历、观念基本相似的群体中。通常在经济水平及文化水平不高的人群中流行,患者大多为年轻女性。在精神紧张、过度疲劳、睡眠不足等情况下,具有表演型人格特征者较易发病,一些特殊场景或特殊的氛围往往为病症的流行提供条件。通过自我暗示和相互暗示,可短期内呈现暴发性流行。发作一般历时数天,症状相似。

四、诊断与鉴别诊断

(一)诊断

1. 具有分离或转换性障碍中各种障碍的临床特征,有充分证据排除器质性病变和其他精神病。

2. 有心理致病的证据,表现在时间上与应激性事件、问题或紊乱的关系有明确的联系

（即使患者否认这一点）。

3. 症状妨碍社会功能。

（二）鉴别诊断

一方面癔症的发作几乎可以模拟任何疾病；另一方面为数不少的神经精神疾病和内科疾病都可出现癔症样发作。这种一病多症与多病一症的相互重叠、扑朔迷离，使癔症真假难辨，易有误诊，有时甚至造成严重后果。本症特别要与下列疾病鉴别：

1. 癫痫　癔症性痉挛发作应与癫痫发作相鉴别。癫痫发作时意识完全丧失，瞳孔多散大且对光反应消失，可发病于夜间；发作有强直、痉挛和恢复三个阶段，痉挛时四肢呈有规则的抽搐，常有咬破唇舌，跌伤和大小便失禁，发作后完全不能回忆；脑电图检查有特征变化（表11-5）。

表 11-5　癔症性痉挛发作与癫痫大发作的鉴别

	癔症性痉挛发作	癫痫大发作
发作诱因	多在精神刺激之后	常无明显诱因
先兆	可以有，但内容形式多变化	内容形式固定
发作形式	翻滚、四肢乱舞、表情痛苦、保持呼吸	症状刻板，强直期、阵挛期次序分明，呼吸停止
拇指	发作握拳时常在其余四指之外	常在其余四指之内
言语	可以讲话	绝无
意识	多清楚、可有朦胧	丧失
大便失禁	无	可有
小便失禁	偶有	常有
眼球运动	躲避检查者	固定朝向
眼睑	掰开时阻抗大	松弛
咬伤	较少咬伤自己，可咬伤他人	可咬伤自己的舌、唇
摔伤	较少、较轻	较重、多伤在头面部
持续时间	数分钟到数小时	不超过数分钟（除外持续状态）
发作地点	多在人群中、安全地带	不择
睡眠中发作	无	常见
脑电图	正常	可见棘波或阵发性 θ 或 δ 波

2. 躯体疾病　一些进行性疾病，特别是多发性硬化和系统性红斑狼疮，在早期可与癔症转换性运动和感觉障碍混淆。其他如重症肌无力、周期性瘫痪、脑肿瘤、视神经炎、Guillain-Barre 综合征、Parkinson 病的开关综合征、基底核和外周神经的变性、获得性或遗传性肌张力障碍、AIDS 的早期表现也需要考虑鉴别。癔症与躯体疾病的鉴别主要取决于躯体疾病的特殊体征、症状及实验室检查的阳性发现。癔症患者对内科疾病并无天然免疫的能力，完全可能集癔症与内科疾病于一身。这种情况下，往往易将内科疾病漏诊，尤其是在内科病的症状尚未充分表现时。

3. 应激相关障碍　反应性精神障碍患者在遭到强烈的精神刺激后立即发病，表现有明显的意识障碍与狭窄，不能正确感知周围事物，对时间、地点或人物定向发生障碍，理解困难,同时常伴有表情迷惑与注意力涣散,言语凌乱、不连贯、使人难以理解。其精神症状的内容多与精神因素引起的情绪体验有一定的联系,当精神因素解除后症状很快消失。

4. 精神分裂症　一般情况下癔症与精神分裂症的鉴别并不困难,癔症的情感暴发和幼稚动作等表现易与急性发作的精神分裂症青春型相混淆,青春型精神分裂症患者的情感变化莫测、哭笑无常,与周围环境无相应联系,行为荒诞离奇、愚蠢可笑、不可理解。同时依据病程的纵向观察资料也有助鉴别。

5. 诈病　多发生在监狱、法庭、工伤及交通事故中,蓄意模仿的遗忘、运动和感觉丧失一般很难与癔症鉴别,鉴别有赖于细致的观察及对患者的全面了解。诈病者有明确的目的,症状受意志控制。癔症的症状一旦发作,是主观意志无法控制的,是一种应激的反应;诈病的症状发作则完全由其主观愿望决定、随意控制,目的一旦达到,症状也就不治自愈了。

五、治疗

癔症的症状是功能性的,因此心理治疗占有重要的地位。通常应注意以下几点:①不直接针对症状;②不鼓励症状的残留;③掌握适当的环境;④采取综合治疗方法,如电刺激、物理疗法、催眠和其他暗示性技术、消除症状的行为治疗、家庭治疗、长程的内省式心理治疗均有效。

1. 个别心理治疗　一般分若干段进行,首先详细了解患者的个人发展史、个性特点、社会环境状况、家庭关系 、重大生活事件等,以热情、认真、负责的态度赢得患者的信任。然后安排机会,让患者表达疏泄内心的痛苦、积怨和愤懑。医生要耐心倾听,稍加诱导,既不随声附和也不批评指责。要注意患者当前所遭遇的社会心理因素和困境,不能只着眼于挖掘童年的精神创伤。医生的认识、观点不宜强加于患者,最好是与患者共同寻找问题、分析问题、共同选择解决问题的方法。个别心理治疗时的接触方式、语言表达、实例引用、理论解释、保证程度等都必须考虑患者的性别、年龄、职业、文化、个性特点等,不可千篇一律。这种治疗方法几乎适用于全部癔症患者 。

2. 暗示治疗　是主要的传统治疗,现在仍在广泛应用。直接暗示包括再训练和行为技术,间接暗示也经常应用于心理治疗中。例如:引导患者说"ah",再尝试更复杂的音节如"baa-paa"直到恢复正常的语言,在心理和社会支持的背景下这种方法经常获得成功。暗示也可使瘫痪缓解,躯体治疗者提供一系列难度进行性增加的躯体治疗程序,旨在提高运动功能,这样就不需要再担心患者的内心想法及能力。有些治疗者喜欢催眠术,关于催眠状态是否为特殊的状态还有争议。催眠可能伴随意识的改变,在生理上不同于正常的清醒和注意。通常在没有给予患者持续性的间接或直接的心理支持保证的情况下,不主张进行催眠及用精神动力学方法进行治疗。

3. 药物治疗　有人认为药物治疗的作用有限,似乎都不比暗示治疗更有效。但临床实践中发现,癔症患者除了典型的发作以外,常常伴有焦虑、抑郁、兴奋躁动或者精神病性症状,这些症状往往成为诱使患者癔症发作的自我暗示的基础。使用相应的抗抑郁、抗焦虑、抗精神病药物有效控制这些症状,对治疗和预防癔症的发作是有益的。

六、病程与预后

癔症病程有发作性和持续性两种。大多数分离性障碍都呈发作性病程,如癔症性朦胧状态 、情绪暴发 、癔症性遗忘、癔症性漫游 、癔症性身份障碍、癔症性假性痴呆等;大多数转换性障碍呈持续性病程,如癔症性瘫痪、癔症性失音及癔症性感觉缺失等。一般认为癔症的预后是良好的,大约60%的患者可能在一年内自发缓解。

样本最大的随访调查(Ljungberg,1957)发现,1年后43%男性及35%女性患者仍有症状,5年后仍有症状者分别为25%和22%,10~15年后没有改变。在已经恢复者中,大约7%在1年的随访中复发。年龄和智力对于复发没有影响,但发病前不良的人格对发病有不利作用。Lewis(1975)调查的预后令人较乐观,他的随访为7~12年,75例中7例死亡,其中3例有中枢神经系统疾病,1例自杀。存活者中2/3完全康复,能够工作,从症状中解脱。其余少数好转但仍有症状,也有的恶化。在战争中发生的癔症性症状或者流行性癔症均完全康复。在急性转换性症状较常见的发展中国家,也报道了乐观的预后(Hafeiz,1980)。

转换性与分离性症状的结局与疾病的严重性及缓急有很大关系。严重、表演性的症状可能对治疗反应良好,而许多其他障碍症状容易持续存在。在所有病例中,病程越短,预后越好。多数初次发病者恢复迅速。如果病程超过一年,可能要持续多年才能恢复。一般预后良好,恢复不理想的患者有癔症性人格障碍和社会适应困难。

令人惊异的追踪结果是由Slater在1965年报告的,他对某一神经科诊断的85例癔症追踪9年,发现其中28人是肯定的器质性疾病,另24人最初便有两个诊断,癔症与器质性疾病。只有33人(39%)没有明显器质性疾患,但其中仍有2例精神分裂症、7例抑郁症。Reed在1975年追踪了由精神病学家诊断的113例癔症,其结果与Slater的报告相似。

癔症预后有如此不同的结局,部分病例可能是误诊的结果。同时也提示,癔症的本质可能尚未完全把握。

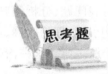

思考题

1. 简述癔症的概念。
2. 简述癔症的病因和发病机制。
3. 简述癔症的常见类型及临床表现。
4. 简述癔症的诊断要点。
5. 简述癔症治疗时应注意的事项。

(梅　峰)

第十二章　应激相关精神障碍

第一节　概　述

应激相关障碍(stress related disorders)是一类与应激源(主要是精神创伤或精神应激)有明显因果关系的精神障碍,是环境中精神创伤或应激事件与个体的易感素质相关作用的结果。应激源及易感素质在疾病的发生发展规律、病理机制、诊断与防治过程中起重要作用。

一、应激源

应激源是指作用于个体,使其产生应激反应的刺激物。应激反应是指应激源作用于个体所引起的心理、生理和行为的改变。人类应激源十分广泛,按不同的环境因素可分为三类:家庭因素、工作或学习因素及社会因素。

(一)家庭因素

婚姻中夫妻双方长期分居、婚外情、夫妻发生纠纷、离婚、配偶患病、死亡等。家庭内部矛盾如家庭经济处置方面的矛盾及家庭成员间宗教信仰、教育子女的方式或目标等方面的重大分歧等,家庭中有需要长期照顾的老人或患者等。对于儿童而言,家庭暴力、父母离异、情感忽视、家庭环境改变、亲人患病或死亡、低水平的经济状况等均是家庭长期慢性应激的来源。

(二)工作或学习因素

现代社会工作单位及岗位的变换性越来越大,工作中竞争激烈,缺乏被接纳和被认同感,理想与现实冲突,对从事的工作毫无兴趣但无法改变等均为工作中常见的应激源。而青少年学业负担过重,家长对学生学习成绩要求过高,考试与升学失败,与老师、同学关系紧张、校园暴力、老师不良的教育方式等为学习中常见应激源。

(三)社会因素

社会性应激源小到日常生活困扰,如交通拥挤,大到社会生活中重要事件如自然灾害(地震、洪水、海啸等)与人为灾害(车祸、空难、战争等)。个人特殊遭遇可构成明显的应激源,如意外致残、突患严重的躯体疾病、经济破产、被强奸、被遗弃、被虐待、遭绑架等。

儿童对于创伤事件的感知及应对能力较成人不同,研究认为儿童的创伤性事件可分为两类,第一类为短期、突然的创伤性事件如被殴打或隔离、自然灾害、车祸、被强奸等,更容易导致个体在出现应激相关障碍时对应激事件记忆深刻,闪回症状明显,出现错觉及时间定向障碍,但恢复快。第二类为慢性的、长期的、人为故意设计的创伤性事件,如长期的身体或性虐待,常常引起个人或世界观改变,伴随内疚、羞耻、无价值感,有可能导致长期的人际问题和(或)复杂的应激反应,如大量的否认、情感麻木、抑郁性分离症状、自我催眠、对伤害者以及伤害行为的敌对态度等表现非常突出。

个体在遭遇应激源时,是否出现应激相关障碍以及障碍的表现形式和严重程度,除了与应激源的性质、强度和持续时间有关外,更重要的是与个体对应激源的认知评价及应对方式有关,而个体的认知评价及应对方式则受其性格特征、价值观、既往经历、社会支持以及当时的心理生理状况等多种因素的影响。

二、易感因素

应激相关障碍的易感因素按照其与精神创伤事件发生的时间顺序,可分为创伤前变量、围创伤期变量和创伤后变量。

创伤前变量主要有:焦虑或抑郁个人史和(或)家族史,既往创伤史如童年期受歧视、受虐待、被遗弃、性创伤等,女性、神经质、低智商等。

围创伤期变量主要包括创伤性事件发生后个体的心理及躯体反应情况,个体的认知和社会支持程度等。

创伤后变量则主要指事后干预的及时性和有效性、创伤性事件后所遭受的其他负性生活事件,同时还包含了某些创伤前变量和围创伤期变量,如人格特质、社会支持等持续存在的变量。

三、病因和病理机制

应激相关障碍的具体病因及病理机制目前尚不清楚,但研究发现机体在应激状态下,体内会发生一系列的生理、生化、内分泌及免疫机制的变化,努力使机体的内稳态维持在相对平衡的状态。

(一)生物学因素

大脑是应激源的"靶器官",也是应激反应的"组织者"。大脑通过调动神经递质、受体、信号转导以及基因表达等,产生神经可塑性变化,通过电、化学活动对应激源产生应激反应。

下丘脑-垂体-肾上腺轴(HPA轴)是机体重要神经内分泌调控系统。当个体面对不可控制的状况出现无助感时,HPA轴被激活;而当个体面对通过努力而能控制的状况时,则交感-肾上腺-髓质轴(SAM轴)被激活。HPA轴激活导致糖皮质激素释放异常,其参与机体糖脂代谢、心血管系统、骨代谢及免疫调节等,另外其还可以直接作用于海马高亲和性糖皮质激素受体(high-affinity glucocorticoid receptor, GR)和大脑中广泛存在的低亲和性盐皮质激素受体(low-affinity mineralocorticoid receptor, MR)影响大脑功能。研究表明,在遭受应激创伤事件的第一个月,给予皮质醇治疗,可以减少个体发展成为创伤后应激障碍(post-traumatic stress disorder, PTSD)的风险。除了HPA轴和SAM轴两大系统外,还有其他一些神经内分泌系统也参与应激反应。在应激时,下丘脑-垂体-性腺轴功能受到抑制。下丘脑-垂体-生长激素轴是被激活还是受到抑制则主要取决于应激源的类型,如在运动、疼痛、手术、出血、低血糖,面对心理应激任务如算术、演讲、考试或跳伞时,导致生长激素的释放;相反,当面对诸如寒冷、脱水、电休克、行动受限制时,血浆中的生长激素水平下降。在急性应激时,下丘脑-垂体-甲状腺轴的功能受到抑制,以便保存能力资源求生和维持内环境的稳定。应激对免疫功能的影响是双向的,急性应激起增强作用,而慢性应激则主要起抑制作用。

当机体处在应激状态时,蓝斑-去甲肾上腺素/自主神经系统的激活导致脑部神经网络的去甲肾上腺素神经递质的释放,导致觉醒度升高、警觉和焦虑增加。杏仁核和(或)海马复合体和中脑皮层以及中脑边缘多巴胺系统(与前额皮相连)等主要的脑系统能被应激系统激活并影响其活动。神经影像学研究发现患者的海马与海马旁回、杏仁核、内侧前额叶有某些异常,有学者提出 PTSD 的前额叶-杏仁核-海马环路。前额叶功能减弱时,对杏仁核的调节和控制作用减弱,导致杏仁核对恐惧性反应的过度增强,而海马本身的损害以及与前额叶、杏仁核之间联系的失调主要参与了 PTSD 患者的陈述性记忆的损害过程。事件相关电位 P300 研究提示与 PTSD 情景依赖性的信息加工分离,对中性刺激的信息加工减低,但对创伤相关刺激或创伤相关线索情境下,对中性刺激的信息加工是加强的。

神经系统具有一定的可塑性。研究发现,急性应激对海马结构无明显影响,但慢性应激时,海马结构发生改变,包括神经细胞的变性和丢失,细胞萎缩,轴突末梢结构改变,细胞再生减少。慢性应激时,前额叶和前眶额叶皮质神经元的大小、数量及胶质细胞均减少等。研究认为海马萎缩会对 HPA 轴失去控制性调节,导致机体对应激源抵御能力下降,再次遭遇应激时,容易出现应激性疾病。

近来有研究发现 COMT 及 TPH-2 基因变体与 PTSD 症状之间存在显著联系,提示这些基因与疾病的发生与发展有关,这些基因的携带者出现 PTSD 的风险可能较高。

(二) 社会心理因素

个体的易感性在相同的应激源作用下,只有部分人表现出精神障碍,可以推断其发病与个体的易感性和应对能力有关。个体遭遇应激源后,先通过初级评价,判断是否与自己有利害关系,再通过次级评价,是否可通过个人能力进行改变。总体来说,个体认为负性的、不可控制的、不可预测的、模棱两可的、超负荷的、具威胁性的,更容易引起应激。心理防御机制的应用和应对方式也会影响应激反应。同时与应激相关障碍发生相关的因素还包括社会支持系统、社会环境因素。

四、分类和诊断

国际疾病分类 ICD-10 系统将急性起病(在 2 周内),同时出现精神病性症状或具有相应急性应激的患者都归类于急性而短暂的精神病性障碍(F23)一类中。亚型中包含精神分裂症状反应、偏执性反应、心因性偏执性精神病、反应性精神病,并要求在编码的第 5 位上指明急性精神病性障碍是否伴有急性应激,而且在其诊断要点中明确病程标准,如超过规定的病程标准,应更改相应的诊断。

ICD-10 将有严重的应激性生活事件或有持续的不愉快心理社会因素产生急性应激或持续性创伤性障碍,结合临床特点和病程,则归类于严重应激反应及适应障碍(F43)。其认为严重应激性生活事件可产生急性应激反应,而持续性的创伤可导致适应障碍。而且强调急性应激反应和适应障碍的临床表现形式有其特异性,否则就不能归类于此类中。这里所谓的临床表现形式特异性主要是指有没有精神病性症状,如有精神病性症状则应归类于 F23 中的急性而短暂的精神病性障碍,没有精神病性症状则归类于 F43 中。

美国《精神障碍的诊断统计手册》第 5 版(DSM-5)分类中将"创伤和应激相关障碍"从 DSM-IV-TR 的"焦虑障碍"中拆分出来。DSM-5 中"创伤和应激相关障碍"包括 DSM-IV-TR"焦虑障碍"一章中的急性应激障碍和创伤后应激障碍以及 DSM-IV-TR"适应障碍"一章中的适应障碍,同时还列入了新的诊断-反应性依恋障碍、去抑制型社交障碍等。急性应激障碍诊断标准由 DSM-IV-TR 中 A-H(8 项)合并为 DSM-5 中 A-E(5 项);A 项诊断标准中删除了 A2 标准(主观体验标准);DSM-5 认为急性创伤后的反应具有异质性,

力
天
疝
脉
间
界
除

障碍
②临
④预
厉
恋障碍

一

（一
急性
reaction
或数小时
精神运动
急性
13%～14
（二）
1. 反
能清楚感知
句凌乱或不
意识恢复,
2. 反应
到打击后出现
亚木僵状态,
分钟或数天,
3. 反应性

behavioral treatment，CBT），治疗的目的是降低情绪反应和帮助患者调整认知以便更有效地应对环境。研究表明短疗程的认知行为治疗可以有效地治疗急性应激障碍以及预防其发展成为创伤后应激障碍。

2. **药物治疗** 主要为对症治疗，对表现为精神运动性兴奋的患者，可以使用抗精神病药物（如氟哌啶醇针剂，非典型抗精神病药物奥氮平等），使症状迅速缓解。对表现为精神运动性抑制甚至木僵的患者，予以营养支持以及耐心的照料。对有焦虑或抑郁症状的患者，可使用抗焦虑药或抗抑郁药治疗。治疗中注意药物剂量不宜过大，疗程不宜过长。适当的药物治疗可以使患者症状较快地缓解，便于心理治疗的开展和奏效。

二、创伤后应激障碍

（一）概述

创伤后应激障碍是指由于受到异乎寻常的威胁性、灾难性心理创伤，导致延迟出现和长期持续的精神障碍。

PTSD早期主要研究的对象是退伍军人、战俘、集中营的幸存者，后逐渐扩展到遭遇各种天灾人祸的人群。发病率因研究对象不同而差别很大，国内外采用不同方法、在不同人群的社区进行流行病学调查结果发现，创伤后应激障碍的患病率为1‰～14‰，对高危人群（如参与战争后的退伍军人、火山爆发或空难的幸存者）的研究发现，患病率为3%～58%。创伤后应激障碍可发生于任何年龄，包括儿童和老人，最常见于青年人。研究发现PTSD发病存在性别差异，同一创伤事件，女性发病的可能性是男性的2倍。

异乎寻常的精神创伤性事件是PTSD发生的必备条件。这类事件包括地震、洪水等巨大的自然灾害、战争、严重的突发事故、被强奸或受到严重的躯体攻击等。其强度几乎能使所有经历这类事件的人都会感到巨大的痛苦，常引起个体极度恐惧和无助感。形成所谓"创伤性体验"。所谓"创伤性体验"应该具备两个特点：第一，对未来的情绪体验具有创伤性影响，例如，被强奸者在未来的婚姻生活或性生活中可能反复出现类似的体验；第二，是对躯体或生命产生极大的伤害或威胁。在经历了创伤性事件后，只有部分人出现PTSD，这说明疾病的发生与个体易感素质密切相关。研究发现，个体的人格特征、个人经历、认知评价、社会支持、躯体健康水平等均为PTSD的病情及病程影响因素。

（二）临床表现

PTSD多于遭受创伤后数日甚至数月后才出现，病程可长达数年。症状的严重程度可能有波动。临床表现如下：

1. **侵入性再体验** PTSD最特征性的表现是在重大事件发生后，患者有各种形式的反复发生的闯入性地出现以错觉、幻觉构成的创伤性事件的重新体验，称症状闪回（flash back）。它是和过去创伤性记忆有关的强烈的闯入性体验。患者在创伤性事件发生后，频频出现内容非常清晰的、与创伤性事件明确关联的梦境/梦魇。在梦境中，患者会反复出现与创伤性事件密切相关的场景，并产生与当时相似的情感体验。常触景生情，任何与创伤性事件有关的线索，如遭遇相似的环境、人物、事件等时候，患者会表现出紧张不安，进而浮现出创伤时的情景。

2. **回避** 在创伤性事件发生后，患者回避或尽量回避与创伤有关的人、物及环境，回避创伤相关的想法、感觉和话题，不愿提及相关的话题。同时患者还表现出不能回忆起有关创伤的一些重要内容，表现为"选择性失忆"。

3. 负性的认知和心境 在创伤事件后,对创伤性事件的原因或者结果持续性的认知歪曲,出现持续的负性情绪,如抑郁、恐惧、害怕等,对事物缺乏兴趣,与外界疏远、隔离,对未来缺乏思考和规划,思维迟缓,记忆力下降,注意力难以集中。

4. 警觉性增高 患者表现易激惹,不计后果或自我毁灭的行为,过度警觉,惊跳反应增强,注意力不集中,睡眠障碍及躯体不适等。遭遇与创伤事件相似的情境时,会出现明显的自主神经系统症状,如心悸、出汗、肌肉震颤、面色苍白或四肢发抖。

(三) 诊断和鉴别诊断

诊断主要依靠病史和临床特征,实验室及其他辅助检查无特异性。

1. 诊断

(1) 遭受异乎寻常的创伤性事件或处境(如天灾人祸)。

(2) 反复重现创伤性体验(病理性重现),可表现为不由自主地回想受打击的经历,反复出现有创伤性内容的噩梦,反复发生错觉、幻觉,反复发生触景生情的精神痛苦。

(3) 持续的警觉性增高,可有入睡困难或睡眠不深、易激惹、集中注意困难、过分地担惊受怕。

(4) 对与刺激相似或有关的情境的回避,表现为极力不想有关创伤性经历的人与事,避免参加能引起痛苦回忆的活动,或避免到会引起痛苦回忆的地方,不愿与人交往、对亲人变得冷淡,兴趣爱好范围变窄,但对与创伤经历无关的某些活动仍有兴趣,对与创伤经历相关的人和事选择性遗忘;对未来失去希望和信心。

(5) 精神障碍延迟在遭受创伤后数日至数月后发生,罕见延迟半年以上才发生。

(6) 排除心境障碍、其他应激障碍、强迫障碍等。

DSM-5 中将 6 岁及以下儿童的 PTSD 的诊断标准独立出来,包括:

1) 6 岁及以下儿童,有一种(或多种)方式接触于实际的或被威胁的死亡、严重的创伤或性暴力;

2) 在创伤事件发生后,存在 1 个(或多个)与创伤事件有关的侵入性症状;

3) 至少存在 1 个(或更多)代表持续地回避与创伤事件有关的刺激或创伤事件有关的认知和心境方面的负性改变的症状,且在创伤事件发生后开始或加重;

4) 与创伤事件有关的警觉和反应性的改变,在创伤事件发生后开始或加重;

5) 障碍的持续时间超过 1 个月;

6) 障碍引起临床上明显的痛苦,或导致与父母、同胞、同伴或其他照料者的关系或学校行为损害;

7) 障碍不能归因于某种物质(例如药物或酒精)的生理效应或其他躯体疾病。

2. 鉴别诊断

(1) 抑郁症:DSM-5 中不再将居丧反应作为排除标准,对于重大丧失(如丧痛、经济破产、自然灾害的损失、严重的躯体疾病或伤残)的反应,如情绪低落、兴趣下降等与 PTSD 所表现出来的负性情绪较难鉴别。抑郁症状常有全面的精神运动性抑制、有晨重暮轻及早醒的规律。同时可以参考家族史、过去发作史、病前人格特点等。

(2) 急性应激障碍:两者发病都和应激因素紧密相关,主要区别是起病时间和病程。

(3) 适应障碍:创伤后应激障碍的应激源通常是异常强烈的、威胁生命的,几乎每个人都会觉得害怕;而适应障碍的应激源可以是任何程度的,疾病的发生与个体的适应能力有关。创伤后应激障碍的诊断要求有特征性的症状。

成绩不

睡眠障碍、食欲不佳、心慌、

（1）有明显的生活事件为诱因，尤其是生活环境或社会地位的改变（如移民、出国、入伍、退休等）。

（2）有理由推断易感个性、生活事件和人格基础对导致精神障碍均起着重要的作用。生活事件发生前患者精神状态正常，很多其他人都能顺利处理此类事件而无任何异常，可患者却有社会适应能力差的证据。

（3）以抑郁、焦虑、害怕等情感症状为主，表现为适应不良的行为障碍，如退缩、不注意卫生、生活无规律等，生理功能障碍，如睡眠不好、食欲不振等。

（4）存在见于情感性精神障碍（不包括妄想和幻觉）、神经症、应激障碍、躯体形式障碍，或品行障碍的各种症状，但不符合上述障碍的诊断标准。

（5）社会功能受损。

（6）精神障碍开始于心理社会刺激（但不是灾难性的或异乎寻常的）发生后1个月内，符合症状标准至少已1个月。应激因素消除后，症状持续一般不超过6个月。

（7）排除心境障碍、其他应激障碍、焦虑症、躯体形式障碍以及品行障碍等。

2. 鉴别诊断

(1) 抑郁症：由于适应障碍临床上以抑郁、焦虑等症状为主，故需与抑郁症相鉴别。一般来讲，抑郁症的情绪低落较重，常常伴有自责、自罪、轻生等消极念头或行为，内心体验缺乏兴趣，有睡眠障碍、以早醒居多、情绪变化有晨重暮轻等临床特点。

(2) 焦虑症：焦虑症患者除了临床表现为焦虑、紧张不安等情感症状外，常伴有明显的自主神经功能失调的症状，患者因感到痛苦而积极要求治疗，本病病程较长，往往无明显的应激因素存在。

(3) 人格障碍：虽然适应障碍的发生与人格基础有一定的关系，但临床上不仅表现为人格缺陷，而且有明显的抑郁、焦虑等情感症状。随着应激源的消失，适应障碍的症状可缓解或消失，而人格障碍是在未成年时已很明显。人格障碍患者出现新的症状符合适应性障碍的诊断时，两个诊断应同时并列。

(四) 治疗

适应障碍的病程限定为 1～6 个月。随着时间的推移，适应障碍可以自行缓解，或转化为更为特定、更严重或更持续的其他障碍。因此，适应障碍治疗的根本目的是帮助患者提高处理应激境遇的能力，早日恢复到病前的功能水平，防止病情恶化或慢性化。

治疗重点以心理治疗为主。心理治疗重点在于减轻或消除应激源，增强应对能力进而消除或缓解症状。首先要评定患者症状的性质及严重程度，了解诱因、患者人格特点、应对方式等因素在发病中的作用，应注意应激对患者的意义，可根据患者的特点和要求以及治疗者的专长，选择相应的治疗。心理治疗的方式包括精神动力学治疗、认知行为治疗、家庭心理治疗、团体心理治疗和支持性心理治疗等。无论采取哪种心理治疗，都需抓住三个环节：消除或减少应激源，包括改变对应激源的态度和认知；提高患者应对能力；消除或缓解症状。

药物治疗是对症治疗，可加快缓解患者的症状，提高患者的生活质量，为心理治疗提供合适的环境。可根据具体情况选用抗焦虑药物和抗抑郁药物等。在药物治疗时，应注意用药剂量，以小剂量为宜，疗程不宜过长。

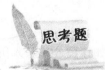
思考题

1. 简述应激相关障碍的易感因素。
2. 简述急性应激障碍的诊断和治疗。
3. 简述创伤后应激障碍的诊断和治疗。
4. 简述适应性障碍的诊断和治疗。

（陈　文　张会然）

第十三章　心理因素相关生理障碍

心理因素相关生理障碍（physiological disorders related to psychological factors）是指一组以心理社会因素为主要病因，临床主要表现为进食、睡眠及性行为异常的生理、行为障碍。与本组障碍发生、发展、病程及预后等密切相关的因素有：①生活事件和处境；②社会文化背景；③人格特点及经历等。心理因素相关生理障碍包括进食障碍、睡眠障碍及性功能障碍等。

第一节　进食障碍

进食障碍（eating disorder）是指以进食行为异常为主要临床表现，常伴有情绪障碍、显著的体重改变和（或）生理功能紊乱的一组综合征，主要包括神经性厌食、神经性贪食及神经性呕吐。本精神障碍多见于青年女性，可单独表现为神经性厌食、神经性贪食及神经性呕吐，也可为上述障碍的混合表现。

一、神经性厌食

神经性厌食（anorexia nervosa）是一种患者自己故意限制饮食，使体重降至明显低于正常标准为特征的进食行为异常。患者为此有意严格限制饮食，并常采取过度运动、引吐、导泻等方法以减轻体重。有的患者可有间歇发作的暴饮暴食。此病常与患者对体重增加的深切恐惧相关，病人过分关注自己的体重，拒不承认自身当前的体重偏低，及此情况可能对健康造成的不利影响。严重营养不良导致发育延迟或停止并继发内分泌紊乱。机体功能下降，严重贫血、易感染，进而威胁到生命。本病最常见于青少年女性，年龄多为 13～20 岁，极少见于青少年男性。

（一）病因

1. 社会文化因素　在发病中起着很重要的作用。现代社会文化观念中，存在着"瘦"的文化压力，把女性身体苗条作为体型好、自信、自我约束及成功的代表。大量的媒体信息和营销策略营造出节食促进成功这样的氛围，减肥、追求苗条成为社会时尚，而在某些职业如芭蕾舞演员、时装模特患病率明显高于普通人群的现象也支持这一观点。

2. 家庭心理因素　对本病发病影响的家庭心理因素研究中，发现大多数患者的家庭环境常具有内部冲突多、管制严、情感交流少、不同意见不能表达、少娱乐等特点。有人认为该病的发生与青少年的性心理发育不同步有关，对于性心理发育尚不成熟的女孩，对自身的第二性征发育和日益丰满的体型缺乏足够的心理准备，容易产生恐惧不安，羞怯感，有强烈的愿望要使自己的体型保持或恢复到发育前的"苗条"。

3. 性格特征　患者性格特征的研究结果虽不完全一致，大多数认为患有进食障碍的个体其人格常存在某种程度的异常，如神经质的完美主义、强迫倾向等。

度活动等;对消瘦及异常

女摄食过少,骨骼发育不全,影响身高,

其他神经官能症的症状,如上腹饱胀不适,不

。牙科专家称过度节食会由于不吃东西而导致的唾

食症对女性影响更大的是营养不够造成卵巢发育不良,甚至有

终身不育的可能。也可有血压低、贫血、骨骼萎缩、水肿等。严重呕吐的患者有
低氮性碱中毒的危险。若不及时治疗,可导致严重的营养不良与极度衰竭,甚至死亡。

4. 实验室检查 患者可有地塞米松抑制试验阳性、低体温、低血压、低血糖、心动过缓、
水电解质紊乱、血细胞减少等;可能存在心电图异常及骨质疏松等表现;脑 CT 检查发现,患
者在长期饥饿时,脑脊液间隙扩大(脑沟和脑室扩大);神经影像研究发现,患者的额叶和顶

。治疗方法
……症状以饮食为主，此时可予以心理

教育,引导患者自我提醒,自我检查达到饮食的摄取。该方法是通过正确教导使病人的进食模式和对体像的关注正常化。②家庭治疗是以"整个家庭"为干预对象的治疗形式,全面了解家庭中的互动模式、成员关系和情感表达等,并针对不同的问题和家庭情况施以不同的干预手段,以解决家庭和个体的冲突。③认知行为疗法的最终目的是去除患者异常的进食行为。它主要是通过减轻患者歪曲的认知和负性的心理负担,加上教授患者正确的营养观,逐步达到行为上的改变,以消除症状。

(3) 药物治疗:药物治疗不能明显增加患者的体重或改善患者的病理心理,因此药物治疗常与心理治疗联合应用,尤其在改变患者的进食态度和行为上必须配合心理干预,至今没有一种公认的特效药物:①抗精神病药:对顽固抵抗体重增加、存在严重强迫思维或表现出妄想性否认的患者可使用第二代抗精神病药;②碳酸锂:碳酸锂联合行为治疗 3～4 周比安慰剂有效;③抗抑郁药:SSRIs 类药物可提高食欲、增加体重,缓解抑郁、焦虑、失眠等精神异常,恢复正常的生理功能,体重恢复后减少复发;④激素治疗:研究发现使用睾酮者可见部分情绪改善,但体重变化与正常对照组无差异。

(4) 手术治疗:在 2010 的亚洲立体定向及功能神经外科大会上,Sun Bomin 提出了难治性神经性厌食症的手术治疗方法,如:双侧伏隔核深部脑刺激术或双侧内囊前肢毁损术,并取得了良好效果,为神经性厌食症的治疗打开了新局面。

(六) 病程及预后

本病常为慢性迁延性病程,缓解和复发可周期性交替。国外的随访发现,大约 45% 的患者可以痊愈;大约 30% 的患者躯体情况有改善,仍遗留进食和心理问题;大约 25% 的患者预后不佳,并且几乎不能恢复到正常体重;其中 5%～10% 的患者死于并发症。一般认为发病年龄小、病程短、不隐瞒症状、不幼稚,对自己评价发生改变的患者预后较好。而父母矛盾突出,有暴食、诱吐、服泻药的情况,有行为异常如强迫症状、癔症、抑郁等的患者预后较差。

二、神经性贪食

神经性贪食(bulimia nervosa)是一种以反复发作的不可控制的冲动性暴食,继之采用自我诱吐、导泻、利尿、禁食或过度运动来抵消体重增加为特征的一组进食障碍。可与神经性厌食交替出现,两者具有相似的病理心理机制,性别、年龄分布相似。25% 的患者是神经性厌食的延续者,发病年龄较神经性厌食稍晚。本症并非神经系统器质性病变所致的暴食,也不是癫痫、精神分裂症等精神障碍继发的暴食。

(一) 病因

1. 生物学因素 家族研究发现患者的一级亲属情感障碍发生率也高,情感不稳定可能为生物遗传因素,同卵双生子的本症同病率为 22.9%,超过一般危险性 8 倍以上;异卵双生子的同病率为 8.7%。双生子研究还发现神经性贪食的遗传率为 28%～83%。患者血和脑脊液中去甲肾上腺素和 5-羟色胺有异常变化。

2. 社会文化和家庭因素 社会的"苗条"文化,传媒的影响,追求健康时尚的兴起,女性角色的转移,使得女性的贪食症问题在当代日趋严重。家庭交互作用的研究发现患者在家庭冲突中被抛弃、被忽视、敌意以及情感需要被忽视的情况更严重。

3. 心理学因素 早期的创伤如性或躯体虐待,青春期适应困难,与母亲分离的冲突,处理心理冲突的能力差,情绪不稳定,害怕离开家庭,焦虑、抑郁发生率高,自杀的危险性更高。患者多为完美主义者,追求体型的苗条,追求成就感。

(二)流行病学调查

贪食症的女性患病率为 2%，女性病人占 98%～100%，起病平均年龄为 18～20 岁，大多数起病 3～5 年后，才转诊到精神科就诊。

(三)临床表现

患者有频繁的不可控制的暴食，一次进食量远远超过正常人，为常量的数倍，如某患者一次吃进 1～1.5 kg(2～3 斤)馒头和两碗菜；另有一患者将其母亲为 6 口人准备的饭菜全部吃光。多数患者喜欢食用平时严格控制的"发胖"食物，如蛋糕、面食等，患者明知不对却无法控制。一旦开始很难主动停止，常常吃到难受为止。患者往往过分关注自己的体重和体型，存在担心发胖的恐惧心理。在发作期间，为避免因暴食带来的体重增加常反复采用不适当的代偿行为如：自己诱发呕吐、导泻、间歇进食、使用厌食剂等。严重的患者常常边吃边吐，可以持续数小时，直到累得筋疲力尽才罢休。患者的暴食行为常常偷偷进行，在公共场合尽量不吃或少吃，但常为此痛苦不堪而回避他人。

情绪障碍比神经性厌食的患者更突出，情绪波动性大，易产生不良情绪，如愤怒、焦虑不安、抑郁、孤独感等。患者常用暴食排解不良情绪，但暴食后很快出现厌恶、内疚、担忧，有的为此而产生自杀观念和行为。

神经性贪食症和其他精神障碍的共病率很高，24%～88% 的患者伴有心境障碍，12% 的患者为双相障碍，伴随人格障碍使患者的症状更加复杂化。神经性贪食症患者也常伴有分离性症状、性冲突、性障碍及挥霍、偷窃、自残等冲动行为。

尽管许多患者在寻求治疗之前，贪食行为已持续数年，但最常见、首发的并发症为龋齿和胃肠道出血等体征。神经性贪食患者的体重可以是正常的。反复呕吐导致一些并发症，如脱水征象及电解质紊乱，代谢性碱中毒及低氯血症、低血钾、低血钠。患者由于有反复贪食、引吐、导泻的行为，严重地影响了社会功能。极少数患者还可能因食管、胃肠道、心脏等并发症而出现生命危险。

(四)诊断

ICD-10 的诊断要点：

1. 持续存在进食的先占观念，对食物有种不可抗拒的欲望；难以克制的发作性暴食，病人在短时间内吃进大量食物。

2. 病人试图以下列一种或多种手段抵消食物的"发胖"作用：自我引吐；滥用泻药；间断禁食；使用某些药物如食欲抑制剂，甲状腺素制剂或利尿药。当糖尿病患者出现贪食症时，他们可能会无视自己的胰岛素治疗。

3. 精神病理包括对肥胖的病态恐惧，病人为她/他自己制定了严格的体重限度，它远低于病前合宜的或医师认可的健康的体重标准。病人多有(但并非总有)神经性厌食发作的既往史，两者间隔从数月至数年不等。既往厌食症可能表现得很充分，也可能以轻微潜隐的形式表现，如中度体重下降和(或)短暂停经史。

(五)鉴别诊断

1. **神经性厌食** 神经性贪食与神经性厌食的诊断主要是侧重不同。前者强调贪食的频度(每周 2 次以上)和持续的时间(3 个月以上)，而后者则重视体重减轻的程度(比正常体重减轻 15% 以上)和节食引起的内分泌失调(女性闭经，男性性功能减退)。如已明确诊断为神经性厌食或交替出现的经常性厌食与间歇性暴食症状者，均应诊断为神经性厌食症。

2. **颞叶癫痫** 可出现暴食行为，病史、体检以及脑电图、CT 等检查可发现有器质性病变

ICD-10诊断要点为：

1. 主诉或是入睡困难，或是难以维持睡眠，或是睡眠质量差。

2. 这种睡眠紊乱每周至少发生3次并持续1月以上。

3. 日夜专注于失眠，过分担心失眠的后果。

4. 睡眠量和(或)质的不满意引起了明显的苦恼或影响了社会及职业功能。

(四) 鉴别诊断

1. **精神症状所致的失眠** 精神紧张、焦虑、恐惧、兴奋等可引起短暂失眠，主要为入眠困难及易惊醒，精神因素解除后失眠即可改善。许多精神障碍的患者常常有失眠的表现，易误诊为失眠症。抑郁症的失眠多表现为早醒或睡眠不深，脑电图描记显示觉醒时间明显延长，需要详细了解抑郁症状加以鉴别。躁狂症表现为入睡困难，甚至整夜不眠，此外还有躁狂症状。精神分裂症因受妄想影响可表现入睡困难、睡眠不深，此外有精神病性症状。详细地了解病史，细致的精神检查将有利于鉴别诊断。

2. **躯体因素引起的失眠** 各种躯体疾病引起的疼痛、瘙痒、鼻塞、呼吸困难、气喘、咳嗽、尿频、恶心、呕吐、腹胀、腹泻、心悸等均可引起入睡困难和睡眠不深。

3. **大脑弥散性病变引起的失眠** 慢性中毒、内分泌疾病、营养代谢障碍、脑动脉硬化等各种因素可引起大脑弥散性病变。失眠常为其早期症状，表现为睡眠时间减少、间断易醒、深睡期消失，病情加重时可出现嗜睡及意识障碍。

(五) 治疗

治疗原则为消除干扰因素，恢复睡眠节律；查找诱发的病因与疾病；采用心理疗法或行为矫治疗法；综合医疗仪器诊治和中西医药疗法。

1. **一般治疗** 进行适当的睡眠卫生宣教，应给患者讲解正确的睡眠卫生知识，如养成规律的作息时间。养成适当的运动习惯，避免睡前从事除性爱以外的剧烈运动。很重要的一点是不要把情绪带到床上。对于失眠的病人应尽可能提供一个良好的睡眠环境。减少使用酒精、咖啡、浓茶等刺激性物质及一些中枢神经兴奋药物(如左旋多巴类药物和外源性皮质类固醇激素等)。调整睡眠周期，睡眠时间的长短存在个体差异，有些人需要的睡眠时间就比别人少，特别是老年人。培养良好的睡眠习惯，失眠病人应努力恢复正常的睡眠与觉醒周期，废除过多的白天小睡。

2. **心理及行为治疗** 帮助患者理解睡眠是一种自然的生理过程，消除对失眠的焦虑和恐惧。心理治疗着重于让患者了解自我内心冲突与失眠的关系而加以修正。行为治疗的技巧包括渐进性肌肉松弛法、自我催眠法、超觉静坐及生物反馈法等。行为训练包括：刺激控制、放松训练、暗示及自我暗示、认知、支持、森田疗法。用这些方法可使心情平静、身体及肌肉松弛而改善睡眠。

3. **药物治疗** 经过一般性治疗和心理治疗，仍不能改善失眠症状者，需要采取药物治疗。药物治疗失眠有5个原则：①使用最低有效剂量；②间断给药(如每周2~4次)；③短期服药(连续服药不超过3~4周)；④逐渐停药，特别是半衰期较短的药物，停药更要缓慢，且要因人而异；⑤注意停药后的失眠反弹，减药要慢。常用治疗失眠的药物有：苯二氮䓬类(地西泮、阿普唑仑等)、非苯二氮䓬类(佐匹克隆、唑吡坦、扎来普隆)、抗抑郁药(曲唑酮、米氮平等)、褪黑素等。苯二氮䓬类草药物的催眠作用在首次应用时较明显，连续使用2周后就会产生药效学耐受，而无法维持相同的疗效。更突出的问题是，无论是高剂量还是治疗量的苯二氮䓬类药物的连续应用均可产生依赖性。当骤停苯二氮䓬类药物时会出现紧张焦虑、激动不安、反跳性失眠、知觉过敏

(畏光、听觉过敏、痛觉过敏)和全身症状(如厌食、不适和体重减轻)等撤药症状。

非苯二氮䓬类药物的镇静催眠作用与苯二氮䓬类药物相似,但依赖性和戒断症状较轻,被认为是苯二氮䓬类药物的合适替代品。这类药物具有入睡快、延长睡眠时间,明显增加深睡眠,基本不改变正常睡眠生理结构,醒后无宿醉感,不易产生耐药性和依赖性等特点。曲唑酮、米氮平在治疗抑郁、焦虑的同时帮助恢复正常睡眠结构,无需联合苯二氮䓬类药物,避免了苯二氮䓬类药物依赖的危险,是较满意的镇静性抗抑郁药。褪黑素在调节动物的昼夜节律和季节节律以及机体睡眠觉醒节律方面具有重要作用,可用来治疗由于生理节律紊乱引起的周期性失眠。

4. 非药物治疗 如音乐疗法、气功疗法、体育疗法、物理疗法,以及生物反馈,如水疗、光疗、电治疗、磁疗、针灸、按摩等,非药物疗法具有安全有效的优势而更易被人们接受。

(六)预后

失眠是一种常见现象,原因很多,既可是一种症状,也可是一种疾病。养成良好的睡眠习惯,消除紧张,保持放松,必要时去看医生,经过综合治疗,大多数患者失眠可望缓解。尽管失眠也常常是某些疾病的伴随症状,但失眠本身并不能反映身体内部有什么器质性病变,更不会转变为精神病或其他疾病。只要认真找出失眠症的原因,针对病因进行适当的锻炼和休养,再配合必要的中西药物,失眠是可以消除的。

二、非器质性嗜睡症

嗜睡症被定义为白昼睡眠过度及睡眠发作(并非由于睡眠量不足)或醒来时达到完全觉醒状态的过渡时间延长的一种状况。患者表现为在安静或单调环境下,经常困乏思睡,有时不分场合甚至在需要十分清醒的情况下,也出现不同程度、不可抗拒的入睡。睡眠觉醒后可出现短暂的意识模糊状态,心率及呼吸节律增快。过多的睡眠常引起患者显著的痛苦或社交、职业等其他重要功能的受损。患者可出现认知和记忆功能障碍,表现为记忆减退,思维能力下降,学习新鲜事物出现困难,甚至意外事故发生率增多。

(一)诊断

ICD-10诊断要点:

1. 白天睡眠过多或睡眠发作,无法以睡眠时间不足来解释;和(或)清醒时达到完全觉醒状态的过渡时间延长(睡眠酩酊状态)。

2. 每日出现睡眠紊乱,超过一个月,或反复的短暂发作,引起明显的苦恼或影响了社会或职业功能。

3. 缺乏发作性睡病的附加症状(猝倒、睡眠麻痹、入睡前幻觉)。

4. 没有表现出日间嗜睡症状的任何神经科及内科情况。

(二)鉴别诊断

患者出现每天睡眠时间过多或睡眠发作持续一个月以上,需要排除由于发作性睡病及其附加症状所致的睡眠过度综合征,例如猝倒、睡眠瘫痪、入睡前幻觉及醒前幻觉。嗜睡症患者的脑电图检查为正常睡眠脑波。睡眠过度还需与睡眠呼吸暂停综合征相鉴别。此类患者白天呼吸正常,睡眠时可有阻塞性呼吸暂停发作,常伴有极强的鼾音及呼吸暂停现象。患者体型肥胖,呼吸不规则,睡眠常因呼吸暂停而中断,血氧饱和度明显降低。

(三)治疗

1. 刺激控制治疗,定时唤醒,有计划地打瞌睡。

2. 哌醋甲酯、苯丙胺、匹莫林等兴奋药的应用,宜从小剂量开始,逐渐加量,直至症状减轻。使用兴奋剂后,可能会加重夜间睡眠障碍,可适当加用短效的安眠药。

3. SSRI 类药物有一定效果,如氟西汀、帕罗西汀、舍曲林。

4. 心理治疗包括支持性心理治疗、认知行为心理治疗。

（四）预后

预后多不良。

三、非器质性睡眠觉醒节律障碍

非器质性睡眠觉醒节律障碍是指睡眠觉醒节律与要求的不符,导致对睡眠质量的持续不满状态,患者对此有忧虑和恐惧心理,并引起精神活动效率下降,影响社会功能。本病不是任何一种躯体疾病或精神障碍症状的一部分。本病多见于成年人,儿童期或青少年期发病者少见。生活节律失常和心理社会压力是本病常见的病因。

（一）临床表现

1. Jet Lag(时区变更)综合征　在跨多个时区后出现失眠、工作障碍、胃肠症状或其他症状。本病与跨时区的速度和数量有关,速度越快,数量越多,不适感越明显。

2. 轮班睡眠障碍　与特殊的工作安排有关,可有失眠和(或)过度睡眠。其并发症包括胃肠症状、心血管症状、酒精滥用、家庭和社会生活的紊乱、信心不足和效率下降、经常旷工。

3. 睡眠延迟综合征　主要睡眠时间比预定的时间晚数小时,表现为早上很难在预定的时间醒来,常见于青春期。

4. 睡眠提前综合征　主要睡眠时间比预定的睡眠时间提前,患者常抱怨傍晚时困倦,入睡早,早醒,老年人容易出现。

5. 非 24 小时睡眠觉醒综合征　是一种慢性疾病,患者在正常环境中每天入睡时间延长30 分钟至 2 小时。患者处于没有时间提示的一个暂时隔离的环境中,在大约 25 小时的周期中自由地休息和活动,其作息时间和现实生活中的时间同步或不同步地不断轮转。

（二）诊断

ICD - 10 诊断要点:

1. 个体的睡眠-觉醒形式与特定社会中的正常情况及统一文化环境中为大多数人所认可的睡眠节律不同步。

2. 在主要的睡眠相时失眠,在应该清醒时嗜睡,这种情况几乎天天发生并持续存在 1 个月以上,或在短时间内反复存在。

3. 睡眠量、质及时序的不满意状态使病人深感苦恼,或影响了社会或职业功能。

4. 只有当这一障碍确实没有精神症状或躯体原因时,本编码才可单独使用。如果这一障碍在病人的临床相中占主要地位,即使存在焦虑、抑郁或轻躁狂症状也不影响非器质性睡眠-觉醒节律障碍这一诊断的有效性。当其他精神科症状非常显著并持续存在时,这些特异的精神障碍就应另行诊断。

（三）鉴别诊断

个体睡眠被剥夺后,因长时间没有睡眠,会不分场合迅速入睡,而睡眠觉醒节律障碍患者并没有睡眠剥夺史,即在正常生活状态下出现睡眠觉醒节律障碍。老年痴呆患者常常出现白天嗜睡、晚上不睡、漫游、日落后意识障碍等症状,需与本症鉴别。

（四）治疗

治疗方法主要是逐步调整患者入睡和觉醒的时间,养成良好的睡眠习惯,以恢复患者的正常睡眠节律。为防止复发,常需结合药物巩固效果。

1. 使生物钟与昼夜周期位相一致,维持并强化治疗。

2. 相应的时间暗示睡眠延迟综合征可延迟上床时间,提前 2～3 小时唤醒。

3. 强光睡眠提前综合征可暴露于夜光中。

4. 合理安排日常作息时间和工作、社交活动。

5. 药物治疗褪黑素与强光同时治疗有利于改变和建立生物钟的周期位相;咪达唑仑和三唑仑有利于快速入睡,对于应该入睡而不能入睡的患者有显著疗效。

四、睡行症

睡行症又称梦游症,是睡眠和觉醒现象同时存在的一种意识改变状态。睡行症发作时,个体通常在夜间睡眠的前 1/3 段起床,走动,呈现出低水平的注意力、反应性及运动技能。主要表现为睡眠中起床,漫无目的地行走,做一些简单刻板的动作,少数可表现为较复杂的行为,如在睡眠中做饭、进食、驾车等。患者活动可自行停止,一般不说话,询问也不回答,多能自动回到床上继续睡觉。不论是即刻苏醒或次晨醒来均不能回忆。患者在发作时对环境只有简单的反应,易发生磕碰、摔倒等意外伤害,并且意识混乱,不易被唤醒,可能会做出攻击行为或产生危害他人的严重后果。

(一)诊断

ICD-10 的诊断要点:

1. 突出症状是一次或多次发作。起床,通常发生于夜间睡眠的前 1/3 阶段,走来走去。

2. 发作中,个体表情茫然,目光凝滞,他人试图加以干涉或同其交谈,则相对无反应,并且难以被唤醒。

3. 在清醒后(无论是在发作中还是在次日清晨),个体对发作不能回忆。

4. 尽管在最初从发作中醒来的几分钟内,会有一段短时间的茫然及定向力障碍,但并无精神活动及行为的任何损害。

5. 没有器质性精神障碍如痴呆或躯体障碍如癫痫的证据。

(二)鉴别诊断

1. 精神运动性癫痫发作很少,只在晚上发作,发作时也对环境刺激无任何反应,可有吞咽、摸索等无意义动作,脑电图可有痫样放电。有时同一患者也可两者并存。

2. 神游症发作始于清醒状态,发作持续时间长(数小时到数天),警觉程度高,能完成复杂的、有目的的行为,如骑车、旅游,发作醒来身处异地。多见于成年人。

(三)治疗

1. 对因治疗　儿童睡行症是神经系统发育不全、不完善所致,是生理性的,大多数在 15 岁前后自行消失,无需特殊处理。但成年睡行症则可能是病态的,应排除是否是癫痫或癔症。

2. 室内安全措施　为防止患者撞墙,寝室内不应该放置带锐角的家具;为防止患者跌伤,楼梯上应装有铁门;为防止患者坠窗,窗户上应装有护栏。

3. 发作时处理　发作时引导患者上床,不要唤醒患者,因为非但不能叫醒,反而延长发作时间,也不要强拉患者上床,否则可激起攻击行为。

4. 平时预防　睡前服用苯二氮䓬类药物和三环类抗抑郁药,可降低睡眠深度,减少发作。3 周为 1 个疗程。但长期使用可发生耐受,断药后可反跳性加重。预防睡眠过深是减少发作的关键,因此需预防睡眠不足、过度疲劳、精神紧张和饮酒。

（四）预后

大部分患者可以自行缓解，尤其是儿童睡行症。

五、夜惊症

夜惊症是出现于夜间的极度恐惧和惊恐的发作，伴有强烈的语言、运动形式及自主神经系统的高度兴奋。主要发生在睡眠的前1/3阶段，表现为突然惊叫、哭喊，伴有惊恐表情和动作，以及心率加快、呼吸急促、出汗、瞳孔扩大等自主神经兴奋症状。通常在夜间睡眠后较短时间内发作，每次发作持续1~10分钟。清醒后对发作时的体验完全遗忘。诊断本症应排除热性惊厥和癫痫发作。

（一）诊断

ICD-10的诊断要点：

1. 突出症状是一次或多次如下发作：惊叫一声从睡眠中醒来，以强烈的焦虑、躯体运动及自主神经系统的亢进如心动过速、呼吸急促、瞳孔扩大及出汗等为特点。

2. 这些反复发作的典型的情况是持续1~10分钟，通常在夜间睡眠的前1/3阶段发生。

3. 对他人试图平息睡惊进行的努力相对无反应，而且这种努力几乎总会伴有至少数分钟的定向障碍和持续运动的出现。

4. 对发作即使能够回忆，也十分有限（通常只局限于一到两个片段的表象）。

5. 没有躯体障碍如脑肿瘤或癫痫的证据。

（二）鉴别诊断

梦魇只是普通的噩梦，可发生在睡眠的任何时间，易被唤醒，对梦的经过能够回忆。癫痫绝少，只在夜间发作，而脑电图的异常，更倾向于癫痫的诊断。

（三）治疗

1. 对因治疗　小儿夜惊是中枢神经系统发育不全所致，无需追究其原因。成人夜惊可能有病理性原因，如人格障碍或偏头痛等，应充分评估并予以相应治疗。

2. 发作前处理　偶尔发作无需处理，经常发作可用苯二氮䓬类药物或丙咪嗪。

3. 发作时处理　限制患者运动，防止跌倒和撞伤。

（四）预后

虽然是良性的，但可能有暴力性行为，导致自伤、伤人，或环境损害，偶尔会有司法问题。

六、梦魇

梦魇（nightmares）是指在睡眠中被噩梦突然惊醒，一旦醒来就变得清醒，对梦境中的恐惧内容能清晰回忆，并心有余悸，梦境内容与白天的活动、恐惧或所担心的事情有一定的联系。女性比男性多见。通常在夜间睡眠的后期发作，发生于快眼动睡眠阶段。12岁以后经常梦魇多有精神病理问题，可有精神分裂症、分裂性人格。其他方面，如精神创伤性生活事件、焦虑、害怕、恐惧、抑郁、不安全感、内疚、发热和突然停用苯二氮䓬类药物，均可使其发作。

（一）诊断

ICD-10的诊断要点：

1. 从夜间睡眠或午睡中醒来，能清晰、详尽地回忆强烈恐惧性的梦境，通常涉及对生存、安全或自尊的威胁；惊醒可发生于睡眠期的任一时刻，但典型情况是发生在后半段。

2. 从恐惧性梦境中惊醒时，个体很快恢复定向及警觉。

3. 梦境体验本身，以及随之造成的睡眠紊乱，都会使个体十分苦恼。

（二）鉴别诊断

本病需与睡惊症鉴别。后者在睡眠期的前 1/3 段出现，以强烈的焦虑、惊叫、过多的躯体运动及自主神经高度兴奋为显著特征，而且在夜惊中，无论是刚发作后，还是早晨醒后，患者都不能详尽地回忆梦境的内容。

（三）治疗

一般无需治疗，发作频繁者，应检查有无心血管系统疾病、哮喘、消化系统疾病和精神疾病。对有精神疾病的患者要治疗精神疾病，对无精神疾病的患者应解除促发因素。氯丙嗪或阿普唑仑虽能减少梦魇发生率，但停药后梦魇会反跳性加重，不能解决根本问题。对于有创伤性生活事件者，心理治疗有效。

（四）预后

往往与患者人格、创伤性生活事件有关。

第三节　非器质性性功能障碍

非器质性性功能障碍（nonorganic sexual dysfunction）是指一组与心理社会因素密切相关的性功能障碍。性功能障碍有各种表现形式，即个体不能进行自己所期望的性活动，包括兴趣缺乏、快感缺乏，不能产生为有效的性行为所必需的生理反应（如勃起），或不能控制或体验到高潮等。有些类型的功能障碍（如性欲缺乏）男女都可发生。不过，女性主诉性主观体验不满意较多见（如快感或兴趣缺乏），而缺乏特异性反应的较少见。男女在性功能障碍的体验上可能存在一定的差异，如一旦女性的性反应的一个方面受到了影响，其他方面也很可能会受损。女性不能体验到性高潮，那么她也常会觉得无法享受调情的其他乐趣，并因此丧失大部分性欲。而男性尽管主诉无法产生特异性反应如勃起或射精，却仍有性欲存在。

一、病因

由于性是一种正常的生理功能，性生活是成人的一种正常需要，而性反应是一种心身过程。心理及躯体过程通常都在性功能障碍的发病中起作用。与性活动相关的情况有：

1. 性生活情况　如性生活方式、初次性交时的感受、性交的频率、是否有过快感、性交环境、彼此的性爱好情况（方式、类型、频率、时间）、是否长期存在其他性满足方式等。

2. 对性生活的认识与态度　如对性的了解程度、接受性教育的情况、家庭对性的态度、是否存在与性交相关的迷信及配偶对性生活的态度等。

3. 夫妻关系及感情　夫妻关系及感情对性生活影响很大，很多患性功能障碍的患者实际上只是夫妻关系及感情有问题的一种表现，应详细了解。需了解的内容有：夫妻关系及感情如何、是否有婚外情、彼此的性吸引力如何等。

4. 其他方面　影响性生活的因素很多，除了现实与性生活关系密切的因素外，应激、对健康和身体的担心、童年生活经历及性创伤等也可能影响性生活的满意度。

5. 情绪状态及稳定性　是否有抑郁、焦虑、恐惧等。

二、诊断

（一）诊断依据

1. 病史　成年人不能进行自己所希望的性活动已达 3 个月以上，且不是由于器质性疾病、药物、酒精及衰老所致的性功能障碍，也不是其他精神障碍症状的一部分。

2. 临床表现　有性欲减退、阳痿、早泄、性高潮缺乏、阴道痉挛、性交疼痛等，亦可同时存在一种以上的性功能障碍。

3. 精神检查　主要包括对性生活的认识与了解程度；情绪状态及稳定性，是否有抑郁、焦虑、恐惧等；性生活的设定情况，如方式、类型、频率、时间等。

4. 体格检查及实验室检查　进行一般常规的体格检查，应重点注意患者有无性器官畸形等。实验室检查，如性激素检查等。

5. 辅助检查　脑电图、头颅 CT、MRI 及性激素等检查有助于排除器质性疾病，LES、MMPI、SAS、SDS、HAMA、HAMD 等心理评定工具有助于进一步客观地了解患者情况。

（二）诊断标准

ICD-10 非器质性性功能障碍的诊断标准及临床类型为：

1. 性欲减退(lack or less of sexual desire)或缺失　性欲缺失是本障碍的首要问题，它并不是继发于其他性问题如勃起不能或性交疼痛。性欲缺失并不排斥性的快感或唤起，只是使性活动不易启动。

包含：阴冷

性欲低下障碍

2. 性厌恶及性乐缺乏

（1）性厌恶：想到会与伴侣发生性关系，就产生强烈的负性情绪，由于极度的恐惧或焦虑，个体会回避性活动。

（2）性乐缺乏：性反应正常，也能体验到性高潮，但却缺乏相应的快感。这种情况在女性比男性多见。

包含：快感缺失(性的)

3. 生殖器反应丧失　男性的主要问题是勃起障碍，及难以产生或维持进行满意的性交所需要的勃起。如果在某些特定的场合如手淫时或睡眠中或与另一个伴侣在一起时，可正常勃起，那么其原因便可能是心因性的。否则，为使非器质性勃起功能障碍的诊断成立，就需要依靠特殊的检查(如测量夜间阴茎膨胀度)或心理治疗的效果来定。

女性的主要问题是阴道干燥，或缺乏滑润。其原因可能是心因性的也可能是病理性的(如感染)或雌激素缺乏(如绝经后)。女性以阴道干燥为主诉就医的情况是不多见的，除非是绝经后雌激素缺乏所致。

包含：女性性唤起障碍

男性勃起障碍

心因性阳痿

4. 性高潮功能障碍　性高潮不出现或明显延迟。这可能是境遇性的(如只见于某些特定环境)，其中病因有可能是心因性的或恒定的，除非个体对心理治疗反应良好，否则不应轻易排除躯体或体质因素。性高潮障碍女性比男性多见。

包含：性高潮受抑(男性、女性)

心因性性高潮缺失

5. 早泄　无法控制射精，以使性交双方都不能享受性快感。在严重的病例中，未进入阴道或还未勃起时就出现射精。早泄多不是器质性的，但可作为器质性损害(如勃起不能或疼痛)的一种心理反应而出现。如果勃起所需的刺激时间较长，射精也会显得过早，这是由于充分的勃起与射精之间的间隔被缩短了。这种情况下的根本问题是射精延迟。

6. 非器质性阴道痉挛　阴道周围的肌肉痉缩，导致阴道入口的封闭。使阴茎不能插入或引起疼痛。阴道痉挛可能是局部疼痛所致的继发性反应,在这种情况下,不应使用本类别。

包含:心因性阴道痉挛

7. 非器质性性交疼痛　性交疼痛(性交时的疼痛感)在男性和女性都可见到。它常与局部的病理状况有关,因此应归入适当类别。然而在有些病例中,并无明显原因可见,而情绪因素显得重要。只有当不存在其他原发的性功能障碍(如阴道痉挛或阴道干燥)时,本类别才适用。

包含:心因性性交疼痛

8. 性欲亢进　男性和女性都会偶尔将性欲过分强烈作为一个存在问题就医,这多半发生于青春期末或成年期初。如果性欲过分强烈是继发于情感性障碍(F30-F39)或发生于痴呆早期(F00-F03),那么就应记录原有的障碍编码。

包含:女性色情狂

男性色情狂

9. 其他　性功能障碍,非器质性障碍或疾病所致。

10. 未特定的性功能障碍　非器质性障碍或疾病所致。

三、鉴别诊断

由于性功能障碍的病因较多,其中一部分可能是器质性疾病或其他精神障碍的症状,因此需充分排除器质性疾病、药物、酒精及衰老所致的性功能障碍和其他精神障碍所致性功能障碍。

四、治疗

(一)治疗原则

非器质性性功能障碍的治疗以减少或消除症状、恢复正常的性生活及体验为主。治疗方法以心理治疗为主,必要时辅以中、西药对症治疗。

(二)治疗方案

1. 性知识教育　多数性功能障碍的患者可能存在性知识缺乏或认识不当,必要的教育是治疗性功能障碍的基础。

2. 心理治疗　各种心理治疗方法都可能有效,如精神分析、认知行为、催眠治疗、婚姻家庭治疗以及性行为训练等,要根据患者的情况及存在问题的特点选择合适的心理治疗方法。性功能障碍治疗的前提是建立恰当的治疗关系,消除患者的顾虑,取得患者及其配偶的充分配合。婚姻治疗和夫妻交流训练有可靠的疗效。

3. 药物治疗　药物治疗的使用原则是仅在症状严重、配合心理治疗或患者的确存在一些需要处理的问题时才使用。不应让患者寄全部希望于药物,否则既抑制了患者自身的调节能力,同时也会因为药物的不良反应出现其他问题。药物的种类包括增强性功能、神经调节药、小剂量抗抑郁药和抗焦虑药等。

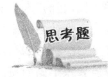

思考题

1. 神经性厌食的可能病因有哪些?
2. 神经性厌食的诊断标准是什么?
3. 神经性贪食的治疗目标以及主要的治疗措施有哪些。

(张晓斌)

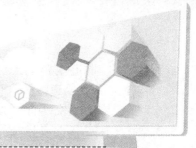

第十四章　人格障碍

第一节　概　述

精神医学术语中所谓的人格（personality）并不包含伦理道德方面的评判，它与普通心理学中的"个性"有着相近涵义。人格由气质和性格两方面构成。气质俗称"脾气"，主要由先天遗传再加上后天影响而形成，指的是一个人心理活动的动态特点，如一个人是否容易发脾气或动感情，心境是稳定还是易波动的，情绪反应是快还是慢、强还是弱以及是否持久等等。性格则反映一个人心理活动的社会倾向性，是一个人对己、对人、对集体、对生活、对劳动等诸方面态度的总和。性格主要是在后天通过学习和生活锻炼而形成的。它是人格的重要组成部分。可以讲，性格构成了人格的主要内容，而气质使人格带上了一定的色彩。人格是一个人在各种场合之下待人处事的习惯方式。它给个体的行为打上了独特的烙印。

每个人都应该对自身的人格特性有所了解，以便更好地适应社会生活。这对于个人的精神卫生也有着积极意义。全科医生也应该学会评价患者的人格（个性），以便能预料其患病时的行为反应。不同的人格可以表现出不同的患病倾向，例如，近代研究表明，A 型行为与冠心病有密切关系，被认为是易患冠心病的危险因素。对精神科医生而言，则要求更进一步，不但要估计患者患病后的反应，还应对患者的人格与精神病态之间的关系做出评价。患者的人格可能为某种精神疾病的发生发展奠定了基础。有时人格特征与精神疾病症状混淆在一起，导致诊断困难。

人格障碍（personality disorder）指人格特征明显地偏离正常，使患者形成了一贯的反映个人生活风格和人际关系的异常行为模式。这种模式显著偏离特定的文化背景和一般认知方式（尤其在待人接物方面），明显影响了其社会功能与职业功能，造成对社会环境的适应不良，患者为此感到痛苦。患者没有智能障碍。适应不良的行为模式很难矫正，仅少数患者在成年之后程度上可有所改善。通常开始于童年或青少年期，并长期持续发展至成年或终生。成年以后才开始出现的人格异常不称之为人格障碍。根据不同的情况人格异常分为：①器质性疾病引起的"人格改变"，如癫痫病患者，在长期频繁发作之后，人格变得凶狠、残暴、计较细节小事、记仇、能力减低无法胜任工作，难于与别人相处；②精神分裂症引起的"人格衰退"，如患精神分裂症之后，表现孤独不爱交往，情感淡漠、缺乏进取心等；③心理社会因素引起的"人格病理发展"，如经历过迫害之后，处处变得谨小甚微，瞻前顾后。由此可见，人格障碍的定义包含了三要素：开始于早年；人格的某些方面过于突出或显著增强导致牢固而持久的适应不良；给本人带来痛苦或给周围带来不良影响。

具有某种人格的人可能较容易患神经症。例如有些人常常为一些小事情而烦恼，那么在面对较大的困难时就必然会产生焦虑，而另一些人就未必如此。这些异常的行为通常在应激之后发生，随人格而异，有的人比较容易发生。但是人格障碍者则不然，即使没有应激事件，他们也会出现异常的行为。这种行为异常有时还会相当严重，以至使人难以判断究竟是人格障碍还是精神疾病的表现。

人格障碍是否为一种精神疾病始终存在争议。在相当长的时间里，许多精神病学家并不把人格障碍看成是一种精神疾病，而是将其视为正常人与各类精神病或神经症之间的中间状态，认为其精神或心理状态虽不正常，但尚未达到某种精神病或神经症的程度与诊断标准。早年 K. Schneider 认为，这只是属于一种具有特殊异常人格者，而不是一种真正的疾病，他称之为变态人格。他认为此类人应对其行为负有责任能力。目前有倾向把人格障碍看作是以人格特质的病理性增强为特征的一种精神疾病，因为与其他许多重性精神疾病一样，人格障碍也可引起严重的社会功能障碍。

临床上如何区别人格障碍和精神病非常重要，但有时并不是一件容易的事，关键在于异常行为的持续时间以及变化情况。如果患者以往行为一贯正常，如今出现反常，则精神疾病可能性较大。如果患者的行为常年累月、一向如此，直至今日，则人格障碍可能性较大。一般而言，人格障碍持久而缺少变化，即使加以治疗干预也仍然如此，相比之下精神疾病的变化则较快。实际上这种区分在行为改变较快和显著时（如急性躁狂症）容易做到，而在行为改变缓慢且不显著时，要做出明确的区分实为不易，如精神分裂症的行为异常可比较持久且缺乏变化。

人格障碍在人群当中有较高的患病率（2%—10%），与其他精神疾病伴发或共患的机会也较多（10%—20%）。当与其他精神疾病共患时，人格障碍可以加重其精神症状的严重程度，增强对治疗的抵抗，使患者对治疗的依从性下降，再入院率增加，其社会功能、职业功能和家庭功能等受到进一步损害，从而对其伴发或共患精神疾病的治疗和结局产生负面的影响，因此人格障碍受到精神病学家的高度关注。

根据国内十二个地区精神疾病流行学调查（1982 年）的结果发现，我国人格障碍的患病率为 0.13‰。1992 年国内七个地区精神疾病流行学调查的结果显示，其患病率为 0.10‰。而实际上人格障碍在我国的患病率并不低。黄悦勤（1999）以"人格障碍问卷（PDQ—R）"，"父母养育方式问卷（EMBU）"和"一般资料问卷"为工具对某高校全体一年级 2205 名学生进行调查问卷筛查出可疑人格障碍者，再由精神科医生采用"国际人格障碍检查表（IPDE）"进行检查，发现人格障碍患者 55 人，患病率为 2.5%，接近欧洲国家的数字。

第二节　病因学

由于对人格正常变异的原因所知不多，因此对人格障碍的形成原因也仍不清楚。有关人格障碍形成原因的研究比较少，很可能是因为这方面的研究特别困难的缘故。与人格障碍形成有关的事件一般都发生在童年早期，而人格障碍真正为人所注意时往往已到成年，其间相隔甚远，彼此间关系很难辩明。不过和其他精神疾病常常有多种因素共同起作用一样，人格障碍的形成原因也不会是单一的。目前生物-心理-社会医学模式已经取代了传统的纯生物医学模式，人格障碍的病因学也可从生物学、心理学以及社会-文化学角度来综合加以讨论。

一、生物学因素

（一）遗传因素

研究者发现,在人格障碍和精神病患者的亲属中,患人格障碍和精神病的比率明显高于正常人群,由此推断遗传学因素在人格障碍的形成中起到一定的作用。遗传因素起作用的最有力证据来自美国的一项对 15 000 对双生子的调查。在单卵双生子中,人格障碍的同病率较双卵双生子要高出数倍。另外,Shields(1962)对 44 对单卵双生子进行研究,其中一部分在出生后即分开抚养。人格测验的记分结果发现分开抚养者和一起抚养者在性格、脾气、职业选择、业余爱好以及对社会的态度等方面均相似。Kretschmer(1936)创立了体型与气质相关的学说,认为矮胖型与正常人的环型情绪型和环性人格障碍有关,而瘦长无力型与正常人的内向分裂型和分裂样人格障碍有关,比较正常的是强壮型。然而他的说法主观推断的成分太多,又缺乏相应的统计数据,难以令人信服。后来 Sheldon 等(1940)应用改进的科研统计方法对此进行研究,并没有得出体型与人格之间的相关性。

（二）精神生物学因素

1. 内分泌因素　冲动性较强者通常发现睾丸酮、17-雌二醇以及雌激素水平的增高。在其他灵长类动物中,睾丸激素可以增强攻击性以及性活动倾向,但睾丸激素在人类攻击行为中所起的作用尚不清楚。血小板单胺氧化酶(MAO)水平低已被证明与猴子的活动性和社交性有关。有报道血小板单胺氧化酶水平低的大学生较那些酶水平较高的学生在社交活动上所花的时间更多。在一些分裂型人格障碍患者中也发现了血小板 MAO 水平降低。

2. 神经递质因素　内源性吗啡和外源性吗啡一样具有止痛和醒觉抑制的功能,有人发现内源性吗啡水平的增高与冷漠有关。在有自杀企图以及有冲动攻击性行为的患者当中可以发现 5-HIAA 水平的降低,提示 5-HT 水平低。而增加体内 5-HT 水平如服用氟西汀等,可使某些人格特质获得戏剧性的改善。

3. 电生理改变　对人格障碍患者普遍的脑电图检查也发现,其轻度脑电图异常的比率明显高于正常人群。主要是慢波活动增加,和儿童脑电图近似,故研究者们认为是大脑发育成熟延迟的结果,在反社会性人格障碍者中表现的尤为突出。

4. 神经影象学改变　Dickey 等(2002)对 17 项分裂型人格障碍脑结构影象学研究的综合分析提示,这种类型的人格障碍在颞上回、旁海马、侧脑室颞角区、脑胼胝体、丘脑以及脑脊液容量等方面均与精神分裂症有着相似的异常。与精神分裂症不同之处在于,分裂型人格障碍者颞中叶和侧脑室无异常。这些研究表明,分裂型人格障碍可能是精神分裂症连续体中的一种轻微疾病形式。

所有这些均提示生物学因素对人格障碍的发生具有一定的影响。

二、心理因素

在幼儿心理发育的各个阶段如果遭受严重的挫折或精神创伤,肯定会对其人格发育产生重大影响,往往为将来形成人格障碍留下隐患。例如:①婴幼儿时期的母爱或父爱剥夺;②被遗弃或受继父母的歧视虐待;③幼儿或青少年时期遭受虐待,导致对社会及人类产生仇恨和敌视心理;④过分溺爱,这在当前我国的社会家庭中是一个值得高度重视的问题。由于国家的计划生育政策,长年以来每对夫妇只允许生育一个孩子,形成许多"4-2-1"型家庭。在这种类型家庭中,祖父母、外祖父母以及父母亲 6 个人围着孩子转,在这种家庭环境中成长起来的孩子容易出现"自我意识"的恶性膨胀发展,不把父母长辈的教诲、学校纪律和社会规则放在眼里,为将来形成反社会性人格障碍提供了温床。有调查显示,在犯有罪错的青少年中有 40%~60% 有家庭过分溺爱的情况。在这些人当中,至少有 2/3 的人可诊断为"品行障碍儿童"或具有反社会人格的倾向;⑤早期教养的方法不当。这种不当教养主要来源于父母亲、其他抚养者以及幼儿园和小学老师。许多父母望子成龙心切,完全不顾及孩子本人的兴趣爱好以及是否具有这方面的天赋,一味地给孩子施加种种压力,让孩子参加各种音乐、舞蹈、美术兴趣班等,很容易造成孩子的焦虑紧张以及逆反心理的形成,对其健康人格的发育产生严重的负面影响;⑥父母亲对孩子的教育理念不统一。对孩子出现的问题,父母亲的态度彼此不一致或前后矛盾,容易使孩子无所适从。父母亲对人当面一套背后又是另一套的做法,会使孩子感觉困惑而弄不清是非,对其道德价值观与人格的发展都会产生不利的影响。可以说,父母亲是孩子人生当中的第一位"老师",是孩子效仿的对象,当处处以身作则。如果父母亲本身品行不良,对孩子健康成长的影响可以说是灾难性的。

三、社会-文化因素

社会-文化因素对人格障碍的形成可能有重要的影响,恶劣的社会环境和不合理的社会制度都为人格障碍的形成提供了温床。社会是孩子成长发育的第二课堂,各种社会丑恶现象如偷盗、抢劫、卖淫、酗酒、吸毒以及娱乐媒体的误导,社会下层的失业、受歧视、居住环境拥挤、受教育机会缺乏等,拜金主义、各种不正之风等都会影响青少年道德价值观的形成,使其产生对抗、愤怒、压抑、自暴自弃等不健康心理,从而发展到人格障碍。

第三节 人格障碍的评价和诊断标准

人格障碍的临床诊断和其他精神疾病的诊断一样,主要依赖病史采集和检查(包括神经系统检查、精神检查和物理检查手段)所收集到的临床资料并对照诊断标准而得出结论。

评价人格的资料来源有三:亲戚朋友提供,患者自述以及检查者自己的观察。当然,周围人所反映的情况常带有片面性,检查者所观察到的也只是有限时间段的情况,患者自己的叙述也往往欠恰当(就像抑郁症患者常过分贬低自己一样,人格障碍者则倾向于掩饰自己的缺点)。实际上,许多正常人也往往不能恰如其分地评价自己,但对于他人的长短却常能一针见血,所谓"旁观者清,当局者迷"。因此,要准确地评价患者的人格,唯有全面地综合各方面资料。

由于人格是一个人在各种场合之下待人处事的习惯方式,它必然在一个人生活的方方面面中有所体现并贯穿毕生,因此评价人格的资料也可集中于诸如人际关系、生活习惯、心境情绪、价值取向等各个方面,具体包括:①人际交往情况,是否容易与他人建立良好关系并能维持长久的友谊,知心朋友多不多等;②生活安排,了解患者是如何安排自己的日常生活的,是否喜欢与他人交往还是倾向于独处,有什么兴趣和爱好;③平时情绪状态如何,是抑郁还是愉快,是稳定还是易变,情绪变化是受环境影响还是自发的,情绪变化是表露在外还是掩藏在内心;④宗教信仰如何,平时持什么样的道德标准,对人对事,对疾病对健康是什么样的态度;⑤平时对自己有信心吗,是否过分关注别人对自己的看法,遭到拒绝后是否容易感到受了伤害;⑥平时是否易与人争吵,行为是否带有冲动性;⑦是否关心他人,是否过分依赖他人。

值得一提的是,在评价患者人格时不应带有成见,要注意其人格特征消极的一面,但也不要忽视其积极的一面。

关于心理测验,人们往往希望它能提供有关人格判断的资料,但实际上常做不到,因为这些人格测验一般常用于调查研究或辅助诊断。在成年人当中,轻度的人格异常一般不属于要诊断的对象,严重的人格异常根据临床资料即可诊断。精神病患者的人格测验常会受到当时所患疾病的影响。因此,人格的评价只能立足于全面的病史采集和详细的精神检查,除此以外别无其他捷径。

诊断人格障碍时必须严谨,只能限于那些人格特征严重地异常偏离以至于影响其社会适应功能、并给其本人以及周围人们造成痛苦者。不能随便将人格障碍的诊断用于那些具有轻微个性缺陷或"怪癖"的人,以免扩大化。

《国际疾病分类第 10 版》(ICD-10,1992)、《中国精神障碍分类与诊断标准—第 3 版》(CCMD-3,2001)以及美国精神疾病《诊断统计手册—第 5 版》(DSM-5,2013)均为人格障碍的诊断制订了明确的标准。CCMD-3 在人格障碍诊断的一般标准中指出:人格障碍是个人的内心体验与行为特征(不限于精神障碍发作期)在整体上与其文化所期望和所接受的范围明显偏离,这种偏离是广泛的、稳定的和长期的,并至少有下列 1 项症状:①认知的异常偏离;②情感的异常偏离;③控制冲动及对满足个人需要的异常偏离;④人际关系的异常偏离。严重标准:这种特殊行为模式的异常偏离,使患者或其他人(如家属)感到痛苦或社会适应不良。病程标准:这种异常的偏离始于童年、青少年期,现年 18 岁以上,至少已持续两年。排除标准:人格特征的异常偏离并非躯体疾病或精神障碍的表现或后果。要确定人格障碍的具体类型,除符合以上一般标准外,还应该符合相应类型人格障碍标准中至少 3 项症状指标。

第四节　常见人格障碍的类型及临床表现

为了研究和临床工作的实际需要,通常把人格障碍分为若干种类型,所谓类型就是典型。实际上,真正典型的病例只是极少数,绝大多数的人格障碍都以过渡或混合的形式存在。人类的行为是复杂多变的,不可能对其进行精密的测量,因此在临床工作中切忌因为已经给患者下了某种类型人格障碍的诊断而简单地认为其就是那么一种人,也不再对其作更进一步的了解。事实上现有的人格障碍分型仍存在诊断标准上的重叠,对患者的人格特征做一简短客观的描述似乎比简单地贴一个诊断学标签更管用。

《国际疾病分类第 10 版》(ICD-10,1992)将常见人格障碍分类如下:

(一) 偏执型人格障碍

(二) 分裂型人格障碍

(三) 社交紊乱型人格障碍(反社会型人格障碍)

(四) 情绪不稳型人格障碍

1. 冲动型人格障碍(impulsive personality disorder)

2. 边缘型人格障碍(borderline personality disorder)

(五) 表演型人格障碍

(六) 强迫型人格障碍

(七) 焦虑(回避)型人格障碍

(八) 依赖型人格障碍

美国精神科学会精神疾病《诊断统计手册－第 5 版》(DSM－5，2013)延续以往传统,依然将人格障碍分为 A、B、C 三类,A 组为奇特或古怪组,B 组为表演组,C 组为焦虑组,各自包含的类别如下:

A　组人格障碍

1. 偏执型人格障碍

2. 分裂样人格障碍

3. 分裂型人格障碍

B　组人格障碍

4. 反社会型人格障碍

5. 边缘型人格障碍

6. 表演型人格障碍

7. 自恋型人格障碍

C　组人格障碍

8. 回避型人格障碍

9. 依赖型人格障碍

10. 强迫型人格障碍

其他人格障碍

中华医学会精神医学分会《中国精神障碍分类与诊断标准－第 3 版》(CCMD－3,2001)把人格障碍分为以下 9 类:

1. 偏执性人格障碍

2. 分裂样人格障碍

3. 反社会性人格障碍

4. 冲动性人格障碍(攻击性人格障碍)

5. 表演性(癔症性)人格障碍

6. 强迫性人格障碍

7. 焦虑性人格障碍

8. 依赖性人格障碍

9. 其他或待分类的人格障碍

为便于掌握,以下就 CCMD－3 所列人格障碍类型作简单描述。

一、偏执性人格障碍

偏执性人格障碍(paranoid personality disorder)的特点是敏感多疑,始于成年早期,男性多于女性。如果说适度的强迫样或癔症样人格特点对一个人的工作或人际交往或许有所帮助的话,偏执性人格特点对一个人的社交可以说是有百害而无一利。他们成天提防别人超过他,欺骗他,总怀疑别人的诚意,对人缺乏信任。交友过于谨慎,待人接物遮遮掩掩,拐弯抹角,横竖挑剔。这种人格是嫉妒产生的温床。

偏执性人格障碍者固执好争辩,对自己有超乎寻常的自信,认为自己能力非凡,应该获得巨大的成就,固执地认为他人在千方百计地对他设置障碍,阴谋暗算,阻挠他的成功。很多人沉湎于常年累月的投诉上访之中,要求讨个"公道",常常成为单位中和组织上最感到头痛和最难安排的人,也可发展至"诉讼狂"。

此类患者非常敏感多疑,很容易把他人中性的或友好的行为理解为对他的敌意或轻视,总觉得别人"笑里藏刀"、"指桑骂槐"、"杀鸡给猴看"等。对侮辱、侵犯和伤害的行为不能宽容,长期耿耿于怀。这类人具有病理性嫉妒,过分怀疑恋人有新欢或配偶对他不忠,是天生的"醋坛子"。患者采用多种方法考验和侦查配偶,但始终承认还没有确凿证据。这种嫉妒与患者的人格密切相关,是可以理解的,应与精神分裂症的嫉妒妄想加以区别。患者容易怕羞,常常会在社交场合中采取防御姿态,或表示拖延,让人觉得难以相处,浑身是刺,不可理喻。

二、分裂样人格障碍

分裂样人格障碍(schizoid personality disorder)是以观念、行为和外貌装饰的奇特,情感冷漠以及人际关系明显缺陷为特点。男性略多于女性。

患者表现非常内向,好幻想而不善于行动。他们往往过于自信,表情冷淡,拒人于千里之外。"分裂样"一词由 Kretschmer(1936)首先提出,他认为这种人格特征与精神分裂症之间存在某种病因性关系。实际上这两者之间并不含有因果关系,因此这一名词只是描述性的。

缺乏情感交流和温暖是分裂样人格障碍者最突出的表现。此类患者显得冷漠,毫无幽默感,就像没有感情的人,难以与别人建立深切的情感联系,因此,他们的人际关系一般很差。喜欢独来独往,业余爱好也都限于单独的个人活动,且常常是智力性的,如阅读、欣赏音乐、思考之类安静、被动的活动,部分人还可能一生沉醉于某种专业,做出较高的成就。他们似乎超脱凡尘,不能享受人间的种种乐趣,如夫妻间的交融、家人团聚的天伦之乐等,同时也缺乏表达人类细腻情感的能力。很少有知心朋友,也不谈恋爱,似乎对异性不感兴趣,可称"不近女色"的模范,故大多数分裂样人格障碍患者独身,即使结了婚,也多以离婚告终。

此类患者非常内向,沉溺于内心的幻想,往往很深很远,但是缺乏情感内容。喜欢思考智力性的问题,对其他人的想法并不关心,无论是赞扬还是批评,均无动于衷。情况严重时,看起来冷酷无情、隐居离世。较轻者在正常人当中也可见到,其人格特点或许对成就事业有一定的好处,例如,有些学术性的研究工作必须要求研究者长期远离社交场合,将精力专注于智力性的问题上方能取得成就。患者总体表现生活平淡、刻板,缺乏创造性和独立性,难以适应多变的现代社会生活。分裂样人格的人可以适应人少的工作,如图书馆书库、山地农场林场等。他们更容易从事宗教活动和过隐居生活,但很难适应人员众多的场合和需要交际的工作。

患者的乖僻可以表现在思想、言语、服饰打扮和行为当中。他们通常会有各种各样的古怪想法,对迷信、巫术、神仙剑侠、特异功能以及各种似是而非的"哲学"情有独钟。他们经常会有异乎寻常的体验和知觉,如一过性的错觉或幻觉。其言语内容脱离实际,措辞不当,在普通的交谈中经常夹杂着一些抽象和生僻的术语。另外,奇装异服和不修边幅可以非常突出。行为也常显得出人意料而有些莫名其妙,例如交谈时突然自言自语,对陌生人发出神秘的微笑,走路时出现某个怪姿势或怪动作等等,但他们并不存在精神分裂症的典型症状,如原发性妄想、思维联想障碍和思维被扩散等,因此不符合精神分裂症的临床诊断标准。

三、反社会性人格障碍

反社会性人格障碍(antisocial personality disorder)以行为不符合社会规范,经常违法乱纪,对人冷酷无情为特点,又称悖德性人格障碍。男性多于女性。这里所谓的"社会"主要是指"社会交往",也就是人际关系,并非指整个社会或社会制度。

此类人格障碍主要表现有四个方面,即缺乏正常人间之爱、冲动性行为、缺乏罪责感以及不吸取经验教训,其中冲动性是其表现的核心。

此类患者总以自我为中心,对他人缺乏同情,严重时甚至可称之为冷酷,对他人甚至亲人也采取冷酷的、令人痛苦的或使人堕落的冲动行为。外表多较迷人,具有中等或中等以上的智力水平。这种内心缺乏感情的情况恰恰常与其富有魅力的表面征象形成鲜明对照。也因为他们表面上有一定魅力,所以也常能与他人维持一种肤浅而短暂的友谊关系。

患者因缺乏自我控制能力,所以行为常带有冲动性。做事常凭一时心血来潮和个人好恶,事前常缺乏周密细致的考虑或计划。这些也必然地影响着他们的职业功能,具体体现在常频繁地更换工作岗位,有时是自己不辞而别,有时则是被解雇,常常是"到哪儿哪不要,到哪儿也呆不长"。但他们对此却毫无自知,只是一味地怨天尤人,而绝不检查自己;在生活道路上既无近期目标,也无长远打算,抱着"今朝有酒今朝醉"的生活态度;在短时间内可能与他人处得不错,尤其是彼此之间没有利害冲突时,然而一旦其哪怕微小的利益受到触犯便可以翻脸不认人,和谁也处不长久。在家庭关系上常常表现为新婚伊始还会有一些忽冷忽热的爱情,到后来,吵闹打架则成了家常便饭,直至最后以分居或离婚而告终。有时其冲动性还表现在偷窃、抢劫或斗殴等犯罪行为上,这与那些经过深思熟虑、老谋深算的犯罪者是有区别的,尽管这二者对其所犯的罪行均负有完全责任能力。一般而言,违法违纪的行为在其青少年时期即已出现。

反社会性人格障碍者对自己行为的过错很少会自责,好狡辩并委过于人。有时在他人的批评指责之下也会做出一些"深刻的"检讨,但这仅限于一种口头表示,并不会在行动上加以落实,不久即抛之脑后,故态复萌。也正是因为他们缺乏自责,屡教不改,使人们觉得他们简直是不可救药。反社会性人格障碍者常需司法精神病学鉴定。由于他们在作案时辨认能力与控制能力均无缺损,所以国内外司法精神病学家一致认为应评定为完全责任能力。

四、冲动性人格障碍

冲动性人格障碍(impulsive personality disorder)也叫攻击性或爆发性人格障碍,也有学者把这种类型的人格障碍看成是反社会性人格障碍的一种较轻的变种。男性明显多于女性。以情感的爆发伴明显冲动为特征。此类患者非常容易因一些微小的精神刺激与他人发生强烈的争吵和冲突,难以自制。其愤怒和暴力行为常常是突然发生的,不可预测且完全不顾后果。他们对事物明显缺乏预见能力和计划性。他们不能坚持任何没有即刻奖励或报酬的行为。其情绪常常不稳定和反复无常,导致人际关系的紧张和不稳定,并时常导致情感危机,他们几乎没有持久的好朋友。这些患者还有一个明显的表现,就是常常出现一连串的自杀或自伤行为,以此作为向他人要挟的手段。

五、表演性(癔症性)人格障碍

表演性(癔症性)人格障碍(histrionic (hysterical) personality disorder)又称戏剧性人格,其主要表现为戏剧化的表演,追求新鲜刺激,待人处事均以自我为中心,以过分的感情用事或夸张言行吸引他人的注意。

在正常人当中,适度的癔症性特征可能有利与他人的交往,因为常常显得生动活泼,易合群,善于与人交,说话风趣,欣喜与悲伤全写在脸上,情绪来得快去得也快。

这些人格特点如果走向极端即为癔症性人格障碍。此类患者极端地自我中心,处处招惹他人的注意,不管别人对其评价如何。被人注意即感到满足,没人理睬则百无聊赖,空虚异常。言语表情和动作夸张,装腔作势,就像在演戏,目的仍是为了吸引他人的注意,有时甚至不惜伤害自己的身体(自伤或玩弄自杀)和不顾个人尊严。喜欢凑热闹,好出风头,当缺乏足够的现实刺激时便沉浸于丰富的想象当中,以获得强烈的体验,有时难以区分幻想与现实。他们喜欢猎奇,追求新鲜,但又是三分钟热度。对别人考虑得少,凡事都以自己的兴趣爱好为核心,爱慕虚荣,常指手划脚,要别人围着自己转。其人际关系差,自我放纵,喜怒无常,又总想支配和操纵别人,依赖性又强。

情绪变化快,喜怒无常,几乎完全是反应性的,难以捉摸。一会儿是暴风骤雨,顷刻间又风平浪静,似乎什么也没有发生过,言语、举止和行为可能就像小孩子一样显得幼稚。她们认为自己一贯正确,即使事实已经证明其错误时仍会文过饰非,自欺欺人,严重者即为"病理性说谎者"(pathological liar)。他们会编造动人的身世,把书报上的奇闻说成是自己的亲身经历,目的还是为了制造轰动效应,吸引他人的关注。在婚姻方面也体现出狂热而又肤浅的情感,常卖弄风情但又缺乏深刻的爱情,往往也是生物学地性冷淡。其暗示性强,意志较薄弱,缺乏理智,很容易受他人影响或诱惑而犯错。

六、强迫性人格障碍

强迫性人格障碍(anankastic personality disorder)以过分谨小慎微、严格要求与完美主义以及内心的不安全感为特征。男性多于女性两倍。约70%的强迫症患者有强迫性人格障碍。

强迫性表现在正常人当中也时有出现,其人格是正常的,只是行事作风严谨精确、一丝不苟且循规蹈矩。言必行,行必果,困难再大也不退缩。其情绪非常稳定,很少起伏不定,此表现有其积极一面,但从另一方面而言,这样的人也显得固执死板,缺乏情趣。

当这些表现趋于极端时,则属强迫性人格障碍。其最大的缺陷就是不能适应新情况,观点僵硬,缺乏想象力,看问题方法一成不变,对突破常规深感恼火。工作生活追求完美,沉浸于琐事细节之中,不堪其负。一本正经,不苟言笑,俨然正人君子。此类患者对什么事都犹豫不决,难以决断,"不怕一万,就怕万一",经常检查自己的工作细节,生怕出错,为了安全不惜牺牲效率和经济。吝啬、喜欢储备钱物,唯恐匮乏。遇事就紧张,总像面临重大问题似的。对别人的批评非常敏感,过多地考虑别人的意见,就像对待自己一样,往往吹毛求疵,过于苛求。其外表常显得冷酷无情,即便其生活规律受他人干扰而内心充满愤怒时也仍不形于色。这些人尽管可能维持一个较为稳定的婚姻并在工作上取得一定成就,但很少有知心朋友。

强迫性人格障碍并非如一般人所认为的那样必然会发展为强迫症,实际上,这种人格可能发生的却是焦虑状态或轻度抑郁症。

七、焦虑性人格障碍

焦虑性人格障碍(anxious personality disorder)最突出的特征就是始终感到紧张和提心吊胆,缺乏安全感。他们对自己缺乏信心,对别人的拒绝和批评过分地敏感,总是需要被人接纳和喜欢。由于习惯性地夸大日常处境中的潜在危险,他们常常会回避某些活动。他们的生活方式是求稳求、安全,因此常常受到很大限制。

八、依赖性人格障碍

依赖性人格障碍(dependent personality disorder)患者突出的特征就是过分依赖。凡事不愿自己做主,在没有从他人处得到大量建议和保证之前,对日常事物不能做出决定,包括自己生活的方面的问题也要求他人来为其承担责任,遇到逆境时总是喜欢推委于他人。当要自己拿主意时,便感到一筹莫展。他们常感到无助、无能或缺乏精力,很难单独制定计划或做事,情愿把自己置于从属地位,常常依赖他人。过分地服从他人意志,即使是一些合理的要求也不愿意对所依赖的人提出。因为害怕被遗弃,明知他人错了,也随声附和。为了讨好他人甘愿低三下四,做自己不愿做的事。总是担心被遗忘,经常被遭人遗弃的念头所折磨,反复地要求别人对此做出保证。害怕独处,一旦与他人的亲密关系结束时,就陷于无助和被毁灭的情绪体验中。很容易因未得到赞许或遭到批评而受到伤害。依赖型人格者对亲近与归属有过分的渴求。这种渴求是强迫的、盲目的、非理性的,与真实的感情无关。依赖性人格者宁愿放弃自己的个人趣味、人生观,去找一个靠山,时刻得到他人的温情就心满意足了。这种处世方式使其趋向懒惰、脆弱,缺乏自主性和创造性。由于处处委曲求全,依赖型人格障碍患者会产生越来越多的压抑感,阻止其自身事业或爱好的发展。

幼儿时,父母对他们百般呵护、养育和保护满足他们一切需要。此时期如果父母过分溺爱,不让他们有长大和自立的机会,久而久之,在子女心目中就会逐渐产生对父母的依赖心理,成年以后依然不能自主。

九、其他人格障碍

其他人格障碍(other personality disorders)包括被动攻击性人格障碍、抑郁性人格障碍以及自恋性人格障碍等。

被动攻击性人格障碍(passive—aggressive personality disorder)者对他人提出的要求或布置的任务往往外表上表现得被动和服从、当面唯唯诺诺、百依百顺,内心却充满敌意和攻击性。在具体实施过程中则采用如耽搁、闲荡、固执己见、故意的效率低下、或所谓遗忘等被动方式对他人进行攻击。也就是对他人所提的要求加以拒绝,但不是采用直接的方式加以表达,而是采用间接的方式。其结果是在社交和工作方面表现为严重而持久的效能不足。他们的仇视情感与攻击倾向十分强烈,但又不敢直接表露于外。他们虽牢骚满腹,但心里又很依赖权威。因为这种行为在正常人以及其他类型的人格障碍者中也常见到,所以有学者建议不将其单独列为一型。

抑郁性人格障碍(depressive personality disorder)者看起来一直是萎靡不振,多愁善感。他们自感负担沉重,对生活充满悲情愁绪,觉得世事难料,常显得过分担心,如杞人忧天,因而不会尽情地享受生活的乐趣,只知成天地怨天尤人。

自恋性人格障碍(narcissistic personality disorder)的特点是过分地夸大自我的重要,头脑中充满了无限的成功、权力与智慧的幻想。渴望他人的注意,却不给对方以温暖和热情。占了便宜,却找借口说他人不会在意。这些人中的大部分可归入癔症性人格障碍,其余可归入反社会性人格障碍中。

第五节 人格障碍的治疗和预后

一、治疗

冰冻三尺,非一日之寒,人格的形成是一逐渐而长期的过程,因此异常人格的矫正也非一件易事。人格障碍与正常人格一样,一旦形成便难以改变,因此应该强调预防为主的原则。在人格障碍的治疗上既要摒弃无所作为的悲观论点,以积极的态度进行矫正,但也不宜将治疗目标设定过高和操之过急。应着眼于帮助患者更好地适应环境、避免与他人的激烈冲突上,哪怕有微小的进步也是可取的,当给予鼓励。可采用心理治疗和药物治疗等综合手段。

(一)心理治疗

尽管心理治疗的收效未必令人满意,但一般的指导性和支持性心理治疗对大多数患者来说还是需要的。心理治疗分个别心理治疗和集体心理治疗两种。个别心理治疗的目的是帮助患者认识自己的人格缺陷之所在,帮助他们改变自己过于突出的人格,帮助患者树立自信心,调整和改善人际关系,使其接受教诲,确立生活目标,发挥特长等。但治疗需要较长时间与耐心,同时要防止患者的依赖和纠缠。个别心理治疗的类别很多,对遭遇问题而心理失衡者可采用危机干预方法帮助他们增强应付能力,更好地解决问题。认知治疗、行为治疗和家庭治疗等均可使用。集体治疗在反社会性人格障碍中较常用,通常做法是将他们集中于管理严格的机构之中,通过集体生活、劳动来进行教育和锻炼。集体治疗方式已证明比个别心理治疗有效。实际上集体治疗是通过一种生活和学习环境,参加多种集体活动,以控制和改善他们的偏离行为。

(二)药物治疗

一般认为药物治疗对人格障碍者收效甚微,但针对不同类型人格障碍的突出表现仍可辅助性地给予药物来缓解症状。尽管药物不可能改变患者的人格结构。

1. 认知或(和)知觉障碍和古怪行为在偏执性、分裂样等人格障碍中表现突出,利培酮、喹硫平等抗精神病药物可应用于这些患者。人格障碍者在应激情况下可发生急性精神病,这种情况下也可使用抗精神病药物。

2. 情感不稳定是冲动性人格障碍的主要特征,碳酸锂、丙戊酸钠、卡马西平等情绪稳定剂可以改善症状。

3. 冲动与 5-羟色胺水平低有关,而且这些情绪不稳者常伴发抑郁,这时抗抑郁药可以发挥作用,尤其是 5-羟色胺再摄取抑制剂(SSRIs、氟西汀、舍曲林等)。

4. 焦虑症状在强迫性、焦虑性人格障碍中突出,可用苯二氮䓬类药物处理,但应注意不可时间过长,以免造成药物依赖。

二、预后

人格一般要到 18 岁才基本定形,在此之前变化的可能性还是较大的,年龄越小,人格的可塑性就越大。即使在基本定形之后人格也仍然具有一定的可塑性。随着年龄的增长,不管是什么类型的人格障碍、人格的异常的表现都可能会逐渐变得不那么鲜明。一般来说,到45 岁以后症状就会有所好转。反社会性人格障碍患者的临床表现在少年后期达到高峰。随着年龄的增长,一般到成年后期违纪行为趋向减少,人格特征趋向缓和。通常自 21 岁起,年龄每增长 1 岁,反社会性人格障碍缓解 2%。尽管后来他们破坏社会的行为趋向减少,但发生疑病症和抑郁症的倾向增加(Marmar,1984)。

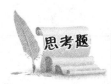

思考题

1. 简述人格障碍形成的常见原因?
2. 人格障碍常见有哪些类型?简述其临床特征?
3. 简述人格障碍的治疗原则?

(唐 勇)

第十五章　自杀与危机干预

第一节　概　述

自杀(suicide)的历史几乎与人类历史同步,远古时期就有自杀现象存在。但真正把自杀作为社会现象和病理现象科学地加以系统研究,始于19世纪法国社会学家涂尔干。基于以下几方面的重要原因,医学生应对自杀有所了解和进行研究。一是自杀已成为当今社会严重的公共卫生问题,在死亡谱中位于第八位,位于年轻人死亡原因的第二位,据统计,2000年全球约有100万人采取自杀行为,而企图自杀但没有成功的人是这个数字的10～20倍。我国平均每年约有28.7万人自杀,平均每天至少有750人死于自杀,几乎占全世界自杀人数的30%。二是自杀不仅使自杀者本人死亡或造成残疾,而且给社会和自杀者家庭带来严重的负担和影响,自杀的负担占全球总疾病负担的1.8%,每一个自杀死亡或自杀未遂者至少有6位亲近的人受到影响。三是自杀与精神疾病的关系密切,通过对自杀的研究不仅可以更好地干预自杀,而且会对精神疾病的认识和防治起到积极的促进作用。

第二节　自杀的定义与分类

一、定义

不同的学科对自杀有不同的定义,这主要是因为各学科研究的出发点和目的不同。生物学派强调的是生物学因素在自杀中所起的作用,认为自杀是"一种先天的遗传性行为模式"。心理学从心理动力学或应激角度出发,将自杀定义为"是对某一客体的一种不自觉的敌对"或"自杀是一种急性的实在的情景应激反应"。社会学着眼于社会文化因素,认为自杀是社会整合力异常,作用于个体的结果。从社会学角度讲,人类许多导致躯体伤害的不良嗜好,如酗酒等也属于慢性自杀范畴。一般说来,多数学者都认同这样的观点,即自杀是对个体行为的动机及行为的控制能力的反映,是个体主动行为的结果。

二、分类

在不同的自杀定义下,有许多不同的自杀分类方法。涂尔干根据社会对个人关系的影响以及控制力的强弱,把自杀分为三类:①利他性自杀(altruistic suicide):是指在社会习俗或群体压力下,或为追求某种目标而自杀;②利己性自杀(egotistic suicide):是指个人失去社会的约束与联系,对身处的社会及群体毫不关心,孤独而自杀;③失范性自杀(anomic suicide):是指个人与社会固有的关系被破坏,令人不知所措而自杀。世界卫生组织的疾病死因统计,按照凤凰城自杀分类法和国际疾病分类学分类两种分类法统计,凤凰城会议把自杀行为分为自杀身亡、自杀未遂、自杀意念三类,而国际疾病分类将自杀行为分为自杀身亡和自杀未遂两类。

第三节　自杀流行病学调查

近年来统计资料表明,全球自杀人数有逐年增加的趋势。1990 年世界卫生组织公布的30 个国家自杀率表明,自杀率最高的是匈牙利,自杀率高达 44.9/10 万,其次为丹麦,为31.57/10 万。自杀率较低的国家是冰岛、西班牙和希腊等国,每 10 万人口低于 5 人。美国的自杀率较低,为 11.5/10 万,位于死亡原因的第八位。我国 2000 年统计表明,自杀率为22/10 万,自杀在我国的众多死亡原因中位列第五,仅次于心脑血管疾病、恶性肿瘤、呼吸系统疾病和意外死亡。而在 15～34 岁的年轻人群中,自杀更是首位死因。对于自杀未遂的发生率,由于资料来源的困难和可靠性等原因,报道不尽相同,有研究结果显示一般人群自杀终身发生率为 1‰～12‰。

调查资料显示,男女之间自杀率有区别。但国内与国外的情况截然相反。西方国家的研究资料表明,男性自杀率高于女性,自杀死亡中,男女性别之比为 3∶1 左右。而我国的调查结果是无论城市和农村女性自杀率略高于男性,男女性别比为 1∶1.25。究其原因可能与不同的文化背景有关。

自杀有明显的年龄差异,突出的问题是青少年和老年自杀。15～30 岁的年轻人和 65 岁以上的老年人(尤其是老年男性)自杀率较高,14 岁以下儿童自杀死亡者罕见,但自杀未遂和自杀意念者并不少见。老年人自杀率高于青壮年,并随着年龄的增长而增高。我国一些地区对老年人的调查发现,农村老年人的自杀率较高,且明显高于城市老年人。随着我国家庭结构和人口结构的改变,老年人的自杀问题在我国也将会变得突出。

自杀见于各种职业者,不同职业的人群之间自杀率不同。研究资料表明医生、律师、作家及行政管理人员自杀率较高,特别是医生的自杀率远高于一般人群。其原因可能是高社会阶层者承受的社会责任和精神压力较大,在面临重大精神压力时,极力维护自己"社会强者"的形象而封闭自己的痛苦和孤独,很少寻找帮助,这种背景下很容易出现自杀倾向。医生的自杀率较高的另一原因可能是与容易接近药物有关。

婚姻状况对自杀也会有影响。离婚、丧偶及单身者的自杀行为较为多见,这可能与他们失去最重要的社会支持系统而孤单和易于遭受应激有关。据调查,已婚男性的自杀行为少于未婚或离婚者,婚姻对于男性的自杀行为具有保护作用,而女性这一特点则不明显。

自杀方式有多种,不同国家、不同职业、不同性别自杀者的自杀方法不尽相同,通常自杀者采用的自杀方式有:自缢、溺水、枪击、跳楼、自焚、制造交通事故等。在英国伦敦服药自杀者占女性自杀者一半以上,占男性自杀者 1/3。我国农村常见的自杀方法之一是服用农药。男性与女性相比更多采用暴力的方法自杀。

第四节 自杀的相关因素及自杀风险评估

一、相关因素

对于自杀是否是一种疾病，目前还有争论。自杀作为一种非常复杂的现象，是心理、社会和生物诸因素相互作用的结果，是在风险因素和保护因素消长的影响下，个人素质和应激相互作用的产物。

（一）自杀者的心理特征

研究发现，自杀者通常在认知、情感、人际关系和社会交往等方面存在一些缺陷。自杀者的认知方式和人格变量常具有以下特征：①认知偏差：包括极端的思维、认知僵化、问题解决不良、绝望及功能失调性假定等；②较高的冲动性。在情感方面自杀者一般都伴有各种慢性的痛苦、焦虑、抑郁、内疚和愤懑等负性情绪。多数自杀者在不稳定、不够成熟的人格类型背景下，对负性刺激常以冲动的行为方式如自杀、自伤来发泄自己的情绪。与此同时，自杀者在社会交往、人际关系方面存在缺陷，通常因回避社交缺乏强有力的社会支持，对新环境适应也较困难。

（二）精神应激

除精神疾病导致的自杀外，几乎所有的自杀者都可以追溯出自杀前存在相当大的负性生活事件，如丧偶、婚姻家庭破裂、失业、天灾人祸等重大的应激事件可能成为自杀的直接原因或诱因。这些生活事件大多带有"丧失"的性质，自杀者对这些带"丧失"性质的应激无法应对，在得不到有效的社会支持的情况下，往往导致或触发自杀行为的产生。

（三）社会文化因素

虽然自杀是个体行为，但社会文化因素在其中起着不可忽视的作用。这些因素包括：社会整合力、社会角色冲突、社会生活节奏、婚姻家庭制度、宗教信仰等。一般来讲，一个稳定、整合力强的社会，自杀率较低；家庭关系融洽、夫妻和睦者的自杀率较独身、离婚、丧偶或无子女者低。宗教信仰对自杀的影响是显而易见的，天主教、犹太教教规禁止自杀，自杀率低于新教徒和无神论者。值得注意的是，自杀还具有模仿性，德国作家歌德的名著《少年维特之烦恼》中主人公因失恋而自杀，该书1774年出版后，青少年模仿自杀的很多。文化信仰也对自杀有一定影响，如日本"武士道"精神鼓励自杀，认为剖腹自杀是一种勇敢行为，从而增加自杀的可能性。

（四）躯体疾病

躯体疾病，特别是慢性或难治性疾病如癌症、癫痫、糖尿病等是自杀的重要触发因素。有资料表明，自杀死亡者中患有各种躯体疾病者占20%以上。一般认为躯体疾病对自杀的影响是疾病造成躯体极大痛苦、限制了正常的职业和社会交往、增加绝望感，从而导致或触发自杀的产生。

（五）精神疾病

自杀与精神疾病的关系十分密切。一方面相当多的自杀死亡者可以诊断为各种精神疾病，另一方面相当多的精神疾病患者有自杀企图或自杀行为，有时自杀就是某一精神疾病的症状之一。

有资料表明，50%～90%的自杀者可以追溯诊断为精神疾病，其中以心境障碍最多见，其次是滥用精神活性物质、精神分裂症、人格障碍等。

精神疾病患者的自杀率远高于一般人群,其中又以各种形式的抑郁症具有自杀的明显倾向性,15%的抑郁症患者最终死于自杀。值得注意的是,最严重的抑郁症会因缺乏始动力和体力无法实施自杀计划,常常是在起病初期和抑郁发作末期出现自杀行为。约10%的精神分裂症患者最终死于自杀,特别是伴有抑郁情绪的患者。国外研究认为慢性酒瘾及药瘾患者自杀率与抑郁症相当。

(六)遗传及神经生物学因素

近年来,许多证据表明自杀与遗传及神经生物学因素有密切关系。目前自杀的神经生物学方面研究较多集中于5-羟色胺(5-HT)系统。

1. 中枢5-HT的研究 中枢5-HT与自杀的关联性是通过对自杀者脑脊液中5-HT的代谢物5-羟吲哚醋酸(5-HIAA)的研究发现的。研究发现自杀者脑脊液中的5-HIAA含量降低,5-HIAA与自杀企图呈负相关。自杀者中不论其精神疾病的诊断如何,这种相关性均存在,因而推测5-HIAA是自杀者素质的标志,并可作为今后预测自杀可能性的指标之一。D-芬氟拉明(D-FF)是选择性5-HT释放和再摄取抑制剂,其综合净效应是使5-HT释放增多,5-HT可促进催乳素(PRL)的分泌。抑郁症患者特别是自杀企图强烈的患者,D-FF激发的PRL分泌迟钝,说明5-HT功能障碍与自杀有关。

2. 自杀死亡者脑组织的研究 自杀死亡者脑部前额叶皮层5-HT受体密度增加,5-HT载体位点减少,受体结合力下降,揭示前额叶皮层5-HT功能降低。前额叶皮质与行为控制有关,此区的损伤可导致脱抑制行为,增加自杀的风险。

3. 自杀行为 受家庭及遗传因素的影响,具有家族倾向性。家系调查及双生子、寄养子等遗传学研究揭示了自杀行为具有遗传易感性。5-HT系统的自杀候选基因的研究主要从5-HT合成、失活、作用、转运等过程相关的酶或受体基因入手的,如色氨酸羟化酶(TPH)基因、5-HT转运体(5-HTT)基因、5-HT1B、5-HT2A受体基因。研究发现自杀与这些基因的多态性存在某种关联性。尽管这方面的研究结果并不一致,但足以提示遗传因素在自杀中起一定的作用。

二、风险评估

一般认为,自杀行为是由其风险因素与保护因素之间的消长确定的。每一位医生都应对自杀的风险进行评估,通过对自杀风险因素的分析和评估,有助于识别自杀的高危人群,从而进行有效的自杀干预。

(一)自杀的风险因素

自杀的风险因素主要指能激发自杀行为的急性应激(如分离、丧失、负性和创伤性事件、躯体和精神疾病复发或恶化等)。具有下列特征的个体可视为自杀的高危人群:年龄大于45岁,独身、离婚或丧偶,无固定职业或失业者;患有精神疾病或慢性、难治性躯体疾病者;既往有自杀意念和自杀行为者;个体情绪不稳、行为冲动,事业无成就,人际关系不良,缺乏家庭温暖,社会系统较差者。

(二)自杀的保护因素

保护因素是与愉快的源泉相联系的。就业或事业有成就感,家庭成员之间的情结、皈依宗教、参加群体活动等对个体都有保护作用;专业机构提供咨询和帮助以及危机干预都有支持作用。

第五节　自杀的治疗和预防

影响自杀的因素多种多样,因此,自杀的治疗和预防也涉及许多方面。其中动员社会各阶层共同识别、评定那些自杀的高危人群,纠正对自杀者的偏见和错误认识,提高全民心理素质,对自杀者提供及时有效的治疗,加强农药、精神药品、武器等管理是预防自杀的重要环节。

一、治疗

(一)心理治疗
心理治疗主要包括对自杀高危人群的心理社会干预、自杀未遂者在综合医院救治时心理干预以及自杀死亡亲人的心理指导。

(二)抗抑郁药治疗
自杀观念、自杀行为是抑郁的组成部分。抑郁症患者的自杀率极高,因此,对自杀者进行抗抑郁药物治疗是有效的措施之一。这些药物目前使用较多的是选择性 5-HT 再摄取抑制剂如氟西汀、西酞普兰、舍曲林等。其他新型抗抑郁药物如米氮平、文拉法辛等。

(三)心境稳定药物
锂盐除保护抑郁症患者不再发作外,可通过加强中枢 5-HT 功能,对自杀者发挥有益的作用。

(四)电休克治疗
抗自杀效应明显,3～5 次电休克治疗后即可改善精神病患者的自杀行为。

(五)抗精神病药物
精神病患者是自杀的高危人群,使用抗精神病药物不仅有助于减低自杀的风险,且对精神病患者,特别是精神分裂症患者自杀有效。

二、预防

自杀的一般预防措施包括及时发现自杀迹象,纠正对自杀的错误认识,普及心理健康知识,减少自杀工具的可获得性,建立预防自杀的专门机构等。

(一)发现自杀可能的迹象
实施自杀行为前常常会有迹象,通过对这些迹象的了解可以给自杀的干预提供有益的帮助。

1. 通过各种途径流露出消极、悲观情绪或表达过自杀意愿。

2. 与朋友讨论自杀方法,或购买可用于自杀的毒物、药物、刀具,或常在江河、悬崖、高楼徘徊等,提示可能已有自杀计划。

3. 慢性难治性躯体疾病患者突然不愿接受医学干预,或突然表现情绪好转,与亲人交代家庭今后的安排和打算。

4. 近期遭受了严重的自杀诱发性事件,或有过自伤、自杀未遂行为,其再发生自杀行为的可能性非常大。

5. 精神病患者中有自责自罪、虚无妄想或存在带有生与死内容的幻听,有抑郁情绪的患者,情绪出现突然的"好转"等。

（二）普及心理健康知识

普及心理卫生常识，利用各种形式宣传心理卫生知识。对中小学生讲授各种生活技能，如分析和解决问题、应付挫折、表达思维和情感的能力。建立社区心理咨询和心理保健网络，使有心理障碍或处于心理危机的个体能得到及时、有效的专业化帮助与诊疗。

（三）控制和管理可能成为自杀的工具

控制和管理好那些可能被自杀者就近利用的自杀工具，如有机磷农药、煤气、精神药物、毒鼠药、汽车排放废气、枪支等。在常被自杀者选择用以结束生命的一些危险地带，设立"珍视生命"一类的规劝标记，并建立经常性救援组织。

（四）建立预防自杀的专门机构

建立危机干预中心或自杀预防中心，一方面对处于心理危机者提供支持，另一方面可以推动当地的自杀预防工作。西方国家在这方面已有一些经验，我国有一些大城市也正在做类似工作。与此同时，对相关医务人员进行专门的培训，以点带面，对自杀的预防可能起到事半功倍的效果。

（五）精神病患者的自杀预防

精神疾病患者的自杀风险远高于一般人群。由于精神疾病原因自杀者占自杀总数的 $50\%\sim90\%$，因此，对精神病患者的预防自杀应列为重点。

1. 对生活在社区的精神疾病患者　其家人应陪同患者定期看医生，由医生动态评估患者自杀的可能性。医生应告知患者的看护者必要的自杀高危特征的识别和预防自杀的有关知识，患者的药品由家属保管，限制每次的处方量，为患者和家属提供 24 小时支持体系。

2. 对住院精神病患者　做到：掌握病情尤其是有无消极言行和自杀意念；提供有效的治疗，必要时行电休克治疗；加强巡视，特别是晚间对闭塞角落和隔离房间的巡视；与家属配合，互通情况，及时发现患者想法；注意精神病房的设计，如安装护栏，以防患者跳楼。

第六节　危机干预

一、危机干预的定义

危机干预（crisis intervention）最先由 Lindeman 于 1944 年提出，美国学者 Caplan 在美国哈佛地区进行了大量心理卫生工作后加以发展。危机干预就是对处于心理失衡状态的个体进行简短而有效的帮助，使他们度过心理危机，恢复生理、心理和社会功能水平。危机干预本质上属于支持性心理治疗，帮助个体重建信心，获得新的应付技能。

二、影响危机发生的因素

1. 应激事件的知觉和评价　即个体对应激事件发生的意义、对自己将来的影响的理解和估价。

2. 状态支持　即个体的周围环境中的人能否提供有效的帮助。

3. 有效的应对机制　即个体对生活事件常用的应对办法，如哭泣、愤怒、外跑或向别人倾诉等。

三、心理危机的一般过程

1. 易感状态 应激事件发生后,如果运用通常的应付办法不能解决问题时,可能导致个体心理危机出现前的易感状态。个体一方面动员心理应付策略,增加紧张感,另一方面有心理不平衡的出现。处于易感状态的个体可以体验到受威胁、失落、恐惧和挑战感,同时也希望问题能够被解决。如果问题不能解决,紧张将进一步发展,而进入危机活动状态。

2. 危机活动状态 这个时期一般在 6～8 周,此期,多数个体将寻求医疗帮助。一些人由于不能耐受如此高的紧张和焦虑而出现精神崩溃;另有一些人会采取适应不良行为,如物质滥用、攻击和自杀行为等。这些适应不良行为一方面能带来继发性获益,如过瘾后产生快感、受到更多照顾,另一方面可能导致社会功能的进一步损害。

3. 重整期 是危机期的延伸部分。此期患者的焦虑和紧张水平已下降,并有一定的认识能力。应激后的个体适应水平较应激前可能减低或相等,少数甚至会提高一些。职业化的危机干预有可能使个体的适应水平增加或至少保持原有水平。

四、危机干预的过程和重点

(一)危机干预的过程

对处于心理危机中的个体,干预一般包括评估、制定干预目标、进行具体实施和干预终止等过程。

1. 对处于心理危机中个体的评估 医生接触患者后应对其进行评估,包括应激事件是什么? 患者是否有能力应对? 应用的心理机制是什么? 这些机制作用如何? 患者的社会支持系统如何? 是住院治疗还是门诊治疗? 在这一过程中治疗者应与患者建立一种良好的关系,取得患者的信任。交谈中尽可能使患者有充分表达情感的机会,维护患者的自尊心。

2. 制定干预目标 对患者进行全面评估后,要与患者及家属制定明确同时又是切实可行的干预措施。措施的基本要求是根据患者的需要,适合患者的原有心理素质状况,直接解决患者的痛苦。

3. 实施和终止 治疗者从应激事件相关的所有资料和信息中找出认知和行为方面的共同问题,然后寻求解决这一问题的办法,同时注意防止和克服治疗过程中出现的不良移情和认知缺陷。一旦某一目标达到,再确定下一步目标,逐步解决患者的心理危机。如果患者已基本达到了情绪平衡和危机前的功能水平,并经双方同意,就可终止治疗。

(二)危机干预的重点和目的

Caplan 提出危机干预的重点和目的有 4 个方面。

1. 解决问题的行为 在遭遇应激事件后,个体由于情绪改变往往难以摆脱或改变紧张状态,此时,治疗者和社会组织的帮助十分重要。措施包括提供信息、帮助估价事件及可能的后果。

2. 特殊反应的能力 即使用已学会的解决意外问题的技能,学会应付挫折和失败,增加接受紧张处境的技能。

3. 内在应付机制的动员 即采用一些防御机制,如否认、分离、幽默等。

4. 解决事件后果的行为 主要来自于社会支持,处理好事件发生的善后工作,如灾难后的慰问、安抚等。

危机干预无论是从干预的客体还是目的性等方面都不同于普通的心理治疗。治疗者应把握干预的重点和目的,力求被干预的个体尽快摆脱危机,迅速恢复应激前的生理、心理和社会功能。

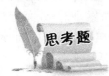

1. 涂尔干将自杀分为哪几类?
2. 自杀的高危人群具有哪些特征?
3. 何为危机干预?

（沙维伟）

第十六章　神经发育障碍

神经发育障碍是一组发生于发育期的疾病,这类疾病大多于学龄前起病,表现为不同心理功能的发育缺陷,损害患者的人格、社交、学业或职业功能。发育缺陷的种类和范围变化很大,可以从非常狭窄的学习障碍或执行功能障碍到全面的智力或社交技能的损害。主要临床表现为一项或多项心理发育与已经建立的神经发育常模相比较存在质和(或)量上的滞后。

在《美国精神障碍诊断和统计分类手册》第 5 版(DSM-5)中,神经发育障碍包括:智力发育障碍、交流障碍、孤独谱系障碍、注意缺陷多动障碍、特异性学习障碍和运动障碍。

第一节　智力发育障碍

智力发育障碍(intellectual developmental disorder/intellectual disability, IDD)是一组由生物、心理、社会多种病理性因素引起的智力发育和社会适应能力缺陷,起病于发育期。本症可以单独出现,也可以同时伴有其他精神障碍和躯体疾病。

一、流行病学

世界卫生组织报道,在任何国家和地区,智力发育障碍在所有人群中的患病率为 1%,不同年龄段的患病率有较大差异,重度智力发育障碍的患病率约为 6‰。在人群中男性发生率略高于女性,其中轻度男:女=1.6:1,重度男:女=1.2:1。

1985—1990 年进行全国 8 省市 0～14 岁儿童智力发育障碍的流行病学调查,结果显示患病率为 1.41%,其中城市为 0.70%,农村为 1.41%;中度及重度占 39.4%,轻度占 60.6%,轻:重为 1.5:1。男孩多于女孩,农村高于城市。国家统计局发布的 2006 年第二次全国残疾人抽样调查数据公报显示我国现有智力残疾 554 万人,多重残疾 1 352 万人(其中很多有智力残疾)。

二、病因和发病机制

智力发育障碍是一组异质性较高的疾病,遗传、环境以及遗传与环境因素的交互作用是主要病因。最近由美国智力发育障碍协会(AAMR)提供的数字显示,有 350 多种原因可以引起智力发育障碍。随着医学和分子生物学的发展,每年均有新的致病因素被发现,目前认为有 1 000 多个基因与智力有关,与 X 染色体有关的智力发育障碍大约有 95 种。一般将智力发育障碍的病因分为出生前、围生期和出生后。

(一)遗传因素

1. **染色体异常**　可被常规染色体核型分析检测到的传统染色体异常约占智力发育障碍的 15%,包括染色体数目异常,可见于常染色体和性染色体,分为单体型、三体型和四体型。

染色体结构异常,有倒位、缺失、易位、环型、等臂染色体等。另外还有嵌合体,嵌合体多见于性染色体非整倍体,如 45,X/46,XX/47,XXX/48 等。

性染色体畸变,如 46 XXY,则为先天睾丸发育不全,46 Y 为先天卵巢发育不全,染色体 X 畸变数越多,智力低下发生率越高,程度越重。常染色体畸变,包括染色体非平衡易位、三体型,即 G 组第 21 对染色体三体型所致,另外,还有嵌合体。Down 综合征(21 三体综合征)属于染色体畸变。

随着基因芯片技术在临床医学领域的广泛使用,对染色体的检测片段不断缩小,使 IDD 遗传病因检测率大幅度升高,染色体的微小异常作为 IDD 的病因得到重视,新的病因不断被发现,包括:单个或多个基因序列或复制数异常、染色体亚端粒区重组(subtelomeric rearrangement)、占 IDD 遗传病因的 5% ~ 7%,染色体的内部重组(interstitial earrangement),占 IDD 遗传病因的 10%~15%。目前使用的染色体微阵列分析技术(chromosome microarray,CMA)使 IDD 遗传病因检测率升高至 50%~70%。

2. 单基因或多基因异常　目前已知有将近 300 个基因的功能缺陷可导致具有智力障碍表型的遗传性疾病。包括:(1)伴有 IDD 的遗传代谢病(如苯丙酮尿症)或遗传性神经变性病(如神经元蜡样脂褐质沉积症),约占 IDD 病因的 1%~5%;(2)一些以 IDD 为主要表现,并具有特定表型的单基因遗传病(如脆性 x 综合征及 Rett 综合征);(3)单基因异常所致的非综合征性智力发育障碍,此种类型中仅 X 连锁遗传的非综合征性智力发育障碍已经确定了约 30 种致病基因。据推测尚有大量致病基因(估计＞1 000 种)有待发现。

(二)母孕期损伤

母孕期各种有害因素均可导致胎儿脑发育异常,出现智力低下,尤其是在怀孕的前三个月。

1. 感染　病毒、细菌、螺旋体、寄生虫等的感染,以病毒感染最常见。目前认为风疹、单纯疱疹、巨细胞病毒、肝炎病毒、弓形虫 5 种病原体可直接感染胎儿,抑制细胞的增殖分化,影响 DNA 的复制,导致基因突变和染色体畸形,阻碍胚胎发育和器官形成,引起多器官畸形,大脑是最常累及的器官。常见有小头畸形、脑积水、脑发育迟缓、耳聋、白内障等。

2. 药物和毒性物质　母孕期服用某些药物可影响胎儿发育,导致畸形,其中一部分出现智力发育障碍。目前认为能引起智力发育障碍的药物包括作用于中枢神经系统、内分泌和代谢系统药物,抗肿瘤药物和水杨酸类药物,如地西泮、苯妥英钠、甲氨蝶呤、碘化物等。有机汞、铅、X 线、电磁波等有毒物质,亦可影响脑功能,造成智力低下。过度吸烟和酗酒可引起胎儿发育差、小头畸形和智力低下。

3. 妊娠期疾病和营养不良　母孕期患有高血压、心脏病、重度贫血、肾脏病、糖尿病、癫等均可引起胎儿缺氧、中毒、代谢障碍,从而影响胎儿大脑发育。

4. 心理因素　急性精神创伤,长期情绪压抑、紧张、焦虑、忧郁,可引起孕妇代谢和免疫功能异常,影响体内激素水平,导致胎儿发育不良和神经系统发育缺陷。

(三)围产期损伤

产前出血、前置胎盘、胎盘早期剥离、宫内窘迫和窒息引起的脑缺氧、产伤引起的颅内损伤和出血、因血液中胆红素浓度过高引起的胆红素脑病等,均可造成神经细胞损伤,导致智力低下。

(四)社会因素

一些研究认为社会因素可以造成智商在 20 分范围内的变异,流行病学研究显示社会阶层低、贫穷、居住条件差和家庭环境不稳定与低智商有关。并且依据社会预测因素不同得到的智商也有明显不同。

三、临床表现

（一）起病形式

IDD 起病于发育期,起病年龄和表现形式与病因以及脑损伤程度有关,重度 IDD 在 2 岁前即可表现为运动、语言、社交能力发育落后。轻度 IDD 一般要到学龄期,因为出现学习困难才能被发现。有些患儿 5 岁在之前多个心理领域出现发育落后,但因年龄太小或其他原因未能进行系统的智力功能的评估,患儿可以诊断为全面发育迟缓(global development delay,GDD),但是需要定期进行重复评估,以确定诊断。

（二）临床表现

智力发育障碍临床表现为全面的心理功能缺陷和日常社会适应能力的损害。智力牵涉到计划、推理、判断、抽象思维、解决问题和学习能力等。评判标准包括语言理解、工作记忆、推理、逻辑思维和认知效率等。社会适应能力与个人的独立能力和社会责任能力有关,包括三个领域：①学业(conceptual),包含记忆、语言、阅读、书写、数学、实用知识的获得、在实际生活中判断和解决问题能力；②社交(social),包含理解他人想法、情感、体验的能力,共情,互动性的社交技巧,友谊和社交判断能力；③实际生活能力(practical),包含不同环境的学习和自我管理能力,如自我照管、工作责任心、会用钱、休闲、行为的自我管理、学业和工作的安排等。智力、文化程度、动机、性格、职业、社会环境、身体和精神状况均会影响适应功能。

智力发育障碍的临床表现与其严重程度有关,一般将其分为轻度、中度、重度和极重度。分级标准主要依据社会适应能力,而非智商。因为其一,智商测定对重度智力发育障碍效度较低,其二社会适应能力能够衡量个人的独立生活能力和需要照管的程度。有助于家庭和社会根据其严重程度提供不同的支持和帮助。

1. 轻度　在学龄前很难与正常儿童区别。早期心理发育较正常儿童迟缓,语言发育延迟,词汇较少,但无明显语言障碍,对语言的理解和使用能力较差,分析、综合、抽象思维能力差,社会适应能力低下,应变能力较差。在普通学校学习困难,通常在入学后才被诊断,经过努力,勉强达到小学毕业的水平,能够学会简单的谋生技能,结婚并养家,需要提供处理生活和工作问题的帮助。

2. 中度　多数有神经系统和躯体方面的异常发现,伴有明显的认知和适应功能受损。早期心理发育较正常儿童明显迟缓,讲话吐词不清,词汇贫乏,语言表达能力较差。不能建立抽象思维,缺乏分析综合能力。经过特殊教育,可以达到小学三年级水平。社会适应能力较差,终身需要给予支持性帮助,在监护下可进行简单劳动。大多数的 Down 氏综合征和 X 脆性染色体综合征属于此类。

3. 重度　大多伴有 1 种或多种躯体畸形和神经系统功能障碍。出生后不久即可被发现。患儿发育明显落后,言语发育障碍,语言理解和表达能力极差,不能进行有效的语言交流,缺乏抽象思维能力,情感幼稚,动作协调性差,社会交往能力发育较差。部分患儿经过训练后,能够学会生活自理技能和简单劳动,需要终身给予监护和照顾。

4. 极重度　有明显的躯体畸形和神经系统功能障碍,认知、运动、社会交往功能均有明显损害,没有语言功能,感知觉减退,情感反应原始,生活完全不能自理,社会功能全部丧失,经过特殊训练后,部分患儿能够学会简单的生活技能。

智力发育障碍也有一些共同的行为特点,如低容忍挫折。容易受挫的智力发育障碍有时出现攻击和自伤行为。其他行为特点如冲动、固执、不成熟、注意力集中困难等。

有些智力发育障碍具有独特的外貌特征,包括身材矮小,与智力发育障碍相关的面部特征,也有完全正常的外貌。

四、共病

智力发育障碍常共病精神障碍、其他神经发育障碍和躯体疾病,其伴发率是普通人群的3～4倍。共病会影响诊断与预后,当有共病时,诊断评估程序需考虑共病的影响,做适当调整。

1. 精神分裂症　正常人群精神分裂症时患病率为1%,智力发育障碍为3%。患病率的增高与精神分裂症的神经发育假说相吻合。另外一些导致智力发育障碍的病因也可以累及与精神分裂症的症状相关的脑区。智力发育障碍患精神分裂症的主要特征是思维贫乏,幻觉内容单一重复,与以往不一致的古怪行为。治疗原则与精神分裂症相似。

2. 注意缺陷多动障碍　智力发育障碍患儿中注意缺陷多动障碍的发生率为9%～18%。患儿表现出与其心理年龄不适应的注意力集中时间短暂,过度的运动性活动,冲动。对重度智力发育障碍,其诊断标准应该相应提高。

3. 冲动控制障碍　智力发育障碍患儿中冲动控制障碍的发生率为36%,增加其认知功能缺陷的严重性,是需要治疗的较为严重的问题。其主要表现为自伤和攻击性行为,典型症状表现为慢性、重复、频繁、刻板的,引起自己或他人伤害的行为,这些行为无明显原因和目的,持续存在,严重影响其社会交往功能。部分发生于遗传性疾病,如 Lesch Nyhan 综合征、Smith Magenis 综合征。

4. 焦虑障碍　智力发育障碍患儿中焦虑障碍的患病率为1%～25%。各研究之间差异性较大的原因是由于患儿对焦虑症状的主观性体验的表达能力较差,使部分患儿漏诊。临床上主要表现为攻击性行为,易激惹,强迫或重复性行为,自伤,失眠。惊恐发作时可以表现为激惹、尖叫、哭泣、黏附亲人,可以出现妄想或偏执性行为。恐惧性焦虑障碍和应激后创伤性障碍在这类患儿中也较多见。

五、病程和预后

智力发育障碍起病于发育期,其病程和预后与病因和脑组织损伤程度密切相关。大多数 IDD 是非进行性的,虽然严重程度随着时间和干预会有所改变,但是大多表现为终身智力残疾,部分遗传性障碍:如瑞特综合征(Rett Syndrom)初期表现为心理功能退化,继后为发育平台期。部分病因明确,并且得到及时治疗,脑组织未受到损害,则预后较好。

六、评估和诊断

对智力发育障碍的评估主要包括四个方面:智力发育障碍的病因学;相关的躯体情况;智力和社会技能发展;共病的精神障碍及其原因和程度。完整评估过程包括:病史采集、体格检查、实验室检查、发育测试、功能行为评定。

(一) 病史采集

详细了解病史、家族史、遗传史、孕产史、生长发育史,了解家族中是否有智力低下、精神神经疾病、退行性疾病和学习困难者,母亲在孕产期是否有高危因素,儿童早期生长发育是否正常,家庭对儿童的照管和教育环境如何。

(二)体格检查

包括躯体发育情况,如头围、面部特征、身高、体重,有无先天性畸形,视、听觉有无障碍,神经系统是否有阳性体征,行为特征。

(三)发育评估

1. 智力测验　常用的智力测验是韦氏学前和儿童智力量表(WPPSI,WISCR),用于 4 岁至 16 岁儿童的智力测验。对 4 岁前的儿童常用发育评估,包括盖泽尔发展测验、丹佛儿童发展筛选测验等。

2. 适应行为评定量表　常用的有婴儿至初中学生社会生活能力量表,是我国 1988 年从日本引进并修订,适用年龄为 6 个月至 15 岁,用于评定儿童社会生活能力;儿童适应行为评定量表,该量表是 1990 年在我国长沙编制,适用对象为 3~12 岁儿童,用于评定儿童适应行为发展水平,协助诊断智力发育障碍儿童,并可帮助制订智力低下儿童的特殊训练计划。

(四)实验室检查

包括生化、代谢功能检查,如苯丙氨酸、甲状腺功能测定等,遗传学检查包括染色体核型分析、分子生物学检查,电生理如脑电图、脑诱发电位等,影像学检查如头颅 CT、磁共振等。

(五)诊断

1. 临床诊断　起病年龄在发育期;经过临床评估和标准化的智力测验有智力缺陷;社会适应能力缺陷,与发育不一致,经过常模化的社会适应评估,显示个人独立能力和社会责任能力有缺陷。满足上述三条即可诊断为智力发育障碍。

2. 病因诊断　临床诊断智力发育障碍后,要进行病因学诊断。目前,一些国家已经形成完整的病因学评估流程。首先根据详细的病史、伴随的症状、体征(尤其注意一些常见的体表畸形)以及必要的生化、神经影像学检查结果,初步判断其病因分类。如果除外了已知的围产期异常导致的 IDD,也除外了其他神经系统变性病或者代谢病,如果诊断不明确,按照下列步骤:

(1)染色体微阵列检测:染色体微阵列分析技术(chromosome microarray,CMA)是一种高分辨率、高通量检测人类基因组 DNA 拷贝数变异(copy number variant,CNV)的分子核型分析技术,能检出基因组微缺失或微重复变异。该项技术被认为是不明原因的 IDD 首选检测方法。

(2)特异性的代谢检测:包括血清同型半胱氨酸、脂酰肉毒碱、氨基酸,尿液有机酸、黏多糖、低聚糖、嘌呤、嘧啶类、肌酐等代谢物。

(3)脆性 X 染色体遗传检测。

(4)如果诊断仍不明确:①男性和家族史有 X-连锁遗传史,进行非 X-连锁基因检测;②女性,进行 MECP2 缺失,复制和排序检测。

(5)如果有小头畸形、大头畸形或神经系统检查有其他异常发现(如运动功能异常、椎体和椎体外系体征、难治性癫痫、痉挛等)进行头颅核磁共振检查。

(6)如果有先天性代谢异常体征,并且没有进行相应的筛查,可以请相关专业会诊。

(7)如果没有进一步的检查,为患者制定康复计划,包括定期进行诊断性的再评估。

(六)诊断标准

在 ICD-10 和美国 DSM-Ⅳ 分类和诊断标准中该疾病的诊断名称均为"精神发育迟滞",新出版的 DSM-5 将该疾病更名为智力残疾,即将出版的 ICD-11 将该疾病更名为"智力发育障碍"。DSM-5 强调智力残疾的严重程度分级应该根据社会适应能力,不是智商分数。因为对智力残疾支持和帮助的程度是依据社会适应能力水平,并且严重智力残疾患者智商评估的效度较低。

诊断标准(DSM-5)

智力残疾(智力发育障碍)起病于发育期的障碍,包括在认知、社交和实际生活领域的智力和社会适应能力缺陷,必须满足下列 3 条标准:

1. 智力缺陷,如推理、解决问题、计划、抽象思维、判断、学业和学习能力缺陷。并且经临床评估和个体化、标准化的智力测试证实。

2. 适应能力缺陷,个人独立和社会责任能力与发育和社会文化背景不一致,日常生活的多项能力受到限制,如交流、社会参与、独立生活能力,表现在多个场合,如家庭、学校、工作场所和社区。

3. 智力和适应能力缺陷发生在发育期。

七、鉴别诊断

(一)特定学习障碍

起病于发育期,表现为学习困难,社会适应能力下降。但详细的体格检查和全面的心理评估,发现该类患儿智力和社会适应能力在正常范围。除了特定性学习障碍,在其他方面均表现正常,在不涉及有关的特定性技能的时候,可以完成学习任务。智力发育障碍的学习能力与其智力水平相适应。

(二)孤独谱系障碍

起病于婴幼儿期,约 50% 伴有智力低下,主要表现为社会交往障碍、交流障碍和兴趣狭窄,刻板重复的行为,多无痴呆外貌,也无躯体畸形。而智力发育障碍儿童的社会交往和交流能力与其心理年龄适应,多无刻板重复行为。

八、预防与治疗

智力发育障碍是导致人类残疾最严重的疾病之一,工作的重点在预防,研究的重点是病因和治疗。对现已明确病因的智力发育障碍,如碘缺乏病、苯丙酮尿症、唐氏综合征、胎儿乙醇中毒等,开展一级预防。出生时和出生后致病因素多为感染、中毒、外伤等。预防的重点在发展经济,改善医疗条件。目前广泛开展了遗传咨询、新生儿筛查、产前 TORCH 病毒学筛查和遗传检查,均有助于降低发病率。

(一)预防措施

1. 遗传筛查与遗传咨询　根据家族史、智力发育障碍的遗传学研究以及目前进行遗传筛查的可能性,对异常儿童出生风险进行评估。

2. 产前监护　随着遗传学的研究深入,对很多遗传疾病可以进行产前检查和诊断。

3. 产后预防　对新生儿进行苯丙酮尿症以及甲状腺功能常规检查,可以早期发现和治疗智力发育障碍。

(二)治疗与康复

治疗的原则是早期发现,早期诊断,早期干预,应用医学、社会、教育和职业训练等综合措施,使患儿的社会生活能力得到发展。

1. 病因治疗　对能够发现病因者,应尽早进行病因治疗。如苯丙酮尿症,最好在出生后

3周内开始低苯丙氨酸饮食治疗,有的可使用低苯丙氨酸水解蛋白治疗。随着年龄增长,可逐渐增加含苯丙氨酸较少的食品如米、大豆、白菜及糖等。半乳糖血症应及早停止使用乳类食品。先天性甲状腺功能低下者,早期使用甲状腺素,均可以使症状完全消失,不发生智力低下。对脑积水、神经管闭合不全等颅脑畸形可做外科手术治疗。目前已有报道开展基因治疗。

2. 药物治疗　对智力发育障碍,目前没有针对性药物治疗,如果合并有共病,需要根据共病选择针对性药物。

(1) 抗抑郁药:对伴有焦虑、强迫、抑郁症状的智力发育障碍可以使用抗抑郁药。可根据病情需要选择5-HT再摄取抑制药,用量应该低于普通人群使用的剂量。

(2) 抗焦虑药:苯二氮䓬类药物在智力发育障碍患者中可以引起意识朦胧,认知功能损害,站立不稳和异常兴奋,因此较少使用。可以根据病情需要选择5-HT再摄取抑制药。

(3) 抗精神病药:智力发育障碍患者使用经典抗精神病药引起迟发性运动障碍和锥体外系反应的比例远远高于一般人群,为18%~30%。非经典抗精神病药物不良反应较少,治疗效果也较好。

3. 康复治疗　对智力发育障碍儿童的训练需要教育、心理、医学、社会各方面共同开展,根据患儿的程度,制定不同训练目标,其目的是使患儿能够生活自理、自立和参与社会,提高其社会适应能力。社会适应能力主要包括独立生活能力、运动功能、职业能力、交流能力、社会交往能力、自我管理能力、社区设施使用能力、闲暇时间安排能力等。训练的原则是:①早期发现,早期干预;②矫治缺陷;③因材施教,充分发展潜力;④以目标训练为主,灵活使用教学方法。

(王民洁)

第二节　交流障碍

交流障碍包括语言障碍、言语和发声障碍、社交交流障碍和儿童期语言流畅性障碍(口吃)。交流障碍是指在发育早期就有正常语言获得方式紊乱,表现为发音、语言理解或语言表达能力发育的延迟和异常,这种异常影响儿童的学习、生活和社会交往功能。

一、流行病学

交流障碍的发病率与分类标准与确定异常的界限有关。一般认为患病率在2%~7%。男∶女约为4∶1。

二、病因

交流障碍的病因尚无确切定论,目前认为与遗传、围产期损伤以及出生后的社会心理因素有关。在有交流和学习障碍的家族中发生率比一般人群高,也有较高的精神障碍共病率。

三、分类和临床表现

(一) 语言障碍

主要表现为语言的获得和使用困难,包括语言的各种形式,如口头语言、书面语言、肢体语言等。患儿的词汇量较少,不会使用正确的语法,造句困难,进行会话和讨论问题时在理解和表达上有较多困难。患儿语言发育较同龄儿童落后,学习新单词和句子很困难,在复述单词、句子时错误较多。

(二)言语发声障碍

患儿主要表现为言语发音能力低于同龄人水平,但语言技能发育正常。正常儿童4岁时可以出现发音错误,7岁以后发音正确,可能偶尔有少量错误。12岁以后发音应该完全正确。而患儿发音障碍非常严重,甚至很难让人理解。

(三)儿童期言语流畅性障碍(口吃)

主要表现为正常的言语流畅性和言语速率异常,声音和音节重复,辅音和元音拖长,发声有阻滞、累赘、有单音节的重复,发声时伴有躯体紧张。

(四)社交交流障碍

主要表现为在社交时,使用语言与非语言的方式进行交流困难,不能使用适当的方式进行互相问候、分享信息。在交流过程中,不能根据实际情况适时地转换话题,如根据不同的对象和场合谈论不同的话题;不能遵守交谈的常规规则,如交谈时轮流进行、没有理解时适当的询问、能够使用语言和非语言方法调节互动;不能理解语言中的隐晦含义,如成语、幽默、比喻等。

四、评估和诊断

在评估和诊断儿童言语和语言发育障碍时须注意下列几点:①儿童言语和语言功能必须通过标准、个体化的测验进行评估。仅通过临床观察得出的诊断是不可靠的;②对言语和语言功能的评估必须建立在特殊的非语言性智力测验基础之上。这是因为许多智力测验对语言的依赖很重,因此,当有特殊语言功能损害时其测验结果是不可信的。

五、治疗

治疗方法主要包括语音质量、口形运动控制、语音学和语言流畅性等方面的训练。还包括语言的感受和处理过程,以及语言与非语言交流能力的训练。训练的目的是提高对单词的理解、命名能力、语法造句能力和高级听力、简洁表达技巧以及交流能力等。

第三节 特定性学习障碍

特定性学习障碍起病于发育期,但多在入学后才被发现,主要表现为学习技能的获得与发展障碍,如阅读、拼写和计算等与学习有关的技能发育迟缓或异常,其心理行为发展有明显不平衡,学习成绩与智力水平或其他能力之间存在明显差距,标准化的学习技能测验评分明显低于相应年龄同年级儿童的正常水平或低于相应智力的期望水平,至少达两个标准差以上,严重影响患儿的学习成绩或日常生活中需要这种技能的活动。这类障碍不是由于缺乏教育机会、智力发育迟缓、中枢神经系统疾病、视觉和听觉障碍,也不是行为和情绪障碍引起。其病因与生物因素有关,以神经发育过程的生物学因素为基础,导致与学习有关的功能缺陷。

一、流行病学

国外的一些流行病学资料显示,特定性学习障碍在学龄儿童中的患病率为 5%～15%,男孩患病率高于女孩,大约为男∶女＝(2～3)∶1,目前关于性别差异的原因还不是很清楚。

二、病因和发病机制

(一)遗传因素

家系研究认为本症与遗传因素有关,学习障碍儿童的家族成员中 30%～88%有阅读问题。单卵双生儿阅读困难的一致性达 100%,18%～40%的阅读障碍儿童的父母亲或同胞曾有相似问题,患儿中有家族史者为正常儿童的 4～13 倍。对遗传方式的研究发现,本病可能为多基因遗传。

(二)器质性因素

围生期损害如窒息、产伤、宫内感染、妊娠期服药、难产、早产以及低体重儿等因素与特定性学习障碍有关。脑瘫和癫痫患儿的特殊阅读障碍的发病率增高。也有人认为本病与颅脑外伤、感染、铅中毒有关。有研究认为学习障碍是与学习有关的一种或多种知觉和语言技能的脑成熟障碍。

(三)环境因素

心理社会因素和文化教育因素对儿童早期智力开发有一定影响,家庭环境不良和早期母子关系问题可能与学习障碍有关。

三、临床表现

特定性学习障碍起病于学龄前,最主要表现为与学习相关的能力如阅读、书写、计算发育明显损害,与其智力水平不相适应,没有视力和听力缺陷,没有神经系统疾病,接受教育的机会与其他儿童相等。患者在进入学校后表现持续的学习困难,与学习相关的主要技能,如单字和词汇阅读的准确性、阅读理解、书写和数学计算有障碍。学习和掌握学业技能的正常模式紊乱,不仅有语文、数学的学习障碍,也影响历史、科技等课程的学习。症状严重者在学龄早期即显示出来,症状较轻者在进入小学高年级后才会显示。

对单字的发声和形状的学习掌握困难(阅读障碍),是特定学习障碍最常见的表现形式之一,主要症状为:①阅读不准确,朗读时常添字或漏字,错读或漏读;②阅读速度较慢,患儿经常要借助手指进行阅读;③阅读理解能力较差,朗读时不能按词组或意群停顿,缺乏抑扬顿挫,对阅读的内容很难理解。患儿正确阅读单词的能力也较差。最近的一些研究显示,阅读时主要依靠语音信息来理解单词,阅读障碍者捕捉语音信息和上下文中提供的信息非常困难,并因此出现阅读和理解困难。患儿阅读时出现字或词被替换、歪曲和遗漏。被替换的词可以是任何种类的词,如比较重要的名词和动词,或不太重要的介词等。字词被替换是经常出现的症状,特别是形似或音似的单词,意思相近的词,甚至毫不相干的词,均会出现被替换。

计算障碍主要表现为不能理解简单的算术概念,不能认识数字符号和数字标志,计算困难。本病准确的起病年龄尚不确切,部分患儿一年级即可以做出诊断。大部分患儿通过死记硬背的方法,可以应付低年级的计算,进入高年级后,死记硬背的方法不能解决问题,患儿的计算障碍将会明显显示出来。计算障碍的症状个体之间差异较大,主要分为 3 类:①数学符号语言障碍,即在理解和命名数学术语和概念,进行数学运算时非常困难;有的患儿对用数学符号来表达语言文字的能力很差,如将"5的平方"写成"52"时非常困难。②感知障碍,表现为认识和朗读数字和数学符号非常困难,排列数字能力很差,不会分门别类地进行归纳。③数学能力障碍,表现为进行最基本的数学运算很困难,包括数数、四则运算等。这些患儿学习数学乘法口诀时会遇到非常大的困难,他们常常用连加或连减的方法,而避免使用乘法,导致计算时错误较多。

书写障碍最突出的症状表现为作文能力受损害,常出现拼写、造句和语法错误;标点符号使用错误;语句的组织能力很差;字的书写很差,错误较多;作文缺乏主题内容。拼写错误主要表现在读音相似或形态相似的字之间,还出现不能正确读出发音近似的字。造句和语法错误包括添字、漏字,动词和代名词的使用错误,句子组织得不完整,句子成分和语法结构错误。书写障碍者使用标点符号时会遇到极大的困难,甚至超过使用词语和组织文章;字的书写时经常出现笔画错误,错别字较多。作文能力很差,作文的主题、人物、情节、事情的经过不能清楚描述,结构松散,非常单调。

四、诊断

诊断标准(ICD-10)

1. 特定的学习技能损害必须达到临床显著程度,如学业不良,有发育落后,伴随行为问题等。
2. 这种损害必须具有特定性,不能完全用精神发育迟滞或综合智力的轻度受损来解释。
3. 损害必须是发育性的,即上学最初几年已经存在,而非受教育过程中才出现。
4. 没有任何外在因素可以充分说明其学习困难。
5. 不是由于视听损害所造成的。

五、治疗

特定性学习障碍的治疗包括特殊教育、药物和社会心理干预。最有效的方法是教育。国外的一些研究显示,"意义强化"(meaning emphasis)和"代码强化"(code emphasis)项目对阅读障碍的治疗有明显作用。对计算障碍最有效的治疗是系统性的教育和训练,包括对患儿计算能力进行全面的评估,制订系统的方案,包括概念、技能和解决问题的能力等。

对有行为和情绪障碍者,可以针对性地使用抗精神病药和抗焦虑药。

社会心理干预包括支持性心理治疗,对父母亲的指导,社会技能训练,放松训练和行为矫正治疗等。

全面的治疗计划还应该包括对儿童的学习动机、学习方法、注意能力、听课方式等给予帮助和指导。

六、病程和预后

学校技能发育障碍大多起病于学龄前,通常入学后才能被诊断,一些智商较高者可能到四或五年级后才被发现。随着年龄的增长,学习障碍可以得到部分缓解,并发症包括品行障碍、自我评价过低等。至成年期后,大多数人还存在部分残留症状,预后与障碍的程度、智商、并发症、社会经济水平以及是否早期诊断和治疗有关。

(王民洁)

第四节 孤独症谱系障碍

孤独症谱系障碍(autism spectrum disorder,ASD)起病于儿童早期,是一种严重神经发育障碍,以社会交往和沟通模式质的损害,局限、刻板、重复的兴趣和行为为临床特征。1943年美国儿童精神病学 Leo Kanner 首次报道和描述了"婴儿孤独症",我国是 1982 年由陶国泰教授首次报道。ASD 是美国《精神障碍诊断和统计手册》第 5 版(Diagnostic and Statistical Manual of Mental Disorders,Fifth Edition,简称 DSM-5)中提出的概念,指从轻到重的一个疾病,而不是一组疾病。它包含了既往广泛性发育障碍(pervasive developmental disorders,PDDs)分类中的孤独性障碍、Asperger 综合征、儿童期瓦解性障碍和广泛性发育障碍未特定型 4 个临床亚型。

一、流行病学

根据 Fombonne 2012 年综述的全球流行病学资料,ASD 的患病率有显著增加的趋势,如1966—1991 年孤独症的患病率为 4.3/万,1992—2001 年则达到 12.7/万。依据 2000 年之后的流行病学研究,目前全球 ASD 的患病率估计高达 62/万。患病率上升的原因可能有很多,如诊断标准的变迁、公众对疾病的认识增加、早期诊断、环境因素等。我国尚缺乏全国性的流调数据,仅有部分地区性流行病学调查结果,患病率在 10/万～30/万之间。该病男女发病率差异显著,男：女为 2.6：1～5.7：1。在我国男女患病率比例更为悬殊,男：女为6：1～9：1。

二、病因和发病机制

ASD 是一种与遗传密切相关的异常行为综合征。

(一)遗传因素

1991 年 Folstein 和 Piven 报道孤独症的同卵双生子同病率为 82%,双卵双生子同病率为 10%。同胞患病率为 3%～5%,为普通人群 50～100 倍。根据 ASD 家族聚集性、同胞再患危险度以及同卵双生、异卵双生共患的差异推断,遗传因素在 ASD 发生中的作用超过90%。现有研究发现 ASD 不符合单基因遗传的特征,存在着多种遗传变异。如核型异常、罕见和新发拷贝数变异、罕见和新发单核苷酸变异以及常见变异等都被发现与 ASD 相关,所累及的 ASD 易感或致病基因已达 100 多个。尽管遗传学研究已有不少发现,但这些发现仍然只能够解释大约 30% 的 ASD 患者,绝大部分患者的遗传病因仍然不明。

(二)神经生物学因素

1. 神经生化研究 研究发现 ASD 病儿中存在多种神经递质的异常,但只有 5-羟色胺水平增高是较为一致的结果,在 ASD 患者中约有 38% 存在全血或血小板中的 5-羟色胺水平增高。

2. 神经电生理研究 与正常人群相比,ASD 病儿脑电图异常的比例很高,但无特异性。

3. 神经病理学研究 1998 年 Bailey 等研究 6 例孤独症的脑组织发现小脑部位有神经细胞迁移的异常,浦肯野氏细胞数量减少。

4. 神经影像学的研究 采用正电子发射体层摄影(PET)、功能性核磁共振成像(fMRI)以及单光子发射电子计算机体层扫描(SPECT),发现孤独症的边缘系统、脑干和小脑以及相关皮层存在结构和代谢方面的异常。1995年日本研究了102例孤独症病儿发现小脑蚓部第6、7叶比正常儿童小,脑干、海马、联胝体等也有异常。MRI研究认为孤独症患者出生时脑体积正常,但在其出生后前1～2年内的脑生长速度过快,提示脑发育轨迹的异常。但后续的研究认为这种脑发育轨迹的异常仅出现在特定的亚组中,并不是所有的ASD患者都呈现这样的规律。利用弥散张量成像(DTI)等研究发现,ASD患者脑的短程连接增加而长程连接减少,存在中枢连通性的异常。脑功能成像的研究(fMRI)发现则主要集中在ASD与心理理论等"社会脑"功能异常之间的关系。

(三)环境因素

已有研究证实孤独症的发病与养育方式无关,但多种环境因素,如母孕期和围产期压力和各种生物学因素;有毒化学物质和污染物;感染、免疫和代谢等都被报道与ASD发病相关。这些环境因素有可能影响了某些基因的表达,从而在ASD的发病过程中起到一定的作用。

三、临床表现

1. 起病年龄和起病形式　ASD起病于儿童早期,绝大多数一岁以内已有孤独样症状,容易引起家长注意的问题是不会讲话或不理人,但从引起家长怀疑到带孩子去就诊再到确诊之间的时间间隔往往比较长。也有10%～25%的孩子在起病之前有发展正常的阶段。

2. 社会交往障碍　绝大部分ASD病儿在婴幼儿期不会区分亲人和陌生人,很少出现"陌生人焦虑",表现为谁抱都无所谓,部分病儿较大后会有分离焦虑,表现出对熟悉人的依恋。婴幼儿时期,还会表现出不理人,听而不闻、视而不见,回避与人的视线接触。18个月时还不能指点东西、用视线来表达信息以及缺乏假扮游戏能力是儿童孤独症的早期指征。三、四岁时表现不合群,对小朋友没兴趣。在儿童时期受到挫折或受伤时,大都不会主动要求父母安慰,当然也很难主动去安慰关心别人。缺乏理解他人的能力,不会交朋友,难以建立友谊。

3. 言语交流障碍

(1) 非语言交流功能障碍:病儿很少使用体态语言和面部表情进行交流,如不使用点头、摇头、摆手等表达自己的意愿,面部表情也较同龄儿童呆板,显示出非言语沟通技能的障碍。

(2) 语言发育延迟或不发育:大部分病儿语言发育迟缓,甚至不发育。少数病儿在两岁前有语言表达,起病后语言逐渐减少、消失。

(3) 语言内容及形式的异常:即使有语言功能的病儿,在语言的应用上也存在很多明显的问题,不会恰当地运用语言进行交流。常有刻板重复性语言或模仿性语言,又称为鹦鹉学舌,也有自言自语、哼哼唧唧,自得其乐。除有什么需要外,一般不会主动与人交谈,难以提出或维持话题,往往是自顾自地讲话。还有的表现为语音、语调和语速的异常,缺乏抑扬顿挫的感情色彩。

4. 兴趣狭窄、刻板动作及强迫重复性行为

(1) 兴趣狭窄或异常的兴趣:对一般儿童喜欢的玩具和游戏不感兴趣,而专注于一些重复性较多的事物,如圆的可以旋转的物体等。依恋某些无生命的物体,如小棍子、木块等,整天拿在手上,如果强行拿开则烦躁不安。有些高功能的病儿会对数字、认字、天文、地理或绘画等表现出特殊的兴趣和才能。

(2) 刻板重复动作:常反复扑翼样振动手臂,旋转,蹦跳;将手置于眼前,长时间凝视。扑

打、撞击自己的头部和身体,兴奋和烦躁时更频繁。

(3) 固定的仪式行为:拒绝改变自己的生活习惯和环境,如走固定的路线,东西摆放在固定的位置,不愿意吃新的食物换新的衣服等,不得以改变时往往焦虑不安。

5. 感知异常　ASD儿童表现为各种感知觉过弱、过强或不寻常。如:对痛觉的感受迟钝;触觉的敏感和异常,不愿意用手或脚接触到砂子、泥土或水,反复触摸光滑的物体;听觉上对很强烈的声音感觉迟钝,但对某些特定的声音却很敏感;视觉上喜欢看光亮的或旋转的物体;味觉上经常用舌去舔某些物品,偏食明显;有的喜欢用鼻子来探索周围的世界,不论给他们什么东西都要先闻一闻;有的病儿平衡能力特强,怎么转也不晕。

6. 智能障碍　原本认为约有75%的典型孤独症儿童伴有智力低下,其中45%为重度至极重度,30%为轻度至中度。当应用了ASD的诊断概念后,认为约50%的ASD儿童伴有智力低下。此外,病儿还表现出智能发育的不平衡性,操作智商优于语言智商。也有少数病儿在个别能力上表现超常,称为"岛状智力"。

7. 其他伴发的行为和情绪障碍　多数病儿伴有行为和情绪问题,如多动、注意力涣散、冲动、攻击性、破坏性行为及自伤行为等,青春期的病儿易出现焦虑、抑郁、强迫、偏执等症状;还可以伴有进食和睡眠障碍,如偏食、挑食、入睡困难;少部分还伴有抽动症状。

四、病程与预后

ASD的儿童症状和能力会随着年龄的变化而变化,一般在4～6岁时孤独性症状最为典型,之后会有不同程度的改善,如对父母产生依恋,刻板动作减少,语言、认知等能力也有一定的发展,极少数出现行为衰退。

ASD普遍被认为是不可治愈的终身性疾病。早期的预后研究发现:只有15%的孤独症个体在随访中功能正常,35%的个体介于"尚可与良好"之间,60%的个体功能严重受损。随着早期诊断以及早期干预项目的不断实施,最新的证据显示,预计有3%～25%的ASD儿童可以"痊愈",达到正常水平的认知、适应能力和社交技巧。约50%的预后相对良好,虽然在社会交往和人际关系方面存在困难,但能接近正常生活。约50%的患者预后较差,生活不能自理,需要终身监护。

总体认为,ASD是可能导致终身残疾的疾病,长期预后较差。预后与是否早期发现早期诊断、疾病的严重程度、病前语言功能、智商高低、共患疾病以及是否得到及时适宜的干预和治疗有关,同时也与家庭参与、社会支持等环境因素密切相关。

五、诊断

ASD的诊断主要通过详细的病史询问、精神检查、体格检查和必要的辅助检查,然后依据诊断标准做出。

1. 病史收集　首先要详细了解病儿的生长发育过程,包括运动发育、语言发育、认知发育以及社会情绪能力的发育等,核查患儿发育的里程碑。然后,针对发育落后的领域和让家长感到异常的行为进行询问,注意异常行为出现的年龄、持续时间、频率及对日常生活的影响程度。同时,也要收集孕产史、家族史、既往疾病史以及家庭对儿童的养育过程。

2. 精神检查　主要采用观察法,有语言能力的孩子可以结合交谈。注意观察儿童对陌生环境的反应、对父母离开的反应、对玩具的兴趣、玩玩具的方式、有无同理心、言语及非言语沟通的能力以及有无多动、刻板怪异动作等。

3. 体格检查　包括躯体发育情况,如头围、面部特征、身高、体重,有无先天性畸形,视、听觉有无障碍,神经系统是否有阳性体征等。

4. 心理评估　常用的筛查量表有孤独症行为量表(autism behavior checklist,ABC)、婴幼儿孤独症筛查量表-修订版(modified checklist for autism in toddlers,M-CHAT)、沟通和象征性行为量表(communication and symbolic behavior scales,CSBS)、儿童孤独症评定量表(childhood autism rating scale,CARS)和克氏行为量表(clancy behavior scale,CBS)等。常用的诊断量表有孤独症诊断观察量表(autism diagnostic observation schedule,ADOS)和孤独症诊断访谈量表修订版(autism diagnostic interview-revised,ADI-R)。

5. 实验室检查　可根据情况进行电生理检查如脑电图、脑干诱发电位,影像学检查如头颅核磁共振等,目前遗传学检查如脆性 x 染色体检查等也认为很有必要进行。

六、诊断标准

根据 DSM-5 中 ASD 的诊断标准如下:(需同时符合以下 A、B、C、D、E 的标准)

1. 目前或过去在各种情景下持续存在社会交流和社会交往的缺陷　具体如下列描述:

(1)社会-情感互动缺陷:轻者表现为异常的社交交往方式和不能维持正常的有来有往的对话,中度表现为缺乏分享性兴趣、情绪和情感,重者则完全不能发起社会交往或对社交性互动缺乏反应。

(2)用于社会交往的非言语沟通缺陷:轻者表现为存在整合言语和非言语交流的困难,中度表现为眼对视和肢体语言异常或在理解和运用手势上存在缺陷,重者则表现为完全缺乏面部表情和非言语沟通。

(3)建立、维持和理解人际关系的缺陷:轻者表现为难以调整自身行为以适应不同的社交场景,中度表现为玩想象性游戏或交朋友困难,重者对同伴缺乏兴趣。

目前严重程度说明:根据社会交流的缺陷和局限、重复的模式或行为而定(表16-1)。

2. 局限、重复的行为方式、兴趣或活动,在目前或过去至少符合下列中的两项(括号内仅为举例描述,非详尽)。

(1)刻板或重复的肢体动作、物体使用或语言(如:简单的刻板动作、将玩具排成一排、反复弹物体、模仿语言、特殊语言)。

(2)坚持同一性、坚持某些常规或仪式化地使用言语或非言语的行为(如:对细微的改变感到非常痛苦、适应转变困难、僵化的思考方式、仪式化地打招呼、坚持走固定的路线或每天吃同样的食物)。

(3)高度狭窄、固定的兴趣,其在强度和关注度上是异常的(如:对不寻常的物品强烈依恋或沉迷,过度局限或持续的兴趣)。

(4)对感觉刺激的反应过度或反应低下,或对环境中某些感觉刺激表现出异常兴趣(如:对疼痛/温度的反应异常、对特定的声音或物体的质地出现不良的反应、反复闻或触摸某些物体,沉迷于光线或旋转物体)。

目前严重程度说明:根据社会交流的缺陷和局限、重复的模式或行为而定(表16-1)。

3. 症状必须在儿童早期出现(但当对儿童社交能力的需求未超出其受损能力时症状可能不会完全显现,或症状也会被后来学习的技能所掩盖)。

4. 症状导致社交、职业或目前其他重要功能的严重损害。

5. 这些损害不能用智能缺陷(智力发展障碍)或整体发育迟缓很好地解释。智能缺陷和孤独谱系障碍进程同时出现,应进行共病诊断,社交交往的能力应该低于整体的发展水平。

说明(如果有必要):

伴或不伴智能损害;

伴或不伴语言损害;

与已知的医学、遗传或环境因素相关;

与其他神经发育、智能或行为障碍相关;

伴发紧张症。

表 16 - 1　ASD 的不同严重程度分级

严重程度	社会交流	局限重复行为
三级:需要非常高强度的帮助	严重的言语和非言语社会交流技能缺陷导致严重功能受损;极少发起社交互动,对他人的社交示意很少有反应。例如:患者有少量的可理解的语言,很少主动发起交流,或使用不寻常的方式满足需求,或仅仅只对非常直接的社会交流有反应	固定的行为,应对改变十分困难,或其他局限/重复的行为严重地干扰了各方面的功能。改变其行为或关注点会产生极大的痛苦/困难
二级:需要大量的帮助	明显的言语和非言语社会交流技巧缺陷;即使给予现场支持也表现出明显社交受损;较少发起社交互动,对他人的社交示意反应较少或异常。例如:患者能讲简单的句子,其互动仅针对狭窄的特定的兴趣,明显的奇怪的非言语交流	固定的行为,应对改变困难,或随时都能观察到的其他局限/重复的行为,明显地干扰了各方面的功能。改变其行为或关注点会产生痛苦/困难
一级:需要帮助	当现场缺乏支持,社会交流缺陷引起可察觉到的功能受损;发起社交困难;对他人的社交示意的反应显得不正常或不成功;可能表现出社交兴趣降低。例如:患者能讲完整的句子并应用到交流之中,但是存在有来有往的交谈困难,其尝试交朋友的方式古怪且不成功	在某一个或多个场合中,其固定的行为显著地干扰了功能;活动转换困难;在组织活动和计划上存在问题,妨碍其独立性

七、鉴别诊断

ASD 需要与其他神经发育障碍以及儿童期常见精神神经疾病进行鉴别。

1. 智能残疾(Intellectual Disability)　部分智能残疾儿童可以表现有孤独样症状,一半的 ASD 儿童亦表现智能残疾。鉴别的关键在于智能残疾的病儿有社会交往的兴趣,语言和非言语上主要是发育的迟滞,而无运用上的质的损害。

2. 社交障碍(social communication disorder,SCD)　SCD 是指在自然环境下存在显著的使用言语和非言语进行交流的障碍,SCD 归属在交流障碍范畴。诊断为 SCD 时,这些障碍必须损害了人际关系和社会交往,并且不能用基础的言语障碍(如语言结构、语法)或认知能力来解释,同时 SCD 也显著影响了社会交流、社会参与、学业成就或职业表现。与 ASD 的鉴别要点在于 SCD 存在交流障碍,但并不存在局限刻板的兴趣和行文。

3. Rett's 综合征　Rett's 综合征仅见于女孩,患儿在早期发育正常,在 6~24 月起病,表现出语言功能和手部运动功能的丧失。有特征性的手部刻板"洗手"动作、智力显著倒退、过度通气、注视或凝视他人呈现"社交性微笑"、共济失调等临床表现。多数病例伴有癫痫发作。

4. 其他　需要与 ASD 鉴别的疾病还有注意缺陷多动障碍、严重学习障碍、选择性缄默症、感受性语言发育障碍、儿童精神分裂症等。

八、治疗

虽然,迄今为止尚没有治愈 ASD 的特效方法,但是早期干预、应用以学校为基地的干预、给予必要的药物治疗可以显著地改善 ASD 的症状、增加患儿的学习和生活能力。在 ASD 的治疗有三个关键点:一是早期干预;二是个体化的综合干预;三是终身照管。

1. 早期干预　幼儿期学龄前的强化行为治疗可以显著地提高 ASD 儿童的认知和语言能力。虽然迄今为止没有单一的治疗方法对所有 ASD 儿童有效,但是有效的早期干预方法具备一些共同特征,它们包括:① 一旦诊断为 ASD 就应尽早干预;② 提供给孩子适合其发展水平的、针对性的学习活动至少每周 25 小时,并且是全年 12 个月都接受干预;③ 有小班化的小组学习活动,同时保证每一个孩子与治疗师或老师有一对一的学习时间;④ 有针对父母和家庭的特殊训练;⑤ 设置 ASD 儿童与正常儿童一起的活动,同时要求 ASD 儿童活动时达到特定的学习目标;⑥ 评估并记录每一个孩子的进展,适时调整干预方案;⑦ 提供高度结构化的、规则性的、伴有视觉提示的环境;⑧ 指导孩子学习适应新环境和新设置的技巧并维持学习技能;⑨ 课程中常包含以下内容:针对语言和交流的课程;社交技巧的学习,比如共同注意的学习等;生活自理能力的学习,如穿衣、梳洗等;应用有研究证据的方法减少问题行为,如攻击性行为、发脾气等;认知能力的学习,如假扮游戏或理解别人的观点;以及传统的学校技能,如认字、计算等。

2. 综合性干预　有数十甚至数百种方法自称对 ASD 治疗有效,我们可以将 ASD 的各类治疗分为四大类:行为和交流干预、饮食干预、药物治疗和其他补充替代医疗。运用循证的方法分析评估各类方法有利于去伪存真,正确指导我们的临床实践非常关键。

教育和行为干预方法主要有在学习原理和行为主义的原则上发展出的应用行为分析(applied behavior analysis, ABA)和结构化教学(treatment and education of autistic and communication- related handicapped children, TEACCH), ABA 中比较成熟的技术有:回合式教学法、关键反应教学法、随机教学法等。同时针对家庭的心理支持也十分重要。

药物治疗使用的原则是在教育和行为干预无效的前提下,再考虑联合使用药物治疗。①针对易激惹、情感爆发、自伤等行为的治疗:利培酮、阿立哌唑是美国 FDA 批准的可以用于 5~6 岁以上 ASD 易激惹症状的药物。②针对注意缺陷多动症状的治疗:一般说来,哌甲酯是 ASD 伴 ADHD 的第一选择,但与单纯 ADHD 患儿相比,ASD 伴 ADHD 儿童治疗疗效要差且副反应更多见,包括出现激动等情绪上的副反应。托莫西汀治疗的有效率大概为 50%,较适合同时合并焦虑、抽动症状患儿。胍法辛、可乐定也是可以选择的药物。值得注意的是,当 ASD 伴 ADHD 患儿同时有严重的冲动、易激惹、攻击性行为时,应考虑使用非典型抗精神病药物治疗。③针对焦虑、抑郁以及刻板重复、强迫性症状的治疗:一项 8 周的 RCT 及另一项回顾性研究表明,氟西汀可以显著降低 ASD 患儿耶鲁强迫量表得分。同时也有多份关于舍曲林、氟伏沙明、帕罗西汀等回顾性研究认为对 ASD 的刻板重复行为有效。④针对睡眠问题的治疗:ASD 儿童比正常儿童睡眠障碍更多见(53% ～ 78%对 26% ～ 32%),现有研究发现,药物治疗 ASD 伴发睡眠障碍的证据并不多,相对证据最多的是褪黑素

（常用剂量 1~3 mg）。

3. 终身照管 ASD 从青少年向成年期过渡是一件十分困难的事情，在此期间 ASD 患者需要继续学习，以便最大限度地达到自立这个目标。

1. 简述智力发育障碍的定义。
2. 对智力发育障碍的评估包括哪些？
3. 如何进行智力发育障碍的评估？
4. 简述特定性学习障碍的定义。

（柯晓燕 王民洁）

第十七章　儿童期情绪与行为障碍

第一节　儿童情绪障碍

儿童情绪障碍(children emotional disorders)是发生在儿童少年期以紧张、焦虑、恐惧为主要临床表现的一组疾病。因儿童心理生理发育年龄特点,其临床表现与成人的神经症有明显的差别,主要表现在:

1. 多数儿童至成年期表现正常,只有少数有神经性障碍(简称神经症);成年期起病的神经症患者的儿童期,并无明显的精神病理学预兆,两者之间并无连续性。

2. 很多情绪障碍儿童本身并无质的异常。

3. 理论假设的机制不同。

4. 儿童期多种情绪障碍之间界限不清楚。

一、流行病学

儿童情绪障碍的患病率,在国外居儿童精神障碍第二位,仅次于儿童行为障碍,国内居行为问题、发育障碍之后的第三位。Rutter 等(1970 年)的报道表明,各种情绪障碍在儿童少年中患病率为 2.5%,国内报道 0.3%~21%,各地区的患病率差异很大。一般来说,本症的患病率城市儿童比农村高,大城市比小城市高;年龄小者少,愈大就愈接近成年人的患病率。而性别差异在年龄小者不明显,在年龄大者则是女性比男性较多见。

二、病因与发病机制

(一) 神经生化及生理因素

情绪障碍的形成涉及范围极其广泛,产生的机制尤其复杂。关于情绪障碍的神经生化机制,以动物实验或成人临床研究为主,对儿童的研究极少。一般认为焦虑症与 5-HT 增高、多巴胺降低以及 γ-氨基丁酸功能不足有关。也有实验证明焦虑症与外周去甲肾上腺素的释放增多有关,因此临床出现一系列症状,如心跳加快、皮肤苍白、多汗、口干等。而强迫症可能与 5-HT 功能增强有关,凡能抑制 5-HT 再摄取的药物,对强迫症均有一定疗效。正电子发射计算机断层扫描(PET)的研究提示,强迫症患者有前额叶眶部皮质及纹状体(主要是尾状核)的功能失调,因此提出 OCD 环路假说,即强迫症患者存在眶额回纹状体苍白球丘脑功能环路异常(Perani,1995)。近年来,功能核磁共振(fMRI)研究发现 OCD 患者前扣带回、前额叶、中颞叶均出现激活增加,进一步支持了 OCD 环路假说(Adler,2000 年)。

(二) 遗传及易感素质因素

有关遗传因素研究方面的报道显示,约 15% 的焦虑症患儿的父母和同胞也有焦虑,约

50％的焦虑症患儿的双生子有类似的诊断。美国精神卫生研究所(NIMH)最近研究发现,强迫症先证者二级亲属中有 20％符合强迫症诊断(Lenane 等,1990 年),但受影响的家庭成员的强迫症首发症状常与家庭中最早发病者症状不同。这些研究表明,遗传因素对情绪障碍的发病有很大影响。

同时,易感素质在发病上具有重要影响。如幼儿时期胆怯、敏感、过分依赖、情感不稳定、反复无常、易受环境影响、易受暗示者易产生情绪障碍。

(三)家庭因素

在家庭中,父母的行为和对刺激的反应方式往往影响儿童情绪障碍的发生。孩子会通过父母进行榜样学习。若父母过分爱清洁、怕脏、对物品摆放要求严格等,易使子女习得强迫性的行为模式,在应激条件下诱发强迫症。

(四)早年生活经验

幼儿时体验到不稳定的家庭生活,或受惊吓、批评、侮辱,或与父母突然分离,或经历手术、不幸事故、亲人重病或死亡等精神创伤等也是情绪障碍的常见致病因素。这可能是因为在受到这些创伤之后,大脑皮质兴奋或抑制过程过度紧张,或相互冲突,形成孤立的病理惰性兴奋灶,引起过分而持久的情绪反应。

从精神分析理论角度来看,焦虑症可能是由于本能欲望不能得到满足而被压抑在无意识内,引起内在的冲突,而通过神经症症状使得内在冲突得以缓和。强迫症状是对威胁性冲动的外在表现,这类冲动是由于早年的内心冲突重新活化的结果。此外,随着依恋理论在精神病学领域的不断深入研究,目前认为婴儿期的非安全型依恋是日后发展为焦虑障碍的高危因素(Bernstein,1996 年),矛盾型依恋的婴儿在青少年期出现焦虑障碍的比例较高(Manassis,1994 年),父母自身的依恋类型对儿童焦虑障碍的发生也有影响。

(五)其他因素

躯体疾病或过度紧张疲劳、学习负担过重、睡眠不足等对情绪障碍发病均有影响。这些因素可能与以上几种因素相互作用,进而对发病产生影响。

三、常见类型

儿童情绪障碍的常见类型有焦虑症、恐惧症、强迫症和癔症等。近几年的趋势是将惊恐障碍、强迫障碍、广泛性焦虑障碍等归入与成人相同的焦虑障碍,将分离性焦虑障碍(separation anxiety disorder)、恐惧性焦虑障碍、社交性焦虑障碍等归为特发于儿童期的焦虑障碍,它们的临床表现、诊断、鉴别诊断分别叙述如下。

(一)分离性焦虑障碍

1. **临床特点** 多发于学龄前和学龄初期。患儿与依恋对象(父母或其他抚养者)分离时产生过度的焦虑情绪。多数患儿常无根据地担心亲人会离开自己发生危险,将发生意外的事故,会大祸临头,使自己与亲人失散,或自己被拐骗等,因此不愿意离开亲人,不去幼儿园或拒绝上学,即使勉强送去,也表现哭闹、挣扎,出现自主神经系统功能紊乱的症状如呕吐、腹痛等。

2. **病程及预后** 分离性焦虑症状可持续数月至数年。经治疗、改变养育方式,或随着患儿年龄的增长,症状可好转,但可在父母吵架、转学等生活事件刺激下再发。很少迁延至成年期,预后良好。

3. **诊断要点** 针对与所依恋的人(通常是父母或其他家庭成员)离别而产生的过度焦

虑。焦虑可表现为以下形式：

(1) 不现实地、先占性地忧虑他的主要依恋之人可能遇到伤害，或害怕他们会一去不回；

(2) 不现实地、先占性地忧虑某种不幸事件，如儿童走失、被绑架、住院或被杀，会使得他(她)与主要依恋之人分离；

(3) 因害怕分离而总是不愿或拒不上学(不是由于其他原因如害怕学校里的事)；

(4) 没有主要依恋之人在侧总是不愿或拒不就寝；

(5) 持久而不恰当地害怕独处，或白天没有主要依恋之人陪同就害怕待在家里；

(6) 反复出现与离别有关的噩梦；

(7) 当与主要依恋之人分手，如离家上学时，反复出现躯体症状(恶心、胃痛、头痛、呕吐等等)；

(8) 在与主要依恋之人分离前、分离中或分离后马上出现过度的、反复发作的苦恼(表现为焦虑、哭喊、发脾气、痛苦、淡漠或社会性退缩)。

病程持续 4 周以上，并影响日常生活、人际交往和学习。排除：心境(情感)障碍、神经症性障碍、童年恐惧性焦虑障碍、童年社交焦虑障碍。

4. 鉴别诊断

(1) 童年恐惧性焦虑障碍：患儿往往具有具体的恐惧对象，同时伴有回避行为、焦虑情绪及自主神经系统功能紊乱症状。而分离型焦虑症患儿是对与依恋关系分离的事实而产生恐惧紧张，缺乏具体恐惧对象。

(2) 广泛发育障碍：部分广泛发育迟滞的病人如孤独谱系障碍的患儿，会表现得与依恋对象过分亲密，若被拒绝后则会不停哭闹，但是孤独谱系障碍的患儿还会出现其他广泛发育障碍的表现，如语言交流困难、语音发音迟缓、缺乏同伴交际能力、兴趣狭窄、动作行为刻板等。

(3) 精神分裂症：精神分裂症患儿可有坐立不安等焦虑症状，但是同时具有幻觉妄想、思维联想障碍、情感不协调等特征性症状，因此不难与焦虑症相鉴别。

(4) 其他：某些药物、躯体疾病(如甲状腺功能亢进)也能引起焦虑反应，但根据相应的服药史、躯体症状和体征以及实验室检查即可与焦虑症进行鉴别。

(二) 社交性焦虑障碍

1. 临床特点　社交性焦虑障碍(social anxiety disorder)表现为不满 6 岁的儿童，每当与人接触或谈话时会紧张、害怕、局促不安，尤其是当接触陌生人或在新环境，表现持久而过分紧张不安、烦躁焦虑，并企图回避。对焦虑情绪的感受应达到异常程度并伴有社会功能失调。

2. 病程及预后　通常缓慢起病于儿童期或少年期，病程长。若为儿童期起病者，症状多随年龄增长而减轻或消失，若起病于少年期，则可能持续到成年，对患者学业、工作和人际关系等造成严重不良影响。

3. 诊断要点　患此障碍的儿童表现出对陌生人的持久的害怕和(或)回避。这种害怕可主要针对成人或小伙伴，或两者兼有。同时伴有正常的选择性依恋父母或其他熟知的人。害怕或回避见人程度上超出了患儿的年龄所应有的正常界限，并伴有具临床意义的社会功能失常。

4. 鉴别诊断　本病主要与分离性焦虑障碍鉴别。分离性焦虑障碍的患儿只要在依恋对象在场陪同的情况下，就可以与陌生人在陌生的环境中正常交往，当依恋对象离开、不在场陪同时，表现出焦虑情绪。而社交焦虑障碍的患儿，无论依恋对象是否陪同在场，与陌生人的接触交往时都会出现明显焦虑情绪和回避行为。

（三）恐惧性焦虑障碍

1. 临床特点　恐惧性焦虑障碍（phobic anxiety disorder of childhood）是指对某些物体或某些特殊环境明知不存在对自身具有真实的危险，却产生异常强烈的恐惧，伴有焦虑情绪及自主神经系统功能紊乱症状，并有回避行为，以期达到解除恐惧所致的痛苦。正常儿童对一些物体和特殊情境，如黑暗、动物、昆虫、死亡、登高、雷电等会产生恐惧，但其恐惧的程度轻、时间短，时过境迁，恐惧心理很快消失，这是正常情绪反应，不属于恐惧症范畴。而儿童恐惧症的临床症状有三个方面的表现：

（1）主观的恐惧体验：患儿往往对某种物体或某些特殊环境产生异常强烈、持久的恐惧，明知恐惧的对象对自身无危险，也不必要，但无法自制，内心极其痛苦。

（2）回避行为：患儿有逃离恐惧现场的回避行为。如一个9岁女孩每次见到毛毛虫就大声喊叫，呼吸急促，跳着跑着要逃离现场。

（3）自主神经系统功能紊乱：表现为呼吸急促、面色苍白或潮红、出汗、心慌、胸闷、血压上升、恶心、四肢震颤或软弱无力，重者可瘫软在地、昏厥、痉挛，或有饮食和睡眠障碍等。

2. 病程及预后　该病主要起病于学龄期（7岁）前，通常在少年期逐渐减轻至消失，只有12.5%左右的患儿症状会迁延至成年，因此预后良好。

3. 诊断要点　儿童对生活环境中的一般事物产生过分的恐惧情绪，并出现回避、退缩行为，若症状持续4周以上，或反复出现，其严重程度影响了患者的社会功能，患者因此而感到痛苦，且符合以下标准可考虑恐惧性焦虑障碍的诊断：

（1）发病于特殊的发育年龄阶段；

（2）焦虑达到临床异常的程度；

（3）焦虑不是更广泛的障碍的一部分。

4. 鉴别诊断

（1）精神分裂症：精神分裂症患儿也会出现对某种特定的物品或场所产生恐惧性焦虑表现，但通常和幻觉、妄想内容相关联，服用抗精神病药物后，随着精神病性症状的减轻，恐惧性焦虑也随之减轻。

（2）广泛性焦虑障碍：广泛性焦虑障碍是以经常或持续的、全面的、无明确对象或固定内容的紧张不安及过度焦虑感为特征。这种焦虑与周围任何特定的情境没有关系，此特点可与恐惧性焦虑障碍以鉴别。

四、治疗

儿童情绪障碍以综合性治疗为原则，根据发病有关因素和症状的特征，可采取心理治疗、环境或家庭治疗和药物治疗等。

（一）心理治疗

心理治疗主要包括认知行为疗法、支持性心理治疗、家庭治疗和暗示疗法等。进行心理治疗时需要根据儿童不同症状灵活选择应用。

1. 认知行为疗法　这是目前证实的最有效的心理治疗方法。如恐惧性焦虑障碍的儿童可选择系统脱敏疗法、示范学习疗法、满灌疗法等行为治疗，同时纠正患者对恐惧事物不恰当的认知。可采用个别或团体治疗形式，小年龄的患者需要父母参与，帮助父母了解不恰当的养育方式对儿童的影响，教会父母采用奖励机制来强化患者的适应性行为。

2. 家庭治疗　主要是通过家庭会谈来了解家庭成员尤其是父母的个性心理特征、心理健康水平、教养方式；分析家庭中的行为互动模式、沟通模式、家庭关系及其可能对患儿产生的影响；帮助父母或其他养育者提高对患儿疾病的认识，了解产生疾病的因素；帮助父母认识其自身或家庭因素可能对患儿产生的不良影响，进而消除家庭环境或家庭教育中的不良因素，促进患儿恢复健康。

（二）药物治疗

可根据主要症状选用药物。

1. 针对焦虑症　苯二氮䓬类药抗焦虑作用较好，常用地西泮（Diazepam，安定）每日 1～2.5 mg/kg、氯氮䓬（Chlordiazepoxide，利眠宁）每日 0.5 mg/kg、阿普唑仑（Alprazolam）每日 0.02～0.06 mg/kg、氯硝西泮（Clonazepam）每日 0.01～0.04 mg/kg、劳拉西泮（Corazepam，罗拉）每日 0.01～0.04 mg/kg。常见不良反应为镇静作用和药物依赖。新一代抗焦虑药丁螺环酮（Baspirone）其抗焦虑作用与苯二氮䓬类药相似，但不良反应小。成人抗焦虑每日量为 20～30 mg，儿童剂量尚待探索。另外，氟西汀（Fluoxetine）、文拉法辛（Venlafaxine，博乐欣）、氟伏沙明（Fluvoxamine，兰释）也可酌情用于儿童焦虑障碍的治疗。

2. 针对恐惧性焦虑障碍　可用抗焦虑药物如地西泮、阿普唑仑等。研究显示具有抗焦虑作用的抗抑郁剂，如氯米帕明（Clomipramine，氯丙咪嗪）每次 12.5 mg，每日 2 次；舍曲林（Sertraline）每日 12.5～50 mg 等也有一定的治疗作用，剂量要根据病情适当调整。

3. 针对焦虑障碍伴发的儿童抑郁障碍　既往临床大多选用三环抗抑郁药，如丙米嗪、多虑平、氯米帕明等，剂量为每日 2～5 mg/kg，分 2～3 次口服。服药后 3～4 日见效。这些药不良反应大，常见有口干、便秘、视物模糊、低位性低血压、心电图改变，甚至引起癫痫发作。因此，需密切观察，及时调整治疗。近年来氟西汀、文拉法辛、舍曲林（Sertraline）等新型抗抑郁药已相继应用于儿童抑郁障碍。这些药不良反应相对较轻，常见恶心、腹泻、失眠等。

（三）生物反馈疗法

生物反馈疗法是建立在生物反馈学说理论基础上的一种治疗方法。它借助于专业的仪器将人们通常情况下难以意识到的生理活动，如心电、脑电、肌电、皮电、皮温、呼吸、血压、胃电、胃肠压力等，记录、保存并转变为直观的、容易理解的视觉、听觉形式，受试者根据这些信号了解自身的生理变化，同时依据这些变化逐渐学会通过自己的行为改变，在一定程度上控制和纠正这些活动的过程。

例如：肌肉的紧张程度常常与人的整体生理警觉水平有关，因此精神紧张与肌肉紧张的消长是平行的。利用肌电生物反馈仪采集患儿伴随肌肉收缩或松弛产生的电活动，即肌电信号，并以各种图像的方式进行实时反馈，通过松弛肌肉的训练达到缓解精神紧张、焦虑的目的。

第二节　儿童注意缺陷多动障碍

注意缺陷多动障碍（attention deficit hyperactivity disorder，ADHD）通常称为儿童多动症，ICD-10 中称为多动障碍（hyperactivity disorder），是儿童期常见的行为问题，以注意力不集中、多动和冲动为主要核心症状，常导致明显学业与社交受损。目前，学者们普遍认为 ADHD 是一种影响终身的慢性疾病。

一、流行病学

ADHD 遍布世界各国,患病率较高,是最常见的儿童行为问题,患病率一般为 3%～5%。男孩多见,学龄期儿童的男女发病率比约为 9:1,青春期为(2～3):1。

二、病因与发病机制

ADHD 是一种综合征,病因和发病机制尚不明了。大多认为是由于遗传因素和神经生物学因素,结合心理社会因素共同作用所致。

(一)遗传因素

家系调查、双生子、寄养儿及分子遗传学等研究显示,ADHD 具有较高的遗传性,遗传率 0.6%～0.9%,基因研究发现多巴胺传递基因(DAT、SLC6A3)和多巴胺受体基因(DRD4、DRD5)等可能与发病相关。但目前遗传方式不明。

(二)神经生理学因素

研究资料显示,本症可能是由于大脑皮质的觉醒不足。如多动症儿童脑电图异常率高,慢波活动增加。觉醒不足属于大脑皮质抑制功能障碍,从而诱发皮质下中枢活动释放,表现出多动行为。另外,患儿觉醒不足,对奖惩行为在一般心理水平下不起作用,所以多动儿童难以吸取经验教训,其行为问题难以矫正。

(三)生物化学因素

多巴胺(DA)、去甲肾上腺素(NE)及 5-羟色胺(5-HT)等神经递质代谢障碍和功能异常被认为与 ADHD 发生、发展密切相关,但确切机制仍未阐明。一般情况下,单胺类的中枢递质去甲肾上腺素、5-羟色胺和多巴胺处于一种平衡状态,以保持适当的行为,当三者失去平衡时,即引起注意缺陷多动障碍的相关症状。

(四)神经系统解剖及病理生理异常

国内外研究报道认为,ADHD 是由于大脑额叶(前额叶)、纹状体、扣带回背侧前部皮质(DACC)等脑结构发育迟缓或功能失调引起。相关脑区的缺陷或损伤将引起患儿活动过度、冲动攻击行为、情绪不稳、注意力不集中、挫折阈降低、做事有头无尾等症状。

(五)心理社会因素

尽管 ADHD 有较高的家族聚集倾向和遗传率,但同卵双生子罹患本症的表现差异和寄养儿的研究均提示环境因素存在的影响。父母性格不良或有精神障碍、养育方式差异、家庭气氛紧张、家庭结构不稳定、母孕期或围产期异常、经济困难、社会风气不良、环境污染等诸多心理社会因素的持续存在,对于诱发或加重本症有重要作用。

三、临床表现

注意缺陷多动障碍的核心症状为注意缺陷、多动和冲动。目前认为症状始于 12 岁前,多在 3 岁左右发病。50%～60% 患儿的症状会持续到成人期。长期看来,核心症状会随年龄增长而变化:多动症状多会日益减轻,而注意缺陷和冲动则会长期存在,并随着课业负担加重和情绪波动加剧而凸现出来。

1. 注意缺陷(attention deficit) 患儿上课不能专心听讲,玩文具、画画、想动画片;易受外界的细微干扰而分心;做作业粗心、漏题,做游戏不专心,一会玩这样一会玩那样,且玩具乱放;做事不能坚持,常半途而废等。

2. **多动或活动过多(hyperactivity)** 患儿在各种场合都会动不停,如在教室内喧哗吵闹、来回奔跑,在座位上来回扭动或离位,撩人,话多,不爱护玩具,丢三落四,常和同学争吵打架,难于安静。

3. **冲动(impulsiveness)** 任性冲动,情绪不稳,易激惹,易过度兴奋,易受挫折,常对一些小事做出过分反应,常大哭吵闹,在冲动下做出一些危险举动及破坏伤人行为,但易冲动并非多动症的特异性症状。

4. **学习困难** 患儿智力水平大都正常或接近正常。但由于注意缺陷、活动过度等症状,不善于思考,导致学习困难。部分患儿可有认知功能障碍,如临摹图画时不能分清主体与背景的关系,不能将图形的各个部分很协调地组合在一起。有的患儿存在阅读、拼音及书写困难。有的患儿存有空间定位障碍,如分不清楚左右、将文字倒读、反写字等。有的患儿将"6"读成"9",将"d"读成"b"。有的患儿还有拼音困难、口吃、言语表达能力差等。

5. **神经系统软体征** 临床上约半数患儿具有动作笨拙、共济运动失调、快速轮替动作不协调等轻微的神经系统异常体征。这些体征仅作为诊断参考,无特异性诊断意义。

四、共病现象

ADHD的患儿常与发育障碍或其他精神障碍共病。据美国研究报道,单纯的ADHD占31%,共病其他精神障碍的ADHD占69%,其中共病对立违抗占40%、焦虑障碍占31%、品行障碍占14%、抽动障碍占11%、心境障碍占4%。共病的障碍不仅使患儿的临床表现更为复杂,而且影响治疗和预后。

五、病程及预后

多数ADHD患儿的症状到青春期会逐渐缓解,有30%的患儿的症状会持续到成年。如果不经治疗,持续到成年期多动症患者中30%会出现:注意力缺陷与多动障碍的残留症状、反社会人格障碍、酒精药物依赖、癔症、焦虑症和类精神分裂症等精神障碍。

预后不良的影响因素主要包括不良的家庭和社会因素,以及存在共病,尤其是品行障碍、学习困难、边缘智力和情绪障碍。

六、诊断要点

1. **症状特征** 在一个以上场合(诸如居家、教室、诊所)中出现以注意缺陷和多动为主要的临床表现。这种注意缺陷或多动超出了患儿的年龄和智商的应有水平。

2. **严重标准** 对社会功能(如学习成绩、人际关系等)产生不良影响。

3. **病程标准** 起病于6岁前(DSM-V为12岁前),符合症状标准和严重程度标准至少已6个月。

4. **排除标准** 排除精神发育迟滞、广泛发育障碍、情绪障碍等。

在成年期仍可诊断多动性障碍。其依据相同,但对注意和活动的评价应参照发育上适当的常模。

当童年存在多动症,但现已消失并代之以另一种病态诸如社交紊乱性人格障碍或物质滥用,应对现有的而不是原有的疾病状态做出诊断。

七、鉴别诊断

1. 儿童精神分裂症　在精神分裂症早期往往有注意涣散、学习困难、情绪不稳、兴奋不安和行为改变等，应和多动症鉴别。但精神分裂症患儿具有特殊的思维障碍、情感平淡、幻觉、妄想等特征性症状，故不难与多动症相鉴别。

2. 精神发育迟滞　精神发育迟滞者存在语言、运动等方面的发育迟滞，学习成绩差与其智力水平相符合。而多动症患儿的学习成绩明显低于其智力所能达到的水平。

3. 情绪障碍　情绪障碍的患儿虽可有明显的行为紊乱、多动、好攻击、易激惹、注意力不集中等症状，但是以情绪障碍如焦虑、抑郁、烦躁等为主导症状，呈间断性病程。而多动症患儿的病程为慢性持续性病程。

4. 品行障碍　由于多动症患儿常常不服从管理，无组织纪律性，常出现不良行为，故需要和品行障碍鉴别。品行障碍者以反复而持久的反社会性、攻击性为特点，常频繁出现斗殴、外逃、偷窃、严重说谎、纵火等明显违反社会规范和道德准则的破坏或犯罪行为。这类儿童无注意障碍，用兴奋药治疗无效。多动症和品行障碍两组症状常同时存在，同病率高达30％～58％(Schachar,1991年)。这类儿童应进行积极治疗，因为具有两组症状重叠的儿童预后不良。

5. 抽动障碍　主要表现为不自主、间歇性、多次重复的抽动，包括发音器官的抽动，症状奇特，不难鉴别。

6. 正常儿童的活泼好动　一般发生在 3～6 岁，以男孩为多，也表现为好运动和注意力集中时间短暂。这些小儿的多动常与外界无关刺激过多、疲劳、学习目的不明确、注意缺乏训练、生活习惯不好有关。

在成年期仍可诊断多动性障碍。其依据相同，但对注意和活动的评价应参照发育上适当的常模。当童年存在多动症，现已消失并代之以另一种病态诸如社交紊乱性人格障碍或物质滥用，应对现有的而不是原有的诊断。

八、治疗

ADHD 是由生物、心理、社会诸因素引起，治疗原则需针对这三方面进行综合治疗。

（一）药物治疗

1. 中枢神经兴奋药　盐酸哌甲酯为 ADHD 的一线治疗药物。主要改善患儿的注意力，明显减少多动、冲动、违拗及与同伴关系不良等行为问题(Barkley,1989年)，使家庭关系有所改善(Schacher 等,1987年)，其学习成绩也会随之提高。服药后,70％～80％患儿的症状可以明显改善。由于本品可能出现失眠、眩晕、头晕、头痛、心悸、恶心、厌食、诱发抽动症等不良反应，故此类药物必须在专科医师指导下服用，不可自行滥用。6 岁以下者原则上不用药。精神分裂症、甲状腺功能亢进、心律不齐、心绞痛、青光眼和对本药过敏者禁用。

目前国内常用剂型有立即释放型哌甲脂(利他林,Ritalin)和控制释放型专注达(Cencerta)。利他林起效快,2 小时可达最高血药浓度，药效维持 3～4 小时,常用量 0.1～0.6 mg/kg,从低剂量开始服药，一般每天服药 2 次,为减少胃肠道反应宜早餐和中餐后服用。最大剂量不超过每日 30 mg 为宜。专注达疗效可持续 12 小时,只需每天早餐后服药一次。

2. 非兴奋剂类药物

（1）盐酸托莫西汀(Atomoxetine)：为一种选择性去甲肾上腺素再摄取抑制剂，也可作为

ADHD 一线治疗药,可明显改善核心症状。优点在于每日 1 剂可维持稳定的血药浓度,包括晚上的症状均可持久改善,对于合并抽动或情绪障碍者疗效优于兴奋剂。初始治疗:①体重不足 70 kg 的儿童和青少年用量,开始每日总剂量约 0.5 mg/kg,服用 3 天最低剂量后增加药量,至每日总目标剂量,约 1.2 mg/kg,可单次服用或早晚平均分为两次服用。对于儿童或青少年,每日最大剂量不应超过 1.4 mg/kg 或 100 mg,选其中较小的一个剂量;②体重超过 70 kg 的儿童、青少年或成人用量,开始每日总剂量 40 mg,服药 3 天后加量至目标剂量 80 mg。继续使用 2～4 周,若未达最佳疗效,每日剂量可增至最大推荐总剂量 100 mg。常见的不良反应:消化不良、恶心、呕吐、疲劳、食欲不振、眩晕和情绪波动。治疗期间需定期复查肝功能。

(2) 三环类抗抑郁药:常用丙咪嗪,对伴有焦虑和抑郁的 ADHD 比较适宜。剂量从早晚各 12.5 mg 开始,根据疗效逐渐加量,每日总量不大于 50 mg。该类药最令人忧心的副作用是心血管变化,如心律失常,有猝死个案报道。其他不良反应有轻度激动、嗜睡、口干、头晕、便秘、震颤和肌肉抽动等。

(3) α受体拮抗药:一般选用可乐定(Clonidine),对抽动障碍和 ADHD 均有效,尤其适用于两者都存在的患儿。开始每日服 0.05 mg,以后缓慢加量至每日 0.15～0.3 mg,分 3 次服。需定时监测血压。

(4) 其他药物:文拉法辛能有效地抑制 5-羟色胺和去甲肾上腺素的再摄取,对多巴胺的再摄取也有一定的抑制作用,其适应证为抑郁症,也被发现可以改善注意力。

(二)脑电生物反馈治疗

脑电研究发现 12～15 Hz 的 SMR 波可抑制运动性活动,而 4～8 Hz 的 θ 波与白日梦和困倦有关。多动症患儿多有 SMR 波减少,θ 波增多现象。脑电生物反馈治疗通过脑电生物反馈仪采集患儿脑电波,并以各种图像的方式进行实时反馈,以达到抑制 θ 波,强化 SMR 波的目的。脑电生物反馈法能改善多动症的核心症状,疗效持久,但起效慢,有人认为与药物配合治疗效果更好。

(三)心理治疗

用行为矫正疗法、认知训练等方法结合药物对患儿进行治疗。如利用行为学习原理,通过奖惩逐步增强患儿的适应性行为;也可通过认知训练提高患儿自我控制、自我调节的能力,改善其冲动性,养成"三思而后行"的习惯。但对单纯由生物学因素引起的多动症患儿,如无明显社会心理因素者,采用心理治疗对患儿无明显效果。

(四)家庭治疗或教育咨询

家庭治疗或教育咨询可帮助父母和教师正确认识注意缺陷多动障碍,帮助他们接纳孩子的特点,改变将患儿当作"坏孩子"的看法,适当降低对患儿的一些行为标准,并改变教育和教养方式,能够针对患儿特点,采用一些特殊教育方法。如:①明了患儿的疾病性质,寻觅及去除可能的致病诱因,不歧视,不粗暴对待;②疏散过多精力,如进行户外活动、打球、跑步等;③订立简单可行的规矩,如吃饭时不看图书,做作业时不玩玩具等;④对于打架、伤人以及毁物等不良行为,应像对待正常儿童一样严加制止,不可袒护;⑤有条件的学校对这类患儿可小班上课,加强个别辅导,对于良好行为,如静坐听课、注意力集中、作业不粗心等要及时表扬鼓励,以利于巩固。

第三节　品行障碍

品行障碍(conduct disorder)是指在儿童少年期反复、持续出现的违反与其年龄相适应的社会行为规范和道德准则,损害他人或公共利益的行为障碍。主要包括:偷窃、逃学、离家出走、说谎、纵火、虐待动物、性虐待、躯体虐待、违抗与不服从、破坏性行为等一系列异常行为。

一、流行病学

由于研究方法及诊断标准的差异,品行障碍的发生率各家报道不一。国外报道的患病率为 $3.0\% \sim 16\%$,国内报道男孩的患病率为 2.48% ,女孩为 0.28% 。品行障碍发病年龄最早可到 5 岁,但通常起病于儿童晚期或少年早期,男孩高于女孩,男女患病率之比为 $(3 \sim 12):1$ 。

二、病因与发病机制

(一)生物学因素

遗传因素研究资料显示,反社会性行为在同卵双生子之间的同病率明显高于异卵双生子,亲生父母有反社会性或犯罪行为的儿童犯罪危险性明显偏高。在近年来对神经递质的研究中揭示,中枢神经 5-HT 功能降低与冲动攻击性行为增加有关。还有研究表明雄性激素水平高的男童出现攻击破坏行为率高,可能由于雄性激素可直接影响大脑边缘系统的特定区域,该区域与攻击性行为和性行为的控制作用有关(Herbert,1989 年)。Mednick 等通过对照研究表明,反社会行为的青少年具有先天自主神经的低反应性,即受刺激后心率缓慢,反应水平低,从刺激效应恢复的速度快。这些生理缺陷可能妨碍儿童学会通过回避来避免受到惩罚的能力。其他生物因素主要是儿童早期遭受的各种有害生物因素,如母孕期情绪不佳以及患各种躯体疾病、早产、异常分娩等都可能会影响品行障碍的发生。

(二)家庭社会因素

1. 不良的家庭环境及教养方式　父母婚姻不和或离异,可造成小儿精神创伤,影响小儿心理社会发育。父母有犯罪史、酗酒、反社会行为等使得儿童从小在不良环境中成长,易引发品行问题。父母管教方法不当,如简单粗暴、放任不管、管束过严或忽视、教育态度不一致等都容易造成儿童出现品行问题。

2. 社会文化因素　不同社会、民族或地域的文化传统或思想观念也影响少年违法犯罪率,各种文化媒体中过多出现暴力行为也可能会增加儿童和少年的违法行为。

(三)心理因素

品行障碍儿童往往具有情绪不稳、冲动、自我中心、好攻击等心理特点。儿童早期对父母的依恋、关系不良、受同伴排斥、学业失败等会导致儿童缺乏安全感、自尊感,容易自卑且可能转向以不正当的途径获得情感的满足。

因此,品行障碍发病错综复杂的病因,是生物、社会和心理三方面因素综合作用的结果。

三、临床表现

反社会行为和攻击性行为品行障碍儿童最主要的表现,部分患儿还伴有注意缺陷多动障碍、情绪焦虑或抑郁、易激惹、学习困难、智商偏低等问题,患儿自尊心降低、自我评价差。

1. 一般攻击性和破坏行为　攻击行为主要表现为躯体攻击或言语攻击。幼儿表现为暴怒发作、吵闹,以后渐渐变为违抗成人命令、与人争吵、言语伤人、打架斗殴、恃强欺弱等行为。一些患儿甚至威胁或恐吓其他弱小儿童,索要他人钱物,或强迫他人为自己做事。这些儿童也常有残酷虐待动物的行为。破坏性行为主要表现为故意破坏家中或别人的东西,或破坏景物。

2. 说谎　儿童最开始时说假话可能是为了获得奖励或逃避惩罚,后因能从说谎中获得益处,因此常用说谎来达到自己的目的和愿望,渐渐变为经常有意说谎,甚至发展为说谎成性,进而成为行为模式,构成品行障碍。

3. 偷窃　往往开始于学龄期,表现为未经同意拿走父母的钱,或把家里的东西拿到外面去,进而发展为占别人东西为己有,有意偷别人的东西,常伴有说谎。少年期以后主要是表现为外出行窃,单独或团伙行窃。

4. 逃学或离家出走　首先可能是做了错事或学习成绩不好怕惩罚不敢回家;或对学习无兴趣而旷课逃学;或因在家自尊心受到损伤,得不到父母关心,家庭气氛不良,父母经常争吵而出走;也有因迷恋网吧上网而不回家。常伴有说谎和偷窃等不良行为。

5. 纵火　表现为单独或集体烧毁别人或公共的财物。纵火可能是为了报复或寻求刺激等,常伴有其他反社会性行为。

6. 吸毒行为　多发生于青少年时期,表现为反复使用成瘾性物质。初次使用多出于好奇或受人利用,一旦成瘾后就长期反复使用,并不择手段地获取毒品,甚至发展为参与贩毒。常常伴有其他反社会性行为,形成少年违法。

7. 性攻击　多发生于青春期以后的男性,表现为强奸、猥亵女性、集体淫乱性性行为。女性可因与异性发生性行为获得物质满足而出现卖淫和淫乱行为,构成社会违法行为。

四、病程及预后

目前国内外有关对立违抗性障碍的研究较少,部分患儿发育为反社会性品行障碍和反社会性人格障碍,在人际关系问题处理、保持健康生活方式以及和发挥社会功能等的能力上明显受损。

五、诊断要点

1. 确定品行障碍的存在应考虑到儿童的行为表现与发育水平明显不一致。

2. 作为诊断依据的症状　①过分好动或霸道;②残忍地对待动物或他人;③严重破坏财物;④放火;⑤偷窃;⑥反复出现的谎话;⑦逃学或离家出走;⑧过分频繁地大发雷霆;⑨反抗性挑衅行为;⑩长期严重的不服从。明确存在上述任何一项,均可作出诊断,但孤立的社交紊乱性行为还不够。

3. 排除标准　包括:不常见但严重的基础病状如精神分裂症、躁狂症,弥漫性发育障碍、多动性障碍和抑郁。

4. 只在上述行为存在 6 个月或更长时间才考虑本诊断。

六、鉴别诊断

品行障碍诊断时需排除以下疾病:

1. 注意缺陷多动障碍　主要表现为多动、注意力集中困难、冲动等,经过兴奋剂治疗后行为症状可以得到明显控制。一些注意缺陷多动障碍儿童的父母由于教育不当可能易使儿童发展成品行障碍,诊断时需要给予双重诊断。

2. 情绪障碍　情绪障碍的病程为发作性的,其行为异常与情绪异常密切相关,经过抗焦虑或抗抑郁治疗后行为异常逐渐恢复。

3. 抽动秽语综合征　患儿具有强迫性或冲动性骂人、秽语,也可以伴有攻击性行为。但主要表现为多发性的运动和发声抽动,使用氟哌啶醇等药物治疗,行为异常可以随着抽动症状的控制而消失。

4. 儿童少年精神分裂症　精神分裂症患儿多伴有思维障碍、感知觉异常和言语异常等分裂症基本表现,用抗精神病药物治疗后行为异常可以改善。

5. 癫痫　癫痫发作时有意识障碍,既往有癫发作史,可能有智力障碍以及脑电图上有癫性放电等特征。

6. 脑器质性精神障碍　可以根据有脑损害的病史和神经系统的阳性体征与品行障碍鉴别。

7. 精神发育迟滞　根据智力低下和社会适应能力差的特点容易与品行障碍鉴别。

七、治疗

目前品行障碍的治疗多采用心理治疗、药物辅助治疗及教育咨询等综合干预方法。

(一)行为治疗

利用操作性条件反射原理,改变儿童的行为模式,逐渐减少不良行为,包括阳性强化疗法和惩罚疗法等。当孩子出现亲社会行为时,及时给予奖励,及时发现并表扬其优点和进步的地方,帮助其树立自尊心和建立良好的行为模式。

(二)问题解决技巧训练

训练包括四大步骤:①帮助患儿理解问题,将问题在头脑中以恰当的形式再现出来;②制订出获得结果的计划;③实施计划;④检验结果。这种训练在降低反社会性行为和增强亲社会行为方面的作用效果较好。其原理是认为品行障碍患儿存在认知能力缺陷。

(三)家庭治疗

家庭治疗是通过改变家庭的功能结构、互动模式等,继而改变患儿的行为。

1. 父母管理训练　通过改变父母和儿童之间不良的相互方式,进而改变儿童不良的行为。包括:训练父母以适当的方法与儿童进行交流,采用阳性强化措施奖赏儿童的亲社会性行为,必要时采用一些轻微的惩罚消退不良行为等。

2. 家庭功能治疗　主要从家庭功能的整体上来分析存在的问题,通过增加家庭成员之间的直接交流和相互支持,完善家庭的功能,帮助家庭找到解决问题的新方法,提高家庭的应对能力等,以达到改变患儿不良行为的目的。

(四)社区治疗

主要是利用各社区内的优势进行干预,例如雇佣一些大学生或成人志愿者作为他们的伙伴,与他们建立朋友关系,树立行为榜样,引导他们改正不良行为。另外,可以实施一些学校干预计划,如社会技能训练计划和学习技能训练计划,以改善伙伴关系,提高学习成绩,增加患儿的自尊心,改善患儿的不良行为。

（五）药物辅助治疗

药物治疗主要是用于治疗其他伴随症状。如用哌甲酯等中枢兴奋药治疗伴随的多动表现，用碳酸锂治疗情感症状，用抗抑郁药治疗抑郁症状。某些药物对抑制攻击性行为有一定的效果，如氟哌啶醇、碳酸锂和普萘洛尔等药物对控制部分患儿的攻击性行为和暴怒发作有效，可以作为严重攻击性行为的辅助治疗。

第四节　抽动障碍

抽动障碍（tic disorder）主要表现为一个或多个部位肌肉不自主的、反复的、快速的非节律性运动抽动和发声抽动，并可伴有注意力不集中、多动、强迫性动作和思维或其他行为症状。本病多发生于儿童时期，少数可持续至成年，根据发病年龄、临床表现、病程长短和是否伴有发声抽动可分为一过性抽动障碍、慢性运动或发声抽动障碍、发声与多种运动联合抽动障碍（Tourette综合征，TS）。患者经常因抽动症状而降低自信，影响人际交往、学习及工作等社会功能。抽动症状可因紧张、焦虑、兴奋、应激以及疲劳、感冒等因素加重，因完全专注于某事或彻底放松而减轻，入睡后消失。

一、流行病学

抽动障碍是儿童青少年时期较常见的一种神经精神障碍。据文献报道5％～20％的学龄儿童曾有一过性抽动障碍病史，在儿童青少年期慢性抽动障碍的发病率为1％～2％，TS的发病率为0.05％～3％，本病以男孩多见。患病率差别很大，可能与研究对象的年龄分布，性别构成，生活环境差异，诊断、排除标准的不同有关。

二、病因及发病机制

抽动障碍的病因及发病机制尚未完全明确。其中，以TS的病因研究最多，近年来的研究报道提示TS可能是由于遗传因素、神经生理、生化代谢以及环境因素在发育过程相互作用的结果。

1. 遗传因素　家族研究及双生儿调查研究结果发现，TS患儿家族成员中患抽动症和TS的较为多见，其发生率为10％～66％；TS双生儿同病一致性较高，单卵一致性为75％～95％；双卵一致性为8％～23％。TS遗传方式及机制未明。

2. 神经生化因素　该病与神经生化因素之间的关系尚无定论。患儿可能存在以下异常：①纹状体多巴胺活动过度或突触后多巴胺受体超敏感；②去甲肾上腺素功能失调；③5-羟色胺水平降低；④γ-氨基丁酸抑制功能降低；⑤苍白球等部位谷氨酸水平增加；⑥基底节和下丘脑强啡肽功能障碍；⑦乙酰胆碱不足，活性降低。目前，研究较多的是兴奋性氨基酸，如谷氨酸和多巴胺系统间相互作用的异常。

3. 器质性因素　50％～60％的TS患儿存在非特异性脑电图改变。少数患儿CT异常。神经系统软体征较多见。PET研究提示患儿存在双侧基底节、额叶皮质、颞叶的代谢异常。近年来的研究认为，基底核和边缘系统的特殊部位发育异常可能是TS的原因。

4. 社会心理因素　TS症状与心理压力和紧张相关。研究也证实应激可诱发易感个体发生抽动障碍。

5. 药源性因素及其他　长期不恰当或大剂量地应用抗精神病药物或中枢兴奋药，也可能引发该病的发生。有研究报道 β 溶血性链球菌感染引起的自身免疫与该病发生有关。

而短暂性抽动障碍的发生可能还与因局部刺激而诱发的躯体因素相关,如眼结膜炎或倒睫刺激引起眨眼抽动,上呼吸道感染可能诱发吸鼻、面肌抽动。当局部疾病原因去除后,抽动症状仍继续存在,这可能与大脑皮质形成的惰性兴奋灶有关。

慢性运动或发声抽动障碍单独的病因研究未见报告,多数认为是由短暂性抽动障碍发展而来。

三、临床表现

(一)一过性抽动障碍

可起病于 2～10 岁,其中 4～7 岁最多。主要临床表现为简单性运动抽动,常局限于头、颈、上肢,常见表现为眨眼、挤眉、翻眼、皱额、咬唇、露齿、张口、点头、摇头、伸脖、耸肩等动作。少数可出现简单发声抽动,如单纯反复咳嗽、哼气或清嗓等。病程持续时间一般不超过 1 年。

(二)慢性运动或发声抽动障碍

一般起病于儿童早期。主要临床表现为一种或多种运动或发声抽动,表现类似一过性抽动障碍,但运动抽动和发声抽动并不同时存在,以简单或复杂运动抽动最多见,慢性发声抽动较少见。症状相对不变,病程可以持续数年甚至终生。

(三)发声与多种运动联合抽动障碍(Tourette 综合征,TS)

TS 以多发性运动性抽动伴有不自主发声为主要特征,是抽动障碍中最严重的一型,一般起病于 2～15 岁,平均起病年龄为 7 岁。主要临床表现为进行性发展的多部位、多形式的运动抽动和一种或多种发声抽动,两种抽动在疾病的某段时间内共同存在。症状一般起始于眼、面单一运动抽动,逐渐出现复杂抽动,并向下发展到颈、肩、肢体、躯干抽动。通常发声抽动较运动抽动出现晚,简单发声抽动多,如具有爆发性反复发声、清嗓子和呼噜声,复杂发声抽动较少,如重复特别的词句,约 15% 的患儿存在秽语。共病较多,对患儿情绪、心理影响较大。

四、共病

抽动障碍的常见共病有冲动、注意障碍、焦虑、情绪不稳定、抑郁、强迫以及学习困难等,这些伴随发生的症状常常比抽动症状本身给患儿造成的有害影响更大,会给患儿带来羞耻感和精神缺损,对社会功能的损害严重于抽动障碍本身。

五、病程及预后

短暂性抽动障碍预后良好,患儿症状可在短期内减轻甚至消失;慢性运动或发声抽动障碍虽然病程较长,但患儿的社会功能受影响较小;预后较差的是 TS,需长时间服药控制症状,停药后症状易反复或复发,大部分患儿至少年后期可有好转,但也有部分患儿症状可延续至成年,甚至终生,严重影响社会功能。

六、诊断要点

抽动障碍的主要特征是:
1. 突发、迅速、短暂而局限性的运动形式,不具备作为基础的神经系统障碍证据。

2. 反复发作,抽动频率可以有强有弱。

3. (通常)睡眠时消失。

4. 可随意地再现或克制而没有痛苦感。

5. 缺乏节律性。

6. 18 岁以前起病。

一过性抽动障碍符合抽动障碍的一般标准,但抽动时间不超过 12 个月,这是抽动的最常见类型。

慢性运动或发声抽动障碍符合抽动障碍的一般标准,具有运动或发声抽动(但两者不并存),抽动可以是单一的也可是多种的(通常是多种的),持续一年以上。

发声与多种运动联合抽动障碍符合抽动障碍的一般标准,具有或已有过多种运动性抽动和一种或数种发声抽动,在疾病的某段时间内共同存在,但不一定同时出现,在发声抽动出现前常有运动性抽动。症状常在少年期加重,并且常延续到成年。

七、鉴别诊断

抽动障碍诊断时需与下列疾病鉴别。

1. 风湿性舞蹈症(小舞蹈症)　儿童较多见,因风湿性感染所致,具有相应的体征和阳性化验结果(如血沉、抗"O"及黏蛋白反应等),肢体大关节呈舞蹈样运动,不能随意克制,但非重复刻板的不自主动作,肌张力减低。舞蹈症一般可自行缓解或通过抗风湿治疗有效,很少有发声抽动或秽语、强迫障碍等,可以此鉴别。

2. 亨丁顿(Huntington)　舞蹈症是一种神经系统家族遗传病,多于成年起病,但也有少年型。临床是以进行性不自主舞蹈样运动和智力障碍为特征,肌力和肌张力减低,各关节过度伸直,腱反射亢进或减低。

3. 肝豆状核变性(Wilson 病)　由先天性铜代谢障碍引起,临床有肝脏损害、精神障碍、神经系统损害(锥体外系体征),其不自主运动为锥体外系损害的表现,可为细微震颤伴肌张力增高,亦可为手足徐动症或舞蹈指划样动作。角膜有 K-F 色素环,血浆铜蓝蛋白减低等特征可资鉴别。

4. 手足徐动症(athetosis)　本综合征有先天性和继发于出生后早期中枢神经系统感染、缺氧、中毒等引起纹状体损害,表现有手足徐动、肌强直、智力缺陷等征象。

5. 肌阵挛　是癫痫发作的一种类型,具有发作性特征,每次持续时间短暂,常伴有意识障碍、脑电图异常,经解痉治疗有效。

6. 急性运动性障碍　表现为突然发生不自主运动、肌张力不全、扭转痉挛或舞蹈样动作。常由于服用抗精神病药物、中枢兴奋药、左旋多巴胺以及甲氧氯普胺(胃复安)等所引起,停药之后症状逐渐消失,可以此鉴别。

7. 癔症与儿童精神分裂症　癔症的痉挛发作和儿童精神分裂症装相做鬼脸可表现类似 TS,但有原发精神障碍的特征,一般无发声抽动,可加以鉴别。

八、治疗

以综合治疗为原则,包括药物治疗、心理治疗、生活习惯调整和改善生活环境等,按个体不同情况选择治疗方案。

（一）药物治疗

1. 针对抽动症状的药物

（1）氟哌啶醇（Haloperidol）：治疗抽动障碍疗效好，有效率70%～80%。通常从小剂量开始，每日1～2 mg，分2～3次口服；而后逐渐增量，每日总量范围为1.5～8 mg，服药期间应注意该药的不良反应，及时处理。

（2）匹莫齐特（Orap、Pimozide）：又称哌迷清，治疗TS的疗效与氟哌啶醇相当，每日服药1次，开始剂量为0.5～1 mg，小量增加；儿童每日剂量范围为3～6 mg。该药镇静作用轻，迟发性运动障碍较少见，但约10%患儿出现心脏传导阻滞，故在服药过程中需监测心电图的变化。

（3）硫必利（Tiapride，泰必利）：治疗TS有效，不良反应较氟哌啶醇轻，但见效稍慢，一般服后1～2周见效。剂量50～100 mg，每日2～3次。本品的不良反应主要有头昏、无力、嗜睡。

（4）可乐定（Clonidine）：是一种选择性中枢α2受体激动剂，可缓解30%～40%患儿TS的运动抽动和发声抽动，同时改善伴发的注意力不集中和多动症状。通常起始剂量为每日0.05 mg（小年龄0.025 mg），每隔一周酌情加量，分2～3次口服，一般学龄儿童每日剂量范围为0.15～0.25 mg。主要不良反应为嗜睡、易激惹、口干、头昏、一过性低血压、失眠等。少数可产生心电图改变，服药期间应定期检查血压和心电图。

另有研究表明肌苷、利培酮、氯硝西泮、喹硫平、阿立哌唑等治疗抽动障碍也可获得明显效果。

2. 针对共病症状的药物

（1）共病注意缺陷多动障碍：首选盐酸托莫西汀，也可采用氟哌啶醇、可乐定、呱法新（Guanfacine）等治疗。呱法新可以改善抽动障碍、注意不集中、多动症状，剂量范围为每日0.5～3.0 mg。常见不良反应有：轻度疲劳和镇静作用，对心脏、血压无影响。

（2）共病强迫障碍：可选用氯米帕明、舍曲林、氟伏沙明等药物治疗，同时联合应用治疗抽动障碍的药物。

（3）伴发自伤行为：应用氟西汀治疗可减少自伤行为，其机制尚未明确。也有报道应用阿片受体拮抗药纳曲酮（Naltrexone）或纳洛酮治疗自伤行为有效。

（4）伴发焦虑或抑郁：可在治疗抽动症的用药基础上加用抗焦虑药或抗抑郁药。

3. 心理治疗　不同程度的抽动障碍可对患儿自身及其家庭的日常生活和学习带来不同程度的干扰和影响。患儿的症状易受精神创伤、情绪波动或学习负担过重等因素的影响而加重。因此除药物治疗之外，还需要进行心理治疗，包括行为疗法、支持性心理咨询、家庭治疗等。帮助患儿的家长和老师理解疾病的性质和特征，以取得他们的合作与支持，从而采取恰当的教养教育方式。同时改善家庭或学校的气氛，消除环境不良影响，改善患儿情绪，增强患儿自信。

4. 其他　需针对患儿的特点，适当安排患儿日常的作息时间和活动内容，避免过度和紧张疲劳等，有利于改善患儿的行为症状。近年来，有人提出了称为相反习惯训练（habit reversal training，HRT）的行为疗法，可减轻TS的抽动症状。如对于发声抽动患儿可进行闭口、有节奏缓慢地做腹式深呼吸，从而减少抽动症状。另外，自我监视和松弛训练疗法对治疗抽动障碍也有一定的帮助。

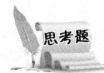

思考题

1. 儿童情绪障碍的常见类型有哪些？每种类型的主要特点是什么？

2. 儿童分离性焦虑障碍的临床表现有哪些？

3. 儿童社交性焦虑障碍的诊断要点是什么？

4. 儿童恐惧性焦虑障碍的临床表现有哪些？

5. 如何预防儿童情绪障碍的发生？

6. 注意缺陷多动障碍的主要临床表现有哪些？

7. 注意缺陷多动障碍需要与哪些疾病相鉴别？

8. 注意缺陷多动障碍的治疗原则和具体方法有哪些？

9. 品行障碍的诊断要点有哪些？

10. 品行障碍的病因是什么？

11. 品行障碍的治疗原则是什么？

12. 抽动障碍主要分为哪几个类型？有何区别？

13. Tourette 综合征的主要表现是怎样的？

14. 抽动障碍的常见共病有哪些？

（陈一心　黄懿钖）

第十八章 躯体治疗

第一节 概 述

精神障碍的躯体治疗主要包括药物治疗、物理治疗和功能外科手术治疗。药物治疗是临床最常用的治疗方法。物理治疗目前主要是电休克治疗，用于严重抑郁、木僵和兴奋躁动的控制。功能外科手术治疗用于一些难治性精神障碍的治疗，且符合功能外科手术治疗的适应证。

第二节 药物治疗

精神药物（psychotropic drugs）是指主要作用于中枢神经系统以影响精神活动的药物。这类药物在治疗剂量内并不影响意识和智能。

Cade 1949 年最早提出锂盐可以治疗躁狂，但因当时未能解决其毒性反应，故未引起广泛重视。1950 年法国化学家 Paul Charpentier 合成了一种新的酚噻嗪类衍生物——氯丙嗪，当时主要用于辅助麻醉。1952 年 5 月 Jean Dely 和 Pierre Deniker 首先报道，应用氯丙嗪治疗精神病患者获得成功，从此翻开了精神疾病治疗学新的一页，首次点燃了人类用药物治疗精神疾病的希望，使精神病学有了炫目的现代医学的色彩。

随着精神药物品种的增多，就有了分类的必要。一般分为 4 类：

1. 抗精神病药（anti psychotics drugs） 主要用于治疗精神分裂症，对幻觉、妄想及行为紊乱等精神病性症状疗效较佳。

2. 抗抑郁药（anti depressants drugs） 主要用于治疗各种抑郁。

3. 抗焦虑药（anti anxiety drugs） 主要用于治疗焦虑症状，也可作为催眠药用。

4. 抗躁狂药（anti manic drugs） 和心境稳定药（mood stabilizers drugs）主要用于治疗躁狂和双相情感障碍。

第三节 抗精神病药

抗精神病药是一组主要用于治疗精神分裂症及其他精神病性精神障碍的药物。抗精神病药曾被赋予许多不同的术语，如精神松弛剂（psycholeptics）、安适剂（ataraxics）、强安定剂（major tranquillisers）、神经阻滞剂（neuroleptics）等。这些名词目前已被废弃，作为简单描述性术语——抗精神病药，被逐步广泛接受。

一、分类

见表 18-1。

表 18-1　抗精神病药物的分类

		二甲胺类	氯丙嗪
第一代抗精神病药（传统抗精神病药、典型抗精神病药）	吩噻嗪类	哌嗪类	奋乃静、氟奋乃静、三氟拉嗪
	哌啶类		甲硫哒嗪、哌普嗪
	硫杂蒽类		氯普噻吨、三氟噻吨、氯噻吨
	丁酰苯类		氟哌啶醇、五氟利多、匹莫齐特（哌迷清）
	萝芙木类		利血平
	苯酰胺类		舒必利
第二代抗精神病药（新型抗精神病药、拮抗药、具有多受体作用非典型抗精神病药）	5-羟色胺及多巴胺受体拮抗药		利培酮、齐哌西酮、奥兰扎平、喹硫平、氯氮平
	多巴胺稳定剂		阿立哌唑

二、第一代抗精神病药

（一）氯丙嗪

吩噻嗪类哌嗪类奋乃静、氟奋乃静、三氟拉嗪哌啶类甲硫哒嗪、哌普嗪硫杂蒽类氯普噻吨、三氟噻吨、氯噻吨丁酰苯类氟哌啶醇、五氟利多、哌迷清、萝芙木类利血平、苯酰胺类舒必利、5-羟色胺及多巴胺受体拮抗药，具有利培酮、齐哌西酮、奥兰扎多受体作用平、喹硫平、氯氮平多巴胺系统稳定药阿立哌唑。

此类药亦称为传统抗精神病药或经典抗精神病药，以氯丙嗪、氟哌啶醇等为代表。其共同特点是，主要阻断中枢多巴胺受体，对阳性症状有效，对阴性症状、认知损害基本无效，锥体外系反应严重，引起血浆催乳素增高。

1. 化学结构　吩噻嗪类的基本结构如下：

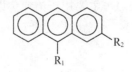

R₁ 位上基团决定药物的效价，一般规律为 F＞Cl＞H。R₂ 基团的不同，决定吩噻嗪类亚型的划分。化学结构中含氯者，对心脏、肝功能、血象影响较大；含氟者，具有振奋激活作用，适用于淡漠、退缩的患者。有人按抗精神病药效价简单分为强效和低效两大类：强效抗精神病药有效剂量低、镇静作用弱、较少自主神经功能不良反应，对心脏、肝脏、血象影响小，但锥体外系反应较重，代表性药物有三氟拉嗪、氟哌啶醇、五氟利多等；低效抗精神病药，治疗剂量高，有较强的镇静作用和自主神经系统反应，对心脏、肝脏、血象影响较大，锥体外系反应轻，代表性的药物有氯丙嗪、氯普噻吨、甲硫哒嗪、氯氮平等。

2. 药理作用

（1）对中枢神经系统的影响

1）镇静作用：引起感觉阈的轻度增高，兴奋性降低，不引起皮质明显抑制，遇到刺激仍有完善的觉醒反应。其镇静机制是阻断脑干网状结构上行激活系统外侧部的 α 受体。

2）抑制条件反射：能使凶猛的动物驯服，不能抑制非条件反射。

3）镇吐作用：小剂量氯丙嗪能抑制延脑第四脑室底部极后区催吐化学感受器，大剂量直接抑制呕吐中枢。小剂量氯丙嗪即可对抗阿扑吗啡（兴奋延脑第四脑室极后区催吐化学感受器）引起的呕吐，不能对抗硫酸铜的催吐作用。硫酸铜的催吐作用是由于刺激胃黏膜，反射性引起呕吐中枢兴奋所致，大剂量氯丙嗪才能对抗。

4）降温作用：抑制下丘脑体温调节中枢，使体温调节功能减低，导致体温随外界温度而变化。人工冬眠与物理降温同时应用，降温作用明显。但在炎热天气，则可使体温升高，导致中暑。

5）对脑电的影响：引起脑电频率的改变，出现大量 θ 波，δ 波稍增多，β 波减少，可出现暴发活动及峰形波同步增加伴电压增高。有人观察抗精神病药治疗精神分裂症无效时，脑电图一般无变化，极快波减少越多，疗效越佳。出现异常大幅波，预示患者对药物不能耐受。

6）抗精神病作用：目前已知中枢神经系统存在四条多巴胺神经通路，黑质纹状体、结节漏斗、中脑边缘系统、中脑大脑皮质，氯丙嗪抗精神病的作用机制可能是阻断中脑边缘系统、中脑大脑皮质通路的多巴胺受体有关。

（2）对自主神经系统的影响

1）降压作用：氯丙嗪可阻断血管上 α 受体，扩张血管，降低血压，故可导致直立性低血压。血压下降可反射性地引起心动过速。降压作用由于连续用药而产生耐受，因此不适合高血压的治疗。当氯丙嗪过量引起血压下降时，不能用肾上腺素纠正。这是因为血管上同时存在 α、β 受体。α 受体兴奋，血管收缩，血压升高；β 受体兴奋，血管扩张，血压下降。肾上腺素既能兴奋 α 受体，又能兴奋 β 受体，在正常情况下表现出 α 受体兴奋的作用。当氯丙嗪过量中毒时，阻断了血管上 α 受体，使得肾上腺素不能与 α 受体结合，只能作用于 β 受体，导致血管进一步扩张，血压进一步下降。因此氯丙嗪过量引起的血压下降不能用肾上腺素纠正，只能用仅兴奋 α 受体对 β 受体无作用的去甲肾上腺素或间羟胺。

2）缩瞳作用：氯丙嗪阻断虹膜辐射肌上的 α 受体，使辐射肌松弛，瞳孔缩小。

3）抗胆碱能作用：氯丙嗪具有微弱的抗胆碱能作用，可引起口干、便秘、视物模糊等。

（3）对内分泌的影响　结节漏斗通路中的多巴胺可促使下丘脑分泌多种激素，从而间接促进多种激素的分泌。氯丙嗪阻断该通路的多巴胺受体，减少下丘脑释放催乳素抑制因子，从而引起持续性催乳素增高，乳房肿大及泌乳，抑制促性腺激素的释放而使排卵延迟、月经紊乱，抑制 ACTH 的释放而使糖皮质激素分泌减少。

3. 药代动力学

氯丙嗪口服、肌注均易吸收，约有 90% 与血浆蛋白结合，口服后 2～4 小时血药浓度达高峰，能够分布到脑、肺、肝、肾等器官，脑内浓度是血浆浓度的 4～5 倍。半衰期个体差异较大，可达 8～35 小时，体内可以积蓄，主要在肝脏中代谢，代谢产物复杂。

4. 临床应用

（1）治疗精神分裂症和其他精神病性障碍，不应滥用于神经症或作催眠药应用。

（2）人工冬眠用于创伤性休克、中毒性休克、高烧、甲亢危象的辅助治疗，增加机体对有害刺激的耐受力。

（3）用于多种药物和疾病引起的呕吐，如洋地黄、吗啡、尿毒症及癌症引起的呕吐，也可用于顽固性呃逆。

5. 不良反应

（1）精神方面

1）过度镇静：患者表现为无力、嗜睡。

2）药源性精神病：①精神运动性兴奋：在治疗过程中出现明显的兴奋躁动或使原有精神运动性兴奋加剧，表现为焦虑不安、激动、凶狠、敌意、冲动、攻击行为，以强效药物或有轻度脑器质性损害者较易出现。②意识障碍：有1％～3％患者出现不同程度的意识障碍，多见于用药早期，午后晚间明显；大剂量用药或剧增、骤停、联合用药，特别是与三环类抗抑郁药或抗胆碱能药物联用，老年人或有器质性病变者易出现。③药源性抑郁：患者表现为焦虑、烦躁、消极悲观、情绪不稳、自责自罪、自残自伤等，以利血平、氟哌啶醇、氯丙嗪、奋乃静、三氟拉嗪较易发生。④紧张综合征：主要表现缄默、木僵、违拗、蜡样屈曲，重者吞咽困难，生活不能自理。

（2）神经系统方面

1）惊厥：可诱发癫痫，以低效价药物为多。

2）锥体外系反应：锥体外系反应的发生率与药物的种类、剂量、疗程及个体因素有关，发生时间最早可在服药后0.5～48小时出现，多数在用药后2～5周内发生。a. 药源性类帕金森综合征 表现为肌肉僵硬、震颤、运动不能、自主神经功能紊乱。b. 静坐不能：表现为不可控制的烦躁不安、不能安定、反复走动或原地踏步。c. 急性肌张力障碍：个别肌群持续痉挛，表现为各种奇怪动作或姿势，如下颌不能闭合，面肌、颈肌痉挛，口眼歪斜，角弓反张，扭转性痉挛。静坐不能多见于中年女性，急性肌张力障碍多见于男性青少年。处理：减药、停药或使用拮抗药。产生的机制是氯丙嗪阻断了黑质纹状体通路的多巴胺受体，使得纹状体中多巴胺功能减弱，乙酰胆碱功能增强而引起。d. 迟发性运动障碍：多发生于长期大剂量用药的患者，发生率为5％～20％，老年、女性、伴脑器质性疾病者发生率较高。临床表现为不自主的、有节律的刻板式运动。其特点为肌张力低下。这些症状睡眠时消失，情绪紧张、激动时加重，可以与药源性帕金森综合征同时存在，且症状往往被掩盖，在减药或停药后迅速暴露。处理：减药、停药或换用锥体外系反应小的药物，停用一切抗胆碱药物，对症处理，给予异丙嗪、地西泮、神经营养药等。发生机制目前主要认为是多巴胺受体去神经增敏现象。

（3）自主神经系统方面

1）抗胆碱能作用：出现口干、视物模糊、心动过速、便秘、肠麻痹、尿潴留、眼压升高等。

2）抗肾上腺素作用：出现头昏、头晕、直立性低血压等。

3）抑制体温调节中枢：在炎热夏季，皮肤散热功能降低，可导致高热、中暑。

4）性功能障碍：偶可引起勃起困难、射精不能、性欲减退。

5）心电图改变：常见T波改变、ST段压低、QRS波增宽、QT延长、心律改变或传导阻滞。

（4）内分泌方面：女性患者排卵延迟、月经周期紊乱、溢乳、性欲改变，常可出现体重增加。

（5）肝脏方面：20％～30％的患者在服药一个月内有一过性转氨酶升高，少数患者出现肝细胞内微胆管阻塞性黄疸，多数在用药后2～4周内发生。目前认为这是一种过敏反应。

（6）血液系统方面：氯丙嗪对骨髓有毒性作用，抑制骨髓造血功能，导致粒细胞减少或再生障碍性贫血。

（7）皮肤方面：可出现药疹、接触性皮炎、光敏性皮炎、皮肤色素沉着。

（8）恶性综合征：这是一种少见而危险的不良反应，表现为持续高热、锥体外系症状加剧,全身肌张力增高、自主神经功能紊乱、碱性磷酸酶增高。

6. 给药方法

(1) 剂量:以达到理想治疗效果的最低有效量和最小的不良反应为标准,不应千篇一律,力求剂量个别化。有时中小剂量时病情无进步,大剂量有明显进步;有时则相反,中小剂量反应好,大剂量病情反而恶化。常用剂量范围为每日 300～600 mg。

(2) 显效时间:恰当的剂量兴奋躁动在一周左右控制,幻觉妄想需要 1～2 个月。若仍不见效,可能剂量不足或对此药不敏感。恰当的剂量必然会出现疗效或锥体外系反应,若两者均不出现,可能是剂量不足。

7. 硫杂蒽类　以氯普噻吨为代表,其抗兴奋躁动、幻觉妄想作用不如氯丙嗪,镇静作用较强,具有较弱的抗抑郁、抗焦虑作用,适用于带有焦虑或抑郁情绪的精神分裂症。其抗肾上腺素和抗胆碱作用较弱,锥体外系反应也较轻,易引起癫发作,常用剂量为每日 100～600 mg,另外还有三氟噻吨、氯噻吨。

8. 丁酰苯类　以氟哌啶醇为代表,主要用于控制兴奋躁动、躁狂状态、幻觉妄想为主的精神障碍,对慢性精神分裂症有一定的振奋激活作用,对儿童行为障碍如活动过度、多发性抽动秽语综合征疗效较佳。抗肾上腺素与抗胆碱作用弱,阻断多巴胺作用强,镇静作用弱,镇吐作用强。其不良反应为锥体外系反应重,对肝肾功能、血象、心血管影响小,少数可导致失眠、药源性抑郁,常用剂量每日 8～40 mg。另外还有氟哌利多(哒哌啶醇)、五氟利多等。

三、第二代抗精神病药

第二代抗精神病药亦被称为新型抗精神病药或非典型抗精神病药,以氯氮平为代表。其共同特点为,对中枢多种受体有亲和力,锥体外系不良反应小或无,作用广泛,对阳性、阴性和认知缺陷症状均有效,基本不影响催乳素水平或影响很小。

(一) 氯氮平

氯氮平于 1959 年合成,化学结构与丙咪嗪相似,最初作为抗抑郁药使用,不久发现具有抗精神病作用,基本无抗抑郁作用,很快就得到广泛应用。由于 1974 年芬兰出现 8 例因使用此药导致粒细胞缺乏,且部分患者死亡,之后又有陆续报道,此药的应用明显减少。美国 Kane 1988 年发现此药对难治性患者有效,才开始此药的新纪元。氯氮平被认为是目前最有效的抗精神病药,且只要常规监测白细胞,此药具有较好的安全性。氯氮平与第一代抗精神病药区别在于其与 D2 受体的亲和力很低,可与其他广泛的不同类型受体结合。在多巴胺系统中,可与 D1、D2、D3、D4 受体结合,且与 D4 亲和力较高;与 5-HT 受体也有较高的亲和力,特别是 5-HT2A、5-HT2C、5-HT6、5-HT7,另外还可与 α1 和 α2、H1、M 受体结合。

氯氮平控制精神运动性兴奋起效快,控制幻觉妄想与氯丙嗪相似,对慢性退缩患者也有一定疗效。对经典抗精神病药治疗无效的患者,改用氯氮平治疗,大约有 1/3 的患者仍可显效。常见不良反应有流涎、便秘、低血压、心动过速、心电图改变、诱发癫,偶可引起粒细胞减少或缺乏,无锥体外系反应。常用剂量为每日 200～600 mg。

(二) 奥兰杂平(奥氮平)

奥氮平是一种噻吩苯二氮䓬类衍生物,其结构和药理特性与氯氮平相似,与多种神经递质受体有亲和力。口服后 5 小时达峰浓度,健康年轻人清除半衰期为 27～38.6 小时,主要经肝脏代谢,其代谢产物无活性。主要不良反应为过度镇静、口干、便秘、肝脏转氨酶增高和体重增加。常用剂量每日 5～15 mg。

（三）利培酮（维思通）

利培酮对中枢多巴胺 D2 受体和 5-HT2 受体均有较强的拮抗作用,有人认为本品可拮抗边缘系统多巴胺受体,缓解阳性症状;拮抗 5-HT 受体,缓解阴性症状;对黑质纹状体通路中 5-HT 受体的拮抗,可促进多巴胺的释放,降低锥体外系不良反应。口服易吸收,服药后 1 小时达峰浓度,主要在肝脏中代谢,其代谢产物 9-羟利培酮仍具活性。快代谢型者消除半衰期利培酮为 3 小时,9-羟利培酮为 20 小时;慢代谢型者消除半衰期利培酮为 20 小时,9-羟利培酮为 20～29 小时。主要不良反应为锥体外系反应,与剂量有明显的相关性,超过每日 6 mg,锥体外系反应发生率显著增加;低于每日 6 mg,锥体外系反应发生率明显减少。该药无明显镇静作用。常用剂量为每日 2～6 mg。

（四）喹硫平

奎硫平是一种二苯硫西平类药物,与 5-HT 受体的亲和力远高于多巴胺 D2 受体亲和力,与组胺受体和 α 肾上腺素能受体也有较高的亲和力,与胆碱受体几乎没有亲和力。口服迅速吸收,在 1～1.5 小时后达峰浓度,主要由细胞色素 P450 3A4 系统在肝脏代谢,代谢产物无活性。奎硫平总体耐受性较好,0.5％患者出现心电图 QT 间期延长。常用剂量为每日 150～750 mg。

（五）齐拉西酮

齐拉西酮结构与吩噻嗪类或丁酰苯类抗精神病药物不同。体外研究显示,齐拉西酮对多巴胺 D2、D3、5-羟色胺 5HT2A、5HT2C、5HT1A、5HT1D、α1-肾上腺素能受体具有较高的亲和力,对组胺 H1 受体具有中等亲和力,对包括 M 胆碱能受体在内的其他受试受体/结合位点未见亲和力。齐拉西酮对多巴胺 D_2、$5HT_{2A}$、$5HT_{1D}$ 受体具有拮抗作用,对 $5HT_{1A}$ 受体具有激动作用。齐拉西酮能抑制突触对 5-羟色胺和去甲肾上腺素的再摄取。与其他抗精神分裂症药物一致,齐拉西酮的作用机制不明确。研究认为其抗精神分裂症作用可能是通过对多巴胺 D2 和 $5HT_2$ 受体的拮抗作用来发挥的。

与其他几种抗精神病药相比,齐拉西酮延长 QTc 间期的作用较强,增加了治疗过程中猝死的风险。这种可能性在选择治疗药物时应予以高度重视。低血钾或低血镁能增加 QT 延长和心律不齐的风险。低血钾和（或）低血镁的患者在治疗前应补充电解质。齐拉西酮治疗期间又服用利尿剂的患者,应定期监测血清电解质。有严重心血管疾病病史的患者,如 QT 间期延长、近期内的急性心肌梗死、失代偿性心衰或者心律失常的患者,应避免接受齐拉西酮治疗。如果发现患者出现了持续性 QTc>500 毫秒,应停用齐拉西酮。常用剂量为每日 80～160 mg。

（六）氨磺必利

氨磺必利为苯胺替代物类抗精神病药,选择性地与边缘系统的 D2、D3 多巴胺能受体结合。本品不与血清素能受体或其他组胺、胆碱能受体及肾上腺素能受体结合。在人体中,氨磺必利有两个吸收峰:第一个吸收峰到达较快,于服药后 1 小时到达,第二个吸收峰于服药后 3～4 小时到达。血浆蛋白结合率低（16％）,在与蛋白结合方面无药物相互作用。绝对生物利用度为 48％。氨磺必利代谢较少,可检测到两个无活性的代谢物,占排泄物的 4％。重复给药,氨磺必利在体内不蓄积。常见副反应为锥体外系综合征,程度为轻中度;泌乳素增高,表现为泌乳、闭经;极少数可出现心电图 QT 间期延长。阴性症状占优势阶段推荐剂量为每日 50～300 mg。剂量应根据个人情况进行调整。最佳剂量约为每日 100 mg。阳性及阴性症状混合阶段治疗初期,应主要控制阳性症状,剂量可为:每日 400～800 mg。然后根据病人的反应调整剂量至最小有效剂量。急性期治疗 每日 400～800 mg,最大剂量不应超过

1 200 mg。然后可根据病人的反应情况维持或调整剂量。

四、用药原则

1. 个体化原则　每个患者对抗精神病药物的耐受性、疗效存在明显的个体差异,药物的选择和剂量要个体化,不能千篇一律,要参考患者的年龄、性别、躯体情况、是否初次治疗等因素决定药物的剂量。

2. 剂量原则　以最小剂量达最佳疗效为原则。剂量过低达不到疗效,剂量过大有时不但不能进一步提高疗效,反而导致许多不良反应。恰当的剂量治疗一段时间,必然会出现疗效或不良反应。如两种效应都不出现,要高度怀疑患者未服或少服药,其次考虑剂量不足。

3. 药物选择　①根据靶症状,各种抗精神病药物均有各自的靶症状,依据患者的症状选择药物。②患者既往用药经验,如果过去同样症状用某药有效,这次仍可能有效,同样上次无效,这次仍可能无效,但也有例外。③借鉴家族史,如家族中有同样的患者对某药有效,则可能对此患者也有效。

4. 疗程　一般从达到治疗剂量之日开始计算,急性患者观察 4～6 周,病情无效可考虑换药。慢性患者要延长观察时间,有人认为要观察 2～3 月,甚至半年,无效方可考虑换药。

五、联合用药

支持此观点的理由:①同类药物联用疗效可能相加,不良反应因各种药物的剂量不大而可能减少;②各种抗精神病药物作用的靶症状不相同,合用可兼顾全面;③各种精神药物的作用机制不尽相同,疗效可以互补。反对此观点的理由:①合并用药并没有减少剂量,相反按效价折算,总量超过单一用药的有效剂量;而每种药物因合并用药而剂量不足,反而达不到治疗量,结果疗效没有增加,不良反应却增加了;②按照突触药理学的观点,药物联用是协同或拮抗作用难以确定,因而疗效的增加或减弱也难以确定,但不良反应会增加;③临床研究亦证明联合用药不能提高疗效,但不良反应增加。

目前国内的观点:尽可能单一用药,不主张联合用药,只有当单一用药无效时方考虑联合用药,且不超过两个。

1. 抗精神病药与抗抑郁药联用　对伴有抑郁症状的精神分裂症,合用可收到较好的效果,对分裂情感性精神病和带有精神病性症状的抑郁症亦可。但对精神分裂症无抑郁症状的患者没有单用抗精神病药治疗效果好,相反还可能使精神分裂症症状恶化。对无精神病性症状的抑郁症,联用没有单用抗抑郁药治疗效果好。有人报道新型抗精神病药联用 SSRIs 治疗慢性精神分裂症比单一用药效果好。

2. 抗精神病药与锂盐联用　锂盐虽为治疗躁狂的首选药物,但起效时间慢,若与抗精神病药联用可较快控制症状。Cohen 报道 54 例锂盐合并氟哌啶醇治疗的患者,有 4 例出现不可逆的脑损害,这一情况是由于血清锂浓度过高,长期合用所致。目前认为两者短期合用是有益的。

3. 抗精神病药物与镇静催眠药联用　抗精神病药可加强麻醉药、催眠药等的作用,联用时注意过度镇静。氯丙嗪与巴比妥类药联用时,巴比妥类药可诱导肝细胞微粒体酶的活性,加速氯丙嗪的代谢。

4. 抗精神病药物与抗震颤药联用　目前国内的观点为,除非出现锥体外系症状,尽可能不用或少用抗震颤药,不能作为抗精神病药锥体外系反应的常规、预防用药。理由是:①不是所有的患者均出现锥体外系反应,约有 61.1% 的患者并不出现锥体外系症状;②抗震颤药物本身有不良反应；③增加迟发性运动障碍的发生率；④降低氯丙嗪的血浓度，从而影响疗效。

5. 抗精神病药与中枢兴奋剂合用　抗精神病药可降低大脑的惊厥阈，两者合用容易诱发抽搐，应避免使用。

六、影响药物作用的因素

同样的药物，同时同量给患同一种病的一批患者服用或同一患者不同时间服用，都会发生不相同的效果。这是因为除了药物的品种和剂量外，尚存在许多其他因素影响药物的作用。

（一）药物方面的因素

药物剂量不同，产生的药效不同；不同厂家生产的同一药物，因其制造工艺不同影响药物在体内的崩解、溶解、吸收，导致生物利用度不同而影响药效。给药途径不同，可因药物吸收量和速度不同，而影响药物作用的强度和速度，甚至可以改变药物的性质。如硫酸镁肌注可止惊，口服则导泻。

（二）机体方面的因素

1. 年龄　儿童处于生长发育期，器官功能尚未成熟；老人则处于衰退期，器官功能下降，影响药物的代谢、排泄。因而老人与儿童剂量应减低。

2. 性别　女性患者在月经、怀孕、分娩、哺乳等期间，用药应特别注意。妊娠前三个月避免使用抗精神病药物和其他药物。哺乳妇女服抗精神病药物有部分从乳汁中分泌，因此维持治疗的妇女应避免哺乳。

3. 营养代谢　营养不良的患者由于体重轻，血浆蛋白含量低，肝药酶活性低，脂肪组织储存量较少，导致血药浓度增高，易产生毒性反应。

4. 心理因素　患者对医务人员或药物的信任程度可以影响疗效，对神经症更明显。

5. 遗传因素　有的患者小剂量则可显效，有的患者要大剂量才显效。遗传还可能影响药物的效应，有的患者出现疗效或不良反应，有的则无。

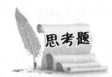

思考题

1. 简述抗精神病药物常见副反应及处理。
2. 简述抗精神药物使用原则。

（谢世平）

第四节　抗抑郁药物

抗抑郁药物（antidepressant drugs）是用于治疗各种抑郁状态的药物，但它与兴奋剂不同，不会使正常人的情绪得到提高，相当一部分抗抑郁药物特别是一些新型的抗抑郁药物，在治疗病人抑郁情绪同时，具有对强迫、惊恐和焦虑情绪有治疗效果。而且对心境障碍的双相病人，在治疗抑郁情况下，可诱发躁狂的发作。

抗抑郁药物也是在 20 世纪 50 年代初开始应用于临床，至今发展非常迅速。从最初的单胺氧化酶抑制剂到现在有几大类，并且作用机制不相同的抗抑郁药物临床应用广泛，而且疗效明确。并且大大降低了早期开发的一些抗抑郁药物带来的严重副作用，确立了在临床应用的地位。

一、分类

抑抑郁药物的分类主要依据它的作用机制或化学结构等来分类,根据目前临床使用的药物,大致可以分为四类:①单胺氧化酶抑制剂(monoamina oxidase inhibitors,MAOIs);②三环类抗抑郁剂(tricyclic antidepressants,TCAs);③选择性5-羟色胺再摄取抑制剂(selectine serotonin reuptake inhibitors,SSRIs);④其他递质机制的抗抑郁药。根据作用机制和研发的时间和临床的应用,前两类也称为传统的抗抑郁药物,而后两类为新型抗抑郁药物(表18-2)。

表 18-2　抗抑郁药的分类

药物名称	作用优点	作用劣势
单胺氧化酶抑制剂(MAOIs)	耐受性好,无抗胆碱能作用,对心脏传导无抑制作用	不宜进食大量含氯酪氨食物,不宜与其他药物联合使用
吗氯贝胺(moclobemide)		
三环类(TCAs)	疗效明确,长期使用没有严重的毒性作用,有较好的镇静作用,价格便宜	过量时有心脏　毒性和危险作用,抗胆碱能副作用,认知损害,长期治疗体重增加
丙咪嗪(imipramine)		
阿米替林(amitriptyline)		
氯丙咪嗪(clomipramine)		
多塞平(doxepin)		
选择性5-羟色胺再摄取抑制剂(SSRIs)	过量时相对安全,无心脏毒性证据,无抗胆碱能作用,无认知损害,使用方便	长期的毒性作用不清楚,有胃肠道症状,最初可以出现失眠加重和焦虑症状,药物相互作用的危险性大,价格比较贵
氟西汀(fluoxetine)		
帕罗西汀(paroxetine)		
舍曲林(sertraline)		
西酞普兰(citalopram)		
氟伏沙明(fluvoxamine)		
其他	过量时相对安全,无心脏毒性证据,无抗胆碱能作用,有较好的镇静作用	剂量范围大,认知损害,对严重抑郁症疗效比较差,价格比较贵
曲唑酮(trazodone)		
米安舍林(mianserin)		
NE及5-HT再摄取抑制剂(SNRI)	过量时相对安全,耐受性好,起效相对快,抗胆碱能作用轻,镇静作用轻	过高剂量会引起持续高血压,剂量范围大
万拉法新(venlafaxine)		
NE及选择性5-HT再摄取抑制剂(NESSA)	无心脏毒性证据,耐受性好,无抗胆碱能作用,有较好的镇静作用	长期治疗体重增加,嗜睡,价格比较贵
米氮平(mirtazapine)		

二、作用机制

三环类抗抑郁药物和选择性5-羟色胺再摄取抑制剂的主要作用机制是通过抑制细胞膜上的相关的回吸收去甲肾上腺素和(或)5-HT的回吸收而提高突触间隙内的去甲肾上腺素和(或)5-HT的浓度,而提高它们的活性,达到治疗作用。而MAOIs则是抑制单胺氧化酶的活性,使突触间隙内的去甲肾上腺素和(或)5-HT降解作用减缓,而提高它们的活性。这些作用在治疗开始后的几个小时内就能观察到。但在临床显示治疗效果仍需几周后才能显示。具体的机制仍不太清楚,故对抗抑郁药的疗效评价一般应该在用药后的6周作出。有些研究表明,治疗作用的延迟是由于药代动力的原因,例如大多数的三环类抗抑制剂的半衰期为24小时,一般在到达血象稳定,血药浓度水平是在用药5~7天后,这也不能完全解释抗抑郁药的延迟作用。

抗抑郁药物对去甲肾上腺素和5-HT等的作用,也是它们的抗抑郁的作用。此外,还有阻断胆碱能受体,α受体和组织胺受体,因此在临床上会产生一系列的不良副反应,而影响在临床上的使用,这一类主要以传统的抗抑郁药为主。而新型的抗抑郁药,已大大减少了这方面的副作用(表18-3)。

表18-3　常用抗抑郁药的作用特点和剂量

药物种类和名称	镇静	抗胆碱能作用	体位性低血压	性功能障碍	胃肠道作用	激活/失眠	半衰期(小时)	剂量范围(mg/日)
三环类(TCAs)								
多塞平(doxepin)	VH	VH	VH	H	VL	N	8~25	50~300
阿米替林(amitriptyline)	VH	VH	VH	H	VL	N	9~46	50~300
丙咪嗪(imipramine)	H	VH	VH	H	VL	N	6~28	50~200
氯丙咪嗪(clomipramine)	VH	VH	VH	VH	VL	N	23~122	50~250
选择性5-羟色胺再摄取抑制剂(SSRIs)								
氟西汀(fluoxetine)	N	N	N	VH	H	VH	24~72	20~80
舍曲林(sertraline)	VL	N	N	VH	VH	M	25	50~200
帕罗西汀(paroxetine)	L	L	N	VH	H	L	20	20~50
氟伏沙明(fluvoxamine)	M	N	N	VH	H	L	15	100~300
西酞普兰(citalopram)	VL	N	N	VH	H	VL	35	10~60
其他								
麦普替林(Maprotiline)	M	M	M	M	VL	N	51	50~200
曲唑酮(trazodone)	VH	VL	VH		N	M	6~11	150~600
万拉法新(venlafaxine)	L	N	VL	H	VH	M	3~5	75~375
米氮平(mirtazapine)	H	N	N	VL	N	20~40	15~45

注:VH是非常高,H是高,M是中等,L是低,VL非常低,N是无。

在动物试验中,抗抑郁药物在促进 NE 和 5-HT 神经传递的急性效应之后,随后而来的是 NE 和 5-HT 通路出现继发性生化改变(heninger et al. 1983a)。饶有趣味的是,这些适应性改变于数天之后出现,由此与药物治疗的抗抑郁临床效应延迟相平行。另外,许多不同种类的抗抑郁治疗会造成某些神经递质受体出现同样的改变,尽管我们还不知道这些改变中究竟哪一种与抗抑郁作用有关。

NE 和 5-HT 通路共有的一个重要特征就是中脑部位细胞体含有抑制性自受体,这种自受体兴奋时会减少细胞的点燃效应。能够迅速增加突触间隙 NE 和 5-HT 神经递质水平的药物(如三环类和 MAOIs),可以通过末梢释放 NE 和 5-HT 间接激活这些自受体,从而减少细胞体点燃并反馈性地降低抗抑郁药导致的神经传递增强。

生化和行为研究发现,抗抑郁治疗持续数天之后,NE 和 5-HT 细胞体上的自受体就会变得不太敏感(Green et al. 1986)。这一结果使 NE 和 5-HT 神经元得以摆脱抑制性反馈调节的控制,在突触间隙 NE 和 5-HT 神经递质浓度增加的情况下仍能使细胞体点燃率恢复至正常水平。另外还可以使抗抑郁药促进 NE 和 5-HT 活动的能力得到进一步提高。因此抗抑郁药治疗的临床效应可能来自于随时间推移而日益增强的 NE 和 5-HT 功能。

近来美国的系列临床调查为这一观点提供了部分支持。通过饮食控制减少大脑 5-HT 氨基酸前体色氨酸的摄取,可暂时性地迅速减弱大脑 5-HT 功能活动。在近期的抑郁性疾病康复患者中,相当一部分患者在接受这种饮食控制后出现急性临床复发。这种复发在那些接受主要药理作用是通过 5-HT 机制的药物治疗,例如 SSRIs 治疗的患者中尤为突出(Delgado et al. 1992)。相反,如果所接受的药物其主要效应在于抑制 NE 再摄取,如三环类抗抑郁药的去甲丙咪嗪,当 NE 神经传递被 NE 合成抑制剂 α-甲基-酪氨酸阻断时,患者即倾向临床复发(Salomon et al. 1993)。这些发现均支持这样一种说法,即抗抑郁药物的治疗效应乃是基于 NE 和(或)5-HT 神经传递的持续增加。

三、单胺氧化酶抑制剂

单胺氧化酶抑制剂(MAOIs)是最早用于临床治疗抑郁症的抗抑郁剂,在 20 世纪 50 年代被发现有抗抑郁作用后,而广泛用于临床。但由于它对肝脏的毒性作用和出现不可逆的致死性的高血压危象,而又大大限制了它们的使用。至 80 年代,随着生化科学技术的发展,对单胺氧化酶(MAO)有了新的认识和发展,而研制了新的一代可选择性可逆性抑制单胺氧化酶的抗抑郁剂,如吗氯贝胺。它大大降低了原有的毒副作用,并且被临床所接受,作为一类抗抑郁药存在。

(一)作用机制

单胺氧化酶抑制剂的主要作用机制为可以抑制 MAO 活性,使单胺类递质(在突触间隙内的 NE、5-HT、DA)降解减少,相应提高了在突触间隙内单胺类递质的浓度,而起到治疗作用。MAO 具有两种形式存在,即 MAO-A 和 MAO-B。而前者主要是选择性使 NE、5-HT 脱胺,而后者优先使苯乙胺脱胺,与可能的副作用相关。目前在我国临床广泛使用的吗氯贝胺即是一个可选择的可逆性的氧胺氧化酶 A 的抑制剂。它可以提高突触间隙的 NE、5-HT 的浓度,而达到抗抑郁的作用,并且减少可能出现的严重的副作用。

(二)临床应用

(1)适应证:MAOIs 适用于各种抑郁症,特别对不典型、重症和难治性抑郁有效,同时对伴有焦虑、惊恐和恐惧症状的同样有效。此外可以用于惊恐发作、恐惧症、神经性厌食和神经性贪食和创伤后应激障碍等的治疗。

（2）禁忌证和注意事项：禁与 TCAs、SSRIs 和交感胺联用，防止出现 5-HT 综合征；第一代 MAOIs 应用时禁食含丰富酪胺食物，如啤酒、奶酪等，因可能引起高血压危象，当单氨氧化酶活性受药物抑制，酪胺生成大量儿茶酚胺，引起高血压危象，在应用新一代 MAOIs 也不宜大量进食含酪胺食物。

（3）剂量和用法：新一代的 MAOIs 吗氯贝胺已在国内外推广使用，疗效确切，一般开始剂量每日 300～450 mg，分 2 次服用，最大可加至每日 600 mg。因为本品是选择性的 MAO 抑制剂，副作用明显减少，特别是高血压危象。

（三）不良反应及其处理

本品的副作用有头痛、头晕、恶性、口干、便秘、失眠、低血压等，一般症状比较轻，不需特别处理。

四、三环类抗抑郁剂

三环类抗抑郁剂（TCA）是由一个三环结构，附有一个侧链所组成，中心环或侧链发生改变，可以产生具有不同药理特征的衍生物。这是一类继单胺氧化酶抑制剂不久后用于治疗抑郁症的药物。在 20 世纪 60 至 80 年代，使用最为广泛，至 90 年代，新型的抗抑郁药的出现，再加上它的副作用明显，在使用上已受到一定限制，但目前仍是临床上常用的抗抑郁药之一。

（一）药理作用及机制

TCAs 主要的作用机理是抑制单胺类递质的摄取，使突触间隙的单胺类递质浓度增加而达到治疗作用。而 TCAs 作用于 NE 比 5-HT 强。TCAs 在抑制 NE 和 5-HT 过程中，它们也有拮抗其他各种神经递质受体的作用。一般说来，引起的副作用也由于这些受体的被阻断 TCAs 有奎尼丁样膜稳定作用。这可以解释，在过度剂量时会出现损害心脏传导和引起高的毒性反应，如可以阻断 M1、α1 和 H1 等受体，而出现相应的副作用。

（二）临床应用

1. 适应证和禁忌证　适用于各类以抑郁症状为主的精神障碍的治疗，主要适用于各种内源性抑郁症、心因性抑郁以及器质性抑郁，对精神分裂症后的抑郁也有治疗作用，同时需用抗精神病药物。此外相应的一些药物对焦虑症、强迫症、神经性贪食或神经性厌食症，以及遗尿症有效。对癫痫病人需用时，必须在有效的抗癫痫的基础上使用，因 TCAs 是出现脑波的异常而诱发癫痫发作。应用剂量不宜过大，目前已少用。对老年病人慎用，在初始剂量可以减半开始，总量也不宜太大。

严重的肝、肾、心疾病，青光眼，前列腺肥大，妊娠前和头三个月禁用。

2. 药物的选择　三环类和四环类抗抑郁药对各种内源性抑郁均有效，但一般初始剂量为每日 25～50 mg，一般 1～2 周内加至治疗量，如多虑平、阿米替林、氯丙咪嗪，最大量可至每日 250 mg，分 2 次服用，而丙咪嗪、麦普替林最大量在 200 mg，同时分二次服用。如抑郁伴有明显焦虑，睡眠不好的，可以选用多虑平和阿米替林镇静作用较强的药。如伴有强迫症状的可以选用氯丙咪嗪，它们之间可以互相替换。

（三）不良反应及其处理

三环类引起的副作用，除了能起治疗作用的相应受体作用外，还可以阻断其他多种受体而导致的。

1. 心血管作用　最常见的为心动过速,此外可以出现体位性低血压,使病人出现头昏和跌倒,故在体位改变时要缓慢。最严重的为奎尼丁样的作用,而出现传导阻滞,但如果发现及时,经对症处理,可以很快缓解,故需定期给予心电图的检查。

2. 抗胆碱能副作用　主要是抗毒蕈碱作用引起的,早期可以表现口干、便秘、视物模糊等,大多数病人能耐受而适应。严重的可以出现尿潴留和肠麻痹,出现这种情况需减少剂量或换药,必要时加拟胆碱能药物对抗副作用,如尿潴留可以肌注新斯的明 1 mg。

3. 中枢神经系统的副作用　常见的为过度镇静作用,这与阻断组织胺受体有关,大多数人能耐受或适应。严重的可以出现癫痫样发作,特别在剂量较大时,故对这类病人应减少剂量和加用抗癫痫药,以苯二氮䓬类为主,可以有效预防。此外对一些老年患者或躯体状况较差的病人,易引起药源性意识模糊或谵妄,对这类病人应缓慢加药,剂量也应适当减少。

4. 体重增加　这也是较常见的副作用,这与阻断组织胺受体有关,大多数人一般较轻微,而且体重增加到一定范围会自限,可以适当控制饮食,加强锻炼。此外极少数病人可以出现皮疹,偶有粒细胞缺乏的发生,这时需停用原药物,给予对症处理,少数病人可以出现性功能障碍。

5. 过量中毒　由于有些病人因病情的原因,过量服用或误服,可能发生严重的毒副反应,严重的可以危及生命,一般来说超过日常规剂量的 10 倍以上,可能会导致死亡。最常见和严重的毒副反应主要对心脏,其次为惊厥和中枢神经系统抑制,这些也是致死的主要原因。在处置上关键需及时发现,给予洗胃,支持疗法,保持呼吸道通畅,及时给予拮抗药,如毒扁豆碱,以及并发症的及时处理。

五、选择性 5-羟色胺再摄取抑制剂

选择性 5-羟色胺再摄取抑制剂是新型的抗抑郁剂,它的疗效确切,不良反应轻,安全性好,而且使用方便,在临床上已得到广泛使用,并且已成为一线的抗抑郁药。

(一)药理机制

SSRIs 首先主要通过抑制 5-HT 的回吸收,而使突触间隙的 5-HT 浓度增高,起到治疗作用,继后对突触前胞体膜上的 5-HT1A 受体有下调作用,减少对突触前胞体的反馈抑制,而促使突触前胞体的树突末梢释放 5-HT,最终达到治疗抑郁的目的,这也提示抗抑郁药的滞后作用。

(二)临床应用

1. 适应证和禁忌证　适用于各种原因引起的抑郁障碍,包括内源性抑郁、应激性抑郁、器质性抑郁、精神分裂症后的抑郁以及躯体疾病伴发的抑郁或并发的抑郁等。此外可用于治疗焦虑症、强迫症和贪食症及厌食症等。目前为止无明确的禁忌证。

2. 药物的选择　氟西汀:半衰期最长,治疗抑郁症大部病人,初始剂量为每日 20 mg,有少部分重症抑郁病人可能需加到每日 40 mg,最大量可达每日 80 mg,对强迫症和贪食症的治疗需加大剂量。帕罗西汀:在治疗抑郁症时,治疗剂量一般为每日 20 mg,少部分用到每日 40 mg,最高量为每日 50 mg,对伴有焦虑的老年抑郁病人效果较好,也可以用于治疗强迫症,以上两种药因无镇静作用,一般均在早晨服用。舍曲林:用于治疗抑郁症,初始剂量为 50 mg/日,根据病情可加到 150 mg/日,可以早晨服用,也可以晚上服用,根据病人的具体情况而定。氟伏沙明:在治疗抑郁症时,初始剂量为每日 50 mg,可酌情加量,最高量为每日 300 mg,可以分 2 次服用,如顿服应在晚上,因为它有轻度的镇静、催眠作用,可以用于治疗

强迫症,量需较大。丙酞普兰:初始剂量为每日 10~20 mg,治疗剂量在每日 20~40 mg,主要用于治疗抑郁症,此外对焦虑障碍、酒依赖、经前心境恶劣等有效。由于它对肝脏细胞色素 P450 酶的影响较小,故药物的配伍禁忌也较小,可以与其他药物联合应用。

3. 艾司西酞普兰(S-西酞普兰,Escitalopram,商品名:Lexapro,Cipralex) 与上述选择性 5-羟色胺再摄取抑制剂有所不同,通过结合 5-HT 能神经突触前膜 5-HT 转运体蛋白(serotonin transporters)而发挥抑郁 5-HT 再摄取的功能。5-HT 转运体蛋白至少存在 2 个结合位点:一个基本位点,亲和力高,调节 5-HT 再摄取而达到抗抑郁作用;另一个为异构位点,亲和力弱,但可以强化它与基本位点的结合,而增强疗效。本品对 5-HT 转运体选择性更好;对 5-HT 受体、多巴胺受体、肾上腺素能受体 a1、a2 和 β,组胺受体 H1-3、毒蕈碱受体 M1-5 和 BZ 受体没有或仅有极低的亲和力;且对 Na^+、K^+、Cl^- 和 Ca^{2+} 离子通道也无亲和力。本品通过 CYP3A4、CYPO2C19 和 CYP2D6 代谢成 S-DCT;且对 CYP1A2、CYP2C9、CYP2C19、CYP2D6、CYP2E1 和 CYP3A4 的活性无影响或影响甚小,因此不会导致有临床意义的药物相互作用。用于治疗抑郁症和焦虑症,治疗剂量每日 10~20 mg,初始剂量为每日 5~10 mg,临床表明起效比较快。

(三)不良反应及处理

1. 胃肠道的副作用 可以引起恶心、腹泻等症状,一般症状比较轻,病人能耐受,不需作特殊处理,少部分病人症状可能较重,可以首先减少用药剂量,严重时需换药,这由于肠道神经系统的 5-羟色胺神经元较丰富的原因。

2. 中枢神经系统的影响 可以引起激惹、焦虑、失眠、头痛和影响性功能等,一般病人能耐受,也可以进行对症处理。

3. 撤药综合征 该类药物如果在长期应用过程中给予突然停用,病人会出现恶心、呕吐、激越、头晕、疲乏、头痛和睡眠障碍,所以不能突然停用,而应缓慢减量。此外可以出现较少见的 5-羟色胺综合征,主要发生在与 MAOIs 或其他 5-HT 强化剂协同作用时,如在 MAOIs 换用 SSRIs 药物时,清除期不够,就可能出现腹痛、腹泻、发热、出汗、血压升高、谵妄、激惹、肌阵挛等表现,严重时可导致高热、昏迷,甚至死亡。所以在换药过程中需足够的清洗期(一般在 2 周左右),禁与 MAOIs 合用。

(四)其他新型的抗抑郁剂

1. 米氮平(Mirtazapine)(瑞美隆 Remeron) 是近年来开发的具有去甲肾上腺素和 5-羟色胺双重作用机制的新型抗抑郁药,被称为 NE 和特异性 5-HT 抗抑郁药(NaSSA),它的机制主要是对 NE 和 5-HT 具有双重再摄取抑制作用,增加突触间隙内的 NE 和 5-HT 的浓度,而起到抗抑郁作用。此外有抗焦虑作用,它对组织胺(H1)的受体亲和力高,而对 M1 受体亲和力低,故有镇静作用,小剂量时可用于改善睡眠。部分病人可以出现体重增加,但在对性功能的影响和胃肠道的影响较小。该药由于有镇静和抗焦虑作用,故对抑郁伴有焦虑和睡眠障碍的病人效果较好,初始剂量为每日 15~30 mg,治疗剂量一般在每日 15~45 mg。

2. 文拉法新(Venlafaxine) 也是一个 NE 和 5-HT 再摄取双重抑制剂,但根据其剂量的不同作用特点不同,低剂量主要以抑制 5-HT 再摄取为主,而中至高剂量时具有 NE 和 5-HT 双重抑制再摄取作用,在极高剂量时,同时还增强了对 DA 再摄取阻滞作用,故用于治疗抑郁症的剂量为低剂至高剂量范围,初始剂量为每日 25~75 mg,根据病情渐增大剂量,最大量可达每日 375 mg。怡若思是缓释剂,副作用主要有失眠、恶心、激越、头痛、性功能障碍等。此外可以有撤药反应,如胃肠反应、头晕、出汗等。

3. 度洛西汀(Duloxetine) 它的化学名称为(S)-(+)-N-甲基-g-(1-萘羟基)-2-硫苯丙胺盐酸盐,是一种 5-HT 与 NE 再摄取的强效、高度特异性双重抑制剂。临床前研究表明,度洛西汀(≥60 mg/d)能平衡地抑制 5-HT 和 NE 再摄取,显著提高大脑额叶皮层和下丘脑细胞外 5-HT 和 NE 水平;与其他抗抑郁症药物相比,度洛西汀平衡抑制放射性配体结合至 5-HT 和 NE 再摄取转运体,NE:5-HT 比值为 9,是目前该领域内最平衡的双通道抑制剂。口服剂量大约 1% 以原形经尿液排泄、70% 以代谢产物形式经尿液排泄、20% 以代谢产物形式经粪便排泄。肝、肾功能不全可影响药物排泄,不推荐在肝、肾功能不全患者中使用度洛西汀。主要用于抑郁症治疗,特别伴有躯体不适症状效果更好。起始剂量为每日40 mg,治疗剂量可致每日 60 mg。常见的副作用:有失眠、镇静作用、恶心、腹泻、食欲减退、性功能障碍、出汗和轻微血压升高等,也可以出现撤药反应,如胃肠反应、头晕、出汗等。在未控制的狭窄的闭角型青光眼和需服用 MAOI 或甲硫达嗪时应禁用该药。

4. 噻奈普汀(Tianeptine) 也称达体郎(Tatinol)。它是一种与其他抗抑郁药有着不同的作用机制,它的作用机制主要是通过增强 5-HT 在突触间隙的重吸收和拮抗 HPA 轴(下丘脑-垂体-肾上腺轴)在抑郁状态中的兴奋以及修复海马神经元在抑郁症状中的结构萎缩而达到抗抑郁作用,同时对焦虑也有一定作用,初始剂量每日 12.5 mg,渐加大至每日37.5 mg,分 3 次服用,可能的副作用为疲倦、失眠、食欲不振等,也可能会出现撤药反应,故停药时应缓慢减量,妊娠或哺乳及 15 岁以下儿童禁用,不能与 MAOIs 合用。

5. 瑞波西汀(Reboxetine) 属选择性去甲肾上腺素再摄取抑制剂,主要用于治疗抑郁症,与传统的 TCAs 比较副作用较小,常见的不良反应为口干、便秘、过度出汗、头痛、失眠、恶心、眩晕及心动过速等,常用剂量为每日 8 mg,分 2 次服用,最高为每日 12 mg。

6. 曲唑酮(Trazodone)和奈法唑酮(Nefazodone) 作用机制即阻滞 5-HT 受体同时又选择性抑制 5-HT 再摄取。治疗主要适应证:伴有焦虑、激越、睡眠障碍的抑郁症,5-HT 阻滞的作用会出现思睡(少见)和乏力等副作用,当 CYP2D6 缺乏或抑制时,其代谢产物 M-氯苯哌嗪(MCPP)生成增多,可以引起头晕、激越、失眠、恶心等症状,故缺 CYP2D6 酶者需慎用,少数病人还可引起阴茎异常勃起。

7. 安非他酮(Bupropion) 又称布普品,它的抗抑郁机制目前还不十分清楚,一般认为与它的抑制多巴胺及去甲肾上腺素的摄取有关,对迟滞性抑郁,睡眠过多的抑郁,效果较好,对中、重度抑郁有效,起始剂量为每日 200 mg,分 2 次服用;推荐剂量每日 300 mg,分 3 次服用;最大量为每日 450 mg。它的转躁率比较低,故更适合双相情感障碍抑郁发作的病人。它的常见副作用为焦虑不安、口干、便秘、运动失调、恶心、头痛、失眠等症状,极少数病人在治疗过程中出现精神病性症状,停药后消失,也可用于戒烟和兴奋剂的戒断症状。

8. 圣·约翰草提取物片(路优泰) 圣·约翰草提取物片具有多重抗抑郁作用,可同时抑制突触前膜对去甲肾上腺素(NE)、5-HT 和多巴胺(DA)的重吸收,使突触间隙内三种神经递质的浓度增加。同时还有轻度抑制单胺氧化酶(MAO)和儿茶酚氧位甲基转移酶(COMT)的作用,从而抑制神经递质的过多破坏。主要用于抑郁症,焦虑或烦躁不安的治疗;一般治疗剂量为 一次 1 片,每日 2~3 次;主要副作用可能引起皮肤对光的敏感性增加,故暴露在强阳光下可能出现类似晒伤的反应。特别是皮肤有过敏素质者较为明显。

9. 阿戈美拉汀(Agomelatine) 是最近几年用于临床的新型抗抑郁药物,其作用机制不是很明确,与褪黑素有关,它具有褪黑素受体激动作用,并且对 5-羟色胺 2C(5-HTx)受体有拮抗作用。许多动物试验与临床研究表明该药有抗抑郁、抗焦虑、调整睡眠节律及调节生物钟作用,同时其不良反应少,对性功能无不良影响,也未见撤药反应,目前已应用于临床。临床应用推荐剂量为 25 mg,每日 1 次,睡前口服如果治疗 2 周后症状没有改善,可增加剂量至50 mg 每日 1 次,即每次 2 片 25 mg,睡前服用。所有患者在起始治疗时应进行肝功能检查并定期复查,建议在治疗 6 周(急性期治疗结束时)、12 周和 24 周(维持治疗结束时)进行定期化验。此后可根据临床需要进行检查。常见的有头疼、头晕、嗜睡、失眠、偏头痛;恶心、腹泻、便秘、上腹部疼痛;多汗;背痛;视觉疲劳等。

六、药物的相互作用

抗抑郁药物有着广泛的药理作用,经肝酶代谢,在与其他药物共同使用时,可能会产生相互作用或影响其代谢过程,会对治疗作用和毒副作用产生明显的影响,故在临床使用时要注意。

MAOIs 不宜与拟交感药物合用,也不与其他抗抑郁药物联合应用,传统的 MAOIs 在换用其他抗抑郁药时,应间隔 2 周左右,新型的吗氯贝胺要求已没有这么严格,其他抗抑郁药物换用 MAOIs,特别是 SSRIs 类药物,也应间隔 2 周左右。

TCAs 的代谢可以受多种药物的影响,如可以诱导药物代谢酶作用的药物(如卡马西平、酒精、苯妥英钠、苯巴比妥等),增加 TCAs 代谢,影响其疗效。而可以抑制药物代谢酶作用的药物(如氯丙嗪、氟哌啶醇、甲状腺素、雌激素、奎宁、哌甲酯等),使 TCAs 血浆浓度增高,增加其毒副作用,因此在和以上药物必须联用时,应以血浓度的监测来指导临床用药。此外,TCAs 对心脏的影响,具有奎宁丁样作用,加重酒精、安眠药等的中枢抑制。

大多数 SSRIs 类药物对肝脏 P450 酶系的同工酶有抑制作用,故对经该酶系代谢的药物,均会产生影响,故在使用上应注意药物的配伍禁忌。

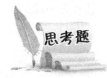

1. 简述抗抑郁药的分类。
2. 简述抗抑郁药物的主要作用机制。

(范俭雄　任方芳)

第五节　心境稳定剂

心境稳定剂(mood stabilizers)主要是指用于治疗病人的情绪障碍的一类药物,主要用于治疗躁狂,也可以用于预防抑郁发作,故临床也称之为抗躁狂药物。目前心境稳定剂包括以下几类:首先为碳酸锂(锂盐),是最常用的药物;其次,抗癫痫药物如卡马西平、丙戊酸盐、托吡酯(妥泰)等;再次为抗精神病药物,包括传统的抗精神病药物(如氯丙嗪、奋乃静、氟哌啶醇等)和新型抗精神病药物(奥氮平、利培酮、思瑞康等),特别在躁狂的急性期或伴有明显的精神病性症状的以及对于一些反复发作躁狂的维持期治疗,均可以联合或单独使用抗精神病药物。最后是苯二氮䓬类,如氯硝西泮、劳拉西泮等,利用较强的镇静催眠作用,帮助控制兴奋症状和改善睡眠,作为联合用药,对躁狂发作有一定的效果。因为后两类药物在相关章节已详细介绍,在本节不再介绍。

一、碳酸锂

碳酸锂(lithium carbonate)是锂盐的一种口服制剂,用于治疗躁狂疗效确切,相对比较安全,为最常用的抗躁狂药。

(一)作用机制

锂盐的作用机制就像躁狂发病原因一样仍不太清楚,可能的作用与以下几个方面有关:首先,锂盐通过置换细胞内钠离子,降低细胞的兴奋性,此外与钾、钙、镁离子相互作用,改变细胞内外离子分布,降低生理波动或纠正内部生理的节律失调,而起到治疗作用;其次,动物研究显示,锂盐对细胞间信号分子或"第二信使"有重要作用。当神经递质或拮抗剂与特定的受体结合时,第二信使即被激活,临床治疗剂量的锂盐可以抑制腺苷酸环化酶(cAMP)形成,也可减少各种肌醇类脂衍生介质的形成影响,这些神经通路中有许多是采用上述信使系统的。有人提出:当第二信使的逆转或再生增加时,锂盐的效应尤其显著,由此可见锂盐可能更倾向于抑制过于兴奋的神经递质系统,从更高的层面看,锂盐使大脑 5-HT 功能的某些方面大为增强,这一作用被认为与锂盐的抗抑郁和抗攻击行为有关。

(二)临床应用

1. 适应证和禁忌证 主要适用于躁狂症的治疗和维持治疗,此外对双相情感障碍的躁狂或抑郁发作有治疗和预防作用。对分裂情感性精神病、精神分裂症的情绪障碍和兴奋躁动,可以和抗精神病药联合应用。此外对人格障碍具有攻击行为的也能应用,对有些难治性抑郁症作为增效剂与抗抑郁药联合应用,能起到一定的效果。

严重心肾疾病、低钠血症、重症肌无力和孕妇应禁用,对儿童、老年人、躯体状况不良者应减量使用,在哺乳期妇女也不宜使用,在做无抽搐电休克治疗时应停用,甲状腺功能低下、癫痫、糖尿病等应慎用。

2. 用法和剂量 初始剂量每日 500～750 mg,分 2～3 次服用,如服用时消化道刺激作用明显,可改为饭后服用,一般病人不超过每日 1 500 mg,少数病人可达每日 2 000 mg。锂盐的有效治疗血浓度与中毒浓度非常接近,一般有效治疗的血锂浓度 0.8～1.2 mmol/L,而当血锂浓度超过 1.4 mmol/L,可能会出现中毒反应,故在治疗过程中,要加强血药浓度的监测,特别在最初。

3. 维持治疗 对预防双相情感性障碍和躁狂症的复发有一定效果,可以减少发作次数,降低发作的严重程度,一般维持剂量为每日 500～750 mg,有效血药浓度为 0.4～0.8 mmol/L,具体应做到个体化。

4. 副作用及处理 最初的副作用可能由于锂盐对消化道的直接刺激作用,如出现恶心、呕吐、厌食、上腹部不适、腹泻等症状,一般采用饭后服用,大多数病人均能缓解,随着服用时间延续,血锂浓度的增高,可能会出现无力、思睡、手指震颤、多尿、口干,一般病人能耐受,如症状明显,可减少剂量或给予静脉给予生理盐水等补液,加快锂盐的排泄。明显的副作用可能引起甲状腺肿大、甲状腺功能下降、黏液性水肿,还可以出现类似低钾血症的心电图改变,如对症处理有效,可继续使用,如无效,要考虑停用。

5. 锂中毒及处理 一般血锂浓度超过 1.4 mmol/L,就可能出现中毒症状,表现粗大震颤、抽动、呆滞、困倦、构音不清和意识障碍,严重者出现共济失调、肌肉抽动、言语不清、癫痫样发作、高热、昏迷,如不及时抢救,可能会死亡。在处理上要及早发现,有效的监测血锂浓度,及时停用锂盐,大量给予生理盐水或高渗钠盐加速锂的排泄,病情相应的对症处理,抢救成功率还是比较高的。引起锂中毒的原因，严重的肾脏疾病，过量的服用，年老体弱，以及病情控制后未及时减量等。

二、具有心境稳定作用的抗癫痫药物

一些抗癫痫药物由于临床治疗躁狂症和双相情感性障碍已将近有 20 年的时间，大量研究证明，他们是有效的，而且起效比锂盐来的更快些。此外对一些难治的抑郁症有增效作用，对不能耐受锂盐副作用的病人也适用，目前在精神科临床使用比较广泛。常用的有卡马西平、丙戊酸盐等，以及一些新型的抗癫痫药如托吡酯、加巴喷丁、拉芙三嗪等，也开始在应用。

1. 卡马西平(carbamazepine) 是较早用于治疗躁狂的抗癫痫药物之一，它具有阻断神经钠通道，但是否是作为稳定剂机制仍不清楚。此外在人类有促进脑内 5-HT 功能的作用，对它的抗躁狂作用机理仍不清楚。对急性躁狂和预防复发有效，对双相情感障碍躁狂相和快速循环者有效，可以与锂盐合用于急性期治疗和预防复发，也可用于其他精神障碍的病人，如人格障碍等。初始剂量为 400 mg/日，分 2～3 次服用，根据病情渐加大剂量，治疗剂量范围在每日 400～1 600 mg，加量太快，老年人易致眩晕和共济失调。有效血药浓度为 4～15 mg/ml，肝功不全、孕妇应慎用。常见的副作用：转氨酶升高、过度镇静、共济失调、过敏、震颤；少见的和严重的副作用：中毒性肝炎、粒细胞缺乏、剥脱性皮炎等。由于其副作用比较明显，临床使用已受到一定限制。此外它还是一种很强的肝酶诱导剂，会影响其他药物的血药浓度，在和其他药物联合使用时，会相互作用。

2. 丙戊酸盐(Valproate) 临床常用的丙戊酸钠和丙戊酸镁，由于它的副作用相对较小，在临床上使用较广泛。它的作用机制仍不清楚，有些研究表明，它可以缓慢地破坏抑制性神经递质 γ-氨基丁酸(GABA)的作用，这与抗癫痫有关，但是否与抗躁狂有关不清楚。对急性躁狂症的疗效与锂盐相当，对混合型躁狂、快速循环型疗效较好，锂盐无效的它可能会有效。成人初始剂量每日 400～600 mg，分 2～3 次服用，治疗剂量范围在每日 800～1 200 mg，孕妇禁用。它的副作用较少，常见的副作用为：厌食、恶心、腹泻等胃肠道症状，肝转氨酶轻度增高，也可出现震颤和过度镇静，这与剂量有关，一般能耐受，随时间推移可以减轻或消失。少见的副作用：血小板功能受损，一过性的脱发。严重的副作用：是与个体的特异性有关，与剂量无关，如不可逆性肝功能衰竭、出血性胰腺炎和粒细胞缺乏症。对年幼、伴有明显的躯体和神经系统疾病以及用其他抗癫痫药的病人，尽量避免使用。

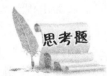
思考题

1. 简述心境稳定剂定义。
2. 简述心境稳定剂的分类和主要适应证。

（范俭雄）

第六节　抗焦虑药

抗焦虑药物是一类主要用于减轻焦虑、紧张、恐惧,稳定情绪的药物,部分药物还兼有镇静催眠作用。1954年以前,治疗焦虑主要用溴剂、巴比妥类药物。这些药物因疗效不明显、不良反应大而遭淘汰。20世纪50年代后期合成了苯二氮䓬类抗焦虑药,它安全、高效、方便。20世纪80年代推向市场的丁螺环酮,是与苯二氮䓬类结构不一样的新型抗焦虑药,被认为有很多的优越性。抗焦虑药的治疗作用只是对症,并不能消除引起焦虑的病因,应积极治疗原发疾病。即使对以焦虑为主要症状的神经症,抗焦虑药也不能完全取代心理治疗,只能减轻症状,而不能使患者真正摆脱精神上的痛苦。目前临床用于治疗焦虑的药物主要有以下几类:①苯二氮䓬类;②丁螺环酮;③β受体阻断药;④抗抑郁药;⑤部分抗精神病药。

一、苯二氮䓬类

苯二氮䓬类(benzodiazepines)目前有2 000多种衍生物,国内常用的只有10余种。

(一)药理作用

1977年发现人脑中存在B2受体,苯二氮䓬类药物抗焦虑作用与B2受体亲和力呈平行关系。

1. BzRGABARCl channel复合学说　GABAR调节单位由GABAR,GABAModulin(GM GABA调控蛋白)、BzR、Chloride channel(Cl⁻通道)组成。在正常情况下,GABAR被GM掩盖,阻止GABAR的暴露和激活,使GABAR处于低亲和力状态。GM受PK(蛋白激酶)活性的影响。当Bz与BzR结合时,可激活PK,解除GM对GABAR的掩盖,使GABA易与GABAR结合。当GABA与GABAR结合后,引起Cl⁻通道开放,Cl⁻由膜外大量内流,引起超极化,降低神经细胞的兴奋性,发挥抑制效应。细胞处于静息状态时,GABAR处于低亲和力状态,需突触前膜释放足够的GABA方能与GABAR结合,发挥生理效应。当给予外源性Bz时,Bz与BzR结合,激活PK,解除GM对GABAR的掩盖,使GABAR处于高亲和力状态,只要突触前膜释放小量的GABA即可激活GABAR,使Cl⁻通道开放,而发挥抑制效应。

2. 肌松作用　Bz抑制网状结构对脊髓γ运动神经元的易化作用,减少肌梭传入的冲动,加强脊髓突触前抑制。阻断脊髓的多突触反射,产生肌松作用。

(二)药代动力学

这类药口服吸收完全,迅速分布到机体脂肪组织中,大部分与血浆蛋白结合。本品根据半衰期可分为短效、中效、长效三类。短效类有三唑仑、奥沙西泮、劳拉西泮,中效类有阿普唑仑、地西泮、硝基西泮,长效类有氟西泮、二钾氯氮。本品主要在肝脏中代谢。

(三)临床应用

1. 抗焦虑　适用于治疗焦虑性神经症和其他各种原因引起的焦虑状态。此药仅是对症治疗,需注意治疗原发疾病。

2. 抗抑郁　阿普唑仑有一定的抗抑郁作用,比三环抗抑郁药的不良反应小,治疗作用也较小,可用于轻型抑郁症。

3. 抗癫　苯二氮䓬类对各类型的癫均有效,地西泮静脉注射可控制癫的持续状态。

4. 其他　可作为镇静催眠药物用于治疗睡眠障碍。

（四）不良反应

1. 过度镇静　表现为疲惫、困倦、无力、共济失调、构音障碍。这些不良反应与剂量过大有关，较易见于老年和血浆蛋白浓度低的患者。

2. 攻击行为　有报道可出现敌对、愤怒、狂暴、破坏行为，但非常少见，认为是原先人格问题的脱抑制。

3. 滥用与成瘾　虽然大量应用此类药物可形成滥用或成瘾，其戒断症状出现较慢、较轻。

二、非苯二氮䓬类

（一）丁螺环酮（Buspirone）

1. 药理作用与药代动力学　丁螺环酮对突触前膜多巴胺受体有阻断作用，它作用于中缝核 5-HT1 受体，使 5-HT 神经元的功能下调，对 GABA 有拮抗作用。此药口服吸收良好，95％以上与血浆蛋白结合。半衰期为 1～14 小时。大部分在肝内代谢，部分代谢产物仍有活性作用。

2. 临床应用与不良反应　主要适用于广泛性焦虑，对惊恐发作的疗效不肯定，有一定的抗抑郁作用。不良反应较轻，此药无成瘾性及对驾驶的影响大大低于苯二氮䓬类。此药的主要禁忌证为过敏、严重肝肾疾病。治疗广泛性焦虑，剂量为每日 20～30 mg，治疗抑郁症剂量为每日 40～60 mg。此药起效较慢，急性焦虑宜联合使用其他药物。

（二）β 受体阻断药

β 受体阻断药中的普萘洛尔于 1966 年即被用于治疗广泛性焦虑治疗，特别是心血管症状明显者。对考试前、上台演讲或表演前的焦虑特别有效，对于因性格或心因引起的慢性焦虑无明显作用。

（三）抗抑郁药物

有抗焦虑作用，所以也常用于焦虑治疗。

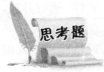

思考题

1. 简述苯二氮䓬类抗焦虑的可能机制。
2. 简述抗焦虑药物分类。

（谢世平）

第七节　电抽搐治疗

一、概述

电抽搐治疗(electroconvulsive therapy ECT)又称电休克治疗。20世纪30年代国外开始把电抽搐治疗用于精神科的临床治疗。我国自40年代后期,南京脑科医院(当时国立精神病院)引进了第一台电休克治疗仪,开创治疗精神病的新纪元,特别在五、六十年代,由于抗精神病药物的缺乏,电休克治疗在精神科临床起到非常重要的作用,直至现在电抽搐治疗仍然是精神科的重要治疗手段之一。研究表明对精神病的治疗疗效明确,对脑结构无损害(Dewanand. D. P等1994)。在ECT的作用机制上还未明确,国内外有些这方面的研究,但仍未明确。如Devanand等否认了以往的报道,认为ECT的中枢作用机制与加压素和催产素无直接关系。而Mann等报道,ECT能影响脑内的许多神经递质系统,如增强去甲肾上腺系统,5-HT系统,γ-氨基丁酸和多巴胺系统的神经递质的传递。另一方面降低了胆碱系统的递质传递,这可能解释对治疗抑郁症的机制。最新研究显示下丘脑-垂体-肾上腺轴可能是ECT治疗机制中的调节通路之一。越来越多的证据指明抑郁症和免疫系统失调有关。然而,ECT对免疫功能的影响以及可能改变免疫系统这一作用机制(Guloksuz Sinan等2014),对神经递质和一些激素的影响国内也有一些研究报道,但对精神分裂症和躁狂症的治疗机理就不清楚。故就目前来讲,ECT的治疗机制仍未明确,需要我们进一步去研究。近年来国内在临床从疗效和机制及副作用等方面开展了全方位的研究,特别对难治性精神病有明确的疗效,而且可以作为维持治疗的方法,在副作用方面,如常见的对认知功能的影响,通过电生理P300的研究表明,发现该治疗可以改善因精神障碍而导致认知功能的损害,在认知心理研究中,表明对认知功能的影响是短暂的,这些研究表明电休克治疗对认知功能的影响是比较小的,基本都能恢复。20世纪90年代初,美国Abrams和Swartz教授集几十年ECT治疗的经验和研究,结合计算机技术,发明了醒脉通(thymatron)ECT多功能监测系统治疗仪(目前国内大部分医疗机构使用该仪器),具备了电休克治疗的客观生理指标功能,即从过去的经验性转变为可以观察客观指标的治疗,保证治疗成功率。

二、醒脉通治疗仪抽搐质量指标

醒脉通有三个独立的计算机自动计算来确定抽搐质量指标:抽搐能量指数、发作后抑制指数和抽搐一致性指数,这些指标为ECT提供了更多生理质量的特定依据。

1. 抽搐能量指数　求出整个抽搐过程中EEG波幅的总数并将这一数值(＝总的平均波幅×抽搐时间)作为抽搐能量指数打印在治疗后的报告上,低于550的抽搐能量指数提示需要用较高的电量重新刺激。

2. 抽搐后抑制指数　指示抽搐末EEG波幅下降("平台")的速度和程度。它是在抽搐结束0.5秒后开始计算3秒内平均波幅以它除以抽搐过程中平均3秒峰波幅,并用百分数形式打印在报告上(从0％到100％),低于80％的发作后抑制指数提示需用更大的电量重新刺激。

三、治疗方法、适应证和禁忌证

目前国内主要有两种治疗方式。第一种为抽搐性电治疗(ECT),即给予一定量的电流通过大脑,引起病人意识丧失,而出现类癫痫样的痉挛发作,而达到治疗目的;第二种为无抽搐性电治疗(NECT),即在通电前,在麻醉师的配合下,给予麻醉剂和肌肉松弛剂,治疗过程中病人不发生抽搐,而取得同样的疗效。这项治疗技术近几年来在国内开展越来越广泛,特别在一些大型精神病专业机构中已普遍开展,这也是今后发展的趋势。

(一)无抽搐电治疗(NECT)

1. 治疗前准备 ①获取知情同意书;②详细的病史、体格检查和必要的实验室检查,如心电图、胸片、血常规和血生化等,有条件可查头颅 CT;③停止服用抗癫痫药(癫痫病人除外)和抗焦虑药及锂盐;④禁食禁水 6 小时以上,治疗前测体温、脉搏和血压,体温一般在 38 ℃以上和血压过高应暂停,当控制在正常范围后再恢复治疗;⑤排空大小便,取出义齿,解开衣带和领口,取下发卡等;⑥需要固定的治疗室和醒复观察室及完整的一套抢救设施(包括设备和药物),准备治疗设备,接通电源,打开治疗仪和监护仪的电源,检查是否在正常工作状态,检查氧气面罩是否完好,根据年龄设置能量百分比;⑦药物的准备。

2. 操作方法 病人仰卧治疗台上,用25%葡萄糖液开通静脉缓慢维持注射,同时在前额两侧固定好电极和其他相关电极,接通氧气,戴好氧气面罩,静脉推注阿托品 0.5 mg,然后根据病人体重缓慢静脉推注麻醉剂,同时观察至睫毛反射消失,最后根据体重快速静脉推注肌松药,把牙托放入口腔牙齿之间,并托住下颌,在推注肌松药后 3 分钟内完成通电治疗。

3. 疗后处理 给予气囊人工呼吸,观察血氧饱和度和自主呼吸及呼吸道是否通畅,一旦自主呼吸恢复,可停止人工呼吸,如分泌物过多要及时清除,在观察室观察 30 分钟,然后回病房继续卧床休息 1~2 小时,待病人完全清醒后,起床活动进食。

4. 治疗次数 一般每周 3 次,病情严重需要快速控制的,可以每天 1 次,连续 3 天后,改为每周 3 次,疗程一般为 6~10 次。对极少数病人在药物控制不佳时,在疗程完后,可以每周 1 次,用于维持治疗。

5. 副作用的处理 少部分病人治疗后出现头痛,一般不要处理,会自然缓解,极少数病人治疗后出现呕吐,不严重的一般不要处理,极个别需要停止治疗,有一部分病人出现短暂、可逆性的记忆障碍,一般在 2~3 周后恢复。在治疗中可能会出现麻醉意外和呼吸心跳异常,需要做好应急抢救准备工作。极少部分病人连续治疗后可能出现短暂的谵妄状态,一般无须特别处理或可以对症处理,如可以给 20%甘露醇 250 ml 静脉滴注,每天一次,一般使用 2~3 天,主要是加强生活护理。

6. 适应证 严重的抑郁、自伤、自杀和拒食病人,极度兴奋、冲动伤人和毁物的躁狂病人,精神分裂症的木僵、紧张性兴奋、由于在严重的精神症状支配下出现的异常行为(如自伤、冲动毁物、拒食和治疗的病人),此外难治性的抑郁症和精神分裂症以及暂时不适合药物治疗病人,一些难治性的强迫症。该项治疗对老年病人尤其适合,有时比药物更安全,特别在伴有一些躯体疾病时。此外恶性综合征在控制恶性高热后的病人等。

7. 注意事项和禁忌证 心血管系统伴发症(如急性心肌梗死、心室纤颤、心跳停止,动脉瘤破裂)是 ECT 致死的最主要原因。颅内压升高被认为是绝对禁忌证,高血压不是 ECT 的禁忌证,在控制血压后行治疗。未经治疗的大脑动脉瘤在出血之后既有再出血的倾向,因此行 ECT 将有明显的危险。妊娠和 16 岁以下儿童要慎重,继发于 ECT 的骨折危险性已大大减少。

8. 与药物之间的相互作用 利血平及其衍生物的化合物应避免在 ECT 时使用,因为曾经合并导致死的低血压。与抗精神病药合用,应用高效价的量不要大,合并三环类是安全的,但必须减小剂量,单胺氧化酶抑制剂应减至最小量,因能缩短抽搐时间。而在行 ECT 时应停用锂盐,锂盐会使病人抽搐后意识混乱的时间延长,程度加重,锂盐还能增加琥珀酰胆碱的神经肌肉阻断作用。癫痫患者在行 ECT 期间应持续服用抗癫痫药,以预防无法控制的或延长性抽搐。而用于抗精神病时应停用。氨茶碱能延长抽搐时间。

9. NECT 的优点

(1) 安全、有效。

(2) 治疗范围扩大,特别对老年病人的治疗是安全的。

(3) 避免传统的电休克的副反应,如骨折等。

(4) 对认知功能损害影响小。

(二) 抽搐性电治疗(ECT)

目前临床已很少应用,在此不再作详细介绍。

四、机制和展望

在 ECT 的作用机制上还未明确,虽然已有了一些这方面的研究报道,但是仍然不是很清楚,还需多方位地开展研究工作,特别在功能影像学方面的研究,了解电休克治疗在脑部功能影像学的变化与疗效和副反应之间的关系以及对认知功能的影响,为临床作为长期治疗提供科学的依据,更好地为病人服务。

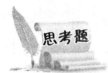 思考题

简述无抽搐电休克治疗适应证和不良反应。

(范俭雄)

第八节　重复经颅磁刺激

一、概述

经颅磁刺激(transcranial magnetic stimulation,TMS)是一种在体外刺激脑特定部位的技术。它是由 Barker 等在 1985 年首先开创,后在欧美地区迅速研发和临床应用,对一些疾病具有良好的疗效。其操作原理是,把一绝缘线圈放在特定部位的头皮上,当线圈中有强烈的电流通过时,就会有磁场产生,后者无衰减地透过头皮和颅骨,进入皮质表层数毫米处并产生感应电流,从而抑制或促进神经细胞的功能。当重复给予刺激时,即称为重复经颅磁刺激(repetitive transcranial magnetic stimulation,rTMS),刺激频率在 1 Hz(每秒 1 次)或以下为低频 rTMS,1 Hz 以上称作高频 rTMS。现有的研究发现,不同频率的 rTMS 对皮质有不同的调节作用,高频刺激增加大脑皮质的兴奋性,低频刺激使皮质的兴奋性下降。具有安全、无创伤性特点。

关于 rTMS 的作用机制,研究表明,rTMS 治疗后,额叶皮质多巴胺功能降低,纹状体和海马处多巴胺功能升高,并引起与抗抑郁剂作用类似的受体结合改变,包括调节皮质去甲肾

上腺素β受体,降低额叶皮质5-HT2受体,增加额叶和扣带回皮质的5-HT1A受体。功能影像学研究表明,rTMS治疗后,抑郁症患者左额叶的局部脑血流灌注增加。rTMS还可改变即刻早期基因表达,尤其是丘脑PVT核及其他调节昼夜节律脑区的基因表达。

二、临床应用

1. 适应证与疗效 rTMS对抑郁发作有肯定的疗效,已被一些国家批准应用于临床。Nahas等发现,rTMS作用于精神分裂症患者的左背侧前额叶皮质,患者的阴性症状、注意力得到改善。Hoffman等使用1 Hz rTMS治疗伴有幻听的12例精神分裂症患者,4天后大多数患者幻听的频率或强度降低。最近的研究发现,低频rTMS可改善精神分裂症的幻听症状,20 Hz的高频刺激对精神分裂症的阴性症状有改善作用。随访表明,这种改善在部分患者中可持续2个月以上。虽然临床已广泛开展,但其有效性尚需进一步验证,不同的刺激频率、不同的刺激位点等对不同的症状是否具有相同的作用也还需要确定。

在我国一些精神专科医疗机构也开始将该治疗应用于临床,特别对临床表现为抑郁、焦虑、紧张、失眠等症状的病人开展治疗,取得较好的疗效,并且开展对精神分裂症研究性治疗,也已经取得一定疗效,需要继续扩大临床应用,以便获得更多有益的资料,更好地为临床服务。

主要的适应证:对精神分裂症(阴性症状)、抑郁症、强迫症、焦虑症、创伤后应激障碍(PTSD)等疾病可以开展治疗,对部分症状可能有效。

2. 疗程和副作用 该治疗一个疗程需要4周的时间,每日1次,每周5次,每次治疗约需20~30分钟。rTMS治疗精神障碍的研究多使用80%~110%的运动阈值,最大不超过120%。刺激的频率范围为0.3~20 Hz。治疗前、治疗期间及治疗后需要进行一些检查,如:认知功能检查、心电图、生化检查。

因为rTMS是一种干预性治疗措施,治疗期间有可能出现短暂的头痛、失眠等,但很快即可恢复,并且治疗时有相应的保护措施,以保证患者的安全。治疗仪的使用和注意事项详见使用说明书。

(范俭雄)

第十九章　心理治疗

第一节　概　述

一、基本概念

（一）心理治疗的定义

心理治疗（psychotherapy）又称精神治疗，是一组治疗方法的总称。在这种治疗中，由经过训练的专业人员应用心理学的原则与方法，与病人建立某种特殊职业关系，帮助病人解决心理、情绪、认知与行为的某些问题，达到消除、减轻或防止焦虑、抑郁、恐慌等症状，调节紊乱的认知和行为模式，促进正性人格成长或发展。

心理咨询（psychological counseling）又称心理辅导，与心理治疗原理相似，其助人目的和实施技术相近。二者的区别主要在于治疗者的背景、服务对象与任务。心理咨询通常由心理咨询师实施，其服务的对象主要为心理问题求助者，主要解决正常人的心理问题，如学习、婚姻、家庭、人际关系等问题，给予指导、答疑、解惑；心理治疗需心理学家或精神科医师实施，主要针对临床病人，着重解决病人的某些临床症状，如焦虑、抑郁、性心理障碍、行为障碍等。有时求助者与病人难以严格区分，咨询与治疗亦难以完全分开，二者只是侧重点不同而已。

（二）发展简史

心理治疗有着久远的历史，在我国医学的书籍中早有记载。《素问·宝命全形论》记载："治病必先治神"，这里所说治神，可视为心理治疗。早在 9 世纪，Baghdad 精神病院 Rhazes 就发展了以理论为基础的目的定向心理治疗，然而西方国家直到 18 世纪还是把精神疾病看作魔鬼附体或躯体疾病，实施驱魔治疗或物理治疗。18 世纪，奥地利医生 Mesmer 开始使用催眠术，后来被法国神经病学家 Charcot 用于治疗心理障碍。

可能与童年期创伤经历和潜意识冲突有关，发展了自由联想、移情解释、梦的分析和心理结构分析等心理治疗技术，奥地利医师弗洛伊德（S. Freud）创建了精神分析学派，这是第一个科学的心理治疗技术。后来，Freud 弟子对他的基本理论加以发展，并提出一些新概念和理论，形成了各自的心理治疗系统，这些治疗系统被统称为精神动力治疗。

20 世纪 20 年代，出现了行为主义，并成为以后 30 年的主要流派，他们基于经典条件反射、操作条件反射和社会学习理论创建了行为矫正技术，对某些情绪和行为障碍的治疗取得较好的效果，J. Wolpe、H. Eysenck 和 BF. Skinner 等是该学派的主要代表人物。

20 世纪 50 年代，欧洲出现了存在人本主义治疗。存在主义哲学关注个人能力发展，强调人生的目的和意义，该学派主要代表人物试图发展一些对生命危机有效的治疗方法，最具影响的治疗体系当属 C. Rogers 创建的当事人中心治疗,其他还有 Fritz 和 Perls 创建的格式塔治疗、Rosenberg 创建的非暴力交流和 Berne 创建的交流分析。这些人本主义治疗的共同特点是通过支持、真诚和通情性治疗关系促进个体正性整体改变,体现人生意义和自我价值,达到自我实现。

20 世纪 50 年代,在认知主义思潮的影响下,美国心理学家 A. Ellis 创建了理性情绪治疗(1995 年改称为理性情绪行为治疗),随后 AT. Beck 创建了认知疗法;80 年代认知疗法和行为治疗联合产生了认知行为治疗。这种治疗不同于精神动力治疗和人本主义治疗,它们是相对短程的、结构式的和当前定向的,采用积极指导性策略建立协作式的治疗关系,评估和矫正来访者的不合理信念和功能失调。认知和行为治疗"第三浪潮"发展的心理治疗技术还包括接受和许诺治疗、辩证行为治疗。

此外,近 30 年还出现了叙述治疗和依从治疗等后现代心理治疗、系统治疗、人际治疗、女权治疗、短程治疗和表达治疗等。

(三)心理治疗的分类

心理治疗种类繁多,从不同的角度可以有不同的分类。较为常用的分类方法是按照不同的学派分类,也可以依据治疗对象、治疗时间的长短以及治疗的复杂性分类。常见的分类有:

1. 按心理学派与施行方法分类　包括精神分析、认知疗法、支持性心理治疗、行为治疗、人本主义治疗、人际性心理治疗等。

2. 按治疗对象不同分类　包括个别心理治疗、夫妻或婚姻治疗、家庭治疗、团体治疗等。

3. 按治疗的时间长短分类　包括长程心理治疗、短程心理治疗和限期心理治疗等。

4. 按语言的使用情况分类　包括语言性治疗、非语言治疗(音乐治疗、绘画治疗等)。

5. 按治疗的深度和紧急程度分类　包括一般支持治疗、深层治疗、危机干预等。

二、主要体系

心理治疗虽然很多,历史上也出现过许多治疗流派,目前众多治疗流派更趋向于整合。目前国内临床上开展的心理治疗可以大致归为五个主要体系。

1. 精神动力治疗　精神动力治疗的具体方法很多,但都起源于精神分析。尽管各种动力治疗的理论基础不尽相同,但都认为潜意识心理冲突和童年期创伤体验是心理障碍的根本原因,不过 20 世纪 80 年代以后发展起来的动力治疗基本是短程的,以缓解或消除症状为主要目的,不再过度强调人格改变。在技术上,除引用 Freud 的传统技术外,不同理论定向的动力治疗都有自己独特的技术,同时也采用其他学派的技术。

2. 认知行为治疗　认知行为治疗是一组以行为主义的学习理论和认知心理学的有关理论为基础,通过目标定向的系统程序,以改变认知、情绪和行为功能障碍为目标的心理治疗方法。该治疗有几个基本假设:①人的情绪和行为是受认知调节的,不合理的信念、错误的思维和非真实的评价是心理障碍的根本原因;②不合理的信念、错误的思维和非真实的评价是通过不良学习获得的,而且被病理的情绪和不断强化;③不合理的信念、错误的思维和非真实的评价通过再学习、去学习和现实检验是可以改变的。在治疗上以识别和矫正不合理信念的认知技术为主,同时也采用情绪和行为技术。

3. 人本主义治疗　代表性治疗技术是 Rogers 的当事人中心治疗,认为每个人都有自我现实的潜能和动机,治疗目的就是创造一个有利于来访者发展的人文环境,否认决定论,强调主观意义和正性成长,通过无条件接受、积极关怀和设身处地理解等技术构建和谐的治疗关系,激发来访者的内在潜能,达成自我实现的目标。

4. 系统治疗　临床上实施的家庭治疗和婚姻咨询属于系统治疗,它是以系统为理论基础的治疗方法,认为人不能独善其身,与周围环境和人有千丝万缕的联系,也就是说人是在特定的关系中成长的。人的心理问题也是个体与特定关系系统相互作用的结果,要治疗个体的心理问题,首先必须改变系统的关系模式和动力学特征。

5. 综合治疗　综合治疗是目前心理治疗的发展趋势,许多资深的心理治疗师都有自己的综合治疗方法。综合治疗不是简单的技术杂合,而是不同学派理论和技术的融合、发展所产生的新型治疗系统。

三、常用的心理干预方法

所有的心理治疗都具备的基本要素就是促进个体发生积极的改变,包括重建自我认识、处理躯体和情绪不适、改变个体和人际行为等等。临床用以实现上述目标的常用方法有:

1. 阐释(interpretation)　也称解释或释义,指对病人的心理、行为以及人际过程中的关系或意义作出假设。阐释给病人更多的自由来解决问题,让其用与己不同的语言、词汇及参照来看待和描述自己的心理和行为现象。治疗者往往给病人直接导入一些全新的概念或联想。隐喻性阐释(metaphoric interpretation),除了直接提出假设的阐释,还有利用比喻、象征等方式,促进病人产生对问题新的理解方法,称为隐喻性阐释。通过形象地打比方、讲故事以及绘画、音乐、心理剧等,启发病人在不自觉中使观念、情感和行为得以改变。此法较适合我国的传统文化。

2. 认知重建(cognitive restructuring)　源自 A. Beck 的认知疗法(cognitive therapy)和 A. Ellis 的理性-情绪疗法(rational emotive therapy),目的是引导产生建设性、适应性的思维和行为变化。

Beck 主要从形式方面总结病人的认知歪曲,提出了认知疗法的几个靶点:①"全或无"的思维(all-or-none thing):即要么全对,要么全错,对人或事的评价只有黑或白两种状态,没有中间过渡。②过度泛化(over-generalization):或称为以偏概全,将孤立性事件的意义过分扩展,得出普遍性结论,也就是说将以特定事件为基础而产生的信念应用于各种不同情景。③夸大或缩小(magnification or minimization):个体对客观事件的意义作出歪曲的评价,过分夸大或缩小了客观事件的实际结果。病人往往过分夸大事件的负面,作灾难性的推断,相反对好的方面却过分缩小。④任意推断(arbitrary inferences):即在证据缺乏或不充分时,或证据不够客观和现实时,仅凭自己的主观感受便作出草率的不切实际的结论。⑤选择性概括(selective abstraction):仅根据个别、片面的细节而不考虑整体的实际情况,便对整个事件作出结论。这就好比是盲人摸象,病人常常只从事件的某一点或一面出发,却得出了事件全部的观点。Ellis 认为,当理性信念(偏好和愿望)受到阻碍时,个体会产生适当的悲哀和挫折感,以有利于自救。但很多时候,病人却存在一些非理性的信念,使病人产生适应不良的情感和行为。例如,他们常常用"应该"、"必须"等命令式的词语来做要求,因目标难以实现又不能接受现实情况的存在,而使自己陷入两难的困境。

认知重建就是要冲击病人的这些非理性信念,让病人认识到正是由于一贯持有的非理性信念,才导致了自己当前的困难。并引导他们培养更有逻辑性的信念,鼓励他们用实际行动来实践,从而检验这些新信念的合理性。

3. 渐进放松训练(progressive relaxation training)   目的是通过有步骤地对身体各部位肌肉进行紧张-松弛练习,帮助病人体验身体的紧张感和放松感,进而体验情绪的放松,学会自我调控。具体为:病人在治疗者的引导下,按身体从上到下的顺序,依次对各部位肌肉进行先收缩再松弛的练习,注意体验身体的感觉。并要病人掌握要领,回家后继续自行练习,每天1~2次。此类放松技术,对失眠、疼痛、焦虑、恐惧、心悸、胸闷、震颤及血压升高等躯体和情绪症状有确切的疗效。

4. 系统脱敏(systematic desensitization)与冲击疗法(flooding, implosive therapy)   两法均为经典的行为治疗方法,均属于(治疗性)暴露技术。此方法尤其适用于恐惧、焦虑和强迫障碍的治疗,疗效肯定。

5. 自信训练(assertiveness training)   也称为决断训练。是用以治疗以缺乏自信心为特征的各种障碍的方法。自信训练运用人际关系的情景,采用角色扮演的方法,使病人通过主动模仿而学习新的行为方式,帮助病人适当地与他人交往,表达自己的情感。通过强化、培养自信行为,使病人能够按照自己的需要去行动,学会坚持自己的意见而不过分焦虑。教会病人能够自然地表达自己的真实情感,主张自己的权利,并在必要时敢于说"不"。自信训练特别适用于不能表达自己愤怒苦闷等情感体验、难以表达自己的正当要求以及难以对他人说"不"的人。

四、基本过程

1. 初次晤谈   初次晤谈对来访者和治疗者而言都是关键性的,初次晤谈不仅是收集资料,更重要的是引导来访者进入治疗过程,建立起相互依存的治疗关系,让来访者知道你有能力和愿意帮助他,使来访者知道谈自己的内心感受是适当的和重要的;让来访者知道治疗者只能帮助来访者解决问题,不能代替来访者解决问题。在初次晤谈中,治疗者的主要工作包括:①建立治疗关系,让来访者放心谈话;②探索问题的性质和引发事件;③了解来访者的期望和治疗动机;④作出处理决定和建立病历档案。

2. 评估与诊断   将晤谈、测验和观察所获得的资料加以分析、整理和归纳,对来访者的人格特征、主要问题、接受心理治疗的可能性提出一个整体看法,便是诊断工作,如:是否面临紧急状况,是否存在重性精神病,自我强度如何,有无改变的动机,是否适合做心理治疗等。

3. 解决问题

(1) 使来访者了解问题的根源,如用技巧性提问使来访者了解问题的前因后果,检验自己的反应模式和内心感受;通过假设和比喻来加深来访者对问题的认识;通过现实检验分清期盼、想象、幻想和现实;用"面质"技术让来访者直接面对事实,进而了解自己的行为后果;用解释来联结来访者未能觉察到的两组现象之间的关系。

(2) 将过去与现在加以联结,如初次晤谈中,要仔细评估来访者的生活经历;从情绪发展角度评估来访者困惑内容和行为模式;从家庭和社会文化背景考察来访者的早期经历;从过去的生活来看来访者目前的问题;找出过去经历与目前问题的联系,并解释给来访者听。

(3) 采用支持、鼓励和教育等技术提升来访者的自尊、自信和自立。

(4) 采用接受、探索和解释等技术克服阻抗。

(5) 处理治疗过程中的一些特殊问题。

4. 结束治疗

(1) 结束的时机和标准:症状消失主要问题或冲突已解决,能独立地处理问题,能认同自己和享受生活。

（2）处理结束期反应：失望、愤怒、失落感、被遗弃感、分离焦虑。

（3）再见和随访。

第二节 精神分析

精神分析(psychoanalysis)是由奥地利精神医学家弗洛伊德(Sigmund Freud)于19世纪末所开创的一种特殊心理治疗方法。精神分析学说既是治疗神经症和研究人类心理奥秘的方法，也是解释人类心理功能的重要理论。作为一种治疗方法有其确定的规范，主要采用自由联想技术探索潜意识冲突，用解释（尤其是移情关系的解释）来诱发病人对目前症状与遗忘的潜意识冲突之间关系的理解（领悟），以达到消除症状，促进人格更加成熟。精神分析治疗有四个基本假设：过去的心理创伤，尤其是童年期创伤对目前的心理功能有决定性影响；症状是被压抑在潜意识中的欲望和冲动，通过异常渠道释放的后果；不成熟的防御机制，对现实体验的错误解释和预期性创伤使症状持续存在；暴露潜意识冲突，使之意识化，即可消除症状，通过移情关系处理可使人格更趋成熟。

一、发展简史

1880年J. Breuer在治疗一个癔症少女时发现，当她在催眠状态下，说出与症状有关的痛苦经历后，症状就暂时缓解或消除，称之为谈话疗法。1882年Breuer把这种情况告诉了Freud，给他留下很深的印象，后来在临床实践中试用这种疗法。1890年，Freud与Breuer合作研究癔症，于1895年在《癔症之研究》一书中发表了他们的观察结果。他们认为癔症是创伤性经历被压抑的结果，与经历有关的心理能量被阻滞，不能达到意识层面，而转向异常渠道发泄，以致出现种种症状；在催眠状态下，这些能量从正常渠道发泄出去，症状因此消失，称之为疏泄法。后来在治疗病人露西时，病人拒绝接受催眠，只好向病人提出一些引导性问题，鼓励她回忆有关经历，结果渐渐回忆起创伤性经历，这启发Freud改进治疗方法。1896年后，Freud逐渐放弃催眠疗法，一度采用精神集中法（或称前额法）。在使用这种方法时，又发现有的病人不说出真实的思想，同时按压前额和不断地提问，干扰了病人的思路，遂改用自由联想，加之1901年梦解释技术的发现，使精神分析治疗趋于完善，即弗氏经典精神分析。

由于精神分析技术的突破，精神分析的理论也达到空前发展和完善。1902年开始，维也纳的一些年轻医师对精神分析疗法产生兴趣，聚集在Freud周围，自然形成了"周三晚会"，讨论问题，交换意见。他们中有Adler、Federn、Rank、Rie等。1907年后，各国对精神分析感兴趣的人，如Jung、Eitingon、Binswanger、Abraham、Brill和Jones等陆续到维也纳，参加讨论，以后相关学会相继成立，学术期刊相继创刊，使精神分析学说得到广泛传播。与此同时，精神分析学派内部出现了意见分歧。首先是Adler对婴儿性欲发难，认为儿童心理发展的主要动力是自主冲动，而不是性冲动，于1912年脱离Freud学派，自创个人心理学。自1911年起，Jung也逐渐对Freud观点持不同意见，否认婴儿性欲，认为Libido是普遍的生命能量，在神经症发病方面强调当前激发因素的作用，于1913年正式与Freud学派决裂，自称分析心理学。这些理论观点分歧，也使治疗技术发生相应的改变，对儿童期经历较少强调。

二、基本理论

精神分析学说主要阐述人的精神活动,包括欲望、冲动、思维、幻想、判断、决定、情感等会在不同的意识层次里发生和进行,因此通常又把精神分析学称为深度心理学。弗洛伊德精神分析学说中最重要的理论是关于潜意识、本能和人格结构等学说。

1. 潜意识 Freud 把人的心理活动分为三个层次:最上层为意识,指人在清醒状态时对自己的思维、情感和行为的目的和动机能自我觉察到的心理活动领域,即当前心理活动的焦点;中层为前意识,乃指其心理活动虽不为自己察觉,但经集中注意或努力回忆即可明了其活动的目的和动机;最下层为潜意识,潜意识的心理活动则深深埋藏在不能察觉的境界里,虽经人提醒或自己努力回想,也无法明了活动的目的和动机,只有在特殊情况下,如幻想、梦境、催眠状态或用自由联想时,才会呈现于意识中。潜意识与潜抑有密切关系,其心理活动原本可以意识到,或曾经意识到过,但因所发生的事情过分尴尬、痛苦或难为情,而把部分心理体验,潜抑到意识不到的境界里,并没有消失,仍在影响个体的行为、思维和情感,如遗忘、口误、笔误、神经症症状等都是潜意识心理活动的结果。

2. 本能 本能是动物(包括人类)内在的强大的动力或称内驱力,Freud 认为人类有两种本能:生存本能和死亡本能。每种本能具有以下特征:①本能代表着基本的生理需要,来源于体内的兴奋;②本能有一种推动力,决定人的行为;③本能的目的是要求满足,这种满足可通过发泄增强了的兴奋而得到;④本能有求得满足的对象。按照 Freud 的观点,人的思想、情感和行为不可能是"偶然发生的"或"自由意志决定的",而是由非理性动力、潜意识动机、生物本能和童年早期的某些心理事件所决定的。即使是那些好像是偶然的行为(口误、笔误和遗忘)都有意识上不知道的动机。同样,根据这一原则,神经症的每一症状都有它的意义和起因。不论症状看来多么荒谬,病人本人也不能理解,实际上都有一种潜意识的动机和欲望在起作用。这些意识不到的动机和欲望,可用自由联想法逐渐暴露出来,使病人意识到它们,症状会因此失去存在的意义而消失。

3. 人格结构 Freud 提出人格由原我、自我和超我三个部分组成。原我是人格中最原始、最模糊而不易把握的部分,运作三个人格系统的心理能量库,因此原我仅能通过反射和欲望达成获得满足;自我是人格的执行机构,介于原我、超我和外界之间的复杂心理组织,具有防御和自治的双重功能,通过选择能降低紧张,带来愉快的适当客体和时机,合理地满足原我的冲动,最终控制原我的大多数心理能量;超我作为人格中的道德机构,用良心阻止能量的异常释放,或通过自我理念引导能量释放。一个原我占优势的人可能有冲动倾向,超我占优势的人可能过分道德化或完美化,自我使个体避免两个极端。一个健康的人,原我、自我或超我必须均衡发展。

三、治疗技术

精神分析治疗技术是使潜意识材料转换到意识层面,对病人的行为获得理性洞悉,理解症状的意义,通过分析、解释,使病人领悟症状起因和意义,以达到消除症状和人格的改变。主要有五种技术。

1. 自由联想 精神分析的主要技术是自由联想,病人常在躺椅上,分析者坐在他的后面,尽可能避免干扰。要求病人把头脑里浮现的任何感情、思维、记忆不经选择地立即报告出来,不管它们是怎样的痛苦、可笑、不合逻辑或没有意义,也就是说无偏见、无选择地说出想到的一切事情。自由联想是分析者探索潜意识欲望、幻想、冲动和动机的钥匙,这一技术常导致过去经验的重视和被阻抑的强烈情感的释放。分析者借此技术收集潜意识资料,分析理解这些资料间及与症状的关系,然后向病人解释这些资料,指导他们逐渐领悟到原本未意识到的基本动力学。

2. 解释　解释是暴露潜意识冲突和干预的重要手段,向病人指出潜意识欲望,说明梦、自由联想、阻抗和治疗性关系中呈现行为的意义,使他对自己一直没有理解的心理事件变为可理解的,把表面看来似乎没有意义的心理事件与可以理解的事件联系起来,以帮助病人对自己的领悟。解释的功用是允许自我吸收新资料,加速暴露潜意识资料的过程。解释必须遵循以下三条规则:①被解释的现象已接近意识层面时,病人还不能看清,但能接受和理解它们,应机智地作出解释;②解释应由表及里、步步深入;③在解释情感或冲突时,最好同时指出阻抗或防御。解释有时要求反复进行多次,才能使来访真正理解。这种用同样内容一而再地对付病人自我的过程,称之为扩通。

3. 梦的分析　释梦是发现潜意识材料,使病人领悟未解决问题的主要方法。在治疗中,病人报告他的梦,分析者鼓励他自由地联想显梦中的某些要素,回忆其激发的情感,共同研究显梦的象征意义,发掘梦的隐意,帮助病人理解过去的人际关系模式,梦与目前行为的关系。这种由显梦的分析和自由联想求得梦的隐意的过程,就是释梦。梦是病人所遇困难的反映,释梦是使病人获得对目前行为的意识。

4. 阻抗的解析　阻抗是精神分析实践的基本概念,它影响治疗进程,使病人可以不遵守自由联想的规则拒绝把潜意识材料带到意识表面。在分析治疗中,可以发现病人不愿把某些思维、情感和经验报告出来,想方设法借口逃避。因为他们意识到这种被压抑的冲动和情感,就可能产生焦虑。阻抗出现意味着分析已触及病根之所在。另外,阻抗从另一角度为我们提供许多以往生活的重要材料,所以只要分析者的技术精巧,便可将之转化为莫大助益。分析解释它们,克服这些阻抗,乃是分析的基本工作。

5. 移情的解析　在经典弗氏分析中,认为病人最终发展为移情性神经症,分析者不仅不加制止,反而鼓励和助长其产生。在移情中,病人表达了被压抑在潜意识中的感情冲突,体验了被压抑的情感,通过统合,适当解释和早年情感修通的过程,病人能改变某些长期稳定的行为模式,重建新的行为模式。操纵这种移情是精神分析的关键技术,分析者需要告诉病人,他的情感不是起源于目前的情境,也和分析者本人无关,只是重演其以往经验而已。请他将这种重演作为回忆的起点,可由此揭示出内心的隐私,如处理成功,不论是爱或恨的感情都可变成治疗的助力。指出它目前的感情仍固着于童年期,这种固着阻碍他的感情成长,使病人领悟到过去情感对目前功能的影响,通过修通治疗关系中类似的情感冲突,就能消除早年关系的影响。

四、适应证和禁忌证

1. 适应证　弗氏认为精神分析主要适用于转换性癔症、强迫性神经症和自恋性神经症,后人研究表明对其他神经症、物质滥用、抑郁症和早期精神分裂症也有一定效果。如果来访者的心理冲突由来已久,并且已深深嵌入其人格中,精神分析可能比精神分析心理治疗更适合,因为其具有很深的分析度。同时要求病人有心理学头脑、人格相对完整和有适当的家庭和社会背景。

2. 禁忌证　精神分析不适合那些患严重抑郁症、精神分裂症、人格障碍和器质精神病患者,对攻击性或冲动性障碍、偏执状态和急性危机等均不合适。

第三节　行为治疗

行为治疗(behavioral therapy)是"以行为学习理论为指导,按一定的治疗程序,消除或纠正人的不良行为的一种心理治疗方法"。行为疗法基于实验心理学的成果,运用从实验中所获得的"学习"原则,按具体的治疗方法和步骤,以帮助消除或建立某些行为,从而达到治疗目的。行为疗法没有统一始终、连续贯穿的理论模式,而是有很多学者依据一种共同的心理学理论(行为主义心理学),各自独创的种种治疗方法集合。

一、行为治疗的基本理论

1. 经典条件反射(classical conditioning)　谢切诺夫(1829—1904)提出"所有动物和人类的行为实质上都是反射"。巴甫洛夫(1849—1936)在此基础上,通过给狗喂食的实验发现,一个无关刺激(铃声)可由食物的反复强化作用而逐渐成为食物的信号,继而这个无关刺激(铃声)也能引起狗的唾液分泌,而形成条件反射。此条件反射又能作为"无条件反射"引起第二级条件反射,例如当狗听到铃声便分泌唾液的条件反射形成之后,在响铃的同时又给它看一个彩色的三角尺,它又习得看见三角尺也分泌唾液的第二级条件反射。临床常用的系统脱敏疗法、厌恶疗法、阳性强化法等,就是应用上述原理而达到治疗目的。

2. 社会学习理论(learning theory)　代表人物华生(Watson JB,1878—1958),他从老鼠跑迷津的实验中发现学习的作用。他认为,不论是简单的行为,还是复杂的行为都是学习的结果,而且行为的形成都遵循两条学习规律:①频因律,即某一行为反应对某一刺激发生的次数越多,此行为反应就越可能被固定下来,并在以后遇到相同刺激时再次反应。②近因律,即某一行为反应发生的时间与某一刺激越接近,这一行为反应就最有可能被固定下来,并在以后遇到相同刺激时,发生类似的行为反应。学习理论强调学习的作用,认为任何行为都可以习得,也可以消退,因而崇尚教育。

3. 强化作用(reinforcement)　代表人物桑代克(Thorndike EL,1874—1949),他在仔细观察了关在笼子中的猫,为了吃到笼子外面的鱼,如何设法打开笼门的种种行为,发现美味的鱼是引起猫上述行为的决定因素。桑代克因此认为,行为的目的不是为了奖赏就是为了逃避惩罚。最初,动物对相同刺激可能会做出若干不同的行为反应,而不同的行为反应可能给其带来利益,也可能带来痛苦。而只有那些能够给自身带来利益的行为反应,更容易与所受刺激相联结,并在该刺激重新出现时更有可能再次发生;而那些给自身带来痛苦的行为反应,则不易与所受刺激相联结,因此在该刺激重现时再次发生的可能性就小。人的行为反应同样如此。桑代克称这一原理为"效果律",他假定有一个"OK反应"的神经机制存在,这一机制便强化了"刺激-反应"的联结。

4. 操作性条件反射(operant conditioning)　美国心理学家斯金纳(Skinner BF,1904—1990)进行了著名的操作性条件反射实验。在一个后人以他的名字命名的斯金纳箱中,安放有一个食物盘和一根杠杆装置。如果按压杠杆就会有食物落入盘中。把一只饥饿的小白鼠放入箱中,它在寻找食物时,可能偶然碰压了杠杆而获得了食物。如果这种偶然重复数次,小白鼠便会主动去按压杠杆而获取食物。由此,小白鼠学会了用按压杠杆来获得食物的行为,所得食物是对按压杠杆行为的奖励,因此这一过程也称为"奖励性学习"。根据同一原理,斯金纳还设计了"惩罚性学习"实验。操作性条件反射的实验有力地说明,行为的后果直接影响该行为出现的频度。如后果是奖励性的,则该行为发生的频度倾向增加,称为正(阳)性强化;如后果是惩罚性的,则该行为发生的频度减少,而避免遭受惩罚的行为发生频度增加,称为负(阴)性强化。根据这一原理,既然人们的行为是由行为的效应来塑造,那么,有意地设置环境条件,使特定的行为产生特定的效应,就可以控制行为改变的预期方向,逐渐建立新的行为模式,称为行为塑造(behaviour shaping)。操作性条件反射的治疗原理就在于此。

二、治疗技术

1. 系统脱敏疗法(systematic desensitization) 是临床常用的行为治疗的一项基本技术,也称交互抑制法或缓慢暴露法,是按一定的治疗程序,诱导病人缓慢地暴露导致焦虑、恐惧及其他强烈情绪反应的情境,再通过放松技术来对抗,从而达到逐渐消除不良情绪的目的。这是行为治疗中第一个具有逻辑程序,且被规范化的治疗技术。由南非精神病学家沃尔普(J. Wolpe)创立。沃尔普基于对猫的一系列实验,提出了"交互抑制(reciprocal inhibition)"理论。他认为,个体不可能同时处于两种相对不同的情绪状态,如紧张和松弛,性质相反的两种情绪反应相遇,就会交互作用而产生抵制和抵消,也就是说,不安和恐惧的负性情绪反应,只要用相反的正性情绪反应来进行抑制,就可以达到抵消的目的;而一个可以引起轻微焦虑或恐惧的刺激,在处于松弛状态的个体面前重复暴露,就会失去引起焦虑或恐惧的作用。但这种抑制力量是很有限的,只能对抗比较轻微的紧张反应,因此对恐惧刺激情景的暴露,要由轻到重、循序渐进地进行,引起焦虑的刺激每次只能增加一点,逐步达到最严重的程度。这种在运用肌肉松弛技术的基础上,通过渐进性暴露于引起恐惧的刺激情景,以逐步消除焦虑恐惧反应的方法。沃尔普将其总结成一个基本的治疗模式,称为系统脱敏疗法。治疗程序如下:

(1) 评定主观不适单位(subjective unit of distur-bance,SUD):主观不适单位通常以五分制、十分制或百分制为度量单位来评定。以五分制为例,心情极度不适为 5 分,心情完全平静为 0 分,两者之间不同程度的心情不适,则均衡地划分为 4、3、2、1 分。

(2) 松弛训练:采用渐进性肌肉放松技术,每次 20～30 分钟,多数需经过 6～8 次训练才能掌握松弛技术。首先让病人体会紧张和松弛的区别,例如紧握拳头,然后松开;咬紧牙关,然后松开,开始练习放松前臂,然后依次放松头面部、颈、肩、背、胸、腹及下肢。向病人强调反复练习,自行训练,最终掌握能够在生活环境中随意放松、运用自如的能力。

(3) 设计不适层次:将引起病人主观不适的各种刺激因素收集并记录下来,按病人主观不适评分(SUD)的严重程度依次列表。不适层次表也可以将多种不同的刺激源,按其引起的不适程度依递增次序排列。不适层次表的制定是否合理关系着治疗的成败。最为关键的是,最低层次的精神刺激所引起的不适程度,应小到足以能被全身松弛所抑制。而且各层次之间的级差要均匀合适,级差过小会延缓治疗进程,级差过大欲速则不达,容易导致治疗失败。

(4) 系统脱敏:从最低层次的刺激开始脱敏,当逐步适应并达到足以被全身松弛所抑制的程度,即该层次刺激不再让病人感到焦虑或恐惧。则对高一等级的刺激进行同样的脱敏训练,逐步过渡到能够适应最高等级的刺激时即脱敏完成。在脱敏过程中以及脱敏之后,要将建立起来的新反应迁移到现实生活,以达到现场脱敏,并不断练习,巩固疗效。

系统脱敏疗法主要用于各种恐惧症的治疗,少数亦用于治疗癔症。治疗安排:隔日或每日进行一次,每次 30～40 分钟,一般需要 8～10 次可以完成脱敏。

2. 冲击疗法(flooding, implosive therapy)　又称满贯疗法(flooding therapy)、暴露疗法和快速脱敏疗法。即让病人直接暴露于引起强烈恐惧或焦虑反应的情境之中,体验最大限度的紧张焦虑,并坚持到恐惧或焦虑减弱直至消失的一种快速行为治疗方法。其治疗的基本原则与系统脱敏疗法相反,让个体持久面对过分的惧怕刺激而不回避,这时如果没有真正的危害发生,强烈的恐惧或焦虑(心理-生理的)反应终将自行减退、耗竭,以求物极必反之功效,从而达到适应。冲击疗法有两种主要类型:一种为现实冲击疗法,让病人置身于现实的情境中体验强烈的恐惧情绪;另一种为想象冲击疗法,让病人想象自己置身于可怕的情境中,体验恐惧情绪。

治疗程序:首先向病人仔细地介绍治疗的原理和程序,讲明病人在治疗中必须付出的痛苦代价,让病人和家属知情。在实施治疗前必须征得其同意,并在治疗协议上签字。治疗还要考虑病人的文化程度、性格特点、躯体状况以及发病诱因等因素,进行必要的体格检查和辅助检查,排除心、肝、肾等重大躯体疾病,排除癫痫以及重性精神病等。通常一次治疗持续 30～60 分钟,一般一个疗程需实施 2～4 次治疗,可每日一次或隔日一次。

冲击疗法主要用于治疗恐惧症。相对系统脱敏疗法而言,冲击疗法具有方法简单、疗程短、收效快等优点,但治疗本身会给病人带来巨大的痛苦,而且实施有一定的难度,处理不当容易导致症状进一步恶化,导致恐惧反应加剧,欲速则不达。因此,多数学者认为此法一般不作为首选,不宜滥用。治疗者应该对治疗过程中的各种影响因素,进行全面考虑和有效控制,以尽量避免或减少风险和伤害。

3. 厌恶疗法(aversion therapy)　当某种不适行为正在出现或即将出现时,当即给予一定的痛苦刺激,如轻微电击、针刺或注射催吐剂,使其产生厌恶(或痛苦)的主观体验及回避反应。反复实施之后,该不适行为与厌恶(或痛苦)体验之间便建立起条件联系。病人若欲再施上述不适行为,就会产生厌恶(痛苦)体验。为避免该厌恶(痛苦)体验的出现,病人便会中止或放弃原有不适行为的施行,从而达到戒除不适行为的功效。

如临床常用阿朴吗啡治疗酒依赖。阿朴吗啡是一种具有较强催吐作用的药物,一般在注射后几分钟,病人便会引起强烈的恶心呕吐反应。治疗时先给病人皮下注射阿朴吗啡,数分钟后让病人饮酒,此时病人立刻出现强烈的恶心呕吐。反复几次治疗后,不再注射阿朴吗啡,但只要给病人饮酒,甚至只闻酒味,就会出现恶心呕吐。此时病人的饮酒行为与恶心呕吐已经形成了条件反射,为了避免恶心呕吐,病人只能放弃饮酒。

厌恶疗法常用于恋物癖、偷窃癖、拔毛癖、露阴癖、窥阴癖、同性恋、强迫症、烟酒及其他物质依赖等的治疗,有一定的疗效。但临床上该疗法的使用必须在严格控制下实施,因为目前对于厌恶疗法的应用,仍存在两方面的争议:一是技术方面,惩罚有一定的风险,也可能带来不必要的消极后果,如情绪或生理上的副作用,如给窥阴癖病人施行电击厌恶治疗后出现心因性阳痿。二是伦理方面,以惩罚作为治疗手段,可能有悖医疗和心理治疗的宗旨。

4. 阳性强化法　强化疗法是在操作学习理论的基础上建立的。操作学习理论认为,个体行为的结果会影响其今后该行为发生的频率,如果行为的结果是积极的(即个体获得了奖励),则该行为就会被强化,行为得以持续;如果行为的结果是消极的(即个体获得了惩罚),则该行为就会被消退,行为不再出现。正强化技术又称阳性强化法,即采用奖赏的办法,以建立适应性行为的一种治疗技术。精神科病房常用的阳性强化法是代币法或奖券法。

阳性强化法的实施步骤:①确定需要改变的目标行为。②明确该目标行为的直接后果是什么。③设计一个新的后果来取代原来的后果。④根据病人的实际情况,选择适当的强化物。⑤实施强化,治疗者密切观察并记录病人的正常行为和不适行为,在其出现正常行为时立即给予强化物,而在其他时候(如出现不适行为时)则不给予强化物。反复实施,则正常行为逐渐增加,而不适行为逐渐减少或消失。

阳性强化法主要适用于慢性精神分裂症、儿童孤独症、注意缺陷障碍、癔症以及神经性呕吐、神经性厌食和贪食症等的治疗。

5. 生物反馈疗法(bio-feedback therapy) 是运用现代电子仪器,将通常人们不易察觉的人体内部的某些生理功能(如血压、呼吸、心率、肌肉张力等)的活动信号搜集、记录,并经过放大转换成声、光、图形、数字等可以察觉的信号,显示反馈给个体,以使个体根据反馈的信息,学习调节控制自己的这些生理功能,以达预防和治疗疾病目的。也就是说,生物反馈疗法将属于无意识的生理活动置于意识控制之下,使个体通过学习逐步建立新的适应性行为,通过生物反馈技术,达到有意识地控制内脏活动的目的。

在心理治疗领域中,生物反馈常与松弛技术结合运用。临床常用的生物反馈技术如下:

(1)肌电生物反馈:是使用最广、最成功的一种生物反馈技术。将电极置于体表一定位置,通过反馈仪将肌电信号接收,并转换成病人能直接感受的反馈信号而输出。病人根据反馈信号可对肌肉进行放松训练。临床用于治疗各种紧张、失眠、焦虑和恐惧状态,以及高血压、心律失常和紧张性头痛等心身疾病。

(2)皮肤电反馈:皮肤电主要反映情绪活动的水平,通过反复训练,病人可随意调控皮肤电的变化,借以调控情绪的稳定。临床主要用于治疗焦虑症等各种神经症。

(3)皮肤温度反馈:皮肤温度的变化主要是外周血管的收缩和舒张所致,以热变阻温度计测量指尖皮肤温度的变化,并转换成可感知的电子信号,反馈给病人进行训练,从而学会控制外周血管的收缩和舒张变化。可用于治疗偏头痛、雷诺氏病及某些自主神经功能紊乱等。

(4)脑电生物反馈:用脑电反馈仪进行 α、θ 波的反馈训练,经过反复训练可调控脑电波的频率和波幅。可用于焦虑症、抑郁症、神经衰弱、失眠及癫痫的治疗。

(5)胃酸反馈:用胃酸反馈仪测量胃液中 pH 的变化,并将此变化信息转换反馈给病人,经反复训练,逐渐学会调控胃酸的分泌。主要用于消化性溃疡的治疗。

(6)心率、血压及其他内脏功能反馈:通过相应的仪器可测量并反馈心脏、血管及胃肠等各种内脏器官的功能,经反复训练,病人可学会对这些内脏器官功能的控制。临床常用于治疗相应的心身疾病。

三、适应证和禁忌证

1. 适应证 行为治疗是一种对许多精神疾病或不良行为有益的治疗方法,如物质滥用、攻击性行为、愤怒处理、摄食障碍、恐惧症和焦虑障碍。另外,还被用于治疗尿失禁或失眠等。

认知行为治疗是认知疗法的一个分支,主要通过改变错误思维方式来改变不良行为。它可用作许多精神障碍的备用治疗选择,如情感障碍、人格障碍、社交恐惧症、精神分裂症、强迫症(OCD)、广场恐惧症、创伤后应激性障碍(PTSD)、阿尔茨海默病、注意力缺陷与多动症(ADHD)。另外,它还被用于治疗患风湿性关节炎及肿瘤等引起的慢性疼痛。行为治疗有时还可与药物治疗合并使用。可以根据来访者的具体情况及行为问题严重程度灵活使用。

2. 禁忌证　行为治疗可能不适合有些来访者。那些没有具体行为问题但希望找人倾诉的来访者，其治疗目标只是想对过去经历过的事有所顿悟，因此最好接受心理动力治疗。在行为治疗中，来访者必须积极参与治疗。

行为治疗也不适合于某些认知功能严重受损的来访者，如有脑外伤和器质性脑病变者。

第四节　人本主义治疗

人本主义治疗（humanistic therapy）是一种强调人的唯一性及有能力控制自己命运的理论和治疗方法。人本主义的典型治疗方法是 Rogers 提出的来访者中心疗法。来访者中心疗法是一种将治疗过程的责任放在来访者身上，治疗师只起到非指导作用的治疗方法。

一、发展过程

人本主义心理学产生于 20 世纪 60 年代，当时是作为对心理动力学及行为主义的反叛而崛起的。人本主义者反对心理动力学有关人对快乐自私追求是其行为根源的悲观主义论点。他们还认为，行为主义有关人的行为取决于环境影响，将人看成机器的观念并不能充分解释人类行为。

人本主义纠正了心理动力心理学家及行为主义者把人的行为看做受个人控制以外的因素主宰的观点，强调人的内在潜能，人有决定自己命运的能力。人本主义心理学的最终目的是帮助人发挥自己的潜能，实践自己的能力。人本主义心理治疗有两个理论取向。

第一个理论是 Rogers 倡导的"来访者中心疗法"。其基本理念是，相信人的经验，并且认为自我是自我实现的最重要因素。在来访者中心疗法中，变态行为被看做是个体不相信经验的结果，导致对自我歪曲和错误的看法，现实的"我"和理想的"我"之间存在一种不协调。来访者中心治疗师试图通过传递共情、温暖和无条件关注帮助来访者认识到，不管来访者说什么做什么，始终是一个有价值的人，从而让他们获得自我理解和自我接纳。

Rogers 认为心理治疗应放在一个来访者和治疗师密切关系建立起来的支持性环境中。Rogers 所讲的"来访者"不是"患者"。传统意义上医生和患者之间的关系带有强烈的医生优越感和权威性，充满了对患者的藐视和拒绝。这样会破坏治疗师与来访者之间的平等关系。在来访者中心疗法中，来访者决定治疗的总体方向，而治疗师只是通过非正式的提问来帮助来访者提高其对问题的顿悟和对自我的了解。

人本主义第二个影响较大的理论是 Abraham Maslow 的理论。Maslow 认为人的天性是善良的，并且天生有一种自我实现的潜能。他还认为，人的需要发展呈金字塔状，从低级到高级逐个实现，最后达到自我实现。首先是满足生理和安全需要，然后满足归属需要，继而是人自尊的需要，最后才是自我实现的需要。Maslow 认为心理问题源于自尊需要的满足困难，因此影响自我实现。治疗的目标是纠正人对自我的错误看法，提高自尊，并使他们继续朝自我实现方向发展。

二、治疗技术

1. 传达真情　包括摆脱角色的束缚、心地坦然、表里一致和自我分享。在 Rogers 看来，真诚的关键成分是心理透明。心理透明指咨询者的言语没有任何的做作、掩饰或居高临下，咨询者在来访者面前展示的是他真实的自己，把他全部的情感、思想和行为投入到治疗关系中,因此心理透明就是心理协调。咨询者触及自己情感和态度的深度以及向来访者表达的程度,在一定程度上有助于治疗关系的发展。

2. 无条件积极关注　无条件积极关注指的是治疗师无条件、全方位接受来访者的思想、情绪、行为和个性特点等。治疗师在与来访者沟通时通常使用的方法是耐心倾听,不随便打断、下判断及提出建议。这样做的目的是为来访者创造一个安全气氛,让其畅所欲言,自由地探索和分享个人痛苦、敌意、防御性或变态思想和情绪,而不用担心会遭到治疗师的拒绝。

3. 共情　共情理解是治疗师需要站在来访者的角度努力理解来访者的想法和情绪,治疗过程中对来访者表达的一切表现出敏感和理解。在其他心理治疗过程中,共情是开展治疗的先决条件。但在来访者中心疗法中,实际上共情就是治疗过程的一个主要组成部分。传递共情的主要方法是对来访者所说内容进行细致入微和准确地积极倾听。另外,来访者中心疗法中治疗师还使用一种叫反映的技术,主要是必要时,治疗师用自己的话对来访者所说的内容加以解释或概括。这种技术表明治疗师在细心准确倾听,并且通过另外一个人的复述给来访者机会,检查其思想和情绪。总之,在治疗师传递共情过程中,来访者会将其表达的内容逐渐细化和精确化。

三、治疗目标

来访者中心疗法的两个主要目标是提高自尊和经验开放性。在治疗过程中,治疗师应努力培养来访者作相应改变,包括理想的“我”和现实的“我”之间的一致性,更好地理解自我,减少防御性、罪恶感及不安全感,与他人建立更为积极和舒适的关系,提高现实情境下体验和表达自我情绪的能力。

四、适应证和禁忌证

1. 适应证　主要适用于青少年或大学生成长过程中的心理问题或情感困惑,帮助他们进行积极的探索,了解自身价值和潜能,明确人生发展方向,克服发展过程中的困惑和迷茫。临床也可以用于治疗某些神经症,如强迫障碍、广泛性焦虑障碍、社交焦虑障碍等。

2. 禁忌证　不适合精神分裂症和重性抑郁症,尤其是有自杀倾向的患者。

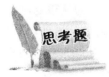

1. 国内临床上开展的心理治疗大致可以分为哪些体系?
2. 精神分析常用哪些治疗技术?
3. 行为治疗的治疗技术有哪些?
4. 人本主义的治疗技术有哪些?

（王国强）

第二十章　心理咨询和治疗理论及其临床应用

第一节　心理咨询和治疗基本概念

一、定义

心理咨询学是心理学的一个分支,主要为正常人群更好发挥潜能提供心理支持。

心理咨询的定义可以从许多方面去界定。从人际互动和改变角度,心理咨询是一种有具体理论支持,通过一些训练有素的咨询师对来访者做某些改变的人际互动过程。从支持、建议及指导角度,心理咨询是咨询师帮助来访者克服个人成长障碍,实现个人资源整合和理想实现的过程。

心理治疗是一种通过言语及非言语沟通治疗各种心理问题的方式,是一种除了药物治疗以外,通过与训练有素的心理治疗师沟通,学习新的应对问题的有效方法,从而减轻其精神症状的治疗方法。治疗的短期目标是帮助来访者增加有关自我知识及治疗关系的意识。心理治疗师通过治疗帮助来访者更好地了解其意识和潜意识思想、情绪、动机和行为。心理治疗的长期目标是帮助来访者改变病态心理和行为模式,使其变得更健康。

二、心理咨询和治疗的发展

心理治疗在发展上远远早于心理咨询。

心理治疗起源于古代心理师、牧师、魔术师及巫师等的一些宗教活动。这些人最初试图通过谈话、咨询、说教及对行为和梦的分析找出个体心理问题的原因。但因为从事这项工作的人良莠不齐、江湖味很重,因此心理治疗在很长几个世纪里一直声名狼藉。另外,科学发展的局限性,加之人们对心理精神现象知之甚少,导致心理疾病的治疗在很长一段时间里没有多大起色。

奥地利医生 Franz Mesmer(1734—1815)于 1772 年开始使用催眠术。这种治疗方法在 1784 年甚至遭到了一个医学调查团的反对。又过了一百年,Mesmer 的思想才被法国神经病学家 Jean-Martin Charcot(1825—1893)发现。Charcot 于 19 世纪晚期在巴黎的 Salpêtrière 医院将催眠术用于治疗心理障碍。Mesmer 因此被誉为催眠术之父。

19 世纪末 20 世纪初,奥地利医生 Sigmund Freud 研究了 Charcot 的著作,逐渐认识到催眠术不能治疗精神疾病,但能用它来了解精神疾病背后的原因。Freud 将催眠术用于那些遭受创伤、无法有意识回忆的神经症来访者,并通过其梦境来发现其心理冲突。他后来因为没有能够帮助神经症来访者进入催眠状态而最终放弃了催眠术。Freud 在 1889 年出版的《梦的解释》中指出,梦是进入一个人内在、潜意识世界的一扇窗户。后来,他不但将临床收集到的信息用于治疗来访者,更为重要的是他创立了精神分析。

Freud 认为精神疾病是个体无法解决的心理问题冲突的结果,即本我、自我和超我之间不和谐。为了解决这些内部心理冲突,人们使用了一些心理防御机制。但心理防御机制如果使用过度或不恰当,就会对心理健康产生危害。Freud 进一步推论,童年心理发展主要基于性。他将一个人一生的最初十八个月划分为三个性发育阶段,即口腔期、肛门期和生殖器期。

Freud 最早的学生 Carl Jung 和 Alfred Adler 在长期临床实践中逐渐认识到,Freud 过高估计了性对人心理发育的影响,并且发现其他一些因素影响人格形成。1904 年诺贝尔奖获得者 Ivan Pavlov 设计并开展了一些后来导致行为治疗形成的心理研究。其追随者是美国行为主义者 Burrhus Skinner。20 世纪 30 年代,美国心理治疗师 Carl Rogers 创立了一种旨在强调来访者和治疗师之间关系重要性的人本主义心理学派。

心理咨询的发展要比心理治疗晚得多,始于 20 世纪 50 年代。一开始是由一些受过训练的志愿者组织开展,并且是完全免费的。但训练这些从事心理咨询志愿者的训练师主要来自一些专业心理治疗机构。这样做的目的主要是为了满足当时日益增长对心理咨询的需求,并且大有一种鼓励人们通过非医院性心理治疗机构获得更多专业心理咨询的初衷。

从心理咨询出现开始,心理治疗思想就不断对心理咨询产生影响,其中以 Rogers 的来访者中心疗法影响最大。Rogers 的治疗模式对咨询师的影响要远远大于 Freud 的精神分析,而且这种影响一直持续到今天。根据 Rogers 的治疗理念,心理咨询的主要目光应放在咨询关系的过程上而不是咨询结果上。近年来,心理咨询和心理治疗还出现了一种相互渗透的趋势,主要表现在临床心理治疗师越来越将注意力转向相对比较健康的来访者,而心理咨询师越来越依赖心理治疗技术。另外,心理咨询与社会工作也出现了一种相互渗透的趋势,如社会工作者开始从事心理咨询工作,而心理咨询师也更加关注社会因素在心理咨询过程中的作用。

三、心理咨询和治疗的目的和主要分类

(一) 心理咨询的目的和主要分类

心理咨询的目的是咨询师帮助来访者探讨、理解和解决其日常生活中遇到的心理问题,使其应对问题的能力更为灵活、更多样化和更有效。咨询过程中还必须考虑来访者及其他相关人士的需要及想法。根据来访者的具体生活情况,心理咨询也有不同的功能和目标。心理咨询有时经常需要去讨论主要问题以外的问题,如早年生活、教养方式等,其目的是为了确定来访者应对生活问题的特点。总之概括起来,心理咨询可以分为以下四种类型。

1. 信息收集和分析性咨询　咨询过程中,咨询师向来访者提供与当前问题相关的信息。这些信息可以是直接的,也可以是间接的;可以是与心理相关,也可以是与家庭、社会甚至文化相关。咨询师的任务是指导来访者比较和理解这些信息,从而帮助他们做出一个相对比较合理的决定。

2. 推理及决策性咨询　推理和决策性咨询中,咨询师的任务是帮助来访者理解他们将要实施的行为及其各个环节之间的相互关系。因此,咨询师必须对来访者面对的相关问题及其相互之间的关系作较为系统的了解。咨询过程中,咨询师必须帮助来访者做一个比较合理的决定。另外,咨询师还应注意来访者做决定后,其可能行为给来访者带来的后果。

3. 支持性咨询　支持性咨询的主要目的是对痛苦中的来访者提供情感支持。这种痛苦

本身需要来自来访者社会支持系统的情感支持,如家庭、配偶及其他支持性团体。咨询过程可能会激发来访者不同的痛苦体验,因此情感支持尤为重要。支持性咨询尤其强调来访者如何应对痛苦情绪的资源整合。在整合基础上,咨询师帮助来访者找到应对当前或未来情境的不同应对策略。

4. 治疗性咨询   绝大多数治疗性咨询可以包括支持性、应对和问题解决等策略。咨询理论框架可以是精神分析治疗、认知行为治疗、问题解决心理治疗及危机干预等。虽然理论基础不同,但是治疗性咨询一般都包括以下内容:

(1)理解来访者的问题及家族史。

(2)对咨询情境的接受。

(3)理解来访者问题的重要性。

(4)咨询重点放在对未来不同情况的应对。

(5)重点训练应对未来问题技巧及减少情感痛苦的技巧。

(6)问题及冲突解决。

(二)心理治疗的目的和主要分类

一般来说,心理治疗的目的有以下几点:

1. 帮助来访者增加对心理状态的顿悟与理解。这包括从简单了解个人的长处和短处,理解心理障碍的症状,到对自我内心体验的深刻理解和接受。

2. 解决心理冲突,或为阻碍个人生活质量的情绪障碍找到一种积极解决问题的方法。

3. 通过培养对个人力量和能力更为现实的评价来增加对自我的接受。

4. 发展更为有效解决问题的方法,帮助来访者发现解决问题的方法。

5. 全面增强自我结构或自我感觉,必要时能用正常、健康的应对方式解决生活问题。

尽管没有充足证据证明上述五个目标能在心理治疗中得到充分实现,但心理治疗毫无疑问已成为所有医院和工矿院校心理障碍和精神障碍治疗中的一种主要治疗方式。

心理治疗根据理论基础不同大致可以分成四大流派,即精神分析、行为主义、认知学派和人本主义。按治疗人数不同,心理治疗可以分为个体治疗和团体治疗。

第二节   精神分析

一、定义

精神分析是心理治疗的一种,以探索潜意识心理过程为主要特征,由合格心理治疗师来治疗那些从轻度到中度慢性心理问题的来访者。其理论基础是有关意识和潜意识心理过程理论。精神分析不是心理治疗的同义词。

二、精神分析基本理论

(一)Freud 经典精神分析理论

精神分析的理论基础是由 Freud 创立的意识和潜意识心理过程相互关系理论。

1. 潜意识   Freud 发现潜意识心理过程所遵循的法则不同于意识心理过程。在潜意识影响下,人的思维和情绪交杂在一起。思维可以通过想象形式表现出来。尽管象征与具体物体之间的关系是模糊的,但具体物体可以通过其他物体的形象象征性表达出来。意识思维的逻辑法则并不适用这些潜意识心理过程。最能代表潜意识思维内容及象征的是梦及对梦的解释。

2. 本能驱力　Freud认为潜意识冲突包括源自童年的本能冲动或驱力。随着这些潜意识冲突通过精神分析被来访者理解，来访者能找到其童年无法找到的解决问题的答案。强调本能驱力在人类生活中的作用是Freud理论的一大特色。

根据Freud婴儿性驱力理论，成人性驱力是童年复杂驱力发育的最终结果。童年性驱力不同年龄阶段有不同功能区，如口腔、肛门和生殖器区等。这些不同功能区所对应的是孩子与其父母或养育者之间关系的不同心理发育阶段，其中最重要的是儿童在四岁到六岁期间发展起来的俄狄浦斯情结(the Oedipus Complex，或称恋母情结)。这反映了儿童第一次意识到自己与父母亲异性一方存在一种情感依恋，这种关系将决定其成人后与异性关系的成熟和稳定性。这时身体和心理双重发育不成熟会加重孩子的心理矛盾和挫折感。孩子克服这种情感剧变的能力及潜意识中这些依恋、恐惧及幻想会严重影响其日后生活，尤其是恋爱和夫妻关系。总之，儿童早年对父母亲或其他养育人的依恋及与权威的关系决定了其早年心理发展的轨迹和人格形成。

3. 本我、自我和超我　本我(Id)指的是来自身体的性及攻击倾向。Freud将其称作驱力，即用本能来表明其与生俱来的特点。这些内在驱力依据快乐原则，需要立即满足。

自我(Ego)指的是能对环境作准确评估的知觉、思维和运动控制能力。为了履行其适应或现实检验功能，自我必须延缓本能冲动的满足。为了替无法接受的冲动辩护，自我发展了防御机制。这些机制中有压抑，将冲动排除在意识之外；投射，将自己无法接受的欲望归因于别人等。

超我(Superego)的功能最早是用父母亲内化了的标准来控制自我。如果超我的要求无法得到满足，个体会因此有羞耻和罪恶感。在Freud理论中，超我源于早年生活对恋母情结的抗争。它与本能驱力相似，部分是潜意识的。

自我不得不在本我、超我和外部世界之间周旋，有时无法协调这些冲突。陷入过去冲突的自我受到阻碍越大，它就越有可能屈从于外界压力。因为自我无法正常发挥其协调和整合功能，因此最终产生了许多症状，通过这些症状焦虑和紧张情绪被释放出来。

4. Freud性心理发展理论　Freud性心理发展理论认为，婴儿性最初是多样性及邪恶的，性驱力可以进入不同发展阶段，如口欲期(oral stage)、肛欲期(anal stage)和性蕾期(phallic stage)。通过这些期性驱力随后进入性兴趣及活动相对较少的潜伏期(latency stage)，最终进入生殖期(genital stage)。Freud主张神经症或倒错可以通过固着(fixation)或退行到这些发展阶段来得以解释，成人的性格及文化创造性也可以通过对这些倒错性残余的升华来获得。

Freud发展起了俄狄浦斯情结相关理论之后，他继续提出儿童正常发育会因为他们害怕幻想中的阉割威胁(the phantasised threat of castration)从而放弃乱伦愿望(incestuous desires)而得到发展。当儿童对父母亲形象的竞争性认同转变成为对理想自我(the Ego ideal)的安抚性认同，既接纳了相似性及差异性，又接纳了对方的分离及独立性时，俄狄浦斯情结就得到了解决。

5. Freud之后主要精神分析理论　Carl Jung是Freud的最早学生之一，他创立了分析心理学流派。Jung也使用Freud力比多这个词，但他指的不仅是性驱力，而且还指所有创造性本能、冲动及人类行为的所有动力。根据他的理论，潜意识由两部分组成：个人潜意识及集体潜意识。个人潜意识指的是个体全部经验,而集体潜意识则是人类集体经验。集体潜意识中存在着一些原始意象或原型。当人入睡后,意识意象引退,原型粉墨登场。原型是最古老的思维方式,倾向于通过一些神话形象如精灵、仙女及龙等将自然现象赋予个人化色彩。

Alfred Adler 是 Freud 另外一个学生。与 Freud 和 Jung 不同,他强调推动人类生活的力量是自卑感。自卑感最早源自婴儿期,表现为总认为别人比自己优秀。自卑感一旦形成,儿童就极力想克服。因为自卑感让人难以忍受,所以会形成补偿机制。补偿机制源于自我中心的神经症态度、补偿过度及对现实世界的逃避。Alder 认为精神分析的功能就是帮助来访者超越自卑,培养一种积极健康的团体意识。其他需要介绍的精神分析理论家是美国精神分析家 Erich Fromm, Karen Horney 和 Harry Sullivan。Horney 主要从事的是神经症相关的研究和治疗,她将神经症分成两种:情境性神经症和特质性神经症。情境性神经症源于一个单纯情境冲突。特质性神经症则表现为一种基本焦虑和敌意,而这种焦虑和敌意源自童年缺乏关爱。Sullivan 认为所有发展都可以用人际关系来解释。性格类型和神经症症状是个体人际关系焦虑挣扎的结果,是一个安全系统。其之所以存在是为了减轻焦虑。

(二)自我心理学(Ego Psychology)

自我心理学最早也是由 Freud 在他的《抑制、症状及焦虑》(1926)中提出来的,是基于 Freud 本我、自我和超我心理模型的精神分析一个流派,经 Hartmann、Loewenstein 及 Kris1939 到 1960 年代文章、书籍的提炼,最终形成自我心理学。这一理论与后来的认知理论均强调了自我的自主功能,它认为从心理冲突角度看,心理功能至少从它的起源上来说不是依赖性的。多数自我心理学家均通过不同自我功能来解释这一自我结构是如何工作的。自我心理学的追随者们将焦点聚焦在了自我的正常及病理性发展上,对力比多及攻击冲动的处理及对现实的适应上。自我功能包括:感觉、知觉、功能、抽象思维、逻辑思维、说话、概括、整合、定向、注意力集中、判断、现实检验、适应能力、执行决策、自我保护等。

Freud 之后,对自我心理发展做出重要贡献的精神分析师有 Anna Freud、Heinz Hartmann、Margaret Mahler 及 Erik Erikson 等。Anna Freud 将注意力放在了自我无意识及防御机制上。在《自我与防御机制》中,Anna Freud 认为自我的功能是通过一系列防御来监督、调节及对抗本我的。她介绍了各种自我防御,将它们与不同性心理发展阶段联系在了一起,并且区分与自我防御相关的不同精神病理性是如何妥协形成的。从临床角度讲,Anna Freud 强调了精神分析师应该将注意力放在病人自由联想时所呈现出来的自我防御上。

Heinz Hartmann 也相信自我具有一种与生俱来帮助个体适应环境的能力。这些能力包括感知觉、注意力、记忆力、运动协调及语言能力等。他认为精神分析的目的是理解自我与环境之间的相互调节,促进个体对环境的适应,而不是促进自我对环境的调节。

Margaret Mahler 是一位匈牙利医生,后来才对精神病学感兴趣。虽然她的兴趣主要在正常儿童的发展上,但她也花了许多时间在精神疾病儿童身上,观察他们是如何发展出"自体"的。Mahler 创立了儿童发展的分离-个体化理论(separation - individuation theory)。

1. 正常孤独期(normal autistic phase) 生命的最初数周。婴儿与母体脱离,并且开始自我生存。他们大多数时间用于睡眠。后来在她对婴儿新发现的基础上,Mahler 抛弃了这个期。她认为它是不存在的。但该期仍出现在许多她的著作及理论中。

2. 正常共生期(normal symbiotic phase) 持续到出生后 5 个月。儿童开始意识到他(或她)的母亲,但是仍然没有分离感。婴儿与母亲合二为一,并且他们之间有一个屏障,即他们之外的世界。

3. 分离-个体化期(separation - individuation phase)　该期的到来标志着正常共生期的结束。分离指的是局限的发展,婴儿与母亲之间的区别。个体化指的是婴儿自我、认同感及认知能力的发展。Mahler 解释一个数月大的孩子是如何破除其"孤独之壳"(autistic shell)融入世界与人类建立链接的。这个过程就是所谓的分离-个体化期,它可以分为三个亚期,每一期均有其开始、结果及风险。下列各亚期均是按照此程序,但同时也是相互交叠的。

(1) 孵化期(hatching):最初数月。婴儿开始对他(或她)与母亲之间的区别予以关注;"破壳"(rupture of the shell);对外界世界的持续警觉及兴趣;将母亲作为一种定向。

(2) 练习期(practicing):9～16 个月。婴儿爬行能力及自由行走能力大长,婴儿开始积极探索世界,开始更远离母亲。但该阶段孩子仍然将自己看作母亲的一部分。

(3) 和解期(rapprochement):15～24 个月。在此亚期,婴儿再次接近母亲。孩子认识到他(或她)的身体活动性表明他(或她)在心理上正在离开母亲。学步孩子会尝试性地让母亲处于他(或她)的视野之内,通过眼神接触及行动,他(或她)再从容探索这个世界。但这样做的风险在于母亲可能会误读孩子的需要,表现得不耐烦或需要的时候得不到。这会导致孩子出现害怕被母亲抛弃的恐惧。

和解期又可以分为三个亚期:

1) 开始期(beginning):具有试图与母亲分享发现的愿望。

2) 危机期(crisis):徘徊于与母亲待一起、情感上更依赖母亲,还是更为独立之间。

3) 解决期(solution):个体解决是通过语言发展及超我发展来得到解决。

分离-个体化期基本过程的打断可以解决一种成人期维持一种稳定个体同一性混乱的感觉和能力。

（三）客体关系理论

精神分析心理学中客体关系理论(Object Relationship Theory)指的是童年早期环境中个体发展起来与他人的心理关系过程。在精神分析动力学理论基础上,客体关系理论认为成人生活中人们与他人及情境关系的方式是被他们早年家庭成长经历所塑造的。例如,如果一个成人在婴儿期体验到了被忽视或虐待,那么他(或她)会通过回忆起其早年被忽视或虐待的经历而在其他相关人物身上诱发出类似的行为反应。这些人或事件的形象会在潜意识里变成一些该个体带到成年期的客体,它们会被他们潜意识里用来预测他们的社会关系及交往中其他人的行为反应。

有关这一个思想的最初理念是 Ferenczi1917 年提出的,后来 Otto Rank 对此进行了发展。Rank 是"前俄狄浦斯"(pre-Oedipal)术语的发明者,也是第一个在 1920 年代后期创立"客体关系"(object relations)现代理论的人。Ronald Fairbairn 1952 年独立提出了客体关系理论。还有英国心理学家 Melanie Klein、Donald Winnicott、Harry Guntrip、Scott Stuart 及其他人在 1940 到 1950 年代分别发展了客体关系理论。伦敦精神分析学会在 Klein 及客体关系理论(有时也被称作"本我心理学"(id psychology))、Anna Freud 及自我心理学(ego psychology)之间就忠诚 Freud 问题发生了冲突。在美国,Anna Freud 显著影响了美国 40 年代到 60 年代的美国精神分析。美国自我心理学在 Hartmann、Kris、Loewenstein、Rapaport、Erikson、Jacobson 及伦敦的 Mahler 的著作中得到了进一步发展,他们拒绝选择所谓的"中间学派"(middle school),其中还包括 Michael Balint 和 D. W. Winnicott。

1. Melanie Klein　Melanie Klein 是一位英籍奥地利精神分析师,她所提出的一种新的儿童治疗技术对儿童心理学及当代精神分析产生了巨大影响。同时,她也是一位在客体关系理论领域的创新性领导者。

尽管 Klein 对 Freud 的一些基本假设提出了怀疑,但她仍然声称她自己是个 Freud 思想的坚定追随者。Klein 是第一个将传统精神分析用于小小孩的分析师。她在精神分析技术与婴儿发展的理论方面都颇有造诣。尽管 Freud 有关儿童的思想来自于成人病人,但 Klein 却创新地直接治疗了儿童,甚至经常是小到两岁的儿童。Klein 将儿童游戏看做他们情绪沟通的原始动力。跟 Freud 一样,Klein 强调了父母在儿童幻想生活中所扮演的重要角色;跟 Freud 不同,她认为超我在婴儿刚生下来时就有了。

Klein 将心理本能方面称作无意识幻想(unconscious phantasy)。幻想是一种朝向外面世界的心理活动。这些意象潜能是一种具有驱力的率先出现的事物,最终允许更为复杂的精神生活发展。婴儿精神生活的最初时期,当婴儿与外界接触时,无意识幻想是通过环境来调整的。无意识幻想的作用在思维能力的发展过程中是至关重要的。用 Bion 的术语来说,幻想意象是一种先入之见,它在经验与经验世界实现没结合之前就不是一种思想。先入之见与实现相结合后,所采取的形式才叫做思想。这一方面的经典例子是婴儿生命最初几小时里对母亲乳头的观察行为。这种本能性的起源叫先入之见。

作为一个特殊的术语,投射性认同(projective identification)是被 Klein 作为一种"对若干分裂样机制的注解"而被引入。投射帮助自我通过摆脱危险及坏处来克服焦虑。好客体的内投(introjection)同样被自我当作是一种对焦虑的防御机制来用。这些自体分裂部分的过程及将它们投射到客体上去,对正常发展及坏客体关系的发展都起到至关重要。内投于客体关系上的结果也同样重要。好客体的内投,首先是母亲的乳房,是正常发展的先入之见……它会在自我中形成一个聚焦点,并且为自我黏合起作用……我针对这些过程提出了"投射性认同"术语。精神分析的客体关系理论里,投射性认同是一个诱导他人以一种限定的方式来做出反应的行为模式。它源于一种人的内部关系模式(即当事人早年与重要抚养人之间的互动模式,这种模式经内化成为自体的一部分),并将其置于现实人际关系领域中。

Klein 将此投射性认同想象成为一种对婴儿正常发展起作用的防御,包括自我结构及客体关系发展。这种好乳房的内投给婴儿隐藏他们的被迫害感提供了一个位置,一种在发展自我疏解能力上的早期一步。Ogden 提出了投射性认同的四种功能(依赖、权力、迎合、情欲)。正如 Klein 在传统模型中所指出的那样,它是一种防御。投射性认同是一种沟通方式。它是一种客体关系形成,是"心理变化的一种途径"。作为客体关系的一种形式,投射性认同是与那些看起来不与个体完全隔离的人们建立链接的一种方式。这种链接发生在"主观客体阶段与真实客体链接阶段"。

Klein 理论以无意识幻想为基础,是自我及客体关系正常发展的阶段,每个阶段都有其自己的独特防御及组织性结构。偏执-分裂及抑郁相(paranoid-schizoid and depressive positions)发生在前俄狄浦斯期及口欲期。与 Fairbairn 及后来的 Guntrip 相比,Klein 认为,好坏客体均被婴儿内投,好客体的内化是健康自我功能发展的关键。Klein 将抑郁相定义为贯穿整个生命过程的"心理组织中最成熟的形式"。抑郁相出现在生命第一年的第二季度。之前婴儿处于偏执-分裂相,其特点是被害性焦虑及分裂、投射、内投及全能机制,包括用于抵抗这些焦虑的理想化、否认。经验的抑郁及偏执-分析模式继续贯穿童年的最初几年。

偏执-分裂相的特点是部分客体关系。部分客体关系是分裂的一个功能,它产生于幻想。在此发展阶段,经验只能被体验到全好或全坏。作为部分客体,该功能才被自体通过体验所认同,它不是整体或独立的。饥饿婴儿所渴望的是能喂饱他(或她)的乳房。只有当乳房出现时,它才是那个好乳房。如果乳房不出现,饥饿及受挫的婴儿就会陷入痛苦,就会出现口欲期攻击朝向坏乳房的破坏性幻想,也就是幻觉和妄想中的乳房,坏乳房。Klein 指出,在分裂客体的过程中,自我也同样是分裂的。

Klein 将抑郁相(depressive position)看做贯穿生命过程发展的一个里程碑。"抑郁相之前,一个好客体与一个坏客体不可能是同一样东西。只有在抑郁相,极端的品质才会被看做同一客体身上的不同方面。"缩小好坏客体之间的距离能带来相应自我的整合。

Klein 把俄狄浦斯情结和抑郁位置连结在一起。抑郁相,害怕失去好客体是大部分痛苦的俄狄浦斯冲突的来源。抑郁相的焦虑特点从害怕被消灭到害怕消灭他人。在现实或幻想中,个体现在能够认识到这种伤害会赶走一个自己充满不确定爱的人。抑郁相的防御性特点包括躁狂性防御、潜抑及修复。虽然躁狂性防御是偏执-分裂相中的相同防御,但现在被用来保护内心免于抑郁性焦虑。当抑郁相带来的是不断的自我整合,更早的防御就出现在性格中,变得更不激烈或允许对心理现实意识的提升。

2. Donald Winnicott　Donald Winnicott 是一位英国儿科医生及精神分析师,尤其在客体关系理论领域颇具影响力。他是英国精神分析学会英国独立小组的领导人之一,也曾担任两届英国精神分析学会主席(1956—1959,1965—1968),是 Marion Milner 的亲密助手。他最为著名的思想是有关真自体(true self)、假自体(false self)及过渡性客体(transitional object)。他撰写了包括《游戏与现实》(Playing and Reality)在内数本著作及 200 多篇论文。

Winnicott 除了给孩子做儿科治疗之外,还发展了有关他们母亲一个影响性的概念,叫"抱持性环境"(holding environment)。Winnicott 认为,"健康的基础是由普通母亲在其日常对婴儿的充满爱的关爱中所打下的",这是母亲对她的孩子关心抱持的核心。

Winnicott 逐渐有力地将精神分析师的工作看作提供一个替代性的基于母亲/婴儿链接基础之上的抱持环境。Winnicott 写道:"在一次分析性治疗中,一个正确的、适时的解释能给人带来一种身体上抱持的感觉,这比一种真实的抱持或养育更为真实。"

与抱持概念相关的是 Winnicott 所谓的反社会倾向(anti-social tendency),他认为这"可以在一个普通的个体上或神经质、精神病人身上找到。"犯罪儿童所寻找的是一种总体上源自社会家庭中抱持缺乏的安全感。当熟悉的环境不足或断裂时,他将反社会行为看作一种求救呼唤,其中充满了丧失整合的体验。

Winnicott 所认为的童年遗失元素之一是他所谓的存在感。对他来说,这是一种原始的因素,行动感觉只是种衍生物。一种存在能力,感觉真正内在充满活力的能力,Winnicott 将其看作是维持真实自体的根本,是通过童年期的游戏锻炼来得到培养的。Winnicott 在他的儿童治疗工作中所用的两种技术是涂鸦游戏(squiggle game)及压舌板游戏(spatula game)。第一种游戏中,Winnicott 先为儿童画个轮廓,接着由孩子来完成及继续玩或扩展,这种技术被他的追随者们发展成为使用部分解释作为病人使用的一种"涂鸦"。第二种更为著名的例子是 Winnicott 用一个压舌板在孩子能触碰的范围内来玩。Winnicott 认为,"如果他只是个普通婴儿,那么他会注意到那个吸引他的物体……他会去碰触它……在这个一小会儿过程中他会发现他想去做的一切"。

尽管游戏可以被当作过渡性客体来使用,但温尼科特对一个客体的命名,例如一只泰迪熊,对一个小孩子都同时有真实或虚假的特点。温尼科特认为,没人要求一个学步者解释他的泰迪熊是一只"真熊"或孩子自己想象中的一个创造。他认为最重要的是那个孩子被同意去用一种在儿童想象及真实世界中没被界定的"过渡"性方式来体验这只泰迪熊。对温尼科特来说，当一个婴儿带着自我的对周围世界不断增加的独立感成长为一个孩子时，发展最重要及不确定的阶段是其生命前三年。与过渡性客体游戏可以是自体与他人之间的早期桥梁一样，可以帮助孩子发展起一种真正意义上的健康关系及创造力。

足够好的父母（good enough parent）是来自 Winnicott 思想中的一个概念，他本意是想为那些他认为"正常父母，稳定、健康家庭的健康本能"提供支持。"平常的好母亲……付出的母亲"的意思，足够好的父母的概念一方面是相对于 Winnicott 所说的对孩子成长具有威胁作用的，另外一方面通过强调父母对孩子所提供的实际的教育环境来抵消 Klein 学派所谓的"好客体"及"好母亲"的理想化危险。

Winnicott 写道，"自体一词比咱们了解的有更为丰富含义"。他认为，尽管哲学及精神分析有关自体的概念非常复杂及晦涩，充满大量专业的术语，但"自体"作为日常生活中的一个词汇包含了其传统的含义及实用之处。Winnicott 有时会使用"自体"来指自我与本我。对 Winnicott 来说，自体是心理与情绪健康中非常重要的一部分，它在创造性中扮演了重要角色。对 Winnicott 来说，"只有真自体（true self）才是富有创造性的，只有真自体才能让人感到真实"。真自体是一种个体心理及身体内部一种充满活力的、真实的感觉，其情绪是自发的、非强制性的。这种充满活力的体验是能够使人们真正意义上与他人变得亲密，更加富有创造性。Winnicott 认为，"真自体"开始发展于婴儿期，在婴儿及她的最初养育者之间的关系上（Winnicott 将这个叫做"母亲"）。母亲的其中一个重要功能是通过对婴儿的自发性情感、表达及创意用一种接纳及鼓励的方式去做出反应，去帮助婴儿发展一种真自体。通过这种方式，婴儿发展出了一种当她表达她所体验到的情感时不会发生坏结果的自信，这时她的情感对婴儿来说来是充满危险或问题的，她没必要去过度控制或逃避它们。婴儿同样获得一种她是真实的感觉，她存在着，她的情绪及行为具有意义。在 Winnicott 的作品中，"假自体"是一种防御，一种与他人期望相吻合的行为面具。Winnicott 认为，健康心理学中，假自体是允许个体在公开场合以一种"礼貌及规范化的态度"出现。但他所看到的是病人身上的更为严重的情绪问题，他们看起来在任何地方他们生活的任何方面都无法做到自发、充满活力及真实，但会努力让自己披上一件成功的"真实外衣"。这些病人会发自内心地体会到一种空虚感、缺乏活力感或"虚假"感。

（四）自体心理学（self psychology）

自体心理学也是现代精神分析理论中的一种，它由 Heinz Kohut 20 世纪 60 年代到 80 年代在芝加哥创立，并且目前仍然是一种发展中的当代精神分析治疗方法。

Kohut 的自体心理学旨在理解和解释自体的发展以及在人际交往情境中自体对个体心理健康的影响。Kohut 批评了 Freud 的力比多理论，力比多理论认为个体受性本能和攻击本能的驱使，来满足他们对各种目标的愿望，这些目标通常指的是他人。Kohut 理论中，个体与他人建立联系主要不是为了满足本能的需要。与人际交往的基本需要相比，满足性和攻击的需要是次要的。Freud 相信对性和攻击本能进行压抑和阻挠会引起病态行为，而 Kohut 则认为对自体的威胁和伤害导致了不正常的性和攻击行为。

Kohut 认为 Freud 关于人格发展的论述过于强调人的本能需要，相对忽视了人们与他人建立联系和依恋的需要。有科学证据表明，父母与孩子间情感联结的发展通常不是求生本能发展的结果，而是个体发展过程中一个重要的、独立方面，它表明人有与他人建立联系的生物性需要。Kohut 认为他的理论不仅是对经典精神分析理论的修正和拓展，同时还丰富了自我心理学的一些重要观点。

在 Kohut 看来,自体和自我有着很大的区别。自体是一个更为基本的概念。本我、自我和超我都是自体的组成部分。当自体功能完好时,它控制和指导本我、自我和超我的活动。自体结构协调地发挥功能,让个体产生幸福感,同时也能增强自我的力量,这样自我就能为个体现实地、创造性地解决问题提供方法。当自体受到创伤时,它会变得既不完整又很脆弱,自我就不能很好地发挥功能,个体也就很难合适地处理他(或她)所面临的问题(Kohut,1971)。因此 Kohut 认为,许多最初由自我心理学理论(比如,Erikson 的理论)所得出的结论补充了他的理论(Kohut,1984)。

自体心理学所强调的是自体从自恋到成熟的不断发展过程。Kohut 认为自体(self)是特定的心灵或人格结构,亦即自我内在的一个自体表征(self-representation)。Kohut 使用自体(self)这个词,较常见是广义的用法,"作为个体心理宇宙的中心"(1977)。一个核心自体由两个主要方面构成。一个是夸大-表现性(grandiose-exhibitionistic)自体,是那个靠赞赏及镜映(mirroring)夸大自体而给予孩子共情性响应的自体客体。核心自体的另一个方面是孩子理想化了的父母"意象"(imago)。那是一个准许孩子对父母意象进行理想化模仿并给予孩子共情性响应的自体客体 (Kohut,1977)。这两种构成都与自体客体的欣喜融合性体验(ecstatic merging experience)有关。因此,自体发展过程中最重要也是这两种自恋性幻想:夸大-表现性自体(grandiose-exhibitionistic self);理想化双亲形象(idealized parent-imago)。这些原始自恋幻想发展成熟,自体结构中最重要的是自体的自体客体回应(self's selfobjects)。夸大-表现性自体想成为现实自我(realtiy ego)必须通过两种方式来实现:一是镜映,夸大-表现性自体需要镜映(mirroring)通过不断鼓励及崇拜来积极予以回应,这是孩子自体成长的力量和自信的来源;二是适当挫折(optimal frustration),适当挫折的过程也就是转换性内化(transmuting internalization)的过程。理想化双亲形象(idealized parent-imago)有两种含义:①母亲喂孩子,安慰孩子,激励孩子,并且帮助他(或她)料理日常生活,孩子通过转换性内化,逐渐发展其独立生活能力;②父母为孩子树立价值观、道德观及标准,并且用一种温暖的自豪来夸奖与激励孩子来达到这些标准。在此期间,父母的镜映及理想化如果以一种创伤的形式呈现给孩子,孩子的转换性内化过程便会中止,会出现分裂、发展停滞及日后形成不同形式的精神障碍。理想化是孩子自体走向成长的榜样和目标。

原始自恋(primary narcissism)指婴儿完全融入自我,专注自我,早期自我有一种无所不能的全能感(omnipotence)。这是来自经验上的观察,指婴儿的心理状态,婴儿对母亲及其养育经验的我、你未分化状态。基本自恋张力可以分化出两种形式:自恋的自体"夸大自体"和理想化的双亲影像。如果这种向外在客体投射的过程遭到了挫折,力比多就折返回自身,幼儿就处于继发自恋(secondary narcissism)状态,这是一种不健康自恋。

Kohut 所主张的发展轴线与 Freud 力比多发展概念存在区别(1971)。Freud 所理解的力比多是从自体色欲(auto eroticism)到自恋到客体之爱发展起来的。Kohut 的独立发展轴线则从自体色欲到自恋到较高形式的自恋转化。这从根本上改变了 Freud 的自恋概念,即以不同的成熟度来看待自恋。自恋会终其一生继续不断地被转化为各种不同形式。成年期所呈现的健康自恋有各种形式,如创造力、幽默及共情 (Kohut,1966/1978)。决定一个人的人格特质风格的是自恋自体(即夸大-表现性自体)、自我和超我(带着其内化的种种理想)三者之间的相互作用(Kohut,1966/1978a)。自恋世界里,每个人或每个事物都是自体的延伸或为服务自体而存在的,如果有任何挫折,就会被体验为该完美世界里的一个瑕疵,这种瑕疵会因为自恋性伤害(narcissistic injury)而引发出一种永不满足的愤怒。该侵犯者或敌人会被体验为该延伸自体的一个桀骜不驯的部分,而该部分是自恋病人所能预期并完全控制的(Kohut,1966/1978)。

Kohut 认为,如果父母无法与他们的孩子产生共情(empathy),那么这些孩子对失败的反应便是"精神病理学的根源"所在。对 Kohut 来说,对其他客体及其他客体的自体客体(selfobject)的丧失会让个体变得冷漠(apathetic)、懒散(lethargic),生命充满空虚感,缺乏活力,简而言之,抑郁。对婴儿来说,从夸大(grandiose)到连贯性自体(cohesive self),意味着是一个对全能幻想(phantasies of omnipotence)醒悟(disillusionment)的缓慢过程,中间的重要人物即父母:"这个逐渐的、漫长的醒悟过程需要婴儿的养育者共情地满足婴儿的需要。"相应地,为了解决醒悟过程中的对早年挫折的治疗,Kohut 将共情看做理想工具,它可以在病人与分析师之间再次建立起一种关系,它可以为缓解早年自体病理性带来解决途径。Kohut 将共情称作"替代性内省"(vicarious introspection),它可以让治疗师通过少量对话及解释尽快获得结果,并且在病人与治疗师之间建立强大的链接,可以让病人感到更加容易被理解。对 Kohut 来说,共情本身隐含的链接具有治疗作用,但他依然提醒"精神分析师必须能够同时放弃共情态度,以维持治疗师认知上的完整性,尤其当共情被一种直接想治愈的态度包围时,它可以依靠治疗师未解决的全能性幻想"。

随着时间的流逝,夸大性陈述的减少,可能可以看出这些精神分析理论的几个分支正在变得越来越包容,而且相互互补。驱力心理学、自我心理学、客体关系心理学及自体心理学都对 21 世纪临床具有重要的启发作用。

三、精神分析治疗目的

精神分析又称心理动力治疗。心理动力学指的是有关意识与潜意识相互作用的人格观点。所有心理动力学治疗的目的是将潜意识心理内容及过程转化为意识过程,这样可以帮助来访者更好地理解自己的心理和行为,更好地驾驭自己的生活。

经典精神分析因为很耗时间、情感及金钱,所以不常用。精神分析是最古老的心理动力治疗形式。精神分析理论由维也纳医生 Freud 创立于 20 世纪初。Freud 的发现来自于他的催眠研究。精神分析的目的是发现和解决来访者内心的心理冲突。治疗集中在治疗师和来访者密切关系的形成上,通过对这种关系的分析和讨论来深化来访者对其问题的顿悟。

精神分析心理治疗是精神分析另外一种治疗形式,已被广泛用于临床。精神分析心理治疗的理论原理与精神分析一样,但不同的是精神分析心理治疗不过分关注来访者性格结构中的主要变化。治疗焦点通常是来访者的当前生活情境,而不是对治疗关系的潜意识探索。

不是所有来访者都适于接受精神分析治疗。接受精神分析的来访者通常需要满足以下条件:

(1) 具有良好表达和与治疗师形成有效工作关系的能力。这种关系称作治疗合作。

(2) 至少中等智力及对心理理论基本了解。

(3) 有耐受挫折、悲伤及其他负性情绪的能力。

(4) 有辨别现实与幻想的能力。

适合接受精神分析的人可以有下列问题,如抑郁症、性格障碍、神经症冲突、慢性关系问题等。如果来访者的心理冲突由来已久,并且已深深嵌入其人格中,精神分析可能比精神分析心理治疗更适合,因为其具有很深的分析度。

四、精神分析治疗基本技术

精神分析和精神分析心理治疗时,治疗师均不告诉来访者如何解决问题或提供道德判断。治疗的重点是探索来访者的心理及习惯性思维模式。这种治疗被称为是"非指导性的"和"顿悟式的"。这意味着治疗目的只是提高来访者对自身内部冲突及情绪问题来源的了解。精神分析治疗的基本技术有下面五种。

1. 治疗师中立性　中立性指分析师不偏袒来访者的冲突,不表达对来访者的看法或讲述自己的生活。治疗师中立性是为了让来访者将注意力更集中在问题上而不是过多去关注治疗师的反应。精神分析中,来访者躺在沙发上,面对治疗师。精神分析心理治疗中,来访者和治疗师通常坐在椅子上而且面对对方。

2. 自由联想　自由联想指来访者不假思索地讲出所有他(或她)所能想到的内容。自由联想允许来访者回到其早年或儿童情绪状态("退行")。退行有时对治疗合作形成很重要。它同样可以帮助治疗师理解来访者生活中的冲突模式。自由联想是一种探索潜意识、确认被压抑的记忆及其原因的方法。它能帮助来访者更好地了解自己及所面临的问题。自由联想过程中,来访者越能准确说出其潜意识内容,其心理防御机制就越减少,被压抑的东西就越能带入意识中。除了思维内容外,这些内容之间的相互关系同样可以给治疗师提供重要治疗信息。

3. 治疗合作及移情　移情是精神分析师用于指代来访者早年生活中习得的儿童叙述方式在当前对象或情境中的一种重复。治疗关系一旦建立,来访者会将对兄弟姐妹、父母及其他相关人物的思维及情绪转移到治疗师身上。移情过程中,来访者可以对治疗师过度依赖,甚至有性爱倾向;也可以对治疗师产生敌意。不管怎样,移情是精神分析治疗过程的核心。Freud认为来访者需要通过移情重新感受早年生活的情绪体验。这样做的目的是使来访者确信自己潜意识依恋及动机的存在和力量。这种通过移情获得的意识能帮助来访者克服或解决其面临的心理问题。

Freud将移情比作是化学。他将来访者的症状比作早年情绪性依恋的沉淀物,将治疗师比作催化剂,将移情的效果比作高温,在高温中这些症状可以改变。根据Freud的理解,移情现象不只存在于精神分析治疗关系中,在其他治疗关系中同样普遍存在。精神分析与众不同的地方在于对这一过程加以了关注,并且将其应用于治疗过程。

4. 解释　精神分析治疗中,治疗师尽可能保持沉默以鼓励来访者的自由联想。但是治疗师会不失时机地提供一些明智解释,通常是用言语方式对治疗过程的某些内容作解释。治疗师使用解释的目的是发现来访者对治疗的阻抗,讨论来访者的移情情绪,或质询来访者的矛盾。解释既可以用于当前问题("动力学的"),也可以将来访者过去和现在联系起来("发生学的")。来访者通常被鼓励去描述自己的梦境及幻想,并将它们作为解释的内容。

5. 顿悟检验　精神分析治疗中,顿悟检验通常发生在移情形成及来访者开始对其问题获得顿悟时。顿悟检验是一个过程,其中新的意识在来访者生活中不断得到检验。它允许来访者理解其过去经验对现在的影响,从而从情绪及理智上去接受,并运用这种新理解对当前生活作某些改变。顿悟检验因而能够帮助来访者控制内在冲突,获得某种方法,或者解决它们,或者缩小其影响。

五、治疗准备

在接受精神分析前,有些来访者需要接受相关医学评估和检查,因为有些疾病如病毒感染、维生素缺乏等均能引发相应情绪及症状。治疗师需要检查来访者是否服用了一些影响其情绪或注意力集中的药物。

六、治疗风险

对来访者来说最主要的风险是认知重建及长期行为模式改变引发的相关情绪问题。有些来访者因为接受了精神分析而出现焦虑增加,以至于他们无法继续接受治疗。其他情况下,治疗师技能缺乏会影响牢固治疗关系的形成。

七、正常治疗结果

尽管精神分析所追求的主要是一种更为广泛和深刻的改变,但精神分析和精神分析心理治疗都将来访者人格结构及功能水平的根本改变作为治疗目标。总之,如果来访者出现下列情况,那么就可以证明这一治疗是成功的:

1. 症状严重程度减轻及数量减少。
2. 情绪冲突部分得到解决。
3. 独立性及自信心增加。
4. 生活适应能力提高。

将精神分析治疗效果与其他治疗的效果相比,这是一件相当困难的事。自 20 世纪 70 年代以来,Freud 理论的实用性不断受到质疑。有学者认为它尤其不适用于妇女及西方文化以外的文化。精神分析只适用于某些类型的来访者,尤其是神经症来访者。

八、治疗禁忌

精神分析不适合那些患严重抑郁症或精神分裂症等精神疾病来访者。对物质滥用、攻击性或冲动性障碍、急性危机等均不合适。

第三节 行为治疗

一、定义

行为治疗或行为矫正的基本理念是具体的、可以观察的、不良的、不适应的行为或自伤行为可以通过学习新的更为合适的行为加以替代。

二、行为治疗的发展

从孩子抚养到罪犯改造,奖励和惩罚一直被用来影响和纠正个体行为。现代行为治疗起源于 20 世纪 50 年代 B. F. Skinner 和 Joseph Wolpe 的著作。Wolpe 用一种他发展起来的系统脱敏技术来治疗恐惧症来访者。系统脱敏法中来访者被逐级暴露在一个焦虑情境中,直到焦虑反应被消除为止。

Skinner 使用了一种他称之为操作性条件反射的行为技术。操作性条件反射的理念是个体在以往行为结果经验的基础上选择自己的行为。如果一个行为与既往积极强化或奖励有关,个体就会选择这种行为而回避惩罚性行为。

到 20 世纪 70 年代,行为治疗作为一种治疗方法得到广泛使用。在过去 20 年中,行为治疗师的注意已转向来访者的认知过程,许多治疗师开始用认知行为治疗中用更为积极的思维方式来替代消极思维,从而来改变来访者的不健康行为。

三、行为治疗的基本技能

行为治疗或行为矫正的基本假设是情绪问题,与任何行为问题一样是一些习得的对环境的反应,因此可以被消除。与心理动力治疗不同,它不对不良行为背后的潜意识动机加以探讨或分析。换句话讲,行为治疗师不对来访者为什么这样做的原因进行探讨,只教他们如何改变行为。

行为治疗最初几次访谈主要用来解释有关行为治疗的基本原则及建立起治疗师与来访者之间积极工作关系。行为治疗是一种合作性和以行为为中心的治疗方式。来访者在治疗过程中起着积极的作用,不允许其他治疗过程中那样对治疗师较为依赖。国外,行为治疗师由心理治疗师、临床社会工作者或精神科医生来担任。他们需要接受行为治疗专业训练。与其他心理治疗相比,行为治疗疗程较短,一般平均不超过 16 周。

行为治疗有许多不同技术来帮助来访者改变行为。这些技术包括:

1. 行为家庭作业布置　治疗师通常要求来访者在两次访谈之间完成家庭作业。这些作业包括现实生活中的一些行为实验。实验过程中,来访者被鼓励对新情境做出新反应。

2. 意外事件协议　治疗师对治疗目标列出一份书面或口头协议。这个协议包括对合适行为积极强化(奖励)或对不良行为消极强化(惩罚)。

3. 示范　来访者通过观察治疗师而学习一种新行为。

4. 行为演习　治疗师和来访者通过角色扮演对相应情境做出合适行为反应。

5. 技能训练技术　来访者通过一个教育计划系统学习社交、抚养子女或其他相关生活技能。

6. 强化　治疗师使用鼓励强化来访者某个具体行为。例如,一个多动症孩子注意力集中并完成某项布置任务后每次都能得到一个红五星。这个红五星能强化和增强某种目标行为。强化同样可以通过阴性强化来消退某种问题行为。

7. 系统脱敏　来访者想象某个他们害怕的情境,治疗师使用相关技术来帮助来访者放松,应对他们感到恐惧的情境,最后消除焦虑。例如,对一个治疗中的广场恐惧症患者,治疗师指导其放松,然后让他(或她)想象自己走在自家旁边一条人行道上。下一次访谈中,他(或她)再次放松,然后想象自己到超市去购物。这种想象的焦虑随诱发情境逐渐增加,最终治疗师和来访者一起到一个导致其焦虑的真实情境中,如去超市购物。暴露可以达到"彻底暴露"程度,即彻底暴露在一个真实情景中的目标。通过一种放松反应来应对一种让人焦虑的情境,来访者逐渐变得对原来的恐惧反应不敏感,从而学会了用放松去做出反应。

8. 暴露　暴露疗法是系统脱敏的一种快速形式。治疗过程中来访者被直接暴露于让来访者感到最紧张的情境中,或通过想象,或真实生活情境,以消除其恐惧反应。

9. 渐进式放松　顾名思义,渐进式放松包括全身肌肉的全部放松,甚至呼吸,直到身体紧张全部释放为止。这被行为治疗师作为放松练习用于消除焦虑和压力,或为系统脱敏做准备。渐进式放松的具体方法是先紧张,后根据全身不同肌肉群逐个放松。治疗师可以建议来访者使用事先录好的放松练习指导录像带在家自己练习。

行为治疗将传统认知重建整合进了行为校正,形成了介于行为治疗和认知治疗之间的认知行为治疗。在认知行为治疗中,治疗师与来访者鉴别出引起问题的思维,使用相应认知行为治疗技术改变问题行为。

四、行为治疗的准备

来访者可以独立寻找治疗,或由内科医生、心理治疗师及精神科医生转诊来。因为来访者与治疗师为达到具体治疗目标需要合作得很密切,所以他们的工作关系必须让人感到舒服,目标必须一致。开展治疗前,来访者与治疗师必须先见一次面。通过见面,治疗师可以对来访者作一个初步评估,同时也为来访者提供机会以了解治疗师治疗有关情况,如治疗特点、职业资格证书及其他相关问题。

有些治疗场合,在来访者与治疗师见面前需要安排一次面谈。在国外,这种面谈通常由精神科护士、咨询员或社会工作者或通过面谈或通过电话来完成。

五、行为治疗研究

行为矫正技术用于治疗各种精神卫生问题早已广泛见诸医学文献。行为治疗是否应视为某些精神疾病的一线治疗方式,在业内尚存不少争议。但是毫无疑问,行为治疗技术是帮助来访者改变问题行为的一种强有力的治疗方法。

六、行为治疗的培训及资格认证

在国外,行为治疗师通常是由心理治疗师、临床社会工作者及精神科医生来担任。其他卫生工作者可以做简单行为干预,但要求更高的行为治疗应优先让位于那些受过系统行为治疗培训的治疗师来完成。

七、行为治疗的适应证和禁忌证

1. 适应证　行为治疗是一种对许多精神疾病或不良行为有益的治疗方法,如物质滥用、攻击性行为、愤怒处理、摄食障碍、恐惧症和焦虑障碍。另外,它还被用于治疗如尿失禁或失眠。

认知行为治疗是认知治疗的一个分支,主要通过改变错误思维方式来改变不良行为。它可用作许多精神障碍的备用治疗选择,如情感障碍、人格障碍、社交恐惧症、精神分裂症、强迫症(OCD)、广场恐惧症、创伤后应激性障碍(PTSD)、阿尔茨海默病、注意力缺失与多动症(ADHD)。另外,它还被用于治疗患风湿性关节炎、背痛及肿瘤等引起的慢性疼痛。

认知行为治疗技术有时还合并药物治疗使用。可以根据来访者的具体情况及行为问题严重程度灵活加以使用。

2. 禁忌证　认知行为治疗可能不适合有些来访者。那些没有具体行为问题但希望找人倾诉的来访者,其治疗目标只是想对过去经历过的事有所顿悟,那么最好接受心理动力治疗。认知行为治疗中,来访者必须积极参与治疗过程。

认知行为治疗不适合于某些认知功能严重受损的来访者,如脑外伤和器质性脑病变。

第四节　人本主义治疗

一、定义

人本主义治疗,是一种强调人的唯一性及有能力控制自己命运的理论和治疗方法。人本主义的典型治疗方法是 Rogers 提出的来访者中心疗法。来访者中心疗法是一种将治疗过程的责任放在来访者身上,治疗师只起到非指导作用的治疗方法。

二、人本主义治疗的发展

人本主义心理学产生于 20 世纪 60 年代,当时是作为对心理动力学及行为主义的反叛而崛起的。人本主义者反对心理动力学有关人对快乐自私追求是其行为根源的悲观主义论点。他们还认为,行为主义有关人的行为取决于环境影响,并将人看成机器的观念并不能充分解释人类行为。

人本主义纠正了心理动力学心理学家及行为主义者,把人的行为看做受个人控制以外的因素主宰。人本主义强调人的内在潜能,人有决定自己命运的能力。人本主义心理学的最终目的是帮助人发挥自己的潜能,实践自己的能力。

人本主义心理治疗有两个理论取向。

一个是 Rogers 倡导的"来访者中心疗法"。其基本理念是,相信人的经验,并且认为自我是自我实现的最重要因素。来访者中心疗法中,变态行为被看做是个体不相信经验的结果,导致对自我歪曲和错误看法。现实的我和理想的我之间存在一种不协调。来访者中心治疗师试图通过传递共情、温暖和无条件关注来帮助来访者认识到,不管来访者说什么做什么,他始终是一个有价值的人,从而让他们获得自我理解和自我接纳。

Rogers 认为,心理治疗应放在一个来访者和治疗师密切关系建立起来的支持性环境中。Rogers 所讲的"来访者"不是"病人"。传统意义上医生和病人之间的关系带有强烈的医生优越感和权威性,充满了对病人的藐视和拒绝。因此这会破坏治疗师与来访者之间的平等关系。来访者中心疗法中,来访者决定治疗的总体方向,而治疗师只是通过非正式的提问来帮助来访者提高其对问题的顿悟和对自我的了解。

人本主义第二个影响较大的理论是 Abraham Maslow 的理论。Maslow 认为人的天性是善的,并且天生有一种自我实现的潜能。他还认为,人的需要发展呈金字塔形状,从低级到高级逐个实现,最后达到自我实现。首先是满足生理和安全需要,然后满足归属需要,继而人有自尊的需要,最后才是自我实现的需要。Maslow 认为心理问题源于自尊需要的满足困难,因此影响自我实现。治疗的目标是纠正人对自我的错误看法,提高自尊,并使他们继续朝自我实现方向发展。

三、人本主义治疗对治疗师的要求

Rogers 认为成功治疗的关键不是治疗师的技能及所受训练,而是治疗师的态度。治疗师的三种态度对来访者中心疗法的成功至关重要,即一致性、无条件积极关注及共情。

一致性,指的是治疗师的开放性和坦诚,愿意抛弃治疗师的职业面具,坦诚与来访者进行沟通。这样做的治疗师在治疗过程中能获得他们所有的体验,并与来访者进行最大限度的分享。但是一致性并不意味着治疗师将自己的个人隐私告诉来访者,或将治疗的重点通过任何形式转移到治疗师自己身上。

无条件积极关注,指的是治疗师无条件、全方位接受来访者的思想、情绪、行为和个性特点等。治疗师在与来访者沟通时通常使用的方法是耐心倾听、不随便加以打断、下判断及提出建议。这样做的目的是为来访者创造一个安全气氛,让其畅所欲言,自由地探索和分享个人痛苦、敌意、防御性或变态思想和情绪,而不用担心会遭到治疗师的拒绝。

第三个治疗师的关键成分是共情,即精确的、共情的理解。治疗师需要站在来访者的角度努力去理解来访者的想法和情绪,治疗过程中对来访者表达的一切表现出敏感和理解。其他心理治疗中,共情是治疗开展的先决条件,但在来访者中心疗法中,它实际上本身就是治疗过程的一个主要组成部分。传递共情的主要方法是对来访者所说内容进行细致入微和精确地积极倾听。另外,来访者中心疗法中治疗师还使用一种叫反映的技术,主要是必要时治疗师用自己的话对来访者所说的内容加以解释或概括。这种技术表明治疗师在细心准确倾听,并且通过另外一个人的复述给来访者机会,检查其思想和情绪。总之,在治疗师传递共情过程中,来访者会将其表达的内容逐渐细化和精确化。

三、人本主义治疗目标

来访者中心疗法的两个主要目标是提高自尊和经验开放性。治疗过程中治疗师应努力培养来访者作相应改变,包括理想的我和现实的我之间的一致性,更好地理解自我,减少防御性、罪恶感及不安全感,与他人建立更为积极和舒适的关系,提高现实情境下体验和表达自我情绪的能力。20 世纪 60 年代初,来访者中心疗法与人类潜能运动结为联盟。Rogers 采用了如"个人中心疗法"和"存在方式"等术语,并开始关注个人成长和自我实现。他甚至创造性地使用了邂逅小组(encounter group),采用了 Kurt Lewin 等人首创的敏感性训练。

四、人本主义治疗的影响

尽管来访者中心疗法与精神分析、认知治疗和行为治疗一样被看作是主要心理治疗流派之一,但 Rogers 的基本治疗理念对其他学派的影响甚至大于对来访者中心疗法本身的影响。他提出的许多理念和方法早已在世界范围内被不同流派的心理咨询师和治疗师以一种折中的观点整合进他们的咨询和治疗中。

第五节　认知行为治疗

一、定义

认知行为治疗是一种兼容认知和行为治疗理念的心理治疗,其理论假设是不良或错误的思维模式能导致不良行为或负性情绪。治疗主要是通过改变个体的思维(认知模式)来改变其行为和情绪状态。

二、认知行为治疗的发展

心理治疗师 Albert Ellis 和 Aaron Beck 于 20 世纪五、六十年代首创认知治疗,其理论假设为不良行为及情绪是由不恰当或非理性的思维方式引发的。这种非理性的思维方式也叫自动性思维。来访者不是对某个现实情境做出反应,而是对此情境的歪曲观念做反应。例如,一个人会仅仅因为他考试失败或约会失败而得出结论,认为自己是"没用的"。认知治疗师试图帮助来访者意识到这些歪曲思维方式或认知歪曲,并且改变他们。这个过程叫认知重建。

行为治疗或行为矫正教个体如何用健康的行为模式替代不健康的行为模式。与心理动力学治疗不同,治疗重点不放在发现和理解来访者不良行为背后的潜意识动机上。换句话说,严格的行为治疗师不会关注其来访者为什么这样做的原因,他们只是教来访者如何改变其行为。

认知行为治疗将认知治疗中的认知重建与行为治疗中的行为矫正整合在一起。治疗师与来访者一起将引起其问题的思维与行为鉴别出来,通过改变思维来纠正行为。有些情况下,来访者可能有基本核心信念或图式,它们需要加以矫正。例如,患抑郁症的来访者可能回避与其他人交往,继而因为与外界隔离而导致其情绪问题愈加严重。当问来访者为什么。来访者可能会对治疗师说因为他害怕遭到拒绝。在与治疗师作深入探讨后,他们发现其真正的恐惧不是拒绝,而是他有一种绝望的认为"自己不讨人喜欢"的信念。认知行为治疗师会将来访者的家人或朋友一起邀请进治疗室帮助来访者检验这种假设。通过向来访者展示别人是如何评价自己的,治疗师将来访者假设的非理性暴露出来,并且提供一种新的思维模式来帮助来访者改变其行为模式(如,我是一个可以让人感兴趣和喜欢的人,因此我不应该在交新朋友方面有任何问题)。一旦"不可更改的认知"被改变,来访者便能体验到其抑郁症状显著减轻。

三、认知行为治疗基本技能

认知行为治疗中有许多技术可以用来帮助来访者发现和检查其思维,继而改变其行为。这些技术有:

1. 行为家庭作业布置 认知行为治疗师通常要求来访者在两次访谈之间完成一些家庭作业。这些作业包括现实生活中的"行为实验",来访者将治疗过程中习得的技术用于新情境下,并做出新反应。

2. 认知练习 来访者想象一个困难情境,治疗师指导他如何一步一步面对及应对该情境。来访者然后不停练习,从心理上取得进步。从理论上讲,这种假设情境一旦出现在现实生活中,来访者便会使用这些习得行为反应来应对。

3. 记日记 一些具体情境下,治疗师要求来访者对其思维、情绪及行为作详细记录。日记能帮助来访者意识到不良思维及不良思维对行为的影响。治疗后期,它可以帮助验证和强化积极行为。

4. 示范 通过角色扮演,治疗师向来访者演示对某些情境做出适当行为反应。

5. 有效性检验 来访者被要求对他们的自动性思维及图式有效性做检验。治疗师通过要求来访者对其思维或图式做出辩解,或提供证明其正确的证据。如果他们无法做出解释或提供证据,就证明该思维或图式是错误的。

认知行为治疗最初几次访谈主要用于解释有关认知行为治疗的基本原则及建立起治疗师与来访者之间一种积极工作关系。认知行为治疗是一种强调治疗师和来访者合作性的治疗方式。来访者在治疗过程中起着积极的作用,不允许在其他治疗过程中一样对治疗师比较依赖。在国外,认知行为治疗师通常由心理治疗师、临床社会工作者或精神科医生来担任。他们需要接受认知行为治疗系统专业训练。与其他心理治疗相比,认知行为治疗疗程较短,一般不超过 16 周。因此在国外许多保险公司都愿意支付这种形式的治疗。

四、认知行为治疗主要流派

(一)理性情绪行为治疗

理性情绪行为治疗(Rational Emotive Behavior Therapy,REBT)是认知行为治疗的一种变式,由心理治疗师 Alber Ellis 首创于 1955 年。理性情绪行为治疗的理念是一个人过去的经验形成其信念系统和思维方式,非逻辑和非理性的思维模式是负性情绪及非理性观点的根本原因。理性-情绪行为治疗主要强调治疗师帮助来访者发现那些影响其行为的非理性信念,用理性信念和思维来替代它们,以消除其心理问题。

理性情绪行为的治疗理论又叫 ABC 理论,因为它所倡导的是导致人们不良情绪及行为结果(consequence,简称 C)的不是诱发事件(activating event,简称 A),而是不合理信念(belief,简称 B)。理性情绪行为治疗的核心就是改变来访者所拥有的不合理信念(irrational belief),过上更为理性和健康的生活。

在《理性生活指导》(A. Ellis 和 R. A. Harper,1961)一书中,Albert Ellis 描写了 10 种能引发不良情绪及行为的基本非理性假设:

1. 一个成人每做一件事需要受到每一个人的喜欢和同意。

2. 一个人必须无所不能、资源充分及凡事必成。

3. 人性本恶,且恶有恶报。

4. 凡事一不如意,就有大祸临头感。

5. 不幸均由外因所致。人无法左右自己命运或摆脱不良情绪。

6. 对某些危险过分担心是必要的。

7. 面对生活中的困难,逃避容易面对难。

8. 过去决定一切。一旦遇上不幸,不幸就跟你没完。

9. 凡事得立即完美得以解决,否则大难将临。

10. 幸福可以坐等,没有必要去努力。

(二)Beck 认知疗法

Aaron Beck1921 年生于及成长在新英格兰,是俄罗斯犹太移民 5 个孩子中最小一个,其中兄弟姐妹中二个夭折,母亲患有抑郁症。Beck 从小体弱多病和旷课,从小较自卑。Beck 童年有多种焦虑和恐惧症状,但他成功通过理性的力量控制住这些症状。Beck 学医出身,曾经从事过精神科、神经科工作,学过精神分析,但很快放弃,最终建立认知治疗学派。

Beck 使用过 Adler、Kelly 及 Horney 的理念。Kelly 的人格建构理论是认知治疗的主要理论来源。Kelly 相信个人建构能帮助人们来理解这个世界。Beck 用思维决定情绪与行为,来简化 Kelly 的理论。他的研究表明认知治疗在抑郁症治疗具有显著效果。

Beck 认为,早期经验对障碍性思维形成至关重要,诊断标准在定位症状和认知治疗中的重要性。认知治疗的目标是改变精神病理性的思维、情绪和行为。Beck 同样认为认知在对人情绪和行为改变中起着至关重要的作用。人之所以有心理问题,主要来自自我对外界事物在认知、建构和理解上的问题。这种问题有其深层次的中间信念和核心观念。核心观念则主要来自于童年早期所依赖的成长环境、文化及家庭教养方式。治疗人的心理问题不但要纠正表层自动性思维,更要矫正其非理性的中间信念、核心信念,甚至图式。

认知分为四个层面：①自动性思维（automatic thought）；②中间信念（intermediate belief）；③核心信念（core belief）；④图式（schema）。

1. 自动性思维　自动性思维是一种不停进入人的意识思维流。例如："这次考试，数学我肯定要挂科了"。自动性思维的特点是，自动性的、潜意识的和非理性的，对情绪与行为产生负面影响，通常是消极影响。

自动性思维影响我们对情景的理解，它们所引发的是我们能够体验到的情绪而不是环境本身。自动性思维的类型有三种：①以速记形式出现，语词和视觉形式；②内容正确，但推论可能歪曲；③内容正确，但结果绝对错误。

自动性思维的识别和矫正方法有：①证据是什么？支持和反对的证据是什么？②有没有不同解释？③最坏会发生什么？最好会发生什么？④我相信自动性思维的结果会怎样？改变我的想法的结果又会怎样？⑤我该做些什么？⑥如果我的一个朋友遇到同样的情况，我会怎么对他（或她）说？

2. 中间信念　中间信念是构成自动性思维的极端规则与态度。其特点是通常与认知歪曲有关。

中间信念的内容包括：①绝对化的态度：数学挂了，我这次考试就完了。②绝对化的假设：这次考数学，我肯定挂科。③绝对化的规则：这次数学考试我肯定过不了，肯定挂科。

认知心理学中常见认知歪曲有下列九种：①全或无思维；②选择性抽象；③心理感应；④消极预测；⑤灾难化；⑥过度概括；⑦贴标签；⑧夸大与缩小；⑨个人化。

中间信念的识别方式有下列六种方法：①当信念表达为自动性思维时加以认识；②提供假设的第一部分；③直接引出规则或态度；④使用箭头向下技术；⑤检查来访者的自动性思维并寻找共同主题；⑥检查来访者完成的信念问卷。

中间信念的矫正方法有下列七种：①苏格拉底对话法，引导与辩论；②行为实验，事实胜于雄辩；③认知连续体，事物没有绝对好坏；④理性-情绪角色扮演，理智战胜情感；⑤利用其他人作为参考点，换位思考；⑥"仿佛"性表演，改变行为，改变认知；⑦自我暴露，治疗师现身说法。

3. 核心信念　核心信念是来自童年的对自我、他人及这个世界过度概括和绝对化的观念。核心信念的特点是来自童年，与养育者教养方式有关。以上面数学考试为例，相关的信心观念可以是，"数学太难了，我学不会"，"我学数学不行，我很笨"等。

核心信念的识别与矫正技术有以下 16 种：①将思维与事实分开；②评估思维中情绪和信念的程度；③某个具体信念的变化；④对认知歪曲进行分类；⑤箭头向下技术；⑥计算结果的可能性；⑦推测负性思维；⑧定义术语；⑨得失分析；⑩验证事实；⑪验证事实的质量；⑫辩护律师；⑬思维正反两面角色扮演；⑭将人与行为分开；⑮不同情境中行为的变化；⑯使用行为消除消极思维。除此之外，还有利用两极对比法、比喻法、阅历测验、重建早期记忆（理性法和意象法）。

4. 图式　图式是特殊规则控制着信息加工与行为。它起着精神过滤器的作用，影响着我们看待世界的方式。在被一个具体刺激激活前，它始终处于休眠状态。它喜欢接受一致的信息，不喜欢矛盾的信息。以上面数学考试为例，其相关图式通常与来访者的家庭文化及家庭世代相传的教养方式有关，例如"数学是很难学的"、"你怎么这么笨呀"及"我们家人都很笨"等。

Beck 认知治疗图式的相关技术有理解特殊含义、挑战绝对、重新归因、对歪曲贴标签、去灾难化、挑战全或无思维及列出优缺点等。

五、认知行为治疗准备

来访者可以独立寻找治疗，或由内科医生、心理治疗师及精神科医生转诊来。因为来访者与治疗师为达到具体治疗目标需要合作得很密切，所以他们的工作关系必须让人感到舒服，目标必须一致。开始治疗前，来访者与治疗师必须见一次面。通过这次见面，治疗师可以对来访者作一个初步评估，同时也为来访者提供机会了解治疗师治疗的一些情况，如治疗风格、职业资格证书及其他相关问题。

六、认知行为治疗结果

许多接受过认知行为治疗的来访者最终学会了旨在促进个人成长、用积极思维及行为替代不良思维与行为的方法。认知行为治疗可以与药物及其他治疗方式合并使用，因此其治疗效果很难准确做出评估。但有关文献报道，认知行为治疗对惊恐发作及广场恐惧症的治疗成功率达65％以上。还有一些报道认为某些来访者有症状复发，但这可能是因为治疗时间短暂的原因。在随访过程中，治疗师可以将来访者重新纳入治疗计划。

七、认知行为治疗适应证和禁忌证

1. 适应证　从理论上讲，认知行为治疗可以用于治疗任何病态行为。这种治疗可以治疗许多精神障碍，如情感障碍、人格障碍、社交恐惧症、强迫症（OCD）、摄食障碍、物质滥用、焦虑或惊恐发作障碍、广场恐惧症、创伤后应激性反应（PTSD）及注意力缺失和多动症（ADHD）。有关研究表明，它还可以用以对背痛、肿瘤、风湿性关节炎及其他慢性疼痛的辅助治疗。另外，它还能治疗失眠症。

2. 禁忌证　认知行为治疗可能不适合有些来访者。那些没有具体行为问题但希望找人倾诉的来访者，其治疗目标只是想对过去经历过的事有所顿悟，那么最好接受心理动力治疗。认知行为治疗中，来访者必须积极参与治疗过程。

认知行为治疗不适合于某些认知功能严重受损的来访者，如脑外伤和器质性脑病变。

第六节　家庭治疗

一、定义

家庭治疗是一种将家庭成员纳入治疗过程的心理治疗形式。它可以由两个或多个治疗师组织开展。多数情况下，治疗师通常由男女两位治疗师组成，或者用来治疗性别相关问题，或者作为家庭成员的角色楷模。尽管有些家庭治疗本质上是行为主义或心理动力学的，但其治疗基础是家庭系统理论。这种治疗将家庭成员作为一个治疗整体，强调家庭成员之间的互动关系。

二、家庭治疗的发展

家庭治疗有许多不同历史渊源。长期以来精神分析和其他心理动力学研究发现，早年家庭关系在个体人格和心理障碍的形成中起着重要作用。家庭治疗产生的另外一个原因是，临床研究发现来访者治疗过程中取得的进步一回家就消失了。有些治疗师开始对个别治疗效果表示不满,因为个别治疗无法解释清楚不良家庭关系与来访者问题之间的关系。

家庭治疗作为一种全新心理治疗形式出现于二次大战后。当时治疗精神分裂症的医生注意到来访者与家庭成员之间的沟通非常混乱。另外他们还发现,来访者的症状随其父母的焦虑水平而起落。这一发现将家庭视为一个有其内部规则、功能及拒绝变化的有机体或系统。治疗师开始将精神分裂症来访者家庭成员作为一个整体来治疗,而不是把注意力单独集中在住院来访者身上。他们发现,许多情况下当将来访者置于家庭系统中,精神分裂症来访者家庭成员之间的问题也随之得到改善。尽管家庭问题会使病情恶化,但不能将精神分裂症误解为由家庭问题引起。这种将整个家庭纳入治疗计划的家庭治疗方法随后被用于精神分裂症之外的问题家庭处理中。随着家庭结构变化,家庭治疗逐渐成为一种常见治疗形式。

三、家庭治疗主要理论

家庭治疗有许多不同类型。

最著名的是 Salvador Minuchin 创立的结构化家庭治疗。这是一种关注当前而不是过去的短程心理治疗。这一流派的治疗将家庭行为模式看作导致个体问题的重要原因。沟通技能缺乏是导致家庭内部破坏性人际关系形成的主要原因,如家庭中一些成员结盟对抗另外一些成员。结构化家庭治疗的目标包括强化父母的领导地位,规定家庭成员之间人际关系界线,提高应对技能,将家庭成员从家庭中所处不利位置摆脱出来。Minuchin 将家庭成员间交互作用方式分成两种基本类型,即困境型(enmeshed)和分离型(disengaged),并将此看作两种极端病理行为。大多数家庭都处于这个连续体的中间。Minuchin 认为问题家庭系统使个体无法情绪健康,其原因是由于整个家庭系统无法摆脱来自问题成员的消极影响,而且这种消极影响具有相当惰性,一旦形成很难改变。

心理动力学家庭治疗强调的是,一个家庭成员无法接受的人格特质投射到另外一个家庭成员的潜意识过程,及父辈家庭早年未解决的冲突对当前问题的影响。这些诸如父母离异和孩子受虐待等创伤性经验在治疗过程中得到分析。这种家庭治疗更关注家庭历史而不是症状,因此它持续的时间很长。治疗师还使用客体关系强调,让父母与祖父母共同解决冲突的重要性。有些治疗师将祖父母纳入家庭治疗中的目的是为了帮助家庭成员更好理解代际动力学和行为模式的根源。Ivan Boszormenyi-Nagy 是这种治疗方法的积极倡导者,只对由三代人组成的家庭进行家庭治疗。

行为主义家庭治疗,将家庭成员间的相互作用看成是一系列奖励或惩罚性的行为。行为治疗师教育家庭成员如何用一些积极或消极的强化去对其他成员的行为做出反应。例如,为了消除孩子某种消极行为,家庭成员可以使用取消其该行为特权或限定时间等方法。积极行为则可以通过使用上面标有奖励和惩罚标志的激励图来加以强化,如累积得了多少红五星可以获得某种具体奖励,反之获得某种惩罚。行为家庭治疗中有时还在家庭成员之间签订行为协议,具体注明行为规则及奖罚措施,由此来强化或消退某种行为。

另外还有其他一些家庭治疗方式,如 Virginia Satir 强调人际沟通。Satir 强调教育家庭成员沟通技能,增进自尊,排除影响个人成长的障碍。

四、家庭治疗的主要技术

家庭治疗是一种短程心理治疗,通常持续几个月时间,用于解决一些具体问题,如摄食障碍、学习困难、亲人丧失或搬家等。对严重功能障碍性家庭通常需要用长程治疗。

家庭治疗中,家庭中所有成员和治疗师均参加大多数治疗。治疗师将家庭成员之间相互作用和沟通作为一个整体来分析,不将某些成员放在一边。治疗师会偶尔提醒家庭成员需要考虑的某些行为模式或结构。家庭治疗师作为一个团队在治疗过程会通过相互沟通向家庭成员展示新行为。

家庭治疗的基础是家庭系统理论,这种理论将家庭看成一个有生命的有机体而不由家庭成员简单相加。家庭治疗使用系统理论将家庭成员对有机体中的一个部分来加以评价。解决问题的方法也是从改变这个系统着手而不针对某个具体成员。有关家庭治疗的基本概念有以下几个:

1. 有问题的来访者 有问题的来访者是家庭中一员,因为其症状治疗师才将全家人整合进治疗。家庭治疗师使用有问题的来访者这个概念是想让家庭成员免做来访者的替罪羊。

2. 动态平衡 动态平衡指的是家庭系统维持其习惯性功能。它倾向于拒绝改变。家庭治疗师使用动态平衡这个概念来解释为什么家庭问题存在那么长时间,为什么家庭成员会成为来访者,家庭成员开始变化时可能会出现哪些迹象等。

3. 家庭范围扩展 家庭范围扩展指的是一个小家庭,加上其长辈在内的大家庭。这个概念用于解释代与代之间的态度、问题、行为及其他问题的形成。

4. 差异 差异指的是每个家庭成员保持其独立意识的一种能力,而在情感上依赖于家庭成员。一个健康家庭的标志是,一方面允许其成员保持其个性,另一方面家庭成员仍然感觉他们能在这个家庭中找到其相应位置。

5. 三角关系 家庭系统理论认为家庭内的情感关系通常是三角形的。家庭系统中任何两个人彼此之间发生矛盾,他们会找一个第三者来平衡他们的关系。家庭系统中的这种三角关系通常相互作用从而维持家庭动态平衡。常见家庭三角关系包括父母和一个孩子,二人孩子和父母一方,父母一方、一个孩子和一个祖父母,三个兄弟姐妹,或丈夫、妻子和一个女婿或媳妇等。

五、家庭治疗准备

有些情况下,家庭成员是被儿科医生或其他医护人员转诊来找家庭治疗师的。通常情况下,综合性医院儿科门诊中大概有 50% 的孩子都与发育问题有关。在国外,有些医生还会使用症状问卷或心理筛查量表来对一个家庭是否需要接受家庭治疗做相应评估。

家庭治疗通常由精神科医生、临床心理治疗师,或其他在婚姻和家庭治疗领域接受过系统训练的专业人员来担任。他们通常在治疗前为家庭成员安排数次面谈,包括问题来访者、家庭中与问题来访者有密切接触或也有问题的成员。这样做的目的是让治疗师发现家庭中每个成员是如何看待问题的,并且对其家庭功能形成一个初步印象。家庭治疗师通常还要去寻找家庭中情绪表达的水平和类型、主宰和服从模式、家庭成员各自起的作用、沟通方式等。他们还会观察这些模式是否刻板或相对灵活。

准备工作通常还包括画一张家谱图,图上标出家族成员及家庭主要生活事件。家谱图还注明疾病史及每个成员的个性特点。家谱图有助于揭开代与代之间行为模式、婚姻选择、家庭联盟和冲突、家族内秘密,还有有关对家庭目前状况的信息。

六、家庭治疗风险

家庭治疗的主要风险是可能无法解决家庭成员的刻板性心理防御或改善脆弱的夫妻关

系。深度家庭治疗对有精神疾病成员的家庭开展起来较为困难。

七、家庭治疗结果

理想条件下,正常家庭治疗结果应该是家庭成员对问题有更深领悟,家庭成员间的差异性增加,家庭内部沟通改善,以前病态自动化行为模式消退,导致家庭寻求治疗的问题得到解决。

八、家庭治疗适应证和禁忌证

1. 适应证　家庭治疗通常适用于下列情况:

(1) 对患有精神分裂症或多种人格障碍的家庭人员进行治疗。家庭治疗帮助家庭其他成员理解其家人所患障碍,并调整状态为来访者症状改善创造条件。

(2) 家族问题。这些问题通常由于祖孙三代同居一家,由祖父母们通过遗传和教养方式世代相传下来。

(3) 偏离社会常模的家庭。如未婚同居、同性恋同居者扶养孩子等。这些家庭可能没有内部问题,但得忍受来自外界舆论的压力。

(4) 家庭成员来自不同种族、文化及宗教背景的家庭。

(5) 为某一家庭成员当替罪羊或对某一家庭成员治疗起破坏作用的家庭。

(6) 家庭某一成员是来访者,而且其问题与家庭内其他成员密切相关的家庭。

(7) 有适应困难的混合家庭。

2. 禁忌证　有些家庭不适合做家庭治疗。

(1) 家庭中父母亲一方或双方患精神疾病或有反社会或偏执型人格障碍的。

(2) 家庭成员中文化或宗教信仰对心理治疗开展有抵触的。

(3) 家庭成员中有因为躯体疾病或相关缺陷无法参加治疗的。

(4) 家庭成员中有非常刻板的人格结构,或成员间可能引发一场情绪或心理危机的。

(5) 家庭成员中有不能或不愿意定期接受治疗的。

(6) 处于崩溃边缘的家庭。

第七节　团体治疗

一、定义

团体治疗是一种由一小组来访者和治疗师通过定期交谈、讨论问题等方式解决来访者心理问题的心理社会治疗方式。

二、团体治疗的发展

团体治疗在二次大战之后才得以广泛传播,并吸收了许多心理治疗技术,如心理动力学、行为主义、现象学等。Fritz Perls 格式塔团体治疗中,治疗师每次只对一个团体进行治疗。其他如 J. L. Moreno 的心理剧则强调成员之间互动。心理剧要求团体成员在治疗师的指导下将相关具体情境表演出来。在 Moreno 心理剧影响下,20 世纪 60 年代出现了许多新的团体治疗方式,如邂逅小组、敏感性训练、马拉松团体、互动分析等。马拉松团体持续很长时间,为的是消磨成员心理防御,以鼓励更多互动。除了满足团体中个别治疗的需要,团体治疗还使用了团体治疗以外的一些方法,其中包括 Kurt Lewin 20 世纪 40 年代的 T-小组训练。

团体治疗可以在不同地方开展,包括病房和门诊。可以用来治疗的精神障碍也有好多种,如焦虑、情感障碍、人格障碍等。从 20 世纪 80 年代开始,从团体治疗中借鉴来的治疗技术也被广泛用于自助小组。这些小组主要由一些某方面存在具体问题的人组成,如单亲、摄食障碍、毒品成瘾、儿童受虐待等。这些小组与传统意义上的团体治疗的主要区别在于没有精神卫生专业人员指导。

严格来说,自助小组如酒精滥用及体重控制等均不属于心理治疗范畴。这些自助团体因为给成员提供了社会支持、认同和归属感等因而对团体中绝大多数人有益。自助团体成员定期聚会并讨论一些共同关心的问题如酗酒、摄食障碍、亲人丧失或扶养孩子等。团体治疗不受治疗师管理,而是由一个非专业的小组长、团体成员或全体成员来管理。

三、团体治疗目的

团体治疗的目的是努力给成员提供一个安全舒适地方,其成员不但可以理解他们自己的思想和行为,而且还能给其他人提供建议和支持,最终解决相关问题。另外,如果治疗安排科学,那些有人际交往问题的成员就可以从团体治疗中获益匪浅。

四、团体治疗主要技术

团体治疗通常由心理治疗师、精神科医生、社会工作者及其卫生专业人员来开展。有些治疗团体还安排二位治疗师来负责治疗。成员是根据他们想从团体治疗中获得什么及他们能给团体成员提供什么来选拔的。

治疗团体可以是同质或异质的。同质性团体中,成员通常有类似问题,如患有抑郁症。异质性团体则将不同心理问题的人放在一起。参加团体治疗的成员人数不等,通常不超过12 人。团体治疗在治疗次数上也有限定的和不限定两种。团体治疗开始以后对新成员也有接纳和不接纳两种。

治疗次数根据团体组成及目标而定。例如,如果团体治疗是物质滥用住院来访者治疗计划一部分,即叫做短程团体治疗。长程团体治疗可以长达半年、一年或更长。治疗方法根据团体治疗的目标及治疗师的经验而定。基本技术包括心理动力学、认知行为和格式塔等。

1. 鼓励成员开放和诚实讨论问题 团体治疗中,成员被鼓励开放和诚实讨论他们的问题。他们帮助其他成员就遇到的问题提供建议、理解和共情。团体治疗没有规则,只要成员在团体能最大限度发挥其潜能就行。但大多数治疗团体通常有其基本要求,并在第一次访谈中讨论清楚。来访者被告知不得将治疗过程的所见所闻告诉团体以外任何一人。这样做是为了保护其他成员的隐私权。他们另外还被要求不允许在治疗以外的地方与成员见面,因为其所带来破坏作用可能对团体治疗产生负面影响。

2. 治疗师主要任务是指导团队自我发现 根据团队的目标、训练及治疗师的风格,治疗师可以指导团体互动或允许团体自己决定行动方向。通常情况下,治疗师都采用这两种方法,当团队走得太远时指导一下,或由他们自己来设置进度。治疗师可以单纯通过强化积极行为来指导团体。例如,如果一个成员向另外一个成员传达共情,或提出一个建设性建议,治疗师即时点评该行为对团体的价值。几乎所有团体治疗情境中,治疗师都强调团体成员的共同特质,以便让成员获得一种团体认同感。通过这一技术,团体成员认识到其他人跟自己一样有着类似问题,并为以后分享、互动和改变打下基础。

3. 团体互动是心理治疗一部分　团体治疗有比个别治疗无可比拟的优点。有些来访者在团体治疗中会感觉比与治疗师单独在一起时更加真实自如。治疗师通过观察成员间的互动向成员提供成员无法获得的信息。来访者能通过倾听其他人讨论问题而从中获得帮助。他们同样可以通过目睹别人症状改善从而看到希望,或体验到帮助别人后的成就感。团体治疗还向个体提供学习机会。成员可以通过模仿别人那里观察来的积极行为而习得该行为。除了彼此学习外,团体中培养起来的信任和凝聚力可以促进成员的自信和人际交往技能。团体治疗还给个体提供了一个安全环境,那里成员新学到的技能可以得到使用和检验。另外,在纠正不良家庭互动方面,团体治疗可以向成员提供观察学习机会。最后,团体治疗的特点是成本低效益高,因此它客观上减少了治疗师的时间消耗。

当然团体治疗也有弊端。例如,有些成员会因为在团体中公开谈论自己的问题和感受而感到不舒服。有些团体反馈对成员有伤害作用。另外,团体互动过程本身会成为一个讨论焦点,会花费大量时间,甚至成员来参加治疗的主要目的有时会被忽视。

五、团体治疗准备

成员通常由心理治疗师或精神科医生转诊参加团体治疗。团体治疗开始前,治疗师通常会安排一次简短面谈来决定该团体是否适合该来访者。这种面谈同样需要治疗师决定来访者的加入是否对团体有益。治疗开始前,治疗师通常会向来访者提供一些有关治疗的基本信息,主要是成功的秘诀,如开放性、倾听别人、风险等,及一些团体规则如隐私保密等。另外还有一些有关团体治疗是什么等教育性信息。

六、团体治疗结果

长程团体治疗结束时可能会引起有些成员悲伤、被遗弃、愤怒及被拒绝等体验。团体治疗师会努力鼓励成员探索其体验或使用新习得解决问题的方法来培养一种治疗结束感。治疗收尾工作是治疗过程的重要部分。

相关研究表明,无论是团体还是个别治疗,大约最多只有85%的来访者能从中受益。理想情况下,通过团体治疗,成员能对他们自己的问题获得一种更好的理解及习得一些人际关系应对技能。有些成员可能会在团体治疗结束后继续参加治疗,或者个别,或者团体。

七、团体治疗风险

有些脆弱的来访者可能无法忍受来自团体成员的攻击性或充满敌意的评价。那些在团体情境中有沟通障碍的来访者可能有治疗脱落风险。如果对他们的沉默不做反应或不与他们交往,他们可能会感到更加孤独而不能将自己认同为团体中一员。因此,治疗师通常需要努力鼓励沉默寡言的成员在治疗一开始就加入进来。

八、团体治疗禁忌证

有自杀、他杀、精神障碍或正处于急性发病期的来访者不适合参加团体治疗,除非其行为或情绪状态比较稳定。根据心理和行为功能水平不同,认知功能受损的来访者如患器质性脑病或脑外伤等同样也不适合团体治疗。有些社会功能存在病理性缺陷的来访者也不适合通常意义所说的团体治疗。

第八节　心理治疗在临床治疗中的应用

一、来访者对心理治疗合理及不合理的期望

临床心理治疗过程中,常常会出现来访者因为不了解什么是心理治疗,对心理治疗抱有不切实际的期望而出现频繁治疗脱落现象。因此从治疗开始,训练有素的治疗师会了解来访者对心理治疗的了解程度,来访者期望通过心理治疗获得哪些结果,不能获得哪些结果,并对其所持的相关错误观念及时予以纠正。这对心理治疗顺利开展,避免来访者脱落,鼓励来访者更加积极参与到心理治疗中来有积极作用。

1. 来访者对心理治疗合理的期望

(1) 促进自己更加成熟起来(例如,减少家人对自己过多关心,增加自己的独立性,减少自己只索取不付出的行为,多理解别人的需要等)。

(2) 改变自己的思维方式,包括改变自己的认知方式及不合理信念。

(3) 减少自己的紧张心理,不过分依赖不成熟的心理防御机制。

(4) 增加不同情境中的沟通应对技巧。

2. 来访者对心理治疗不合理的期望

(1) 症状完全消失。

(2) 听治疗师一讲,症状就消除。

(3) 彻底摆脱不合理信念。

(4) 不努力就取得成功。

(5) 彻底忘掉过去,使自己脱胎换骨。

二、来访者选择

不是所有想接受心理治疗的来访者都适合接受心理治疗。除了来访者应该对心理治疗抱有合理期望外,治疗师在选择来访者过程中应该注意把握好下面一些基本要求。

1. 来访者的问题必须在治疗师的解决能力范围之内。

2. 来访者必须具备一定自知力。

3. 来访者必须对自己的问题有一定陈述能力。

4. 来访者必须对治疗师的话具有一定理解能力。

5. 来访者必须遵守赴约、付费及其他治疗规定。

6. 来访者必须对心理治疗有一定了解,明确双方在治疗过程中的职责。

7. 来访者必须对治疗关系有一定了解和驾驭能力。

三、心理治疗基本过程

1. 第一次访谈　评估来访者问题。必要时,第一次访谈需对来访者作相关的医学检查,以排除相关躯体疾病,并对来访者的精神状态进行系统评估。这种面谈通常是开放式的。

第一次访谈应该完成下列二件事:

(1) 如果有的话,治疗师需要对来访者做一个临床诊断。

(2) 治疗师检查来访者与治疗师之间的合作适合程度。

（3）随着来访者对自己问题的陈述，治疗师应该能够理解来访者问题性质及精神病理学原因，并且有一种"胜任感"。

2. 第二次访谈 了解心理治疗过程及治疗协议。

第二次访谈中，治疗师需要解决的问题有下列几个：

（1）来访者对第一次访谈的想法和反应。

（2）就来访者问题作更为细致的探索，并且排除其他新问题。

（3）初步建立治疗关系。

（4）来访者需要不需要接受药物治疗。

（5）心理测验是否必要。

（6）来访者应该选择何种形式心理治疗及治疗频率。

有关心理治疗，治疗师有必要向来访者解释清楚以下问题：

（1）心理治疗的名称、频率、时间长度以及收费标准。

（2）该治疗给来访者带来的可能结果。

（3）其他治疗选择的特点及相关问题。

3. 第三次访谈 治疗开始。对来访者来说，从治疗师答应对其做心理治疗开始，心理治疗就开始了。但是对治疗师来说，评估与真正意义上的心理治疗是两个概念。不管治疗性质如何，治疗开始阶段都由两个部分组成。

（1）来访者接受治疗契约，进入治疗阶段。因为不同治疗结构，"来访者进入治疗阶段"也有不同的含义。精神分析中，只有当来访者感到其在情感上对治疗师或治疗师-来访者这种关系产生依恋时，才能说来访者"进入治疗"。在认知治疗或家庭治疗中，当来访者能向治疗师主动谈出其对上一次访谈的想法时，才能说来访者"进入治疗"。

（2）来访者的问题在治疗师和来访者面前得以逐渐暴露和展开。来访者用来访者的语言，治疗师用治疗师的语言，彼此陈述双方对问题的理解和看法，然后在相互沟通中努力去寻找一种默契。治疗师始终会用一种带明显理论倾向（如精神分析、认知行为、家庭治疗等）或视角去审视来访者的问题，而来访者会以自己独特建构理解知识的方式去看待自己的问题。一旦问题得以最终定位，开始阶段宣告结束。

4. 治疗中间阶段 治疗中间阶段开始前，来访者和治疗师之间的合作关系应该相对比较稳固，并且在来访者核心问题上双方达成一致共识。治疗的中间过程就是双方协同解决问题的过程。在精神分析中，这一过程可以表现为移情与反移情。在认知行为或家庭治疗中，治疗师的角色是顺着来访者意识潜意识的态度和行为，通过共情、探索、澄清、面质和解释等技术与来访者共同寻找解决问题答案的过程。

（1）行为宣泄：行为宣泄这个术语有不同用法，但通常指的是治疗过程中情感性宣泄行为。治疗过程中，来访者因为受意识潜意识动机驱使，通常会表现出不同行为。有些行为具有冲动性，很棘手，有时会影响治疗的正常开展，如迟到、失约、不付费、突然中止治疗、自杀行为、物质滥用行为或午夜给治疗师打电话等行为。如果治疗师缺乏一种处理这些突发性行为的能力，他（或她）在治疗过程中会显得很被动。

（2）治疗关系维护：有时来访者做的一些事会让治疗师感到尴尬，随时有越过工作关系，破坏治疗关系的可能。例如，有些来访者会给治疗师礼品，问治疗师私生活有关的问题，穿很性感的衣服，邀请治疗师外出喝茶或吃饭等。这就需要治疗师熟练处理这些不利治疗的问题。它不但需要治疗师具有同情心、灵活性和客观性，而且还需要掌握有关人际关系界限的知识、医疗道德及相关精神病理学知识。在缺乏经验情况下,治疗师宁可直言拒绝其要求,也不可无原则地默许来访者的不合理要求。必要时,治疗师可以就此话题与来访者进行探讨,直至其放弃为止。

(3) 对峙:对峙有许多含义,但其核心内容是来访者因为没有取得显著进步而对治疗不满,甚至想中止治疗。这种现象传统上被认为是治疗过程中阻抗的一部分。当代治疗理论则将其看作是对治疗师和来访者关系的一种评价。治疗师即时对这种状态作一些积极解释,甚至适当发表一些自己的想法是必要的,因为它有利于恢复治疗合作关系。

(4) 第三方干预:治疗过程中可能出现第三方对治疗过程进行干预的情况。例如,丈夫会因为嫉妒不停敲治疗室的门,妈妈会因为认为"去精神病院都是脑子有毛病的"而将正在接受治疗的儿子拽出治疗室等。治疗师需要敏感性、灵活性、勇气、智慧和力量来保护来访者在治疗过程中的隐私、权力和利益。

(5) 其他负面效应:治疗师的弱点在治疗过程中也暴露无遗。首先治疗师在移情和反移情过程中,不但随时有超越治疗师-来访者关系界线的风险,而且还会受来访者不良情绪影响。其他负面效应还有,治疗师工作一天下来会感到精疲力竭,甚至情绪低落。在治疗过程中,治疗师如何保持好中立和客观性,同时又不对来访者的观点和情绪过分认同。

5. 结束治疗 结束治疗可以表现出许多不同形式。有的双方皆大欢喜,有的则充满痛苦或具有伤害性,尤其对来访者。

(1) 双方满意,结束治疗:这种情况是最让人满意的。治疗师和来访者通过协作达到预期治疗目标,来访者已经摆脱或基本上摆脱过去问题行为,自己能独立开始生活。

结束治疗前,治疗师通常会教来访者一些常用应对症状复发的技能。目的是让来访者在未来可能的症状再次出现时做出相应的应对性反应。另外,治疗师还需要对来访者家属及其密切接触者进行心理健康教育,内容可以包括如何控制或减少导致来访者症状复发的相关风险因素及相关应对策略。

成功的心理治疗,治疗师与来访者之间的工作关系不受破坏,双方应是相互尊重的,治疗关系不超越工作关系允许的界限。

(2) 双方基本满意,结束治疗:双方对治疗效果不完全满意的原因很多,有治疗师对治疗总体时间限制的原因,有来访者资源有限在治疗过程中不能充分利用和发挥的原因,有治疗师心理诊断和治疗经验不足的原因等。这种治疗虽然某种程度上让来访者感到有些痛苦,但并不具有创伤性和伤害性。

(3) 治疗突然中止:有些情况下,突然中止心理治疗对来访者具有创伤性和伤害性。例如,治疗师另就高职或移居他乡,来访者因为缺乏资金来源而不得不中止治疗等。反过来,如果来访者突然不辞而别,对治疗师或多或少也是一次创伤性经验。在这种情况下,治疗师仍然需要保持治疗师角色,要客观冷静思考和处理所遇到的问题。虽然来访者的做法多少让人感到无法理解,但其人格必须受到尊重。必要时,治疗师有义务为来访者安排一次晤谈,讨论如何结束治疗。这种情况下,治疗师仍然有责任向来访者推荐其他可能合适的心理治疗师。这样对来访者来说,寻医过程本身就是一个对自己问题及心理治疗了解的过程。

总之,处理治疗突然中止时,治疗师需要敏锐、智慧、技巧、毅力和勇气。

四、心理治疗在临床主要精神障碍治疗中的应用

1. 精神分裂症 绝大多数精神分裂症来访者在急性期症状控制后都能或多或少受益于

心理治疗。一般来说,对精神分裂症来访者不建议做精神分析。但行为治疗通常能帮助来访者重新恢复其日常生活和社会交往技能。行为治疗通常可以和工作治疗(工疗)合并使用,最终恢复来访者的职业功能。

家庭治疗对精神分裂症来访者尤为重要。它能帮助家庭成员消除对来访者的消极态度和情绪,而家人对来访者的态度和行为恰恰是导致疾病复发的重要因素。一方面,家庭治疗能帮助家庭成员为来访者创造一个相对宽松、积极的环境;另一方面,也能帮助家庭成员学会来访者发病时的积极应对策略。国外,许多精神分裂症来访者的家庭成员常常能够受益于类似精神分裂症家庭成员组成的支持小组。

总之,精神分裂症心理治疗的主要治疗目标有以下几点:

(1)帮助来访者理解其所患精神障碍的性质,尤其是对某个具体应激源做出反应。

(2)对环境的快速整合和适应。

(3)长程治疗目标可以考虑训练来访者应对疾病复发相关技能,尤其是来访者或家庭成员应对复发早期症状采取相关措施。

2. 抑郁症　对抑郁症而言,心理治疗通常与药物治疗合并使用。抑郁症相关临床对照研究表明,认知行为治疗、家庭治疗合并药物治疗与控制组对比,这些治疗的效果是显著的。抗抑郁药物治疗看来在改善快感缺乏、精神运动性迟滞、睡眠障碍、食欲缺乏、精神病性幻觉及妄想等方面有优势,而心理治疗在改善来访者兴趣、心境、社会关系和职业问题等方面有优势。传统精神分析治疗因为研究数量不足而不能证明其有效性。

认知行为治疗的理论基础是帮助来访者理解和纠正其错误信念,从而消除其情绪痛苦。相关临床研究证明,认知行为治疗在消除除内源性抑郁之外的轻中度抑郁症状方面有效。认知行为治疗因具有比较持久的效果,所以常用于有效的预防抑郁症复发方面。对比较严重的抑郁症,无论是认知行为治疗还是其他治疗均不如药物治疗效果好。

家庭治疗,主要针对家庭因素在来访者抑郁症发病过程中所起的重要作用。研究表明,改善相关家庭关系可以改善抑郁症状以及抑郁症复发。

3. 焦虑症　绝大多数焦虑障碍来访者一般同时接受药物和心理治疗。许多来访者对顿悟认知相关的心理治疗效果比较明显,如精神分析,因为这些治疗能够帮助来访者理解其症状背后的潜意识心理冲突及心理防御机制。解决潜意识心理冲突从而消除躯体焦虑症状,这是传统精神分析对焦虑形成机制的经典精神病理学解释。

另外,行为治疗和认知行为治疗两种心理治疗方法对焦虑症有效。行为治疗主要通过帮助来访者进行渐进式肌肉放松来缓解焦虑。如果来访者刻意回避使其产生焦虑的情境,渐进式系统脱敏法对消除该症状有效。

还有一种心理治疗是认知行为治疗。该治疗主要针对纠正导致来访者焦虑的错误认知,从而消除或缓解焦虑情绪。这些来访者通常对自我、其他人或将来抱有错误认知。对威胁或危险的灾难性夸大是导致其过度焦虑的原因。认知行为治疗帮助来访者认识到具体情境与病理性认知歪曲之间的关系。治疗关键是帮助来访者认识到其错误信念背后的错误基本信念系统。通过治疗,来访者能学会用更为积极健康的思维方式替代那些错误信念,最终消除自动性思维及由此产生的焦虑。

4. 强迫症　强迫症行为治疗有暴露和反应阻止。根据学习理论,强迫症来访者习得了一种对焦虑不恰当的回避反应。治疗师必须鼓励来访者置身于厌恶情境(暴露),并且不允许其执行强迫性仪式行为(反应阻止)。单纯逐级暴露能减少焦虑,但不能消除强迫行为。

所以反应阻止至关重要。通过逐级暴露，加上反应阻止，来访者一开始可能表现得异常焦虑，但随着暴露的进一步深入，焦虑的持久时间及强度会逐渐下降。

相关研究表明，强迫症来访者具有完美主义、行为刻板等特点，而这些特点与其早年家庭中父母亲依恋和教养方式有着密切关系。通常这些来访者的主要依恋对象，父母亲或祖父母至少一方有类似行为或个性问题。因此，让来访者及与其密切接触的主要家庭成员认识到来访者这种症状与其依恋及教养方式之间的关系，这样做有利于为来访者创造一个相应解决问题的家庭环境，帮助来访者纠正其完美和刻板行为。另外，家庭成员治疗过程中需要鼓励来访者多用一些积极灵活的行为，减少刻板完美行为，尤其是强迫性仪式行为。为了协调家庭成员之间的关系，治疗过程中来访者和家庭成员之间可以签订一份协议来规范相互间的治疗行为。

5. 人格障碍　精神病学中，只有在人格障碍上，心理学和生物学才真正走到了一起。人格主要由两个主要成分组成：一个是气质，即神经活动类型，主要通过遗传获得；另一个是性格，主要受后天环境及教育等因素影响。

部分临床心理治疗师认为，精神分析心理治疗对那些适合接受顿悟相关心理治疗的人格障碍来访者有用。这些人格障碍来访者包括依赖型、强迫型及回避型人格障碍。对自恋型及边缘型人格障碍通常适合做个体心理治疗，如国外临床研究表明，辩证行为治疗（DBT）对边缘型人格障碍有效。但顿悟性心理治疗对偏执型和反社会型人格障碍不适合，因为这些治疗可能会增加来访者对治疗师的憎恨，认为治疗师想控制他们。支持性治疗看来最适合于分裂样人格障碍。

因人格障碍本身具有顽固性特点，人格障碍心理治疗因此非常富于挑战和艰巨性。有临床研究表明，人格障碍合并精神障碍的心理治疗效果并不理想。有研究对抑郁症伴人格障碍的来访者进行心理治疗和药物治疗，其结果表明，接受两种治疗的来访者与同样接受两种治疗但无人格障碍的抑郁症来访者相比无显著差异。

6. 摄食障碍　摄食障碍很久以来就有心理治疗合并抗抑郁药治疗的传统。对神经性厌食和神经性贪食的心理和药物合并治疗相关临床研究主要有以下主要发现：

（1）在减少神经性厌食和贪食引起的呕吐及暴饮暴食方面，认知行为治疗要优于单纯支持性治疗。

（2）接受药物和心理治疗的摄食障碍来访者与安慰剂合并心理治疗的摄食障碍来访者相比，前者在暴饮暴食及抑郁症状改善方面优于后者。

（3）认知行为治疗合并抗抑郁药物治疗的效果要优于单纯药物治疗。

【附】　生物反馈

一、定义

生物反馈是一种由来访者来操纵的治疗方式，主要通过放松、显示设备及其他认知控制技术训练个体控制肌肉紧张、疼痛、体温、脑电波等。生物反馈这个词的意思指的是将被反馈的生物信号给来访者，为的是让来访者通过学习来控制它们。

二、生物反馈的发展

1961 年，一位名叫 Neal Miller 的实验心理学家发现，自主神经系统反应如心率、血压、胃肠道反应、局部血流等能够受人的意志控制。作为实验结果，他认为自主神经系统过程是可以人为控制的。这项工作导致了生物反馈治疗的诞生。Willer 的工作得到了其他研究人员进一步延续和发展。20 世纪 70 年代加州大学洛杉矶分校的研究人员 Barry Sterman 博士发现老鼠和猴子可以通过训练来控制其脑电模型。Sterman 继而将他的研究技术用于癫痫来访者，并通过生物反馈技术取得了 60% 癫痫降低的效果。20 世纪 70 年代后，其他研究人员陆续发表了许多有关生物反馈用于治疗心律不齐、头痛、Raynaud 综合征、胃酸分泌过多，甚至深度放松的报告。从 Miller 和 Sterman 早年工作至今，生物反馈已发展成为一种用于治疗众多障碍和症状的前沿性行为治疗技术。

三、生物反馈主要技术

生物反馈过程中，一些特殊传感器被安置在人体上。这些传感器测量的是引起来访者症状的身体变化，如心率、血压、肌肉紧张（EMG 或肌电图）、脑电波（EEG 或脑电图）、呼吸、体温（体温反馈），并将这些信息输入一个可视或可听的输出设备，如图纸、光显示或声音。

尽管来访者从生物反馈监视器中看到瞬时反馈，但他可以知道是什么想法、恐惧及心理想象影响了其生理反应。通过控制心理和生理这种关系，来访者继而可以使用相关思维和心理想象作为精细线索，如这个动作代表深放松而不是焦虑。这些暗示同样可以控制心率、脑电波、体温及其他身体功能。这些是通过放松练习、心理想象及其他认知治疗技术取得的。

这些生物反馈反应发生后，来访者可以立即通过生物反馈感官输出设备直接看到和听到他（或她）努力的结果。一旦这些技术被习得，来访者就能够分辨出用来缓解症状的放松状态或可视化信号。这时候生物反馈设备就不再需要了。来访者继而可以通过使用习得的生物反馈技术来解决其症状了。

通过生物反馈，个体可以在一个训练有素的专业人员指导下通过 30 课时的学习学会了这种疗效长久的可以控制其症状的技术。治疗师建议来访者，可以在家里同时做生物反馈和放松练习。

四、生物反馈治疗准备

在做生物反馈治疗前，治疗师和来访者会有一次面谈，以记录来访者的疾病史、治疗情况，及讨论治疗目标。

生物反馈通常在一个安静和放松气氛下，来访者呈舒服坐姿下进行。根据治疗的类型和目标，至少一个以上的感受器用传导凝胶安置在来访者身上。这些感受器包括：

(1) 肌电（EMG）感受器。测量肌肉的电生理活动，尤其是紧张。

(2) 流电皮肤反应（GSR）感受器。电极安置在手指上以监测出汗或汗腺活动。

(3) 温度感受器。测量体温及血流变。

(4) 脑电（EEG）感受器。电极安置于头皮以测量脑电活动。

(5) 心率感受器。脉搏监测器安置于指尖以监测脉搏频率。

(6) 呼吸感受器。呼吸感受器监测氧摄入及二氧化碳呼出。

五、生物反馈的训练与资格认证

目前国外经资格论证的生物反馈治疗师通常由执业心理治疗师、精神科医生、内科医生等受过生物反馈系统培训的专业人员来担任。

六、生物反馈适应证和禁忌证

1. 适应证 生物反馈已被成功用于治疗许多疾病,如颞颌关节障碍(TMJ)、慢性疼痛、肠易激综合征(IBS)、Raynaud综合征、癫痫、注意力缺失及多动症(ADHD)、偏头痛、焦虑症、抑郁症、脑外伤及睡眠障碍。

部分由应激引发的疾病也可用生物反馈治疗。常见头痛、高血压、磨牙、创伤后应激性反应、摄食障碍、物质滥用及某些焦虑障碍均可以通过训练来访者使用肌肉和心理放松等方法进行成功治疗。对某些障碍来说,生物反馈通常是综合治疗方案中的一个组成部分。

2. 禁忌证 装有心脏起搏器的个体应在生物反馈开始前自动告知治疗师,以免生物反馈感受器干扰起搏器正常工作。

生物反馈对有些来访者不适合。来访者必须愿意接受治疗在治疗过程中起积极作用。因为生物反馈严格控制在行为变化层面上,那些希望对其症状作深刻理解的来访者最好考虑是否可以接受精神分析及其他形式心理治疗。

生物反馈对认知功能受损的来访者同样不适合,如患有器质性脑病及脑外伤等。

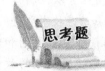
思考题

1. 心理治疗和心理咨询有哪些异同点?
2. 心理咨询分为几种类型?
3. 认知治疗中的认知分为哪几个层面?
4. 来访者对心理治疗的合理及不合理期望有哪些?

（季伟华　张　宁）

第二十一章 精神障碍的康复与预防

第一节 精神障碍的预防

疾病的预防不仅是预防医学，并且是临床各有关学科共同关心的一个中心课题。1964年 Caplan 将预防医学的三级预防应用到精神病学。尽管精神病学在整个的医疗体系中发展较晚，且精神障碍的确切病因和发病机制大多未明，加上旧观念的影响对精神疾病的忽视，妨碍了精神障碍预防工作的开展，但预防工作仍越来越得到政府部门和医学专家的重视和关注。我国近几十年来积极开展社会化、综合性、开放式的精神障碍防治工作，探索了符合我国现实特点的"三级预防"体系。

一、一级预防

一级预防即病因预防，对于精神障碍而言较为困难，因为大多数精神疾病的病因仍不清楚。但是我们仍要采取积极主动的预防措施，尤其是对一些病因已经明确的精神障碍，针对病因，采取果断的预防措施，最终防止疾病的发生。

1. 消除病因，避免诱因　对病因较明确的疾病如器质性精神障碍、精神活性物质所致精神障碍、精神发育迟滞、应激相关障碍等，应加强对原发疾病的治疗；加大宣传，使公众了解毒品和酒精对人体的伤害；积极防治各种传染病、寄生虫病；加强环保意识，改善工作环境，减少有害物质对人体的侵入等。这些都需要得到政府各级部门和全社会的重视，积极寻求医疗帮助，延缓或减少精神障碍的发生。

2. 加强遗传咨询和婚姻生育咨询　对一些有明显智力障碍的遗传疾病，如唐氏综合征、苯丙酮尿症、半乳糖血症等，和一些有明显遗传倾向的精神障碍，如精神分裂症、抑郁障碍、老年期痴呆等，积极开展遗传咨询，必要时采用遗传学检测，尽早发现并处理与遗传相关疾病。同时可以通过提倡优生优育，避免近亲结婚，做好婚前和产前的检查，减少和避免精神障碍的发生。

3. 开展精神卫生宣教普及　对公众开展精神康复和保健工作，让人们认识到心理社会压力对健康的影响，怎样预防和化解心理压力的影响，或尽早寻求心理支持，普及心理咨询和治疗，提高全民的精神卫生意识。

4. 积极开展各个年龄段的心理卫生工作　针对个体发育不同年龄段的特点，积极开展心理咨询及行为指导工作。婴幼儿期注意防病保健。幼儿至学龄前注意周围环境，家长的示范作用，行为习惯的养成，避免遭受精神刺激及不良的家庭教育。学龄期儿童注意加强学习兴趣和能力的培养。青少年期加强对自我认识和评价的指导，正确处理好与父母的关系和交友过程中的各种问题。中年期面临家庭、社会的双重压力，要保持积极乐观情绪和平衡的心态。更年期要正确认识人体衰老过程的规律,注意增强体质,保持身心健康。老年期要主动注意角色变化,多参加社交活动,学习新知识,积极防治躯体疾患。

5. 加强精神疾病的病因学研究　定期开展流行病学调查,研究精神障碍在人群中的发生率、发病规律、分布情况及影响因素,为源头预防提供可靠依据。

二、二级预防

二级预防,即对精神障碍的"三早":早期发现,早期诊断,早期治疗。这也是目前最为行之有效的精神障碍预防措施。通过"三早",对目前尚不能通过一级预防有效防治的精神障碍争取完全缓解和良好预后,防止病情的复发。由于许多患者潜隐起病,早期往往不被家人重视,待到医院就诊,已延误最佳治疗时机。早期发现并早期诊治对各种精神障碍的转归及预后都起到积极的作用。

1. 早期发现　需要全民关注精神卫生事业,普及精神卫生知识,消除社会歧视和偏见。精神障碍同样也是影响人类健康的一种疾病,一旦发现原有的行为模式改变,工作和学习效率无明显原因下降,情绪持续不稳定,人际关系紧张等,应及时到精神卫生机构就诊。

2. 早期诊断　对发现有精神异常,或原有生活模式、习惯发生改变时,应及早到专科门诊就诊,以便得到及时诊断,而不延误最佳治疗时机。需要公众消除偏见,克服侥幸心理,改变对出现的问题漠不关心的态度。

3. 早期治疗　要相信科学,不要延误最佳治疗时机。一旦明确诊断,应及时有效地采取治疗措施。无论门诊或住院治疗,均应做到足量足程,且在精神科医师指导下进行。维持治疗,对防止精神病复发也非常重要。

三、三级预防

三级预防主要减轻功能残疾或延缓残疾发生,保持患者原有的或部分的功能,提高患者及家庭的生活质量,减轻社会负担。

1. 加强巩固治疗,防止疾病恶化　防止疾病的复发和恶化具有重要意义,可以采取以下的措施:①坚持合理的药物治疗;②加强门诊咨询,包括帮助病人纠正一些不良的生活习惯和行为以及处理一些应激事件;③建立家庭和社会系统,帮助家庭和整个社会增强精神卫生知识;④设立专门机构,对病人进行具体的康复训练,促进其学习技能和促进其社会功能的恢复。

2. 加强医院内的康复工作　医院康复是我国目前精神疾病患者康复的最重要的形式之一。精神科医院通过配备各种康复设施和场所,如音乐治疗室、体疗室、手工室、书画室、电脑室等,由经过专门训练的康复师根据患者的病情针对性地进行康复训练。

3. 构建精神障碍社区康复体系　政府、社会和家庭都来关爱和帮助精神障碍患者,构建三级社区精神障碍防治康复体系,帮助他们树立战胜疾病的信念,创造良好的康复环境,提高生活质量。

4. 妥善解决精神残疾者的职业安置问题　通过政策的和法规的保障,通过加强舆论的宣传,妥善解决精神病病人和精神残疾者的职业恢复或重新就业,使其尽可能在工作岗位上或家务劳动中发挥作用,也是康复的最终目标。

第二节　精神康复的概念与任务

精神康复(psychiatric rehabilitation)是康复医学的一个分支,指联合和协同应用医学方法、社会干预、教育和职业训练,纠正精神病态表现,最大限度改善精神残疾者个人的社会功能,使之回归社会。世界卫生组织(WHO)于 1969 年提出了康复的定义:"康复是指综合性地与协调性地应用医学的、教育的、社会的、职业的和其他一切可能的措施,对残疾者进行反复训练,减轻致残因素造成的后果,使伤者、病者和残疾人尽快和最大限度地恢复与改善其已经丧失或削弱的各方面功能,以尽量提高其活动能力,改善生活自理能力,促使其重新参加社会活动并提高生活质量。"随着精神医学的不断发展和各级政府和社会的重视,特别是精神疾病的治疗学和社区服务的发展,为精神康复提供了可靠的基础和保障,使这门学科越来越受到重视,得到进一步的发展。

精神康复有狭义和广义的理解。狭义的概念是最初形成的,精神病患者通过住院和门诊的各种治疗,症状消失,自知力恢复,患者达到临床康复。这也是临床医生和家属认可的目标。实践工作表明,这远远不够,并且有可能使部分患者脱离社会,表现为退缩,不能适应家庭和社会生活,成为残疾人。对精神康复的广义理解,越来越为临床医生,心理、社会工作者,患者及家属认可,既要达到临床康复,同时要恢复患者原有的家庭、社会功能,达到完整意义上的精神康复。

精神康复的任务,即采取各种治疗和训练方法,消除和减少精神残疾的发生,使绝大多数患者恢复其原有的社会功能和家庭功能,回归社会,得到全面康复。这项任务非常艰巨和长远,需要得到各级政府、医院、社会和每一个人的理解和支持,在人、财、物和政策上提供保障。

第三节　精神障碍的医院康复

医院精神康复(hospital psychiatric rehabilitation,HPR)是以医院为基础的精神康复,为目前我国精神疾病病人康复的重要形式之一。根据各级各类精神病院的功能不同,开展的院内康复可以不同。设在三级甲等综合性医院的精神科病房,以收治急性、危重精神疾病患者为主,通过各种治疗,使患者达到临床痊愈后,可以转入社区进行康复训练。地市级以上精神病专科医院,在治疗急性、危重患者的同时,有条件的要开展精神康复工作。对县市级精神病院应逐渐转入社区康复工作。对慢性收容性精神病院,应以康复治疗为主,开展对患者的康复训练,使患者尽快适应社会和家庭的工作、学习和生活,减少或降低精神残疾的发生率。

一、医院康复的工作内容

1. 精神卫生机构收治急性患者,其精神康复工作的内容是:

(1)训练患者的心理社会承受能力及对治疗的依从性,在急性症状得到控制后,要使患者正确地面对自己的疾病,面对家庭及社会,从心态上做好准备。

(2)恢复患者原有的家庭和社会方面的行为技能,包括生活、学习、工作能力及社会交往能力等训练,使他们尽快适应回归社会。

（3）对急性患者采用封闭式治疗后，可采取开放或半开放式管理，提供有利于患者进一步康复的合适条件。

（4）健全医院的康复管理体制与相关制度，在场地、人员、设施上做好配备，建立良好的医患关系，增强患者战胜疾病的信心，培养患者独立自主处理问题的能力。

（5）对于康复效果，可采用评定工具或记录表格进行评估，有利于康复工作不断改进。

2. 精神卫生机构收治慢性患者，主要以防止出现精神残疾为目的进行康复训练，以提高生活自理能力和改善生活质量。通过工娱治疗、音乐治疗、绘画、书法、手工劳动等技能训练，延缓患者的精神衰退，提高患者与家人、社会交往的能力，促使患者回归正常生活。

二、医院康复的训练措施

根据精神疾病患者病种、病情、病前社会角色和文化程度等方面的不同，制定不同的康复训练内容并采取相应方法，使他们尽快适应相应的康复训练，尽快回归社会。具体康复有以下方面：

（一）生活行为的康复训练

通过技能训练使住院的病人保持日常的生活活动、娱乐和社交所需的行为技能和能力，使之能较为顺利地从医院环境过渡到家庭或社区的环境，具体有：

1. 生活自理能力训练　主要针对长期住院生活自理能力下降、病情处于慢性衰退期的病人。重点培训其个人卫生和生活自理能力，如洗漱、穿衣、吃饭、排便等。目的是使多数的病人能学会自我料理。训练需要持之以恒，并不断地强化。

2. 文体娱乐活动训练　文体娱乐活动适用于绝大多数精神疾病患者的训练，患者在其中容易找到生活的乐趣，促进身心健康，消除或减轻药物可能带来的不良反应。这些活动丰富多样，患者可根据自身特点选择最合适的活动。训练方法有音体治疗、歌咏、舞蹈、乐器演奏、健美、形体等训练，以及参与性的体育活动，如体操、球类、八十分扑克牌、桥牌等比赛，这些训练要根据患者的体能来确定。可开展书法、绘画等活动，熏陶患者的情操；可定期组织患者郊游，参观文化古迹和参加一些公益性社会活动，让患者能多接触社会。在这些活动中要注意培养患者的团队协作精神，学会沟通和理解。

3. 社会交往能力训练　精神障碍病人因为长期住院与社会隔离其社交功能严重下降。训练内容、目的包括：训练病人如何正确地表达自己的感受，学习在不同场合的社交礼仪，锻炼自己的交往能力，学会社会交往的技巧，体会人与人之间的关系，学会分析解决交往过程中出现的问题，从而掌握社会交往的技能，防止或延缓发生严重的社会功能衰退。

（二）学习行为的技能训练

也可成为教育疗法，其目的是通过技能训练的学习，妥善应对和处理各种实际问题。可采取的方法有两种：一是进行较普通的教育性活动，如科普知识的教育、常识教育、药物和疾病知识的教育，通过系统的教育，提高病人的常识水平，培养学习新知识的兴趣。二是定期开展针对性较强的学习班，如衰退病人传授一些文化知识、简单书画练习等。病人在回归社会前，进一步地学习相关技能，如家庭料理、采购物品、烹饪技术、交通工具的使用等，使其在重返社会后能更好地履行家庭职能，改善家庭关系。

（三）就业行为的技能训练

又称工疗，可循序渐进地进行简单的作业训练、工艺制作训练和就业前训练。就业行为技能训练对精神障碍病人进行劳动就业方面的培训对精神障碍病人全面康复、重返社会具有重要的意义。

第四节 精神障碍的社区康复

社区(community)是指具有一定的地理区域,由若干群体式组织自然汇聚而成,并且在社会生活相互依赖和关联中形成的一个大的集体。社区的特点:具有一定地域或空间;具有一定生产关系和社会关系为基础的人群;在特定的时代背景下具有一定的行为规范和生活方式;在心理和情感具有潜在的亲和力,即本土观念。社区康复(community rehabilitation),即以社区为基础的康复,是医院住院或门诊治疗后康复的延续,使患者最终能恢复病前的社会功能和承担自己应有的责任,或减缓精神残疾的发生,或最大限度地保障残疾人的各项权益,此为社区康复的最终目的,也是全程治疗的一个重要部分。

一、社区精神康复的目的和任务

(一)社区精神康复的目的

1. 预防精神残疾的发生 早期发现病人,早期给予及时的诊断和治疗,采取全面的康复措施,争取大多数的病人达到临床的治愈和缓解。在精神障碍的缓解期,药物维持巩固治疗,防止复发,尽可能地减少精神残疾的发生。

2. 减轻精神障碍残疾程度 对于难以治愈的病人,尽可能防止其精神衰退;对于已有精神残疾的病人,逐步提高其生活自理能力,减少残疾程度,减轻家庭和社会的负担。

3. 提高精神残疾者的社会适应能力 不断地提高病人社会适应能力和生活质量,才能减少社会的不良影响,同时也是康复工作的重点和终极目标。

4. 恢复劳动能力 通过各种康复措施和训练手段,使病人恢复正常生活,维持工作技能,充分保留病人的各项能力。

(二)社区精神康复的主要任务

1. 药物自我能力的管理训练 有大量的研究证实,药物维持治疗对减少精神疾病的症状恶化和病情的复发极有价值,精神药物维持治疗,使精神疾病获得控制、缓解或预防复发。通过对病人进行药物自我管理能力的训练,使病人了解疾病性质,了解药物对预防与治疗的重要性,提高服药的依从性。学习精神药物的相关知识,能识别药物不良反应并能做简单处理。

2. 心理康复训练 精神疾病病人往往存在就学和就业歧视问题、恋爱婚姻问题等,通过心理咨询和心理治疗技术、社会干预等手段,提高其人际交往、应付应激技能、解决问题技能,使其能重新融入社会。

3. 生活自理能力和生活技能训练 针对慢性退缩性病人,培养生活自理能力,训练其养成规律的生活习惯,达到能够独立生活的目的。

4. 寻求医师和社会工作者的帮助 通过训练,使病人能够清楚地认识到自己的问题和症状,并通过合适的途径寻求医师和社会工作者的帮助。在病情有复发迹象的时候,能够向医师反映,以得到合理的处理。

二、精神障碍社区康复的形式

1. 在社区建立精神专科门诊的网点,定期由精神专科医师、社会工作者、心理学家及基层医护人员参加的门诊。门诊与家庭病床相结合开展工作,对社区患者分别归类记录在案。

工作内容为：①负责本社区精神障碍患者康复期的维持治疗和记录，以及不愿住院的患者治疗、病情变化的记录，及时提出干预对策。②定期进行家庭访视，指导家庭和志愿者。③在社区开展精神障碍防治宣教工作，以便及早发现新出现病例，予以早期诊断、治疗。④对本社区的精神障碍患者记录、归档，得到完整的流行病学资料。⑤配备社会工作者、心理学家对患者开展心理康复训练和社会家庭职业功能指导培训。⑥对患病期间出现违反社会治安的患者要重点定期随访。

2. 过渡公寓　是国外开展较多的一种形式，为患者出院回归家庭时的一种过渡形式。出院患者住进有精神科医师、护理人员参与管理的公寓，使患者有一适应过程，包括白天可以外出参加其他康复训练或职业训练，晚上回公寓住宿，治疗仍由医护人员指导，可按自己的需求安排生活，一旦适应家庭生活，即可重返家庭。

3. 工疗站　是国内许多城市开展较多的一种康复形式，主要以职业培训为主，在大的厂矿内，对本单位的精神障碍患者进行集中职业康复，并且得到医疗上的支持，使他们在保证维持治疗的基础上，发挥原有的劳动技能。此外由社区和民政福利部门主办的福利性企业，可以解决部分没有职业的，相对比较稳定的患者，解决他们生活上的困难，提高其生活质量，有利于病情的稳定和减少精神残疾的发生，可以同时辅以文娱体育活动和心理治疗。

4. 日间医院　对一部分由于没有完全恢复正常的患者，家庭白天无人照料的，可住进日间医院，继续接受治疗和其他各方面的康复训练及心理治疗，晚上和亲人团聚，增进亲人之间的交往和感情，防止患者脱离社会。

5. 家庭病床和群众性看护小组　两者可以结合，专业人员和经培训的志愿人员可以定期对社区或负责的小组内患者定期随访，掌握他们治疗的情况以及病情变化。帮助患者提高自我解决问题的能力，指导家属对患者进行治疗、护理和照料。一旦发现病情恶化或可能出现自伤、自杀或违反社会治安行为时，及时联系送医院治疗，指导患者面对工作或生活中可能遇到的困难并寻求解决方法。

6. 长期看护　适用于慢性患者，生活自理能力较差者，治疗效果不理想且明显影响社会治安的患者，需要长期照料的患者。

7. 成立相应的联系会　这是民间自发组成的一种自助式团体，可以是由家属组成的联谊会，或同种疾病患者的联系会。在国外常见的有酒依赖者匿名戒酒会（alcoholic anonymous，AA）等，成员们在照料或康复过程中可以相互交流、支持，提高抗病的能力和信心，同时可接受专业人士的指导，定期授课和集体心理治疗等。国内目前也有这种发展趋势。

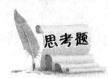

思考题

1. 精神障碍的三级预防的内容和意义是什么？
2. 什么是精神康复？精神康复的任务是什么？
3. 精神障碍医院康复的内容是什么？
4. 精神障碍医院康复训练的措施有哪些？
5. 精神障碍社区康复的形式有哪些？

（王国强）

第二十二章　精神疾病护理

第一节　概　述

一、精神科护理学

精神科护理学是建立在护理学基础上,研究对精神病患者实施护理的一门专科护理学,它是精神医学的一个重要组成部分,又是护理学的一个分支。它的主要任务包括以下几个方面:

1. 研究和实施护患沟通技巧,建立良好的护患关系,开展心理护理。
2. 研究和实施对精神病患者科学管理的方法和制度,确保患者安全。
3. 研究和实施对精神病患者进行观察的有效途径和护理记录的方法,防止意外事件的发生。
4. 研究和实施对各种精神病患者开展以患者为中心的整体护理。
5. 研究和实施对精神病患者执行各种治疗的护理,确保医疗任务完成。
6. 研究和实施对患者、家属的健康教育,促进患者早日康复。
7. 研究和实施对社区人群进行心理卫生教育,防止精神疾病的发生。
8. 研究和实施对患者的康复护理,促进患者回归家庭、回归社会。

二、精神科护理的发展趋势

1. 病房管理由封闭式管理向开放式管理转变,科学的管理模式有利于精神病患者的康复。
2. 临床护理由功能制护理向整体护理转变,使患者得到全身心的护理。
3. 重视健康教育,普及精神卫生知识,做到有效的防治结合。
4. 加强对慢性精神病患者的康复护理,促进回归家庭和社会。
5. 加强社区精神病患者的护理,充分利用护理资源。

第二节　精神科护理的基本内容、基本要求与基本技能

一、精神科护理的基本内容

(一)对异常精神活动的认识

一般人对精神疾病都有一些错误的观念,认为精神病患者是可怕的、危险的、可耻的、不可治愈的,因此对精神病患者敬而远之。其实,精神病患者在日常生活中表现出来的异常精

神活动,完全是病态反应,从患病的角度来看,精神病患者是受害者。所以,精神科护士对患者的精神活动异常应有正确认识。

首先,精神病患者行为异常的表现是在特定的致病因素影响下,只是一部分行为偏离正常,而不是全部。行为的正常与不正常只是程度上的不同,而非种类的差异。精神科护士应利用患者行为正常的部分,理解他们,尝试与其沟通,帮助他们走出疾病的困扰,逐步恢复正常行为。

其次,精神患者的行为是有目的、有意义的,是为满足其某种需要而表现出的行为。这种行为偏离正常人行为规范,但并非与正常人完全不同。因此,精神科护士应了解患者的真实需要、欲望的缘由,不制止,也不掩盖,密切观察患者的行为,采取适当的措施,帮助和保护患者,并指导其学习解决实际问题的有效方法。

第三,精神病患者也是人,他们也有各种情绪反应,只是表现形式不同。因此,精神科护士必须了解患者情绪反应的原因,尊重患者,无条件地接纳这个"人"。

第四,精神疾病在生理和心理上存在特殊性,疾病是生理、心理和社会因素互相作用的结果。因此,精神科护士应注重全面的护理,鼓励患者坚持长期而有效的治疗,改善疾病的治疗护理效果。

(二)精神科护理的特殊内容

1. 心理护理　心理护理对精神病患者来说十分重要。患者的各种异常活动往往不会引起别人的同情和理解,甚至还会遭到亲人或其他人的误解和指责,这些都会加重患者的心理负担。精神病患者在不同的疾病阶段会有不同的心理反应,采取针对性的心理护理,帮助患者解决心理问题,有利于疾病的康复。同时心理护理在不同的疾病阶段有着各自的侧重点。良好的护患关系是心理护理的基础,护士的专业知识、服务态度和工作技巧是心理护理成败的关键。

2. 安全护理　精神病患者由于精神症状的影响,某些行为往往具有危险性,如自伤、自杀、攻击行为、擅自离院行为等。因此,精神病患者的安全护理是精神科护理的重要工作。

3. 饮食护理　精神病患者由于各种原因的影响会出现拒食、抢食、暴饮暴食、进食困难及吞食异物等表现,护理人员要按时按量,根据病情给予适宜饮食,保证营养供应。

4. 睡眠护理　睡眠障碍几乎见于各种精神病患者。睡眠的好坏与病情、服药的情况密切相关,因此做好睡眠护理,保证患者适当的睡眠,对巩固治疗效果、稳定情绪有重要作用。

5. 个人卫生护理　意志减退、生活懒散和行为紊乱的患者不知道料理个人卫生;有的还整天沉湎于自己的世界,不主动自理生活。因此护士要协助或督促患者做好个人卫生,保持全身清洁。

6. 保证医嘱的执行　与内、外科患者不同,大多数精神病患者缺乏对疾病的认识,不认为自己有病,因此,往往无主动求治的欲望,有的甚至强烈反对接受治疗。所以,保证准确地执行医嘱,让患者得到及时必要的治疗在精神科护理工作中显得尤为重要。

二、精神科护理的基本要求

(一)对精神科护理人员的要求

精神科护理对象的复杂性、特殊性,给精神科的护理工作增加了难度,因而对精神科护理人员提出了较高的要求,精神科护理人员应具备一定的职业道德、心理素质和专业知识。具体表现在以下方面:

（1）有良好的职业道德,树立全心全意为患者服务的思想。

（2）有强烈的敬业精神,热爱自己的本职工作。

（3）有同情心,维护患者的利益,尊重患者的人格和权利,替患者保守秘密。

（4）有健康的心理和良好的情绪,适应工作任务和工作性质的需要。

（5）有敏锐的观察能力和分析能力,善于发现问题和解决问题。

（6）有慎独精神,严格执行各项操作规程和规章制度。

（7）有丰富的生物医学、心理学和社会学知识,成为一个合格的护理人员。

（8）有开展精神科护理教育与护理科研的能力,胜任精神科护理工作。

（二）精神科护士的角色作用

社会角色是人们的社会地位决定的,为社会所期望的行为模式。每个人都承担着不同的社会角色,每个角色都要表现其角色的特征,使自己的行为与所承担的责任、义务一致。由于精神科护理的特殊性,护士应充当以下角色:护理的角色(这是最主要的角色)、管理的角色、教师的角色、协调者的角色、顾问的角色、安全员的角色、科研的角色。

三、精神科护理的基本技能

（一）精神疾病护患沟通

护患沟通是了解病情的重要途径,也是精神科护理中最基本的工作之一。精神病患者由于精神障碍失去了与周围环境的正常联系,表现出许多异常的、难以理解的行为、思想和情感。护理人员要恰当地处理这些变化多端的情形,很好地与患者沟通,诱导患者保持正常的生活,确是一件细致而复杂的工作。在接触患者时,不但要求护理人员具备一定的职业道德与业务技术水平,还要求对精神病患者有正确的认识,树立全心全意为患者的观点,并在实际工作中做到以下几点:

1. 尊重病患者的人格,同情、关心和爱护患者　心理状态比正常人更敏感,比健康人更渴望被尊重、被重视、被关怀,因此,在接触中,要特别注意尊重患者。不论患者的症状表现如何,都应像对待正常人一样,按其不同年龄、性别、习惯等给予恰当的称呼,不可轻视或戏弄患者,或任意给患者取绰号。对患者的态度应温和、亲切、耐心、严肃。对患者的不正常行为,不可嘲笑和愚弄。对患者提出的问题要注意倾听。对患者的合理要求,应尽量满足,不可哄骗或轻易答应一些办不到的事情。对不合理要求要耐心解释说明。关心患者的疾苦,处处体贴照顾患者,与患者建立良好的护患关系,以取得患者的信任和合作。

2. 要熟悉病情　护理人员不但要认识每个患者,同时要阅读、熟悉每个患者的病历,了解患者的发病有关因素、发病过程、症状、诊断、治疗、特殊注意事项等,以便使自己更有把握地接触患者及恰当地处理患者的询问和要求。接触患者时,可以从患者的兴趣、爱好以及生活、工作等为话题,进行交谈,启发患者叙述要了解的内容。当患者叙述病情时,应耐心倾听,不要随便打断患者的谈话或贸然对其所谈的内容进行批评,以便掌握病情,做好护理工作。

3. 与患者保持正常的护患关系　接触患者要普遍,避免只接触少数患者而忽视了大多数患者,除非是病情特别严重需要特别护理的患者。在接触异性患者时,要特别注意,一定要有第三者在场,接触时态度要自然、谨慎。有的患者由于病态的思想感情,可能会对医务人员产生不正常的情感,应加以注意。与患者接触时不应该谈及有关工作人员的私事,所有工作人员的名字、履历和住所及其他患者的病情等均应加以保密。

4. 要提高自身素质,提升护士的影响力 注意自己的仪表,护士帽、工作服要穿戴整齐,工作时要精神饱满,给患者以愉快振作的印象。工作人员之间要团结、一致,互相配合,以提高患者对护理人员的信任感。避免在患者面前讨论其他护理人员的技术能力。

5. 与患者有效沟通 运用护患沟通的技巧克服影响护患交流的不利因素,做到与患者有效地沟通。在沟通过程中要注意:眼神要正视对方,表情要自然,姿态要稳重,语态有修养,善于倾听患者诉说,善于引导患者话题,善于察言观色,适当运用沉默技巧,适时运用触摸法。尤其注意对于不同精神症状的患者需采取不同的接触技巧。

(二)精神疾病的观察与记录

1. 精神疾病的观察 严密观察病情,及时掌握病情变化,是精神疾病护理的重要环节,也是提高护理质量的重要标志之一,在精神科临床中有着特别重要的意义。

(1)观察的内容

1)一般情况:个人卫生情况;生活自理程度;睡眠、进食、排泄、月经等情况;接触主动或被动,对人的态度热情或冷淡、粗暴或抗拒、合群或孤僻等;参加各种活动时的情况;对住院和治疗护理及检查的态度。

2)精神症状:有无感知、思维、情感、意志、行为、注意、记忆、意识智能障碍;有无自杀、自伤、伤人、毁物及擅自离院等企图;有无愚蠢、离奇、刻板、模仿等动作行为;精神状态有无周期性变化;有无自知力。

3)心理状况:心理问题和心理需要;心理护理的效果。

4)躯体情况:一般健康状况(体温、脉搏、呼吸、血压);有无躯体各系统疾病;全身有无外伤。

5)治疗情况:患者对治疗的合作程度;治疗的效果及不良反应;其他明显的不适感。

6)社会功能:包括学习、工作、社会交往的能力。

(2)观察的方法

1)直接观察:是指护士与患者面对面进行交谈时,或患者独处、与其他人交往、参加集体活动时,护士直接观察患者的语言、表情及行为,从而获悉患者的精神症状、心理状态与躯体等方面的情况。

2)间接观察:是指护士通过患者的家属、朋友、同事了解其情况,或从患者的书信、日记、绘画及手工作品等了解患者的情况。

(3)观察的要求

1)针对患者的具体情况,分别掌握要点。如新入院患者及未确诊的患者,要全面观察。开始治疗的患者,要着重观察患者接受治疗的态度、治疗效果及不良反应。一般患者要观察病情动态变化以及病情好转、波动的先兆。疾病发展期患者要重点观察其精神症状和心理状态。缓解期患者要重点观察病情稳定程度及对疾病的认识程度。恢复期患者要重点观察症状消失的情况、自知力恢复的程度及对出院的态度。

2)从患者异常的言语、表情、动作、行为中分析可能发生的问题。若发现患者一反常态,如抑郁症患者情绪突然豁然开朗,恢复期患者突然情绪低沉、闷闷不乐,都应严格注意患者的变化动向,认真地交班,预防意外事件的发生。

3)要善于识别精神症状或躯体疾患的主诉。不可将患者的疑病症状误认为躯体疾病,也不可将患者的躯体主诉误认为精神症状,延误治疗。对患者的反映,应给予足够的重视,切不可看成"胡言乱语"而不予理睬。

4）在患者不知不觉中进行观察。护士通过与患者交谈来观察时，要使患者感到是在轻松地谈心、聊天，此时患者所表达或表现的情况较为真实。

2. 护理记录 护理记录是护士将观察到的结果及进行的护理过程用文字描述记录。书写好护理记录，可供医师参考，协助医师做出准确诊断，使患者得到恰当的治疗与处理。护理记录还是病案及法律的资料，可作为科研的资料或司法鉴定的材料，同时也是反映护理质量的重要标志之一。

（1）记录的要求

1）保持客观性，尽可能将患者的原话记录下来，尽量少用医学术语。

2）及时、准确、具体、简明扼要地记录所见所闻的事实。

3）书写项目齐全，字迹端正、清晰，一目了然。

4）记录不可涂改，如有错误，避免使用修正液、橡皮擦或剪贴，可用笔划掉，签上全名。

5）记录完成后签全名及时间。

6）新入院患者要日夜三班连续三天记录。重点患者（如精神症状严重或伴有躯体疾病严重者）日夜三班写护理记录，但躯体情况或特殊情况的记录不能代替责任护士的包干记录。病危护理患者每天日夜三班各记录 1 次。一级护理患者每周记录 2 次；二级护理及三级护理患者每周记录 1 次；病情波动的患者要随时记录。出院、请假离院、返院、转院、转科（病区）的患者要随时记录。

（2）记录的内容：护理记录内容必须丰富具体、有系统、有重点、有连续性，包括患者各种精神症状的变化（如知觉、思维、行为、情感等表现，特别是有无消极、冲动、逃跑等情况）；躯体状况异常的变化及处理；一般生活情况（如饮食、睡眠、大小便、月经等）；参加康复治疗活动的情况；接受治疗、服药后的反应情况。

对新入院患者，要记录入院时间、伴送者、住院次数、入室方式；入院前的主要异常表现；入院时的仪态、精神状态、躯体情况；患者对住院的态度；主要医嘱及注意事项；护理要点。

病情波动的患者，要记录精神症状的动态变化。

危重患者，要记录病情变化及抢救、护理过程。

死亡患者，要记录病情变化；抢救时间和整个抢救过程；呼吸、心跳停止的时间；尸体料理情况。

请假离院患者，要记录目前病情，请假离院时间及伴同者，带药情况和阐明的注意事项。

请假离院返院患者，要记录返院时间及伴送者，请假离院期间的表现，返院后的精神状态及其他情况。

出院患者，应记录出院时精神状况，有无自知力，治疗效果，出院时间以及接患者出院的家属。

转出患者，要记录转出的原因、去向及时间。转入患者记录同入院时记录。

特殊标本的留取情况及重点治疗，如各种穿刺、输血、输液、中药、针灸、电休克等治疗过程中出现的问题、治疗效果及不良反应。

（三）精神科患者的基础护理

1. 个人卫生护理

（1）重视卫生宣教，经常向患者宣传个人卫生，帮助患者养成卫生习惯。

（2）督促和协助患者养成早晚刷牙、漱口的卫生习惯，生活不能自理的患者，进行口腔护理。

（3）皮肤、毛发卫生

1）新患者入院做好卫生处置，检查有无外伤、皮肤病、头虱、体虱等，及时对症处理。

2）督促患者饭前便后洗手，每日按时洗脸、洗脚，女性患者清洗会阴。定期给患者洗澡、洗发、理发、剃须、修剪指甲。生活自理困难者，由护士帮助、代理。

（4）帮助患者保持衣着整洁，随季节变化关心帮助患者增减衣物。

（5）观察患者的排泄情况，及时处理便秘、排尿困难、尿潴留等情况。对大小便不能自理者，定时督促，保持衣裤、床单的干燥清洁。

2. 饮食护理

（1）采用集体进餐，有助于患者消除对饭菜的疑虑，便于全面观察进食量、速度情况。餐室要光线明快、清洁整齐、宽敞舒适，有利于调动患者的进餐情绪。安排固定的座位，及时查对，不要遗漏。准备清洁消毒的餐具，餐前督促患者洗手。对需要特别管理的患者及特殊饮食的患者应事先安排好。如有家属探视，应在 10～15 分钟前停止会见，并请家属暂时离开病区。

（2）一般患者给予普食，特殊病情按医嘱给流质、高蛋白、少盐、低脂或无牙饮食等。对吞咽动作迟缓者，酌情为患者剔去鱼肉的骨刺，谨防呛食窒息。

（3）对抢食、暴食的患者应安置单独进餐，适当限制进食量，对症处置，谨防意外。

（4）对食异物的患者要重点观察，外出活动时需专人看护，严防吞服杂物、脏物等。

（5）对不愿进食、拒食的患者，针对不同原因，采取相应的措施，必要时鼻饲或静脉补液，并作进食记录。重点交班。

（6）会客时，向家属宣传饮食卫生知识，要关心家属所带食品是否卫生、适量，预防胃肠道疾病。

3. 睡眠护理

（1）创造良好的睡眠环境：室内整洁，空气流通，光线柔和，温度适宜，环境安静，有利于安定患者情绪，使之易于入睡；床褥要干燥，清洁，平整；兴奋吵闹患者应安置于隔离室，并给予安眠处理，以免影响他人睡眠；工作人员做到"四轻"：说话轻、走路轻、操作轻、关门轻。

（2）安排合理的作息制度：白天除安排午睡外，要组织患者参加各种工、娱、体活动，以利夜间正常睡眠。

（3）做好睡眠时的生活护理：对生活自理能力差的患者应协助做好就寝时的一切生活护理。

（4）促进患者养成良好的睡眠习惯：向患者宣传睡眠与疾病的关系及睡眠的注意点；睡前忌服引起兴奋的药物或饮料；避免参加激情、兴奋的娱乐活动或谈心活动；不过量饮茶水，临睡前要解尿；睡前温水浸泡双脚；采取正确的睡眠姿势。

（5）加强巡视严防意外：要深入病室，勤查房，观察患者睡眠的姿势、呼吸声、是否入睡等。对有消极意念的患者要及时做好安睡处理，以防意外发生。

（6）未入眠患者的护理：分析失眠的原因，对症处理；体谅患者的痛苦与烦恼的心情；指导患者运用放松方法转移注意力帮助入眠，必要时遵医嘱给镇静催眠药。

4. 安全护理

（1）和患者建立良好的护患关系，及时发现危险征兆，同情、关心、理解、尊重患者，及时满足患者的合理要求，使患者主动倾诉内心活动，做好心理护理，可避免意外事件发生。

（2）掌握病情，针对性做好防范：重视患者主诉，密切观察患者病情动态，对重症患者要安置在重病室内,24 小时重点监护,以便及时发现不良预兆,严防意外发生,谨防意外。病情波动,及时记录与交班。

（3）严格执行护理常规与工作制度：护士应严格执行各项护理常规和工作制度,给药的护理、测体温护理、约束带护理、外出活动护理、交接班制度、岗位职责制度。

（4）加强巡视,严防意外：每 10～15 分钟巡视患者一次,仔细观察病情变化,定时查对患者人数,确保安全,在夜间、凌晨、午睡、开饭前、交接班等时段,病房工作人员较少的情况下,护士应特别加强巡视。厕所、走廊尽头、暗角、僻静处都应仔细察看。

（5）加强安全管理：病房设施要安全,门窗应随手关锁;病室内危险物品要严加管理,如药品、器械、玻璃制品、绳带,易燃物、锐利物品等,交接班时均要清点实物,一旦缺少及时追查。每日整理床铺时查看有无暗藏药品、绳带、锐利物品等;加强安全检查,凡患者入院、会客、请假离院返回,外出活动返回均需做好安全检查,严防危险品带进病室。每周 1 次对全病房的环境、床单位、患者个体做安全检查;凡是有患者活动的场所都应有护士看护,请假离院、出院时必须有家属陪伴。

（6）宣传和教育：重视对患者及其家属进行安全常识的宣传和教育。

（四）精神科患者的组织管理

精神病患者的组织管理是精神科临床护理工作中的重要环节,是现代精神科病房科学管理的重要组成部分。做好患者的组织管理,能够调动患者的积极因素,改善护患关系,能维持病区良好秩序,有利于医疗护理工作的开展,促进患者康复。

1. 坚持开放管理

（1）坚持开放管理,尽可能地让患者过正常化生活。精神病患者虽然有异常精神活动,但并不是完全丧失理智和难以管理,他们有正常的言行和心理需要,因此通过开放管理,发挥患者的特长和爱好,充分调动患者的主观能动性,组织患者学习和劳动,使患者摆脱疾病的困扰,促进恢复正常交往,有益于回归社会。

（2）坚持开放管理,尽可能使患者不脱离社会生活。鼓励患者关心国家大事,组织患者看书、读报、收听广播节目、收看电视新闻,组织患者参加适当的工娱疗活动,使患者与社会生活保持密切联系。

2. 患者的组织管理

（1）患者的组织：在病区护士长领导下,由专职护理人员具体负责,帮助患者建立病室休养委员会和休养组织。通过委员会组织在患者中开展各项活动,充分调动患者的积极因素。

（2）患者的制度管理：制定患者作息制度、住院休养制度、探视制度、工休座谈会制度等,并宣传这些制度,使患者能够尽量自觉遵守。合理安排患者的作息制度,使其养成良好的生活习惯和行为;有计划地安排室内外工娱、体育活动与学习,丰富患者的住院生活。

（3）分级护理管理：住院患者实行三级护理制度。分级护理管理是根据患者病情的轻重缓急及其对自身、他人、病室安全的影响程度而采取不同的护理措施与管理方法。护理管理分为一级、二级、三级。

（4）患者的活动管理：根据患者病情及康复情况,实行三级开放制度。一级开放：患者活动范围局限于病区范围内;二级开放：患者可在医院范围内有组织地进行活动;三级开放：患者可自由出入病区。

第三节　意外事件的防范与护理

精神病患者由于精神症状的影响或严重的精神刺激等原因而出现各种意外事件,如暴力行为、自杀自伤行为、擅自离院行为等。这些事件不仅对患者本身的健康和安全具有危害性,同时也会危及他人的安全和社会秩序,因此在精神科护理中占有十分重要的地位。

一、暴力行为的护理

暴力行为是精神科最为常见的意外事件,可能发生在家中、社区、医院等,会给患者、家人及社会带来危害及严重后果。暴力行为是基于愤怒、敌意、憎恨或不满等情绪,对他人、自身和其他目标所采取的破坏性攻击行为,可造成严重伤害或危及生命。表现为突然发生的冲动,可有自伤、伤人、毁物,以攻击性行为最突出。因此,需要对患者的暴力行为及时预测、严加预防和及时处理。

(一)暴力行为的预测因素

1. 人口学特征　年轻病人更容易发生暴力行为;男性比女性更容易发生暴力行为;单身病人发生暴力行为的可能性大;失业使病人脾气不佳,容易产生暴力行为。

2. 心理学特征　心理发展:早期的心理发展和生活经历,即长期经历过严重的情感剥夺、性格形成期暴露于暴力环境中的患者更易发生暴力行为;个性特征:多疑、固执、缺乏同情心和社会责任感;情绪不稳、易紧张、易产生挫折感;缺乏自尊与自信,应对现实及人际交往能力差。上述的性格特征可能与暴力行为有关,这类人的暴力行为发生率相当高。

3. 精神疾病特征　精神分裂症病人,幻觉、被害妄想、敌意、不友善的态度,引起暴力行为;躁狂症病人,急性期时冲动、暴躁、缺乏耐性产生暴力行为;人格障碍病人,因人格处在极不稳定的状况,在病房中影响其他病患的情绪或想法,引起暴力行为产生;智障病人可能因智能不足引发情绪上的反应而出现暴力行为。

4. 生物学特征　脑损伤因素、雄性激素水平升高、中枢 5-HT 功能低下等情况均能引起暴力行为的增加。

5. 暴力行为史　个体受到挫折或受到精神症状控制时,是采取暴力行为还是退缩、压抑等方式来应对,与个体的应对方式有关。许多研究表明,既往暴力行为史是预测是否发生暴力行为的最重要预测因素。因此,习惯用暴力行为来应对挫折的个体最可能再次发生暴力行为。

(二)暴力行为的原因分析

1. 患者因素　患者受幻觉、妄想的支配,认为有人会对自身造成伤害而先发制人;不安心住院的患者强烈要求出院,不能满足时而出现暴力行为;有意识障碍患者出现无目的的暴力行为;患者之间因一些生活小节发生争吵,互不相让,易发生暴力行为;病房是个团体生活场所,若遇到病友的煽动或挑衅行为,容易互相影响情绪,或进一步触发暴力行为的产生。

2. 患者家属因素　患者家属对患者的态度生硬,甚至指责谩骂患者;探视时将家里发生的不愉快的事情告诉患者,使患者情绪波动而出现暴力行为。

3. 医护人员因素　医护人员在接触患者时由于语言不当、动作粗暴、嘲笑或虐待患者、对患者的正当要求不予满足,造成患者的反感,亦可诱发暴力行为;医护人员的个人特质,对暴力行为的期待或态度,及处理暴力行为的团队经验,均能影响工作人员面对暴力时的行为。

4. 环境因素 患者生活在相对封闭的空间,认为医院铁门铁窗类似监狱,没有自由,因此心情烦躁而发生暴力行为;居住环境差、过分拥挤、缺乏隐私等易诱发暴力行为。

(三)暴力行为的预防

1. 细致全面 准确地评估患者情况是防止暴力行为的基础。首先是入院评估内容,包括既往攻击行为史、精神症状、发病诱因、个性特征、自知力等。住院期间注重暴力行为的征兆评估。包括:先兆行为(踱步、不能静坐、握拳或用拳击物、下颚紧绷、呼吸增快、突然停止正在进行的动作);语言方面(威胁真实或想象的对象、强迫他人注意、大声喧哗、妄想性语言);情感方面(愤怒、敌意、异常焦虑、易激惹、异常欣快、情感不稳定)。如出现上述情况,应高度警惕,严防暴力行为的发生。

2. 安全制度 落实安全管理是防范暴力行为的保证。工作人员要充分认识到暴力行为的危害性,加强危险物品的管理,定期检查危险物品,严禁危险物品带入病房,消除安全隐患。值班时要坚守岗位,重点患者重点防范,加强巡视,注意巡视技巧。

3. 全面掌握患者的病情,实施以实证护理为框架的护理 护士应全面了解患者病情变化的特点以及思想动态,对具有幻听、被害妄想、不协调性兴奋、易激惹、既往攻击行为史等预测暴力行为发生的高危因素的患者实施重点监护、重点观察、重点防范。

4. 有效建立良好的护患关系,进行有效的护患沟通 要熟练掌握接触患者的技巧,尊重患者的人格,对患者要做到耐心、细心、温心,尽量满足患者的合理要求,把医源性暴力减少到最低程度。融洽的护患关系有利于处理各种矛盾,将暴力行为消灭在萌芽状态。

5. 合适心理护理是防止暴力行为发生的有效手段 尤其对敌对、猜疑、易激惹精神运动性兴奋症状突出的患者效果更为显著。运用启发、诱导、暗示等方式,耐心地解释、说服和安慰,创造良好的住院环境和氛围。

6. 加强健康教育 对患者进行健康教育,让患者了解疾病的原因、症状、治疗、预后及预防,使患者认识疾病、安心住院、配合治疗;让患者学会控制情绪,分散注意力,转移暴力行为的方法,用正确的方式、方法来宣泄自己的情绪。

7. 给予行为干预 要重视引导患者多参加集体活动、工娱疗活动,如下棋、打扑克、整理卫生等,既能丰富住院生活,又能分散注意力,消耗旺盛的精力,从而减少或避免暴力行为的发生。

(四)暴力行为的处理

1. 寻求帮助 当患者发生暴力行为时,首要且关键的一步要迅速呼叫其他工作人员的帮助,集体行动。

2. 控制局面 一方面,转移被攻击的对象,疏散其他围观病友离开现场;另一方面,用简单、明确、直接的言语提醒患者暴力行为可能导致的后果,制止患者的行为,同时好言劝慰患者,答应患者的合理要求,尽可能说服患者停止暴力行为。

3. 解除危险品 工作人员以坚定、冷静的语气告诉患者,将危险物品放下,并迅速将其移开。如果语言制止无效,一组人员转移患者的注意力,另一组人员乘其不备快速夺下危险物品。

4. 隔离 在其他非限制性措施都无效时,需要将患者与其他病友分开,隔离在一个相对安全、安静的环境中,让其暂时脱离使其不安的人际关系,减轻其感官负荷,以防止其伤害自己和病友。

5. 保护性约束 如果上述措施均无法控制患者的行为,则需要采取保护性约束。在接近患者前,要保证有足够的工作人员,每人应该负责患者身体的一部分,接触患者身体要果断迅速,多人行动要协调。约束时效率要高,注意不要伤害患者。

二、自杀行为的护理

自杀在精神科急诊常见,抑郁症、精神分裂症、脑器质性精神障碍及病态人格等都易出现自杀观念和行为。自杀的原因复杂,表现形式多种多样,绝大多数患者自杀前会暴露出一些自杀迹象,因此应严格观察病情,识别出有自杀企图、自杀意念的患者,采取适当措施防止患者自杀成功。

(一)精神科自杀的常见原因

1. 抑郁症病人自杀率最高 严重的抑郁情绪、顽固而持续的睡眠障碍、有自罪妄想和严重的自责、情绪紧张或激越、有抑郁和自杀家族史的患者,感到度日如年、生不如死,导致自杀以求解脱。

2. 精神分裂症病人自杀常发生在疾病的早期,受到幻觉、妄想的支配而出现自杀行为。由于思维内容障碍出现各种妄想,许多妄想可导致患者出现自杀企图和行为,如罪恶妄想、被害妄想、自责妄想等。幻觉,如命令性幻听,患者听到要他死的指令,他就执行这一命令而自杀。

恢复期精神病患者感到病后行为能力有较大的破坏;知道自己是精神分裂症病人,或者害怕成为这种病人时,希望回避这种命中注定的结果;对疾病缺乏正确认识,认为病情给自己带来极大损失,看不到前途和生活的希望;出院后就突然断药,且得不到社会尤其是家庭的支持;不能正确面对自身的疾病,不能承受社会、家庭对他们的压力,不能承受得病后造成的学习、事业和经济上的重大损失,家庭离散、生活失去了目标等,因此产生自杀观念和行为。

3. 神经症或主观失眠 患者感到十分痛苦而焦虑,坐卧不安,无法摆脱而自杀。

4. 做态性自杀 多为神经官能症患者,以自杀手段减轻其心理上的压力,吸引他人注意,一旦失手便假戏真做。

5. 严重药物反应和药源性抑郁 由于药物反应严重而难以忍受,或出现药源性抑郁状态,表现为焦虑、烦躁、消极悲观、自责自罪、自伤自杀等。

(二)精神科自杀的预防

1. 提供安全住院环境 患者生活的环境中应杜绝自杀工具,如刀、绳、玻璃、药物、有毒物品等。生活设施应安全,所有通向阳台或室外的门应随时关门上锁。办公室不得让患者随便出入,以防意外。室内电源、电路要设在墙壁内或较高处,并经常检查是否安全。教育探视者不要带给患者任何危险物品。

2. 加强对患者的管理 对有自杀危险和自杀先兆表现的患者要置于护士易觉察的范围,加强巡视,且巡视病房的时间不能刻板固定,防止患者掌握规律,有机可乘。对高度自杀危险者进行一对一的守护。对新入院及请假离院返回的患者要认真检查,防止各种危险品带入病房,并严格交接班。注意观察患者的睡眠情况,对蒙头睡觉的患者应劝其将头露在被外以便于观察。对于睡眠差的患者要注意其行动。护士应密切观察患者情绪的变化,及时识破假象。

3. 积极有效的心理干预 护士要耐心倾听患者的诉说,关心、同情、理解、尊重患者,了解其感受,给予支持性心理护理,并为其提供希望;医护密切配合,加强对患者的心理治疗,通过谈心做深入细致的思想工作,告知患者现在的痛苦是暂时的,通过治疗可获得好转,使之感到医务人员能够了解和分担他的痛苦,使之消除其悲观消极情绪;充分动员和利用社会支持系统,帮助患者战胜痛苦,增加对抗自杀的内在和外在动力;鼓励患者参加各种文娱活动,使其保持乐观愉快的情绪;鼓励病人正确对待各种矛盾,树立崇高的人生观,增强战胜疾病的信心。

4. 了解患者病情变化　观察和记录患者心理活动、精神变化,予以适当的处理。严重自杀企图者应专人监护,形影不离,严禁单独活动,必要时予以保护性约束。

5. 掌握自杀发生规律　自杀发生频率最高的时间是午夜之后,清晨起床后、中午休息时间和就餐时也是患者常自杀的时间。因为在这些时间段工作人员往往较少,或易麻痹松懈,所以应提高警惕,严加防范。

6. 保证各种治疗及时　患者遵守医嘱服药,发药时要及时检查口腔,使之能够保证服下药物,严防藏药后一次服用;对可能导致意外的危险症状进行积极有效的治疗,如自杀意念严重,可以建议医生给予电休克治疗,以尽快消除自杀意念和自杀行为。

(三)常见自杀方式的紧急处理

1. 自缢　自缢是精神科常见的自杀手段,即使严加防范,有时患者仍会付诸行动。一旦发生自缢,不要离开现场,要抓紧时机立即抱住患者身体向上抬举,解除颈部受压迫状态。如患者在低处勒缢,应立即剪断绳索,脱开缢套,将患者就地平放,松解衣扣和腰带,立即进行口对口人工呼吸和胸外心脏按压术,直至自主呼吸恢复后再搬移患者,做进一步的复苏治疗处理。

2. 触电　一旦发现患者触电,要迅速切断电源,救护者不可直接用手接触带电人体。当找不到总电源时,可穿上胶鞋,用绝缘物体如被服类套住触电人体,牵拉患者脱离电源;意识清醒者,就地平卧休息,解松衣服,抬起下颌,保持呼吸道通畅;心跳呼吸停止者,立即进行口对口人工呼吸和胸外心脏按压,直至复苏有效指征出现,进一步治疗。

3. 溺水　精神病患者在强烈的自杀欲望支配下,可将头或上半身没入洗手池,或寻觅机会跳入水池、浴池、水湾等处,以求自杀死亡。一旦发现患者溺水,应立即将患者搬离水面,解开领口腰带,摘除义齿,清除口鼻中的污物,保持呼吸道通畅,迅速清除呼吸道和上消化道的积水;如患者仍窒息,立即将其放平,同时进行口对口人工呼吸及胸外心脏按压,并酌情注射中枢兴奋药,给予吸氧等措施;注意保暖,去除患者身上的湿衣,裹以棉被等,促进血液循环和体温回升。

4. 服毒　患者匿藏大量精神科药物或镇静安眠药,集中吞服,蓄意自杀。一经发现首先评估患者的意识、瞳孔、肤色、分泌物、呕吐物等;初步判断所服毒物的性质及种类;应迅速排除毒物,可采取催吐、洗胃导泻等方法,根据毒物性质采取不同的解毒措施;配合进一步的治疗抢救。

5. 吞服异物　首先安慰吞服异物者,并检查有无口腔外伤、腹痛、内出血、柏油样便等。其次根据异物性质和大小,采取不同的措施。如系较小的异物多可从肠道排出;如为锐利物品,表面比较光滑,可让患者服用大量高纤维食物,使蔬菜纤维缠绕异物,迅速随粪便排出,不损伤胃肠黏膜;如系金属异物,应进行 X 线检查,确定异物所在位置,判断异物能否自行排出,如异物较大,不可能从肠道排出,应采用外科手术取出异物。最后,严密观察异物排出情况,患者大便应排在便盆内,仔细查找异物排出情况,直至异物全部排出,并详细记录交班。

三、擅自离院行为的护理

擅自离院行为是指患者私自突然离开家庭、单位或医院。这里所讨论的仅指患者在住院期间,未经医务人员批准,私自离开医院的行为。患者在住院期间可利用各种机会擅自离院,如尾随工作人员或乘工作人员开门之机夺门而走,骗取工作人员信任乘外出活动之机擅自离院。患者走出医院后,可能发生事故或影响社会治安,因此必须严格防止。

(一)擅自离院的原因

1. 自知力缺乏　否认有病,对住院反感,千方百计想逃离医院。

2. 受幻觉妄想支配　最常见的是有迫害性内容的幻觉和妄想,患者为了躲避迫害而离院擅自离院。

3. 对住院环境不适应　感到住院烦闷、不自由、受到限制,或住院时间较长而想念家庭和亲人,或对电休克等治疗方法感到恐惧等。

(二)擅自离院的临床表现和方式

擅自离院患者在病史中可能有漫游、擅自离院的情况。患者在擅自离院前,多数会有异常表现,有的焦虑不安、徘徊不止、东张西望,经常站在大门口;有的表现为不眠或少眠;有的换穿自己的衣服在外出活动时乘机擅自离院。

擅自离院的方式多为隐蔽,常寻找不牢固的门窗而擅自离院,或故意在病室门口附近活动,乘工作人员或患者家属出入时,从门口溜走;乘外出活动或检查时伺机擅自离院;也有部分患者由于精神错乱明显,擅自离院无计划、无目的,不讲方式,想走就走,这样的患者擅自离院成功机会较少,但一旦成功,后果较严重,危害性大。

(三)擅自离院的预防和护理

1. 详细了解病史资料,严密观察病情变化,对病史中有擅自离院倾向的患者要重点观察和接触。

2. 了解擅自离院的想法和原因,开展心理疏导,帮助解决问题,如请家属来院探视。

3. 做好病房安全管理工作,及时清除不安全因素,如及时修理损坏的门窗等。大门设专人监护,保管好病室的钥匙,发现丢失,应立即追查。

4. 工作人员要加强巡视病房,对擅自离院欲望强烈的患者,应安排在工作人员的视线范围内,避免患者在门口、窗口活动,同时做好严格的交接班工作。

5. 安排患者外出活动和检查时,要加强观察,注意每个患者的动向,安排好护送管理人员,有组织地进行。

6. 改善服务态度,加强心理护理,满足患者的合理要求,避免刺激性的言语,使患者能安心住院。

(四)擅自离院后的护理

1. 一旦发生擅自离院,要沉着、冷静,立即通知其他人员,并与家属联系。同时,分析与判断患者擅自离院的时间、方式、去向,组织人力外出寻找。

2. 当找到患者时,应婉言劝其返院,如患者拒绝可进行保护性约束送返回院。

3. 擅自离院患者返院后,应安排适当休息,加强心理护理,让患者讲述擅自离院的原因和经过,以便进一步制定防范措施。

第四节　精神异常状态的护理

相同的精神异常状态可见于不同类型精神障碍的临床表现,如幻觉、妄想、意识障碍等。因此,精神异常状态护理有共同特征,可适用于相应的精神障碍护理,作为整体护理的组成部分。

一、幻觉状态患者的护理

幻觉常出现于精神疾病的急性期,在幻觉症状的支配下,患者常可发生意外行为,这种情况是护理的重点。主要护理措施如下:

1. 合理运用观察幻觉征兆的技巧。护理人员要掌握观察患者出现幻觉征兆的技巧,才能及时发现病情变化,如幻觉的内容、发生的频率和时间,采取护理干预。患者言语的和非言语的动作、姿势和情感反应,如某患者全神贯注,端坐侧耳倾听,面部表情时而欣快,时而愤怒、焦虑不安,时而自语,时而大声谩骂等行为表现,均提示幻觉的出现。

2. 与患者建立相互信任的关系,鼓励其说出幻觉的内容。如某女患者对护士说:"我听见我孩子在窗外哭喊找妈妈啊!"护士平静地回答:"院内非常安静,我没有听见哭喊声音"。护士如此回答,目的是诱导患者理解幻听是病态声音,而实际并无人声。此时,护士可陪同患者去院内散步,查寻真相,以缓解患者的情绪。在适当时机,对其病态体验提出合理解释,并教会患者在出现幻觉时的应对方法或主动找医护人员帮助。

二、妄想状态患者的护理

妄想状态患者的意识清晰,基本上能自理生活,但无自知力,对其妄想内容坚信不疑。妄想内容因人而异、种类多样,临床上多见于精神分裂症。主要护理措施如下:

1. 入院时的护理接触 妄想状态患者入院时,尤其要注意服务态度和质量,因为此类患者在病态思维的支配下,常认为住院是"受迫害",对医务人员怀有敌意。因此,护理人员的态度要和蔼、亲切,言语恰当,服务周到,关心照顾生活,以满足心身需求,缓和其情绪,使其安心住院。

2. 与患者的交流技巧 患者对其妄想内容十分敏感,不愿暴露。护理人员与患者交流时,要掌握病情,注意技巧,不可贸然触及其妄想内容。如患者主动叙述,要注意倾听,不可与其争辩,也不能表示同意。如患者回避不谈,则不必追问,以免引起反感,要建立相互信赖的护患关系。

3. 有被害妄想患者的护理 如患者有被害妄想而拒食,应鼓励患者集体进餐,与病友吃同样的饭菜,以减轻患者的疑虑。经常关心患者,站在患者身旁,使其有安全感。

4. 有自罪妄想患者的护理 有自罪妄想的患者,常在病房里无休止地参加劳动,自称借以赎罪;或认为自己有罪不配吃饭,专拣食剩饭剩菜,或食脏物。对此,护理人员应主动监护、关心照顾其生活,耐心劝阻他们。保证患者正常进食,预防感染,并防止过度的体力消耗,影响健康,不利于治疗。

5. 有关系妄想患者的护理 对有关系妄想的患者,切忌在他们面前低声与他人耳语,以免引起怀疑,影响护患关系和病友间的关系。

三、躁狂状态患者的护理

躁狂状态的患者表现心境高涨,思维奔逸,动作增多。这种兴奋状态属于协调性兴奋,患者的举止言谈富有感染力,语量增多,滔滔不绝,随境转移,难以安静,在病房里易滋生事端。主要的护理措施如下:

1. 提供安静的病室环境,室内陈设简单,光线柔和,避免噪音以减少刺激,减低患者的兴奋性。对急性期患者应限制活动范围,置于工作人员视线范围内,以保证安全。

2. 护理人员要尊重患者,耐心倾听其叙述,建立良好的护患关系,稳定患者情绪。

3. 密切观察患者的病情变化动态,注意突发的激情冲动和攻击性行为。对此,护理人员要沉着冷静地处理,用温和的语言进行劝阻,保证患者和其他人的安全。设法转移患者的注意力,缓和情绪。

4. 对忙碌不休、难以安静的患者,可引导他们在室内进行简单可行的工娱活动,如手工叠纸等,分散其注意力,缓和其兴奋状态。

5. 及时隔离兴奋患者,将其安置于重症室,加强巡视和看护,必要时给予保护性约束。

四、抑郁状态患者的护理

抑郁状态的患者主要表现为心境抑郁,在此基础上,可出现焦虑、易激动、激惹,对生活悲观失望,无信心,自卑感,能力下降。患者的精神运动性抑制,表现为思维迟滞,行动缓慢,言语少,声调低,严重者不语不动,卧床不起,拒食,常可发生躯体并发症,甚至出现强烈的消极观念和自杀行为。主要护理措施如下:

1. 将患者安置在重症监护室,有严重自杀倾向者应安排专人看护。做好各项安全检查工作,排除一切危险物品。

2. 建立良好的护患关系,接触患者时态度和蔼,要关心体贴患者,主动接触患者。交流时要注意技巧,言语恰当,加强理解患者的内心情感体验,帮助患者消除自卑和无能的心理状态,化解内心矛盾。鼓励患者树立对生活的信心和勇气。

3. 严密观察患者的言语、动作和行为表现,以及非言语的情感反应,早期发现病情动态先兆。抑郁状态有昼重夜轻的变化规律,尤其在清晨或工作忙碌的时候应密切注意、加强护理,不给患者可乘之机,严防自杀行为。

4. 洞察患者反常的情感变化,如果抑郁患者一反常态,情绪突然开朗,积极主动地与他人交往,在病室里表现活跃,这种突变可能是患者企图蒙骗他人的伎俩,实现其自杀的目的。

5. 在病情缓解期要加强心理护理,使患者宣泄内心积郁,并指引积极的行为。询问患者自杀的目的、动机等,淡化患者的自杀意念,从而引导其建立正确的社会行为,化消极因素为积极因素。

第五节　抗精神病药物不良反应的护理

抗精神病药物的不良反应常可发生,其轻重程度因人而异。为了保证治疗效果,护理人员要掌握抗精神病药物的基本知识和护理。其主要不良反应的护理干预如下:

1. 吞咽困难的护理　精神药物引起咽喉肌群失调,发生吞咽困难,导致咳呛或噎食,是危及患者生命的原因之一。要加强饮食护理,小心缓慢喂食,给予半流质饮食,必要时进行鼻饲或输液。

2. 便秘和尿潴留的护理　虽是一般的不良反应,但患者极为痛苦,老年患者尤应注意。有的患者缺乏主诉,常因躯体不适、烦躁不安,加重病情。护理人员要加强观察,及时发现问题,给予处理,保持大小便通畅,解除患者的痛苦。

3. 直立性低血压的护理　这是服酚噻嗪类药物或三环抗抑郁药物常见的不良反应。患者行走或体位改变时,突然直立摔倒,血压下降,不省人事。服用此类药物时,应嘱患者服药后休息片刻再活动,改变体位或起床时动作要缓慢,夜间尤应注意。患者如有眩晕、心悸、乏力等不适感,要立即坐下或卧床,并告知医生或护理人员。患者发生直立性低血压时,突然直立摔倒,面色苍白,出冷汗,测血压低于 80/65 mmHg(10.6/8.7 kPa),甚至测不到。应立即将患者就地平卧,不可挪动,取头低脚高位,立即进行护理抢救工作,监测生命体征变化,准备好抢救药品和器械。

4. 皮炎的护理 药物性皮炎是精神药物引起的过敏反应所致,严重者可发展为剥脱性皮炎。服用酚噻嗪类药物的患者,如在阳光下暴晒可引起日光性皮炎。药物性皮炎多发生在治疗初期,多为点状红色斑丘疹。发生的部位最初以面部和背部为主,以后波及四肢和全身。在临床上注意早期发现异常情况,及时处理,以防病情发展。

5. 恶性综合征的护理 使用高效价抗精神病药或多种药物联合使用时,可引起此种罕见的严重不良反应。护理人员应掌握病情特征,早期识别症状。善于观察症状是做好本病护理的关键,如严重的锥体外系症状、发热、心动过速、尿潴留等。严重时体温可骤升至 40 ℃以上,高热持续不退,大汗淋漓,脱水,意识障碍,呼吸循环衰减,血压下降等,应按重症患者进行对症护理。

6. 粒细胞缺乏症的护理 以服用氯氮平类药物为多见。应注意发现早期临床症状,如起病急骤,高热畏寒,咽痛乏力等,同时要密切关注白细胞化验结果。对严重粒细胞缺乏症患者,要实行保护性隔离措施,加强对症护理,严防继发感染。

7. 锂盐中毒的护理 在患者服用锂盐初期,应注意早期发生的不良反应,如恶心、呕吐、腹泻、口渴、尿多、细颤等。要加强饮食护理,保证入量。如有严重的呕吐、腹泻、脱水现象,应予补充食盐量,每日摄入量不得少于 3 g。同时要关注血锂浓度的化验结果(正常值为 1.6 mmol/L)。锂盐的治疗量与中毒量极为相近,因此,如发现早期中毒症状,如细颤变为粗颤、眩晕、共济失调等,要及早处理,才能保证疗效。

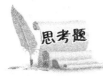

思考题

1. 如何做好精神病患者的护患沟通?
2. 如何防范精神病人出现意外事件?

(张燕红)

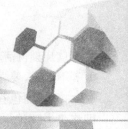

第二十三章　精神疾病和法律相关问题

第一节　司法精神病学概述

一、司法精神病学概念

司法精神病学(forensic psychiatry)是建立在临床精神病学和法学基础上的一门交叉学科,是应用临床精神病学知识研究和解决精神疾病患者在法律方面所涉及的有关问题的学科。

广义的司法精神病学包括更广泛的内容,除涉及精神疾病患者相关的法律问题,如各种法律能力、精神损伤程度、劳动能力、伤残等级等,还涉及精神疾病患者危险行为的预测和预防;精神疾病患者各种权益的法律保障;有危害行为的精神疾病患者的治疗监护;精神病学临床实践中相关的伦理和法律问题;精神卫生立法等问题。

随着人们对精神疾病患者有关的法律、社会学、犯罪学、心理学、伦理学和行为学等问题的不断深入研究,司法精神病学的内涵逐渐扩大。司法精神病学已成为精神医学中一个重要的分支学科。

二、精神疾病与法律关系

精神疾病患者是我们社会群体中的一部分,在社会生活中和正常人一样与法律有着十分密切的关系,但他们因各种精神疾病致大脑功能发生程度不同的障碍,故而成为一个特殊的群体。一旦他们的行为涉及某种法律关系时,就需要对他们的各种行为与法律的关系作出评定。表现在刑事方面,一个精神疾病患者,当他实施了我国刑法所禁止的危害行为后,需要对其在实施危害行为时的责任能力作出评定,以明确其相应的刑事责任,以及受审能力、服刑能力、作证能力;在民事方面,当精神疾病患者实施某种民事行为时,对其实施该行为时的民事行为能力作出评定,以明确其民事行为的有效性,或目前的民事行为能力状态。当精神疾病患者参与刑事或民事诉讼时,对其诉讼能力作出评定;而在刑事或民事案件中,当其人身、财产等合法权益遭受侵害时,要对其自我防卫、保护能力作出评定,或对精神损伤与致伤因素间的关系作出评定。

(一)精神病人的刑事法律能力

1. 责任能力

(1)责任能力的概念:刑事责任能力,即责任能力,是指行为人了解自己行为的性质、意义和后果,并自觉地控制自己行为和对自己行为负责的能力。简单地说,就是能够辨认和控制自己行为的能力。它是我国犯罪构成理论中,犯罪主体成立的必要条件之一,即达到一定的责任年龄,且生理和智力发育正常,就具有相应的辨认和控制自己行为的能力,亦就具有刑事责任能力。

(2) 刑事责任能力的种类:刑事责任能力的种类,不同国家依据其刑法有二分法(即有责任能力与无责任能力)和三分法(即有责任能力、限制责任能力和无责任能力)。依据我国刑法规定为三分法,即有责任能力、限制责任能力和无责任能力。

(3) 刑事责任能力评定:我国《刑法》第18条是刑事责任能力评定的法律依据。第18条包含了两个重要的内容,即医学要件和法学要件。

医学要件是指行为人是精神病人,即患有某精神疾病。由于精神疾病使其精神功能发生障碍,有可能导致其实施危害行为。因此,医学要件是评定行为人在实施危害行为时责任能力状态的前提和客观依据。

法学要件亦称心理学标准,是指行为人在实施危害行为时,是否由于精神疾病使其丧失或削弱了辨认能力和控制能力。因此,在医学要件确定后,法学要件是确定其责任能力状态的分析依据。

所以精神病人实施《刑法》所禁止的危害行为时的责任能力评定原则是:以医学要件为基础和前提,以法学要件为依据评定责任能力状态。

2. 其他刑事法律能力　在精神病人涉及的刑事法律能力中,除主要具有刑事责任能力外,还包括受审能力、服刑能力和性防卫能力等。

(1) 受审能力:受审能力是指刑事案件的犯罪嫌疑人、被告人在刑事诉讼中,对法律赋予自己的权利、义务和刑事诉讼的意义的认识理解以及接受刑事审判的能力。如有权拒绝回答与案件无关的问题,了解对他起诉的目的和性质等。

受审能力评定时,应分析所患精神疾病是否影响了其对起诉的目的和性质的理解;能否理解自己的情况与目前诉讼的关系;有无能力与律师合作、商量,或协助辩护人为其辩护;对诉讼过程中所提问题能否做出相应的回答;能否理解可能的审判结果和惩罚等。

(2) 服刑能力:服刑能力是指已判决或服刑人员能够理解和承受法庭对其刑罚的能力。如对判刑的意义和服刑的理解,对自己的身份和未来前途的认识,对自己当前应遵守的行为规范的认识等。

(3) 性防卫能力:性自卫能力是指被害人对两性行为的社会意义、性质及其后果的理解能力。

女性精神病人因其疾病的影响使其辨别是非的能力受到损害,意志行为能力削弱或缺乏,或本能欲望的亢进,而遭到他人性侵害,不可能做出相应的反抗行为,甚至主动追逐异性,其实质是丧失了性防卫能力。

(二) 精神病人的民事法律能力

1. 民事行为能力

(1) 民事行为能力的概念:民事行为能力(civil capability)简称行为能力,是指公民能够通过自己的行为,取得民事权利和承担民事义务,从而设立、变更或终止法律关系的资格,亦即一个人的行为能否发生民事法律效力的资格。

(2) 民事行为能力的种类:法律赋予公民民事行为能力是以意思表示能力为基础的。即公民的认识能力和判断能力。认识能力是指对人和事物的分析能力,即能够辨认自己行为的能力。公民的民事行为能力分为三种,即完全民事行为能力、限制民事行为能力和无民事行为能力。

（3）精神病人的民事行为能力：精神病人在疾病的进程中，由于他们精神功能存在障碍，对其意思表示具有不同程度的影响，法律为了维护他们的利益和社会的正常经济秩序，作了专门的规定。我国《民法通则》第十三条规定："不能辨认自己行为的精神病人是无民事行为能力人，由他的法定代理人代理。"第十三条第二款规定："不能完全辨认自己行为的精神病人是限制民事行为能力人，可以进行与他的精神健康状况相适应的民事活动；其他民事活动由他的法定代理人代理，或者征得他的法定代理人的同意。"

（4）民事行为能力评定：精神病人的民事行为能力评定，亦需遵循医学和法学两个条件。

首先应满足医学条件，即被鉴定人患有精神疾病，并要确定其精神疾病性质、疾病的不同阶段及严重程度、可能的预后等。而法学要件则是被鉴定人的意思表示，即是否具有独立地判断是非和理智地处理自己的事务的能力。其评定分为：①宣告行为能力评定：宣告民事行为能力是指精神疾病患者尚未涉及某一具体民事行为时，经其利害关系人申请，经人民法院受理、委托，对其行为能力进行评定，并经人民法院判决认定宣告。②民事行为时的行为能力评定：精神病人民事行为时的行为能力是指精神病人针对某一民事行为时的行为能力。

2. 精神损伤　近十多年来，在司法精神疾病鉴定实践中，有关精神疾病患者的人身损害赔偿案逐年增加，已成为司法精神病鉴定中一项重要的内容和研究课题。

（1）精神损伤的概念：精神损伤（mental damage）是指个体遭受外来物理、化学、生物或心理等因素作用后，大脑功能活动发生障碍，出现认知、情感、意志和行为等方面的精神功能紊乱或缺乏。即精神损伤是遭受外界致害因素作用后出现的精神功能的障碍，其致害因素不仅指外界因素造成了脑器质性伤害，还包括心理刺激因素的作用，导致大脑功能紊乱。

（2）精神损伤的评定：在涉及人身损害赔偿案中，受害人的精神损伤与某一生活事件的关系是精神损伤评定的核心问题，它包括了其精神损伤的性质、严重程度及其预后，以及该精神损伤与生活事件的关系。

（3）精神损伤与生活事件关系评定：现阶段，对于精神损伤与生活事件的关系以及精神损伤程度的评定尚缺乏统一的标准和相应的规范，因此在司法精神疾病鉴定中关于精神损伤与生活事件的关系有着许多不同的描述，有以因果关系描述为直接因果、间接因果和无因果关系；有以相关关系描述为直接相关、间接相关和无关。而不同的描述可能导致不同的司法审判结果，即产生不同的民事赔偿责任。目前，较易达成共识的有：①脑器质性精神障碍与其致害因素评定为直接因果关系；②反应性精神病与其生活事件评定为直接因果关系；③内源性精神病通常不用因果关系描述而将生活事件描述为诱发因素；④癔症与其生活事件一般亦描述了诱发因素。

三、司法精神病鉴定

司法精神病鉴定是指鉴定人受司法机关的委托，运用精神病学专业知识，对被鉴定人的精神状态及相关的法律能力等作出评定的过程。

我国司法精神病鉴定工作的组织和实施是依据相关的法律、法规而进行的。具体有：依1989年最高人民法院、最高人民检察院、公安部、司法部和卫生部颁布实施的《精神疾病司法鉴定暂行规定》。2005年2月28日全国人大常委会颁布了《关于司法鉴定管理问题的决定》，确立了建立统一的司法鉴定管理体制的基本目标和基本框架。司法部成立了司法鉴定管理局负责全国司法鉴定的领导和管理工作。2005年9月30日颁布实施了《司法鉴定机构登记管理办法》和《司法鉴定人登记管理办法》。2007年10月1日起实施了《司法鉴定程序通则》。

1. 司法精神病鉴定的任务　司法精神病鉴定时,首先是确定被鉴定人的精神状态是否正常,是否患精神疾病,以及患何种精神疾病;其次是根据被鉴定人精神疾病对其相关法律能力的影响程度,确定其法律能力。具体包括:①刑事案件相关的司法精神病鉴定任务:确定被鉴定人是否有精神病,患何种精神疾病,实施危害行为时的精神状态,精神疾病与所实施的危害行为之间的关系,以确定其实施危害行为时的责任能力、受审能力、服刑能力、劳动教养能力和受处罚能力。②民事案件相关的司法精神疾病鉴定任务:确定被鉴定人是否患有精神疾病,患何种精神疾病,其精神疾病对其在进行或可能进行的民事活动时意思表达能力的影响判定其民事行为能力、诉讼能力;确定被鉴定人是否患有精神疾病,患何种精神疾病、精神疾病的性质及严重程度,以及其精神疾病与生活事件的关系,为民事赔偿提供依据。③其他鉴定任务:确定各类案件的有关证人的精神状态及作证能力;确定各类案件的受害人的自我防卫或自我保护能力。

2. 司法精神病鉴定的方式　鉴定的方式主要有门诊鉴定、住院鉴定、院外鉴定和缺席鉴定。也可分为直接鉴定和间接鉴定。直接鉴定是指鉴定人与被鉴定人直接接触,进行详细必要的精神检查,并结合送鉴材料和必要的调查材料确定被鉴定人的精神状态及相关的法律能力。间接鉴定即鉴定人无法与被鉴定人直接接触。

3. 司法精神病鉴定程序　司法精神病鉴定的活动,作为诉讼程序的一个组成部分,应按一定的程序有序地进行。它包括:①鉴定委托:由公安机关、检察机关、人民法院、司法机关和其他办案机关以及其他单位向鉴定机构出具鉴定委托书,并明确鉴定目的和要求。②提交资料:委托鉴定机关向鉴定机构提供被鉴定人的有关资料,包括案情资料和相关医学资料,如全部案情的卷宗资料、有关被鉴定人既往疾病救治、病历、检查报告等。③阅读资料:在接触被鉴定人前,每一鉴定人必须认真细致地阅读全部送鉴资料,充分了解被鉴定人的有关情况,为与被鉴定人接触,进行精神检查提供充分的保障。④鉴定检查讨论:由全体鉴定人员共同对被鉴定人进行精神检查、神经系统检查以及相关的理化检查。鉴定人员就被鉴定人的精神状态及相关的法律能力进行充分地讨论,得出鉴定结论。若需进一步调查,待调查后讨论得出鉴定结论。⑤出具鉴定报告:经全体鉴定人员讨论得出鉴定结论后,形成鉴定报告,经鉴定机构盖章和鉴定人签名后,提交给送鉴机构。

4. 精神疾病司法鉴定书　鉴定书是鉴定人用以记载其鉴定结论的文书,是鉴定人提供给司法机关或送鉴机构的专家证言。精神疾病司法鉴定书的内容一般应包括:①一般资料:鉴定书编号、被鉴定人姓名、性别、年龄、婚姻、民族、文化程度、职业、家庭住址等;②委托鉴定机关名称;③鉴定日期;④鉴定场所;⑤鉴定目的和要求;⑥案由及案情摘要;⑦调查和有关证据材料;⑧精神检查及其他检查所见;⑨分析意见;⑩鉴定结论、鉴定人签名、鉴定单位盖章。

第二节　各种精神疾病的司法鉴定

一、精神分裂症

精神分裂症是精神疾病司法鉴定工作中最为常见的精神疾病,占所有鉴定案件的1/3～1/2。精神分裂症患者的思维、情感和意志活动的严重障碍,特别是其思维障碍较为突出,因而在日常生活中常涉及各种法律问题。

(一)刑事法律能力

在精神病理的影响下与周围环境产生各种冲突,出现各种危害行为。因而涉及某些法律关系。如责任能力、受审能力和服刑能力等,其中以实施危害行为时的责任能力问题最多见。

1. 精神分裂症患者与危害行为　以凶杀行为最多见,占精神分裂症危害行为鉴定案例的 1/3～1/2,凶杀和伤害行为超过 1/2。以精神分裂症偏执型最多见,常在妄想、幻觉的直接支配下所为,较多见的是关系妄想、被害妄想、嫉妒妄想和命令性幻听的影响,对周围的人发生突然的攻击行为。如一偏执型精神分裂患者存在被害妄想和关系妄想,一日在门卫值勤时,忽听到"干掉他们,干掉他们",即持刀连续伤害 9 人,造成 2 人死亡、4 人重伤、3 人轻伤。强奸、猥亵等性侵犯行为也是一种较为常见的危害行为,以青春型、慢性或残留性精神分裂症多见,亦也可见于偏执型精神分裂症。青春型患者除思维紊乱、内容荒诞、行为幼稚外常有较丰富的性色彩,易导致流氓猥亵行为甚至强奸行为。盗窃、抢劫、贪污等侵犯财产行为也是精神分裂症患者常见的一类危害行为,特别是盗窃行为较为常见。多见于慢性精神分裂症患者,也可见于偏执型或其他型精神分裂症、慢性精神分裂症的盗窃行为,常仅为满足饥饱等基本需要,扰乱社会治安等其他危害行为常见于精神分裂症偏执型、青春型、残留型或慢性精神分裂症。

2. 危害行为与责任能力　精神分裂症患者实施危害行为时的责任能力评定的总的法律依据是刑法第 18 条,即根据其实施危害行为时疾病对其辨认和控制能力的影响,评定其作案时的责任能力状态。在司法精神疾病鉴定实践中,对精神分裂症患者危害行为时的责任能力评定过程,不同学者之间有时会产生较大分歧。分歧的主要原因是掌握医学标准与法学标准的着重点不同。其次是精神分裂症为一具有思维、情感和意志行为严重障碍且不协调;并具有人格甚至基本特征改变,且病程、转归非常复杂多样化的精神病。因此,精神分裂症患者实施危害行为时责任能力评定要在明确精神分裂诊断,并判明其实施危害行为时疾病所处的疾病阶段以及疾病的严重程度,综合地分析对其辨认能力和控制能力的影响,作出责任能力评定。

(二)民事法律能力

精神分裂症患者因涉及其民事法律能力问题的案例近十多年来呈明显的增加趋势。常见的案例涉及患者的婚姻能力,如离婚案件中,患者是否有能力参与离婚诉讼;财产处置及继承能力,如患者是否有能力处置自己的房产或继承其他人的财产等;遗嘱能力,如患者生前所立遗嘱或现在所立遗嘱是否有效;劳动合同能力,如患者自己提出辞职申请,且被单位采纳辞退,写辞职申请时的行为能力如何等。这些都归属于患者的民事行为能力范畴。

1. 民事行为能力评定原则　精神分裂症患者,由于受疾病影响,其正确判断事物的能力可能受到不同程度的影响,使其在民事行为中正确地表达自己的意思,并理智地处理自己事务的能力受损,即影响到其正确表达自己的意思。因此对精神分裂症患者行为能力评定的总体原则是:结合患者精神分裂症疾病的不同疾病阶段及严重程度,看其是否具有独立地判断是非和理智地处理自己事务的能力,分别评为有行为能力、限制行为能力和无行为能力。

2. 宣告民事行为能力　这是指在精神分裂症患者尚未涉及某一具体民事行为时,经其利害关系人申请,经法院受理、委托,对其行为能力进行评定,并经法院判决认定宣告。对精神分裂症患者该类行为能力的评定原则是:根据该患者现时精神分裂症所处的阶段、疾病的严重程度、疾病对其一般意志行为可能产生的影响的一种推定式的行为能力评定。在评定时对该被鉴定人所患精神分裂症在今后相当一段时期疾病的可能发展状态作出充分的估计，注意保护精神分裂症病人的合法民事权益。一般说来：①处于疾病发展阶段或严重阶段评定为无行为能力或限制行为能力；②疾病处于缓解不全期阶段（或不完全缓解阶段）评定为限制行为能力；③疾病处于完全缓解阶段为完全行为能力。

二、其他相关法律问题

1. 性防卫能力　女性精神分裂症患者，在社会生活中时有受到不法分子的性侵害行为。对精神分裂症患者的性保护能力的鉴定，在性保护能力鉴定中占第二位，仅次于精神发育迟滞患者。

女性精神分裂症患者受性侵犯性保护能力的评定，要结合患者精神分裂症病情的严重程度，和对该性行为的实质性辨认能力结合评定。一般说：①精神分裂症处于疾病的发展阶段或严重阶段，评定为无性保护能力；②精神分裂症处于不完全缓解期或缓解不完全阶段，要结合性行为事件的过程及患者对该性行为的实质性辨认能力确定其性保护能力，可评定为无性保护能力、性保护能力削弱或有性保护能力；③精神分裂症处于完全缓解期，对性行为有辨认能力时评定为有性保护能力。

2. 精神损伤　精神分裂症患者人身损害赔偿案，近年来在司法精神病鉴定实践中逐年增加。在现阶段对精神分裂症与生活事件，即心理刺激因素对疾病产生的作用着手分析，故以诱发因素来描述生活事件与精神分裂症的关系较为合适。

具体评定原则为：①明确查清生活事件即心理刺激前被鉴定人是否完全正常。因多数精神分裂症患者是缓慢、隐匿起病，开始可能表现为个性改变、学习、工作能力下降，甚至思维上有明确的精神病性症状，不易被当事人觉察。若生活事件前确实完全正常而且该生活事件与该患者精神分裂症的发病有密切的时间联系，可评定为该生活事件是其精神分裂症发病的诱发因素。若生活事件发生时，被鉴定人已处于精神分裂症的病程中，要确定该生活事件是否加重了精神分裂症疾病，除要查明该生活事件与精神分裂症病情加重有密切的时间联系，还必须确定其加重的疾病症状内容与生活事件有密切的联系，即有时间的关联性和内容的关联性，方可评定为该生活事件加速了被鉴定人原有精神分裂症的发展；否则评定为无关。②注意事项：评定中要注意区分生活事件的心理刺激因素的强弱：有时是在受到明显而强烈的心理刺激后出现精神分裂症，有些刺激因素并不强烈，仅为一般性的，属人们经常遇到的心理刺激因素；一些看似心理刺激因素的生活事件其实是患者病态行为的结果，是患者对于环境适应不良的结果。心理刺激与起病时间的距离：有些患者是在明确的心理刺激因素作用下起病，其起病与该生活事件有明确的时间关联性；一些虽有明确的心理刺激因素，但距离患者起病时间较远，其生活事件与起病缺乏明确的时间关联。一因还是多因：在鉴定中要注意对心理刺激因素进行具体分析，有些是某单心理刺激因素与精神分裂症的起病的关系；有些是同时几个互不相关的心理刺激因素与精神分裂症起病的关系；还有一些是同时几个互为因果关系与精神分裂症起病的关系。

三、心境障碍

心境障碍的患病率近十多年来呈增加的倾向，特别是抑郁发作的增加更为明显。心境障碍也成为精神疾病司法鉴定工作中较常见的一种精神疾病，占整个鉴定案件的 5%～

10%，仅次于精神分裂症和精神发育迟滞，位于第三位。

（一）刑事法律能力

心境障碍虽以情绪的高涨或低落为其特征，但受病态情绪的影响，也同样产生相应的认知障碍，而与周围环境产生各种冲突，出现各种危害行为。因而涉及某些法律关系，如责任能力、受审能力和服刑能力等，其中以实施危害行为时的责任能力问题最多见。

1. 心境障碍与危害行为　心境障碍在疾病过程中出现的危害行为依据不同的发作，即躁狂发作或抑郁发作，而有所不同。躁狂发作时危害行为较抑郁发作少见。躁狂发作的危害行为类型主要有调戏、猥亵行为、扰乱社会、治安行为和轻伤害行为。而因躁狂发作出现严重的杀人、强奸、抢劫等行为较少见。有些躁狂症患者表现为激惹性明显增高，易于激惹，而导致与周围人发生冲突或滋生事端，或发生扰乱社会治安的行为。有些患者举止轻佻，追逐异性，性欲亢进，行为放荡，而出现流氓猥亵行为，或嫖娼行为。有些患者表现在经济上慷慨大方，随意施舍，甚至挥霍无度。有些严重的急性躁狂和谵妄性躁狂患者，可有一定程度的意识障碍，甚至可出现一过性的错觉、幻觉和妄想，而出现冲动、伤害行为。

抑郁发作时出现的危害行为明显较躁狂发作时多见，且危害行为的危害性也较大。抑郁发作时的危害行为以凶杀行为最为多见，包括"扩大性自杀"、"间接自杀"和"激越性杀人"等，还可出现偷窃行为和纵火、抢劫行为。"扩大性自杀"是抑郁发作时杀人的经典范例，即患者在严重的情绪低落的状态下，感觉困难重重，一筹莫展，陷入绝境，而产生强烈的自杀企图，并决意自杀摆脱痛苦，但想到自己的亲人也处在重重困难之中，为免除亲人的痛楚和不幸的遭遇，常将自己的配偶或儿女杀死后自杀，也称为"怜悯性杀亲"或"家族性自杀"等。间接自杀常是在抑郁发作时，情绪极度低落时，产生自杀观念。而以往数次自杀不成功，欲通过杀人的行为使其被判死刑达到自杀的目的，也称为"曲线自杀"。有些抑郁发作患者在严重的情绪低落下，对外界的刺激产生严重的负性认知，出现关系、被害或嫉妒妄想或偏执观念，并在这些精神病性症状的影响下可出现杀人行为。另一类较常见的抑郁发作时杀人，是患者一方面情绪极度低落，一方面又极度地情绪恶劣，焦虑不安，情绪易激惹，呈激越状态，因周围环境中一点小的刺激而出现突然的冲动杀人行为。有些抑郁发作患者在发作时出现偷窃行为。国外报道主要是一些女性患者发生于超市的偷窃行为。近年随着超市在我国的普遍出现，该类案例也有所见。主要是因为抑郁发作时患者在情绪低落时，注意力涣散，在超市购买时的一种漫不经心的行为，随手将物品放入自己的衣袋中。

2. 危害行为与责任能力　心境障碍患者实施危害行为的责任能力，根据其实施危害行为时的疾病对其辨认和控制能力的影响评定其作案时的责任能力状态。

对轻性躁狂症和轻性抑郁症患者在疾病期间实施危害行为时辨认能力受损不明显，控制能力明显削弱，一般评定为部分责任能力；重性心境障碍包括躁狂发作、抑郁发作和谵妄性躁狂。其辨认和控制能力也常受到较严重的影响，结合其具体实施危害行为时的辨认和控制能力一般评定为无责任能力或限制责任能力；伴精神病性症状的心境障碍，在抑郁发作或躁狂发作的同时伴有精神病性症状时，患者严重的情绪障碍与认知障碍相互影响，较易与周围环境产生冲突。对其实施危害行为时的辨认或控制能力丧失评定为无责任能力。

（二）民事法律能力

心境障碍患者涉及民事法律能力问题常见的案例涉及患者的婚姻能力，如离婚案件中患者是否有行为能力参与离婚诉讼；合同能力，如患者有无能力与别人订合同；财产处置及继承能力,如患者是否有能力处置自己的财产或继承他人的财产等。这些都归属于患者的民事行为能力范畴。

1. 民事行为能力评定原则 心境障碍患者是以情感和心境改变为突出特征,而情感和心境的改变很明显地影响到患者的意志和行为,使其在民事行为中正确地表达自己意思,并理智地处理自己事务的能力受到不同程度的影响,即影响到其正确表达自己的意思。因此对心境障碍患者行为能力评定总的原则是:结合根据心境障碍患者病情严重程度,看其是否具有独立地判断是非和理智地处理自己事务的能力,分别评为有行为能力、限制行为能力和无行为能力,同时要区分是宣告民事行为能力还是某一行为当时的行为能力。

2. 宣告民事行为能力 这是指心境障碍患者尚未涉及某一具体民事行为时,经其利害关系人申请,经法院受理委托,对其行为能力进行评定,经法院认定宣告。这是对心境障碍患者行为能力的一种广义的评定。考虑到心境障碍是一种发作性精神疾病,有正常的间歇期这种特殊性,因此无特殊的需求和必要性,一般不易对心境障碍患者进行宣告民事行为能力评定。在精神疾病司法鉴定实践中对心境障碍患者进行宣告民事行为能力一般适用于慢性心境障碍或持续性心境障碍。因这些心境障碍病程持续较长,多数缺乏明显的缓解期或缓解期比较短暂。鉴定中可以根据疾病严重程度可能对其意志行为和意思表达能力的影响进行推定式的行为能力评定。

(三) 其他相关法律问题

1. 性保护能力 女性心境障碍患者,在社会生活中有时会受到不法分子的性侵害行为。特别是女性患者在轻性躁狂发作时常伴有性欲亢进,患者常浓妆艳抹、花枝招展、举止轻浮,好接近男性,此时更易受到性侵害。女性心境障碍患者受到性侵害时性保护能力的评定,要结合患者心境障碍的严重程度和对该性行为的实质性辨认能力综合评定。一般地说:①重性心境障碍评定为无性保护能力;②轻性心境障碍、环性心境障碍和恶劣心境障碍患者,要结合性行为事件的过程及患者对该性行为的实质性辨认能力确定其性保护能力,可评定为无性保护能力、性保护能力削弱和有性保护能力;③心境障碍缓解期,对性行为有辨认能力时评定为有性保护能力。

2. 精神损伤 心境障碍患者人身损害赔偿案近年来在司法精神病鉴定中逐年增多。在鉴定实践中患者由于打架纠纷、被处罚、惊吓或交通事故后出现心境障碍,而导致一些民事纠纷。因心境障碍与精神分裂症一样目前对其病因的共识是归因于内因性精神疾病,所以对于有关心境障碍与生活事件的关系的精神损伤的描述同精神分裂症,以诱发因素描述为妥。

具体评定原则:明确生活事件即心理刺激前被鉴定人精神状态是否完全正常。若生活事件前确实精神状态完全正常,而且该生活事件与该患者心境障碍的发病有密切的时间联系,可评定为该生活事件是其心境障碍发病的诱发因素;若生活事件发生时,被鉴定人已处于心境障碍病程中,要确定该生活事件是否加重了被鉴定人心境障碍的疾病严重程度,除要查明生活事件与心境障碍病情加重有密切的时间联系,而且必须确定其加重的疾病症状的内容与生活事件有密切的联系,即有时间的关联性和内容的关联性,方可评定为该生活事件加重了被鉴定人原有心境障碍的发展,否则评定为无关。

四、心因性精神障碍

心因性精神障碍是指一类其起病及临床表现与心理社会因素密切相关的精神障碍,包括数种精神疾病,如急性应激障碍、创伤后应激障碍、适应障碍以及与文化相关的精神障碍等。

在司法精神病鉴定实践中,涉及刑事责任能力评定的案件时有所见。近十多年来涉及心因性精神障碍的精神损伤案例逐年增加,已成为司法精神病鉴定中十分重要的内容。

(一)刑事责任能力

因心因性精神障碍而出现危害行为主要见于应激相关障碍、气功所致精神障碍、迷信与巫术所致精神障碍。

1. 心因性精神障碍与危害行为 以凶杀和伤害最为多见,其次见于性侵害行为,较罕见有关财产侵害行为。该类精神障碍常起病较急,可有程度不同的意识障碍。一般都具有明显、片断的幻觉、妄想,且多为被害妄想。情绪高度紧张、恐惧,常在幻觉、妄想直接影响下出现冲动伤人行为。

2. 危害行为和责任能力 该类精神障碍患者有明显的幻觉、妄想,常是在幻觉、妄想的直接影响下发生伤人等危害行为,或有些患者伴有一定的意识障碍,其危害行为常具有自动症的性质。因此他们对自己的危害行为丧失了辨认或控制能力,一般评定为无责任能力。

(二)民事行为能力

由于该类精神障碍的特点是起病较急,一般病程较短(除创伤后应激障碍),且预后较好,故一般不易进行宣告民事行为能力的评定。对已经发生或近期内即将发生的民事行为能力评定,应根据疾病严重程度对其真实意思表示能力的影响程度来评定。在司法精神病鉴定实践中,涉及该类精神障碍患者民事行为能力评定的案例较少见,主要涉及的是少数迁延不愈的创伤后应激障碍患者。

(三)精神损伤

心因性精神障碍的司法精神病鉴定中最常见的是精神损伤的评定,其中以创伤后应激障碍的精神损伤评定最为常见。

一般来说,因在遭受强烈精神刺激后发生的精神病性状态,如被强奸、突然被殴打、亲人被害等,患者病前心理素质常较健全,故伤害因素与该病之间关系十分明显,通常评定为伤害因素与此病的发生有直接因果关系。而创伤后应激障碍的发生与生活事件之间的关系评定则较为复杂,也是精神损伤评定中的难点之一。因为作为心理刺激因素的生活事件的刺激强度大小不一,创伤后应激障碍的发生与个性心理素质有较密切的关系,所以在评定生活事件与创伤后应激障碍发生的关系时,要根据刺激的强度、个体的心理素质以及当时的躯体状况,综合分析其生活事件与该病发生的关系。具体关系的描述可有生活事件与该病的发生有关诱发因素,或间接因果关系。

五、精神发育迟滞

精神发育迟滞在精神疾病司法鉴定中仅次于精神分裂症,占 20%～30%,并以轻、中度精神发育迟滞者较多。

(一)刑事责任能力

精神发育迟滞患者,因其智力发育障碍,其自我控制能力较差,社会道德、法制观念薄弱,以及工作能力、社会适应能力低下,而本能相对亢进等出现各种危害行为。

1. 精神发育迟滞与危害行为 精神发育迟滞患者的危害行为以盗窃行为、性侵犯行为和纵火行为多见,其危害行为特点包括:①动机简单:作案动机常十分幼稚单纯,如盗窃行为常是为满足基本的饥饿或为一件小事,而对他人不满采取报复行为,对后果缺乏预见,动机与后果明显不相称。②手段、方法笨拙：其作案常无预谋，受本能支配，如性本能相对亢进，常出现性侵犯行为，而不选择时间、地点，多为强奸未遂。③多单独作案：由于其智力低下，难以与他人交往，多单独活动，但易被别人利用唆使，在团伙作案中常是从属地位。

2. 危害行为与责任能力　精神发育迟滞患者危害行为时责任能力评定应结合智商、学习能力、生活、工作、社会适应能力和危害行为的动机，分析其危害行为时的辨认和控制能力，评定其责任能力。

（二）民事行为能力

精神发育迟滞患者因其智力发育障碍，其意思表示能力常受到不同程度的影响，因此，其民事行为能力评定，应根据疾病严重程度对其真实意思表示能力的影响程度来评定。

（三）其他相关法律问题

女性精神发育迟滞患者常易遭受不法分子的性侵犯。患者对性行为理解、认识和控制能力是评定其性防卫能力的主要依据，即患者是否理解遭侵害的行为的性质及后果，以及可能给自己造成的生理、心理的伤害，特别要结合被性侵害时的实际情况考察其自我保护能力。

六、脑器质性精神障碍、躯体疾病及精神活性物质所致精神障碍

脑器质性精神障碍、躯体疾病及精神病性物质所致精神障碍可分为急性和慢性精神障碍。急性精神障碍主要表现意识障碍，意识障碍程度轻重不一，常可出现幻觉、妄想，甚至谵妄状态；慢性的精神障碍表现为人格改变、智能障碍及精神病性状态。

（一）刑事责任能力

1. 急性精神障碍

（1）急性精神障碍与危害行为：在该类精神疾病急性精神障碍的意识障碍、幻觉和妄想影响下，患者常会对周围环境产生突然的攻击行为而伤人、毁物。较为多见的为癫性精神障碍。在癫发作性精神障碍中，如癫精神运动性发作、癫性发作性情绪障碍（又称病理性心境恶劣）时，常见严重的攻击行为，包括凶杀和伤害行为，其攻击行为常具有突然性，无明显的动机等。其次较为常见的是酒精所致精神障碍。少数的脑动脉硬化症、老年性痴呆可出现性侵犯行为，常是在脑部病变后出现性功能的相对亢进，以及社会道德观念的衰退，与其病前行为判若两人。因颅脑外伤后急性精神障碍出现危害行为的在司法精神病鉴定中较为少见。

（2）危害行为与责任能力：这类精神疾病的急性精神障碍时，通常有明显的意识障碍，片断的幻觉、妄想，故在意识障碍、幻觉、妄想的直接影响下丧失了辨认和控制能力，一般评定为无责任能力。但普通醉酒时虽有意识障碍，根据我国《刑法》规定仍然有完全责任能力。而复杂性醉酒一般评定为限制责任能力。

2. 慢性精神障碍　在该类精神疾病的慢性精神障碍影响下发生危害行为的主要见于人格改变及精神病性状态。

（1）慢性精神障碍与危害行为：该类精神疾病所致的人格改变，常表现为激惹性明显增加。常因一点小事而出现明显的攻击行为，其特点是动机与结果的严重程度明显不相称；有些表现为极端的自私记仇，因一次矛盾而长期耿耿于怀，而为数月或数年前的矛盾而出现明显的攻击行为；有些人格改变表现为精神活动减少，缺乏能动性、社会道德伦理的衰退，而出现反复的盗窃行为，如严格的额叶颅脑损伤后的人格改变。

该类精神疾病所致的慢性精神病性状态，常在幻觉、妄想的影响下出现各种危害行为，主要有凶杀、伤害和性侵害行为。如酒精中毒幻觉症患者，在大量生动的幻觉影响下对周围

环境产生明显的攻击行为,其特点是行为紊乱十分明显。

(2)危害行为与责任能力:脑器质性疾病所致的人格改变患者实施危害行为时,因受人格改变的影响,其控制能力明显削弱,或辨认能力明显削弱,一般评定为限制责任能力。而酒精所致人格改变结合作案过程可评定为有责任能力或限制责任能力。在该类人格改变患者责任能力评定时,要掌握充分的人格改变的依据,看其人格改变是否具有普遍性,及严重程度等。该类精神疾病的慢性精神病性状态在幻觉、妄想直接影响下实施危害行为的一般评定为无责任能力。

(二)民事行为能力

该类精神疾病急性精神障碍时,常意识障碍明显,一般病程较短,故一般不易进行宣告民事行为能力评定。

该类疾病所致的慢性精神病性状态患者的民事行为能力评定,通常受其精神病性症状的影响,其辨别事物、自我保护能力明显受损,较难形成真实的意思表示,一般评定为无行为能力。

(三)其他相关法律问题

该类精神疾病的精神损伤评定主要见于颅脑外伤所致的精神障碍,包括急性和慢性精神障碍的精神损伤评定。

一般情况下,颅脑损伤所致精神障碍与致害因素之间的关系评定为直接因素关系。

七、人格障碍及性心理障碍

人格障碍是人格特征显著偏离正常,表现特有的行为模式,造成对环境适应不良。在司法精神病鉴定中时有所见,较多见为反社会人格障碍。

(一)刑事责任能力

1. 人格障碍危害行为　反社会人格障碍患者通常在少年时期即有各种品行障碍,如逃学、斗殴、抽烟、喝酒、虐待小动物等,他们常性情冷酷,冲动性较明显,自我控制力差,成年后常可出现各种危害社会的犯罪行为,如盗窃、凶杀、伤害、妨碍治安、诈骗等;冲动型人格障碍(又称爆发性或攻击型人格障碍)者,耐受力极差,情绪易激惹,往往在遭刺激后,失去控制能力,出现强烈的冲动行为,毁物伤人等。

2. 危害行为与责任能力　人格障碍者实施危害行为时,无辨认能力障碍,一般评定为具有完全责任能力;而冲动型人格障碍者,结合具体的案情及平时人际关系、品行及脑电图等,可以考虑评定为限制责任能力。

性心理障碍表现性指向、性偏好及性身份障碍,一般为有责任能力,其中恋物癖、露阴癖及窥阴癖可结合作案情况评定为限制责任能力。

(二)民事行为能力

在司法精神病鉴定实践中,涉及人格障碍者行为能力鉴定主要见于偏执性人格障碍,因其偏执性人格的特点常与环境纠纷出现反复的诉讼行为,结合其诉讼行为内容与人格障碍之间的关系,可评定为限制行为能力。

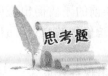

思考题　1. 广义的司法精神病学包括哪些内容?
　　　　2. 司法精神病鉴定的主要任务有哪些?

(韩臣柏)

第二十四章　医患关系与医患沟通

一、医患关系

医患关系是在医学实践活动中,医方与患方之间以消除患者疾病,促进健康为目的建立起来的一种特殊人际关系。它以医疗职业道德为核心,相关法律法规为准绳,既是一种伦理道德关系,也是一种法律关系。

医患关系可分为技术性和非技术性两个方面。医患关系的技术性方面是指医患双方与医疗手段实施本身有关的相互关系;非技术性方面是指医患双方在彼此交往中的社会、心理、伦理方面的关系。医学活动整个过程既贯穿着诊疗技术的实施及其效果,又包含着医患双方的心理活动及伦理道德。患者出于对医方的信任,把自己的生命健康交付给医方,希望由其帮助自己恢复健康。另一方面,医生也信任患者,相信患者是出于对医生的信任和尊重,才来就医,并且对病情的诉说是真实的,是能够配合医疗的。

但是在诊疗过程中医患双方由于社会分工差异、专业知识背景差异、医疗知识拥有量以及各自所关注的权益角度差异,医患双方信息不对称,对医患关系的理解和态度出现明显的差异。面对医疗中出现的同一个问题,双方处理方式会出现分歧、矛盾、甚至冲突。医患认知冲突处置不当,会产生消极影响,如减弱医生的责任感和耐心,降低患者对医生的信任,进而造成医患双方情绪上的压力甚至医患关系紧张,影响医患合作及疾病的诊治。医患之间的认知冲突也有一个相互顺应的过程,如进行有效的医患沟通,加深医患之间的理解,从而建立和谐的医患关系。

二、医患沟通

古希腊希波克拉底有一句名言:世界上有两种东西能治病:一是药物;二是语言。医患沟通在医疗实践中具有举足轻重的地位。良好的医患沟通是治疗的一部分。一名合格的医生应具备:与病人及其家属交流时能够自然地展开和终止话题;能充分获取与疾病相关的信息;了解病人的生理、心理需求;简明地解释疾病的诊断、治疗方案及预后、重要检查的目的与意义;取得病人的信任和配合;有问题出现时能够协调解决。

与医患关系相对应,医患沟通可以分为技术沟通和非技术沟通。在医患关系的技术沟通中,医务人员处于主动地位。因为,相对于患方,医务人员掌握更多的医学知识和技能。在技术沟通过程中,至少是医方主动提供医疗方案,然后由患方选择。精神疾病的诊断信息主要是通过交谈获得,交谈过程本身就是沟通过程,而需要的躯体检查和化验室检查信息相对少,这是精神疾病与其他躯体疾病诊断的不同之处。良好的医患沟通对病史的搜集、诊断的确立、检查的进行、疗效的提高起着重要作用。医患之间没有充分的沟通,医生就采集不到确切的病史资料,就无法进行分析、综合、诊断。

另外,在医患关系的非技术沟通方面,医患双方是平等的。医患双方在社会、心理、伦理交往过程中,情感交流的作用至关重要。患者的合作来自对医务人员的信任及良好的医患关系。医患关系好,患者的遵医率高。医患之间建立情感纽带,关系融洽,有利于消除患者的抵触情绪,减轻疾病造成的心理负担,获得安全感。

由于历史文化因素的影响,社会上人们对精神疾病了解甚少以致产生误解,歧视和排斥精神疾病患者,加重患者及家属的心理负担,造成患者及家属内心的病耻感。面对这种现状,2013年5月1日颁布实施的《中华人民共和国精神卫生法》第五条规定全社会应当尊重、理解、关爱精神障碍患者,任何组织或者个人不得歧视、侮辱、虐待精神障碍患者,新闻报道和文学艺术作品等不得含有歧视、侮辱精神障碍患者的内容,用法律手段保护精神疾病患者的尊严。

在临床医患沟通中,一方面医务人员要加强技术性沟通,增加患者及家属对精神疾病的了解,正确地看待精神疾病;另一方面通过非技术沟通,接纳、尊重、同情精神疾病患者及家属,减轻、消除患者及家属的病耻感。

(一)与精神疾病患者家属沟通

精神疾病损害患者的社会功能,许多精神疾病患者无自知力,不承认患有精神疾病,不愿接受诊疗,需要家人监管。《中华人民共和国精神卫生法》中明确阐述了精神疾病患者家属及监护人的法律责任。该法第二十一条规定"家庭成员之间应当相互关爱,创造良好、和睦的家庭环境,提高精神障碍预防意识;发现家庭成员可能患有精神障碍的,应当帮助其及时就诊,照顾其生活,做好看护管理"。第九条法律条文规定"精神障碍患者的监护人应当履行监护职责,维护精神障碍患者的合法权益。禁止对精神障碍患者实施家庭暴力,禁止遗弃精神障碍患者"。可见家属及监护人在精神疾病的诊断、治疗、康复过程中扮演非常重要的角色。所以精神科临床中,与患者家属沟通十分重要。

首次就诊的精神疾病患者家属对疾病缺乏正确的认识,大多数曾在综合医院求治,认为患精神病是不光彩的事,不想到精神病院看病,急于获得疾病的诊断、病因及预后,对患者关注多,希望尽快控制疾病,对疗效和预后高期望。也有家属不肯接受家人患有重性精神病,对住院治疗存在顾虑,担心在"都是精神病"的病房环境里,患者相互影响导致病情严重。医务人员与首诊患者家属沟通时,可以侧重技术性沟通,使家属适度了解精神疾病知识,缓解家属紧张情绪以及减少对治疗效果及预后不恰当的期望。

反复就诊精神疾病患者的家属不同程度地对患者有厌烦情绪,多数采取不乐观、不积极的态度,认为患者是累赘,给家庭带来沉重的经济和心理负担,想了解如何识别疾病复发的先兆及应对措施,希望医务人员给予院外指导等。与这类家属的沟通中,医务人员需要关注家属的情绪反应,鼓励家属倾诉内心的体验,肯定他们长期对患者的照顾管理是有价值的。

精神疾病复发除了患者遗传因素、素质因素,还与以下三个因素有关。

1. 不能维持药物治疗　药物依从性问题在所有临床学科中普遍存在,患者自身也在权衡治疗的利弊。在精神分裂症及分裂情感性障碍患者中,接近一半的患者所使用的药物剂量小于医嘱的70%。造成这种现象的原因很多,包括自知力损害、与抗精神病相关的副作用、行为紊乱、诊断的污名化及症状缓解时的无病感。患者自行停药、减药或者换药都会引起复发,反复住院最终导致长期住院。关于精神分裂症的研究发现抗精神病药维持治疗组在预防复发上较安慰剂组高2～3倍。间断治疗一出现症状就加药的效果,不如连续药物治疗。肌注长效制剂的疗效和口服制剂无差异。

2. 心理应激因素　社会和情感环境中凡能引起损失感、胁迫感和不安全感的心理应激，不仅易致病，而且会使精神症状起伏波动。社会支持在一定程度上具有保护性作用。患者对精神刺激事件具有敏感性，对于不可避免要发生的事情应使患者思想上有所准备，对患者及家人进行家庭心理干预，减少患者与亲属之间的情感冲突，训练患者日常生活能力和人际交往能力，提高患者的应对技能，改善患者家庭环境中的人际关系。

国内外研究发现，家庭成员对患者的不正确态度影响患者的病情预后或导致复发。家庭成员的过分批评、敌视态度等情感表达不利于患者的康复。

3. 季节因素　精神疾病一年四季都可发病，但大多集中在春季，尤其是三四月份是复发的高峰。其原因可能与此期间人体内分泌变化有关，也可能与气候对人的精神影响有关。春季的天气剧烈多变，在这样的气候中，人的心理状态往往会随着天气的变化有所波动。

春季时紫外线辐射及气温升高，体内褪黑素增加，导致病人烦躁不安。春季对内分泌系统，尤其是垂体的影响引起性激素改变。气候变化影响人的生理功能，进而影响精神状态。春天里，家属要加强对患者病情观察，一旦出现一些原有的症状，如失眠、幻觉、妄想、兴奋、抑郁、不愿吃药、生活规律改变等，应及时到医院就诊。

（二）与精神疾病患者沟通

1. 与精神分裂症患者沟通　精神分裂症患者常沉湎于自己异常的思维内容里，言语和行为异于常人，有些患者不愿暴露思维内容，甚至隐瞒内心体验，增加了获得诊断信息的困难。对于不愿交流的患者应保持关心和耐心，选择患者感兴趣的话题先说，鼓励患者讲述自己的症状。多数患者对自身精神症状没有认识，因此不要与之争辩和讨论症状的"现实真实性"，否则容易导致患者不信任，甚至激惹患者。对于存在被害妄想、兴奋躁动或者暴力冲动行为的患者，不能轻易发生肢体接触，交谈时首先要注意安全，不要单独相处。

2. 与躁狂患者的沟通　躁狂患者的突出特点是精神运动性兴奋，同时很容易激惹，发生争吵及冲动行为。接触这类患者时，态度要诚恳稳重，不随意打断患者的话，避免发生争辩。对于患者过分无理的要求，应该诚恳地拒绝。

3. 与抑郁症患者沟通　抑郁症患者情绪低落，会出现自责、自我评价降低，沟通中要积极引导患者表达内心的痛苦体验。在患者对治疗没有信心时，给予积极正性的肯定，帮助患者树立战胜疾病的希望。此外，抑郁症患者自杀风险高，大约15%患者自杀，因此沟通中要评估患者的自杀风险，如果患者主动提到，要鼓励其说出真实的想法，如果患者没提到，医生要主动询问，双方公开讨论自杀不增加自杀风险，而隐蔽的自杀风险比公开讨论的风险大。

4. 与神经症患者沟通　神经症患者心理特点和行为类型差别较大，在沟通中首先要了解和理解患者的内心需求，分析患者的性格特点和行为方式，根据具体情况采取不同方式进行沟通，以达到最佳的沟通效果。此类患者多数具有良好的疾病自知力，在确立诊断后，应当与之沟通疾病的诊断、性质、预后等信息，为随后的治疗打好基础。

三、精神科医患沟通涉及的内容

《中华人民共和国精神卫生法》第三十九条规定医疗机构及其医务人员应当遵循精神障碍诊断标准和治疗规范，订定治疗方案，并向精神障碍患者或者其监护人告知治疗方案和治疗方法、目的以及可能产生的后果。

（一）住院治疗沟通

2013年5月1日《中华人民共和国精神卫生法》实施后，精神障碍患者的住院治疗实行自愿原则。自愿住院治疗的精神障碍患者可以随时要求出院,医疗机构应当同意。

诊断结论、病情评估表明,就诊者为严重精神障碍患者并有下列情形之一的,应当对其实施非自愿住院治疗:①已经发生伤害自身的行为,或者有伤害自身的危险的;②已经发生危害他人安全的行为,或者有危害他人安全的危险的。

因第一种情形住院治疗的精神障碍患者,监护人可以随时要求患者出院,医疗机构应当同意。医疗机构认为非自愿住院的精神障碍患者不宜出院的,应当告知不宜出院的理由;患者或者其监护人仍要求出院的,执业医师应当在病历资料中详细记录告知的过程,同时提出出院后的医学建议,患者或者其监护人应当签字确认。第二种情形住院治疗的精神障碍患者,医疗机构进行检查评估认为患者可以出院的,要立即告知患者及其监护人。

对于疑似精神障碍患者发生伤害自身、危害他人安全的行为,或者有伤害自身、危害他人安全的危险的,法律规定其近亲属、所在单位、当地公安机关应当立即采取措施予以制止,并将其送往医疗机构进行精神障碍诊断。

(二)自杀、自伤、暴力行为风险

精神疾病患者在精神症状的影响或支配下可出现自杀、自伤、暴力行为,这是精神科治疗过程中特有的风险。

与自杀风险相关的危险因素包括:情感障碍、冲动控制能力差、绝望及无望、年龄及性别(20～30岁之间的男性;50岁以上有时是特别高龄的男性;40～60岁女性)、自杀未遂史(相关性最高的因素)、自杀家族史、情感障碍家族史、物质滥用(尤其是酒精)、婚姻状态(单身、离异、寡居)、社会经济状态的骤变(事业、经济问题、非意愿退休等)、缺乏支持。

易出现自杀、自伤的精神疾病主要有抑郁症、焦虑症、精神分裂症、物质依赖及人格障碍等。抑郁症患者以自杀为结局的大约15%,其自杀具有计划周密、行动隐蔽的特点,部分患者自杀意念强烈,在无法获取危险物品自杀时,会把日常生活用品作为自杀的工具,如用裤子自缢、把脸闷在洗手池自溺等方式自杀。有研究显示,服用抗抑郁药的前一个月自杀风险高,但与安慰剂相比,抗抑郁药与自杀行为之间无统计学意义的相关性。精神分裂症自杀占全部精神疾病自杀的27%～30%,自杀多见于早期的男性患者,尤其是伴有抑郁症状者。焦虑症病程长,一般至少持续半年,患者长期遭受躯体焦虑及情感焦虑的痛苦,容易出现自杀观念及行为。边缘型人格障碍的行为特征是自我伤害行为,自杀风险高。

临床上医务人员采用专业的测评工具评估精神疾病患者的自杀风险。对于高自杀风险患者需要住院治疗,入院时对患者及家属进行安全检查及安全教育,严防将绳索、刀片、剪刀、玻璃易碎品、塑料袋、钉子等危险物品带入病室,减少自杀工具可获得性;另外,住院期间加强看护,家属陪护,这样可以减少患者自杀的机会,也能及时发现、制止自杀行为,并及时抢救。有研究发现,精神病患者易于在住院早期、出院前及出院后发生自杀。因此在患者经过治疗病情缓解出院时,也要评估患者的自杀风险,告知家属院外加强看护,给予患者提供家庭及社会支持。

精神疾病患者的暴力行为是指患者突然冲动、伤人毁物等攻击性行为。人格障碍患者不能耐受挫折或情绪不稳定,对家属缺乏亲情,对社会缺乏义务感,无论在家庭或社会中,均可发生暴力行为。具有被害妄想或幻听的精神分裂症患者,可对周围无关人员发生攻击行为,有嫉妒妄想的病人,可能殴打甚至凶杀配偶,紧张性木僵的病人可突然转变为精神运动性兴奋,发生无目的性伤人毁物等攻击行为。严重抑郁症患者当绝望到极点,存在强烈自杀观念时,出于对爱人及子女的同情怜悯,想到自己不能照顾他们而让他们在世上受苦,会先将家人杀死然后自杀。

对精神病人进行暴力行为预测是一个困难的事情,主要是因为患者所处的社会情境不断变化,对不同情境下的攻击行为不好预测,假阳性率高。住院精神患者的暴力行为多发生在入院前10天,因此对于新入院患者要加强防范。严重攻击行为患者,尤其精神分裂症病人,短期应急可采用隔离和约束的方法。

(三)保护性约束

保护性约束是一种对伴有暴力冲动行为的精神病患者有效的行为治疗手段。《中华人民共和国精神卫生法》明确规定了应用该措施的情景条件:"精神障碍患者在医疗机构内发生或者将要发生伤害自身、危害他人安全、扰乱医疗秩序的行为,医疗机构及其医务人员在没有其他可替代措施的情况下,可以实施约束、隔离等保护性医疗措施。实施保护性医疗措施应当遵循诊断标准和治疗规范,并在实施后告知患者的监护人。禁止利用约束、隔离等保护性医疗措施惩罚精神障碍患者"。

保护性约束带有强制性,实施之前与家属和患者沟通约束的必要性,约束过程中经常巡视,照顾其生活,定时检查肢体循环情况,必要时松解保护带片刻,在解除保护性约束后要对患者进行解释、说明,尽量减少对患者的心理影响。

(四)无抽搐电休克治疗

无抽搐电休克是对重性精神疾病包括严重抑郁伴有强烈自杀、自伤行为者,精神分裂症紧张性木僵、违拗拒食者,极度兴奋躁动、冲动伤人者以及药物治疗无效的患者一种快速有效的治疗方法。该疗法安全性和疗效都高于药物。世界生物精神病学会联合会(World Federation of Societies of Biological Psychiatry,WFSBP)在2013年推荐无抽搐电休克作为需要快速缓解严重抑郁症状时的一线治疗,例如伴有精神病性症状的抑郁、存在精神运动迟滞的抑郁、难治性抑郁、持续拒食、严重自杀倾向等。

电休克治疗不像人们长期想象的那样是一种严重的手术或伤害。其危险是一般性麻醉所带来的风险。该治疗副作用常见有短暂的胃肠道反应,恶心呕吐、头痛头昏、肌肉酸痛、可逆性记忆力损害等,少见有误吸、吸入性肺炎等,罕见的是麻醉药物过敏,呼吸心搏骤停。患者和家属可能误解电休克是一种残忍的治疗方法,需要医生坦诚、客观地进行解释和说明。

(五)治疗分期及治疗目标

临床实践中,精神疾病的治疗通常分为三个阶段:急性治疗期、巩固治疗期和维持治疗期。急性治疗期目的是通过药物和(或)其他干预措施尽快控制症状、缩短疾病发作持续时间,争取临床治愈,避免症状复燃或病情波动。巩固治疗期目的是防止症状反弹、复燃或病情波动,并促进社会功能恢复,着重强调此期应保持急性期主要治疗药物的种类、剂量、用法不变,以促进病情持续缓解。维持治疗期目的在于防止疾病复发,提高患者生活质量并维持良好的社会功能,使其融入社会生活,重点是使患者长久处于痊愈状态,防止发作。

首发精神疾病患者,急性治疗期一般住院治疗,对于依从性不好的患者医护人员会注意防藏药行为,确保治疗的进行。急性期治疗之后患者出院,在院外进行巩固期及维持期治疗,需要向家属及患者告知继续服药治疗的必要性及目的。

认为疾病已经痊愈不需要再服药的病人,医务人员应耐心劝导,让患者充分认识到精神疾病复发的可能性及严重性,协助病人自觉地按医嘱服药。

自知力未恢复,治疗依从性差的患者,可出现自行停药、减药行为,导致疾病复燃、复发或症状加重,因此需要家属履行监护责任,督促患者继续服药治疗。反复住院的精神疾病患者,家属长期照顾患者造成心理压力,可能对患者产生厌烦情绪,在急性治疗前结束后,不愿接患者出院回归社会,需要向这类家属沟通病房环境相对封闭,患者长期与社会隔离,不利于患者社会功能的恢复,有时反而促进精神衰退及精神残疾,为了提高患者的生活质量及社会功能,应该让患者回归社会成为有益于社会和减少社会负担的人。《中华人民共和国精神卫生法》中也规定精神障碍患者出院,本人没有能力办理出院手续的,监护人应当为其办理出院手续,监护人应当协助精神障碍患者进行生活自理能力和社会适应能力等方面的康复训练。

(六)药物治疗风险

新型抗精神病药物和抗抑郁药物的安全性及有效性都经过医学科学验证之后方应用于临床,合理规范地使用药物,罕见有危及生命的不良反应发生。常见的药物不良反应及发生几率,药品说明书上也有明确表示。

抗精神病药物常见的药物副反应如急性肌张力障碍、锥体外系反应,可以给予拮抗剂如抗胆碱药物缓解消除。但是有些药物副反应如果处理不当,会严重影响患者服药治疗的依从性。

抗精神病药物引起内分泌紊乱,导致年轻患者月经紊乱或性功能障碍,患者一般不主动告知医生这方面的变化,而是采取自行减药、停药,因此在服药治疗过程中,医生应该主动和患者沟通是否出现月经紊乱或性功能异常,帮助患者解决问题,提高患者服药依从性。

抗精神病药物可导致代谢综合征,引起患者肥胖、血糖及血脂异常等,对于年轻患者而言肥胖影响其外在形象,对老年患者而言增加心脑血管意外风险,在服药治疗中患者需采取适当增加活动、清淡饮食等措施预防代谢综合征发生。

对于老年患者,抗精神病药物可能出现过度镇静作用,导致患者乏力、步态不稳,容易跌倒跌伤。因此服药过程中需要对老年患者进行跌倒风险评估,跌倒风险高的患者,住院期间需家属留陪看护,院外需在家人监护下服药治疗,以避免跌倒、跌伤造成不良后果。

为避免患者过量服药中毒或自行减药、停药导致疾病发作,对于服药治疗依从性差的院外患者,应由家属管理精神药物。《中华人民共和国精神卫生法》第四十九条对此也有明确规定:"精神障碍患者的监护人应当妥善看护未住院治疗的患者,按照医嘱督促其按时服药、接受随访或者治疗。村民委员会、居民委员会、患者所在单位等应当依患者或者其监护人的请求,对监护人看护患者提供必要的帮助"。

(七)精神障碍患者的知情同意

《中华人民共和国精神卫生法》规定禁止对精神障碍患者实施与治疗其精神障碍无关的实验性临床医疗。医疗机构对精神障碍患者实施导致人体器官丧失功能的外科手术、与精神障碍治疗有关的实验性临床医疗措施,应当向患者或者其监护人告知医疗风险、替代医疗方案等情况,并取得患者的书面同意;无法取得患者意见的,应当取得其监护人的书面同意,并经本医疗机构伦理委员会批准。

在实施导致人体器官丧失功能的外科手术治疗措施,因情况紧急查找不到监护人的,需取得本医疗机构负责人和伦理委员会批准。

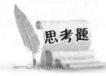

思考题

1. 从医患沟通的角度来看,一个合格的医生应具备哪些基本素质?
2. 精神科医患沟通的知情同意应注意哪些方面?

(张向荣　袁道瑞)

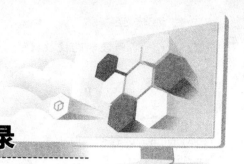

附 录

英中文对照索引

B

bad trip 倒霉之旅

behavioral therapy 行为治疗

benzodiazepines 苯二氮卓类

bipolar disorder 双相障碍

blocking of thought 思维中断

body dysmorphic disorder，BDD 躯体变形障碍

borderline personality disorder 边缘型人格障碍

brief depressive reaction 短期抑郁反应

brief psychiatric rating scale 简明精神病评定量表

bulimia nervosa 神经性贪食

buprenorphine 丁丙诺啡

buproion 安非他酮

buspirone 丁螺环酮

C

caffeine 咖啡因

cannabinoids 大麻素

cannabis sativa 大麻植物

cannabis 大麻

carbamazepine 卡马西平

catatonic excitement 紧张性兴奋

catatonic stupor 紧张性木僵

central nervous system stimulants 中枢兴奋药

chasing dragon 追求

Chinese Classification and Diagnostic Criteria of Mental disorders，CMD 中国精神障碍分类及诊断标准

chlordiazepoxide 氯氮

chronic brain syndrome 慢性脑病综合征

circumscribed amnesia 界限性遗忘

circumstantiality 病理性赘述

citalopram 西酞普兰

clomipramine 氯米帕明

clonazepam 氯硝西泮

clonidine 可乐定

cocaine 可卡因

cognitive behavioral therapy 认知行为治疗

coma 昏迷

committed suicide 自杀死亡

complex drunkenness 复杂性醉酒

Composite Diagnostic Interview-Core Version CIDIC 复合性国际诊断交谈检查表-核心本

compulsion 强迫性动作

compulsive behavior 强迫行为

conduct disorder 品行障碍

confabulation 虚构症

confusion 混浊

consciousness 意识

conversion hysteria 转换性癔症

conversion 转换

cracking 渴求

crisis intervention 危机干预

cyclothymia 环性心境障碍

D

delirium tremens 震颤谵妄

delirium 谵妄

delusion of being stolen 被窃妄想

delusion of guilt 罪恶妄想

delusion of influence 影响妄想

delusion of jealousy 嫉妒妄想

delusion of love 钟情妄想

delusion of persecution 被害妄想

delusion of physical influence 物理影响妄想

delusion of reference 关系妄想

delusion 妄想

dementia with lewy body，DLB 路易体痴呆

dementia 痴呆

dependent personality disorder 依赖型人格障碍

depersonalization 人格解体

depression 情绪低落

depressive stupor 抑郁性木僵

detoxification 脱毒治疗

diacetylmorphine 二乙酰吗啡

Diagnostic and Statistical Manual of Menial Disorders，DSM 精神障碍诊断与统计手册

diagnostic interview schedule，DIS 诊断面谈表

diazepam 地西泮

diethyltryptomaine 二乙色胺

dihydroetorphine 二氢埃托啡

dimethytryptomaine 二甲色胺

disease phobia 疾病恐惧

disengaged 分离型

disequilibria syndrome 平衡失调综合征

disorders of sensation 感觉障碍

disorders of the thinking form 思维形式障碍

dissociation hysteria 分离性癔症

dissociation 游离

disturbance of perception 知觉障碍

dolantin 哌替啶

donepezil 多奈派齐

doxepin 多虑平

drowsiness 嗜睡

drug addiction 药物成瘾

drug dependence 药物依赖

drug seeking behaviors 觅药行为

drug 药物,毒品

drunkenness 普通醉酒

dual personality 双重人格

byspareunia 性交疼痛

dysthymic disorder 心境恶劣障碍

E

eating disorders 进食障碍

echolalia 模仿言语

egotistic suicide 利己性自杀

elation 情感高涨

electro convulsive therapy 电抽搐治疗

emotional outburst 情感暴发

emotion 情绪

empathy 共情

enmeshed 困境型

epileptic automatisms 自动症

euphoria 欣快

exhibitionism 露阴症

experience of being revealed 内心被揭露感

eye-movement desensitization reprocessing，EMDR 眼动脱敏治疗

F

failure of female genital response 冷阴

family therapy 家庭治疗

fenfluramine 芬氟拉明

fetishism 恋物症

fixation of attention 注意固定

flashback 闪回

flight of thought 思维奔逸

fluoxetine 氟西汀

fluvoxamine 氟伏沙明

forced thought 强制性思维

forensic psychiatry 司法精神病学

fugue 神游症

function hallucination 机能性幻觉

G

Ganser syndrome 刚塞综合征

general paralysis of the insanity 麻痹性痴呆

generalized anxiety disorder 广泛性焦虑障碍

genuine hallucination 真性幻觉

glutamate 谷氨酸

grandiose delusion 夸大妄想

guanfacine 哌法新

gustatory hallucination 幻味

H

habit reversal training 相反习惯训练

hallucination 幻觉

hallucinogen 致幻药

hallucinosis 幻觉症

haloperidol 氟哌啶醇

Hamilton Rating Scale for Anxiety 汉密尔顿焦虑量表

Hamilton Rating Scale for Depression 汉密尔顿抑郁量表

harmful use 有害使用

hebephrenic excitement 青春性兴奋

heroin 海洛因

histrionic personality disorder 表演型人格障碍

homosexuality 同性恋

humanistic therapy 人本主义治疗

Huperzine 石杉碱甲

hyperbulia 意志增强

hyperesthesia 感觉过敏

hypermnesia 记忆增强

hyperprosexia 注意增强

hypersomnia 嗜睡症

hypobulia 意志减退

hypochondriacally delusion 疑病妄想

hypochondriasis 疑病症

hypoesthesia 感觉迟钝

hypomnesia 记忆减退

hypoprosexia 注意减弱

hysteria 癔症

O

obsessive compulsive disorder 强迫症

obsessive compulsive personality disorder 强迫型人格障碍

obsessive contradictory idea 强迫性对立观念

obsessive doubt 强迫性怀疑

obsessive idea 强迫观念

obsessive reminiscence 强迫性记忆

obsessive rituals 强迫性仪式动作

obsessive rumination 强迫性穷思竭虑

obsessive washings 强迫性洗涤

olfactory hallucination 幻嗅

opium 阿片

organic excitement 器质性兴奋

organic psychosis 器质性精神病

organic stupor 器质性木僵

orgasmic dysfunction 性乐高潮障碍

other somatoform disorder 其他躯体形式障碍

overanxious disorder 过度焦虑反应

overvalued idea 超价观念

P

paedophilia 恋童症

paired helical filaments，PHF 双股螺旋丝

panic attack 惊恐发作

panic disorder 惊恐障碍

papilla 重复言语

parabulia 意志倒错

paraesthesia 感觉倒错

paralogic thinking 逻辑倒错性思维

paramnesia 错构症

paranoia 偏执狂

paranoid mental disorders 偏执性精神障碍

paranoid personality disorder 偏执型人格障碍

paranoid state 偏执状态

parathymia 情感倒错

paroxetine 帕罗西汀

pathological drunkenness 病理性醉酒

perception 知觉

perpetuating factors 附加因素

persistent somatoform disorder 持续性躯体形式疼痛障碍

personality change 人格改变

personality disorders 人格障碍

personality 人格

phencyclidine 苯环利定

phenmetrazine 苯甲马林

phobia 恐惧症

physical dependence 躯体依赖

physiological disorders related to psychological factors 心理因素相关生理障碍

Physostigmine 毒扁豆碱

Pimozide 匹莫齐特

polysomnogram 多导睡眠图

positive and negative symptoms scale，PANSS 阳性与阴性症状量表

post concussional syndrome 脑震荡后综合征

posttraumatic stress disorder，PTSD 创伤后应激障碍

poverty of thought 思维贫乏

precipitating factors 诱发因素

predisposing factors 素质因素

premature ejaculation 早泄

presenile dementia 早老性痴呆

present state examination，PSE 精神现状检查

preservation 持续言语

pressure of thought 思维云集

primary delusion 原发性妄想

progressive amnesia 进行性遗忘

prolonged depressive reaction 长期抑郁反应

protracted abstinence syndrome 稽延性戒断症状

pseudo hallucination 假性幻觉

Psilocybin 塞洛西宾

psychedelics 迷幻药

psycho sensory disturbance 感知综合障碍

psychoactive substance 精神活性物质

psychoanalytic therapy 精神分析治疗

psychodynamics 心理动力治疗

psychogenic amnesia 心因性遗忘

psychogenic stupor 心因性木僵

psycholeptics 精神松弛药

psychomotor excitement 精神运动性兴奋

psychomotor inhibition 精神运动性抑制

psychosexual disorder 性心理障碍

psychosocial stress 心理社会应激

psychosomatic diseases 心理生理疾病

psychostimulants 精神兴奋药

psychotherapy 心理治疗

psychotism 精神质

psychotomimetics 拟精神病药

psychotropic drugs 精神药物

puerilism 童样痴呆

Q

Quantitative Traits Loci，QTL 数量性状

R

rabbit syndrome 兔唇综合征

reactive excitement state 反应性兴奋状态

reactive mental disorder 反应性精神病

reactive stupor state 反应性木僵状态

reactive twilight state 反应性朦胧状态

Reboxetine 瑞波西汀

reflex hallucination 反射性幻觉

restriction fragment length polymorphisms 限制性内切酶片段长度多态性技术

retrograde amnesia 逆行性遗忘

rewarding effect 奖赏效应

risperidone 利培酮

rivastigmine hydrogen tartrate 重酒石酸卡巴拉汀

S

schizoid personality disorder 分裂样人格障碍

schizophrenia 精神分裂症

school phobia 学校恐惧症

scopophilia 窥阴(淫)症

secondary delusion 继发性妄想

selecting serotonin reuptake inhibitors 选择性 5-羟色胺再摄取抑制药

senestopathia 内感性不适

senile plaques 老年斑

separation anxiety disorder 分离性焦虑

serialization 非真实感

serotonin syndrome 5-羟色胺综合征

sertraline 舍曲林

sexual deviation 性变态

sexual sadism, sexual masochism 性施虐受虐症

Sheehan's disease 席汉病

sleep disorders 睡眠障碍

sleep-wake rhythm disorder 睡眠-觉醒节律障碍

social anxiety disorder 社交性焦虑

social phobia 社交恐惧症

somatization disorder 躯体化障碍

somatoform autonomic dysfunction 躯体形式自主神经功能紊乱

somatoform disorder 躯体形式障碍

somnambulism 梦游症

somnambulism 睡行症

sophistic thinking 诡辩症

sopor 昏睡

specific phobia 特定的恐惧症

specific situational phobia 特殊环境恐惧

splitting of thought 思维破裂

stereotype of speech 刻板言语

stress-related disorders 应激相关障碍

stress 应激

stupor 木僵

substance 物质

suicide idea 自杀意念

suicide 自杀

symbolic thinking 象征性思维

symptomatic psychosis 症状性精神病

T

Tacrine 他克林

tactile hallucination 幻触

tetrahydroberberine 四氢小檗碱

thinking 思维

thought broadcasting 思维被广播

thought hearing 思维化声

thought insertion 思维插入

tianeptirne 噻奈普汀

tiapride 硫必利

tic disorder 抽动障碍

tics 抽动症

tobacco 烟草

tolerance 耐受

topiramate 托吡酯

transference of attention 注意转移

transient tic disorder 短暂性抽动障碍

transsexualism 易性症

trazodone 曲唑酮

tricyclic antidepressants 三环类抗抑郁药

twilight state 朦胧状态

U

undifferentiated somatoform disorder 未分化躯体形
式障碍

V

vaginismus 阴道痉挛

valproate 丙戊酸盐

vascular dementia 血管性痴呆

venlafaxine 文拉法新

visceral hallucination 内脏幻觉

visual hallucination 幻视

vulnerability 易感性

W

waxy flexibility 蜡样屈曲

wililge 冰神附体

will 意志

withdrawal syndrome 撤药综合征

Z

zoophobia 动物恐惧

中英文对照索引

5-羟色胺综合征 serotonin syndrome

A

阿狄森病 Addison disease

阿尔茨海默病 Alzheimer's disease,AD

阿罗氏瞳孔 Argyll-Robertson's pupils

阿米替林 amitriptyline

阿片 opium

阿普唑仑 alprazolam

安非他酮 buproion

安适剂 ataraxics

B

白痴 idiotism

被害妄想 delusion of persecution

被窃妄想 delusion of being stolen

苯丙胺 amphetamine

苯二氮䓬类 benzodiazepines

苯环利定 phencyclidine

苯甲马林 phenmetrazine

边缘型人格障碍 borderline personality disorder

表演型人格障碍 histrionic personality disorder

冰神附体 windiko, widigo

丙咪嗪 imipramine

丙戊酸盐 valproate

病理性赘述 circumstantiality

病理性醉酒 pathological drunkenness

C

长期抑郁反应 prolonged depressive reaction

场所恐惧症 agoraphobia

超价观念 overvalued idea

撤药综合征 withdrawal syndrome

成瘾物质 addictive substance

痴呆 dementia

持续性躯体形式疼痛障碍 persistent somatoform disorder

持续言语 preservation

冲动型人格障碍 impulsive personality disorder

抽动障碍 tic disorder

抽动症 tics

创伤后应激障碍 posttraumatic stress disorder,PTSD

错构症 paramnesia

D

大麻 cannabis

大麻素 cannabinoids

大麻植物 cannabis sativa

单胺氧化酶抑制药 monoamine oxidase inhibitors

倒霉之旅 bad trip

地西泮 diazepam

癫痫所致精神障碍 mental disorders due to epilepsy

电抽搐治疗 electro convulsive therapy

丁丙诺啡 buprenorphine

丁螺环酮 buspirone

动物恐惧 zoophobia

毒扁豆碱 physostigmine

短期抑郁反应 brief depressive reaction

短暂性抽动障碍 transient tic disorder

多导睡眠图 polysomnogram

多虑平 doxepin

多奈派齐 donepezil

多重人格 multiple personality

E

二甲色胺 dimethytryptomaine

二氢埃托啡 dihydroetorphine

二乙色胺 diethyltryptomaine

二乙酰吗啡 diacetylmorphine

F

反社会型人格障碍 antisocial personality disorder

反射性幻觉 reflex hallucination

反应性精神病 reactive mental disorder

反应性朦胧状态 reactive twilight state

反应性木僵状态 reactive stupor state

反应性兴奋状态 reactive excitement state

非器质性性功能障碍 nonorganic sexual dysfunction

非依赖性物质所致精神障碍 mental disorder caused by non-dependence substance

非真实感 serialization

分离型 disengaged

分离性焦虑 separation anxiety disorder

分离性癔症 dissociation hysteria

分裂样人格障碍 schizoid personality disorder

芬氟拉明 fenfluramine

氟伏沙明 fluvoxamine

氟哌啶醇 haloperidol

氟西汀 fluoxetine

附加因素 perpetuating factors

复合性国际诊断交谈检查表-核心本 Composite Diagnostic Interview-Core Version CIDIC

复杂性醉酒 complex drunkenness

G

感觉迟钝 hypoesthesia

感觉倒错 paraesthesia

感觉过敏 hyperesthesia

感觉障碍 disorders of sensation

感知综合障碍 psycho sensory disturbance

刚塞综合征 Ganser syndrome

共情 empathy

孤独症 autism

谷氨酸 glutamate

关系妄想 delusion of reference

广泛性焦虑障碍 generalized anxiety disorder

诡辩症 sophistic thinking

过度焦虑反应 overanxious disorder

H

石杉碱甲 Huperzine

海洛因 heroin

汉密尔顿焦虑量表 Hamilton Rating Scale for Anxiety

汉密尔顿抑郁量表 Hamilton Rating Scale for Depression

环性心境障碍 cyclothymia

幻触 tactile hallucination

幻觉 hallucination

幻觉症 hallucinosis

幻视 visual hallucination

幻听 auditory hallucination

幻味 gustatory hallucination

幻嗅 olfactory hallucination

昏迷 coma

昏睡 sopor

混合性焦虑抑郁反应 mixed anxiety and depressive reaction

混浊 confusion

获得性免疫缺陷综合征 acquired immune deficiency syndrome, AIDS

J

机能性幻觉 function hallucination

稽延性戒断症状 protracted abstinence syndrome

急性反应性精神病 acute reactive psychosis

急性脑病综合征 acute brain syndrome

急性乙醇中毒 acute alcohol intoxication

急性应激反应 acute stress reaction

急性应激性精神病 acute stress psychosis

急性应激障碍 acute stress disorders

急性致死性紧张症 acute lethal catatonia

疾病及有关健康问题的国际分类 International Statistical Classification of Diseases and Related Health Problems，ICD

疾病恐惧 disease phobia

嫉妒妄想 delusion of jealousy

记忆 memory

记忆减退 hypomnesia

记忆增强 hypermnesia

继发性妄想 secondary delusion

家庭治疗 family therapy

甲基苯丙胺 methamphetamine

假性幻觉 pseudo hallucination

缄默症 mutism

简明精神病评定量表 brief psychiatric rating scale

奖赏效应 rewarding effect

交替人格 alternating personality

焦虑 anxiety

焦虑型人格障碍 anxious personality disorder

焦虑性神经症 anxiety neurosis

焦虑症 anxiety disorder

戒断综合征 abstinence syndrome

界限性遗忘 circumscribed amnesia

紧张性木僵 catatonic stupor

紧张性兴奋 catatonic excitement

进食障碍 eating disorders

进行性遗忘 progressive amnesia

惊恐发作 panic attack

惊恐障碍 panic disorder

精神错乱 amentia

精神发育迟滞 mental retardation

精神分裂症 schizophrenia

精神分析治疗 psychoanalytic therapy

精神活性物质 psychoactive substance

精神松弛药 psycholeptics

精神卫生 mental health

精神现状检查 present state examination，PSE

精神兴奋药 psychostimulants

精神药物 psychotropic drugs

精神运动性兴奋 psychomotor excitement

精神运动性抑制 psychomotor inhibition

精神障碍诊断与统计手册 Diagnostic and Statistical Manual of Menial Disorders，DSM

精神质 psychotism

酒依赖 alcohol dependence

酒中毒幻觉症 alcoholic hallucinosis

酒中毒妄想症 alcoholic delusion

酒中毒性痴呆 alcoholic dementia

K

咖啡因 caffeine

卡马西平 carbamazepine

抗癫痫药 anticonvulsant

抗焦虑药 anti-anxiety drugs

抗精神病药 antipsychotic drugs

抗精神病药 anti-psychotics

抗抑郁药 anti-depressants

抗抑郁药物 anti-depressant drugs

抗躁狂药 anti-manic drugs

柯萨可综合征 Korsakov's syndrome

可卡因 cocaine

可乐定 clonidine

渴求 cracking

刻板言语 stereotype of speech

恐惧症 phobia

夸大妄想 grandiose delusion

窥阴（淫）症 scopophilia

困境型 enmeshed

L

拉塔病 Latah

蜡样屈曲 waxy flexibility

劳拉西泮 lorazepam

老年斑 senile plaques

冷阴 failure of female genital response

利己性自杀 egotistic suicide

氯氮 chlordiazepoxide

利培酮 risperidone

哌甲酯 methylphenidate

利他性自杀 altruistic suicide

恋童症 paedophilia

恋物症 fetishism

硫必利 tiapride

露阴症 exhibitionism

颅内肿瘤所致精神障碍 mental disorders due to brain tumor

路易体痴呆 dementia with lewy body，DLB

氯胺酮 ketamine

氯米帕明 clomipramine
氯硝西泮 clonazepam
逻辑倒错性思维 paralogic thinking

M

麻痹性痴呆 general paralysis of the insanity
吗啡 morphine
吗氯贝胺 moclobemide
麦普替林 maprotiline
慢性脑病综合征 chronic brain syndrome
矛盾情感 ambivalence
矛盾意志 ambitendency
美沙酮 methadone
朦胧状态 twilight state
梦魇 nightmares
梦游症 somnambulism
迷幻药 psychedelics
米安舍林 mianserin
米氮平 mirtazapine
觅药行为 drug seeking behaviors
模仿言语 echolalia
木僵 stupor

N

内感性不适 senestopathia
内心被揭露感 experience of being revealed
内脏幻觉 visceral hallucination
纳曲酮 naltrexone
奈法唑酮 nefazodone
耐受 tolerance
脑成像技术磁共振波谱分析 magnetic resonance
    spectroscopy
脑震荡后综合征 post concussional syndrome
尼古丁 nicotine
尼古丁透皮帖剂 nicotine transdermal patch
尼古丁香口胶 nicotine chewing gums
拟精神病药 psychotomimetics
逆行性遗忘 retrograde amnesia

P

帕罗西汀 paroxetine
哌法新 guanfacine
匹莫齐特 pimozide
哌替啶 dolantin

偏执狂 paranoia
偏执型人格障碍 paranoid personality disorder
偏执性精神障碍 paranoid mental disorders
偏执状态 paranoid state
品行障碍 conduct disorder
品行障碍为主的适应障碍 adjustment disorders
    with predominate disturbance of conduct
平衡失调综合征 disequilibria syndrome
普通醉酒 drunkenness

Q

其他躯体形式障碍 other somatoform disorder
器质性精神病 organic psychosis
器质性木僵 organic stupor
器质性兴奋 organic excitement
强安定药 major tranquilizer
强迫观念 obsessive idea
强迫行为 compulsive behavior
强迫型人格障碍 obsessive compulsive personality
    disorder
强迫性动作 compulsion
强迫性对立观念 obsessive contradictory idea
强迫性怀疑 obsessive doubt
强迫性记忆 obsessive reminiscence
强迫性穷思竭虑 obsessive rumination
强迫性洗涤 obsessive washings
强迫性仪式动作 obsessive rituals
强迫症 obsessive compulsive disorder
强制性思维 forced thought
青春性兴奋 hebephrenic excitement
情感暴发 emotional outburst
情感倒错 parathymia
情感高涨 elation
情感平淡 apathy
情绪 emotion
情绪低落 depression
曲唑酮 trazodone
躯体变形障碍 body dysmorphic disorder, BDD
躯体化障碍 somatization disorder
躯体疾病所致精神障碍 mental disorders due to
    physical diseases
躯体形式障碍 somatoform disorder
躯体形式自主神经功能紊乱 somatoform
    autonomic dysfunction

躯体依赖 physical dependence

R

人本主义治疗 humanistic therapy
人格 personality
人格改变 personality change
人格解体 depersonalization
人格障碍 personality disorders
认知行为治疗 cognitive behavioral therapy
瑞波西汀 Reboxetine

S

塞洛西宾 Psilocybin
噻奈普汀 tianeptine
三环类抗抑郁药 tricyclic antidepressants
杀人狂 amok
闪回 flashback
舍曲林 sertraline
社交恐惧症 social phobia
社交性焦虑 social anxiety disorder
神经衰弱 neurasthenia
神经性贪食 bulimia nervosa
神经性厌食 anorexia nervosa
神经原纤维缠结 neurofibrillary tangles，NFT
神经症 neuroses
神经阻断药 neuroleptics
神游症 fugue
失范性自杀 anomic suicide
失眠症 insomnia
视物变形症 metamorphosis
视物显大症 macropsia
视物显小症 micropsia
适应障碍 adjustment disorders
嗜睡 drowsiness
嗜睡症 hypersomnia
数量性状 Quantitative Traits Loci，QTL
双股螺旋丝 paired helical filaments，PHF
双相障碍 bipolar disorder
双重人格 dual personality
睡眠-觉醒节律障碍 sleep-wake rhythm disorder
睡眠障碍 sleep disorders
睡行症 somnambulism
顺行性遗忘 intergraded amnesia
司法精神病学 forensic psychiatry

思维 thinking
思维被广播 thought broadcasting
思维奔逸 flight of thought
思维不连贯 incoherence of thought
思维插入 thought insertion
思维迟缓 inhibition of thought
思维化声 thought hearing
思维贫乏 poverty of thought
思维破裂 splitting of thought
思维松弛 looseness of thought
思维形式障碍 disorders of the thinking form
思维云集 pressure of thought
思维中断 blocking of thought
四氢小檗碱 tetrahydroberberine
素质因素 predisposing factors
缩阳症 Koro

T

他克林 Tacrine
碳酸锂 lithium carbonate
特定的恐惧症 specific phobia
特殊环境恐惧 specific situational phobia
同性恋 homosexuality
童样痴呆 puerilism
兔唇综合征 rabbit syndrome
托吡酯 topiramate
脱毒治疗 detoxification

W

妄想 delusion
危机干预 crisis intervention
违拗症 negativism
未分化躯体形式障碍 undifferentiated somatoform
　　disorder
文拉法新 venlafaxine
物理影响妄想 delusion of physical influence
物质 substance

X

西酞普兰 citalopram
席汉病 Sheehan's disease
仙人球毒碱 mescaline
限制性内切酶片段长度多态性技术 restriction
　　fragment length polymorphisms

dopaminergic system
中枢兴奋药 central nervous system stimulants
钟情妄想 delusion of love
重复言语 papilla
重酒石酸卡巴拉汀 rivastigmine hydrogen tartrate
注意 attention
注意固定 fixation of attention
注意涣散 aprosexia
注意减弱 hypoprosexia
注意缺陷多动障碍 attention-deficit hyperactivity disorder
注意狭窄 narrowing of attention
注意增强 hyperprosexia

注意转移 transference of attention
转换 conversion
转换性癔症 conversion hysteria
追求 chasing dragon
自动症 epileptic automatisms
自杀 suicide
自杀死亡 committed suicide
自杀未遂 attempted suicide
自杀意念 suicide idea
自知力 insight
罪恶妄想 delusion of guilt

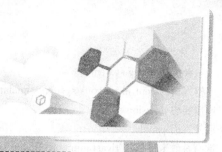

主要参考文献

1. 范俭雄,耿德勤. 精神病学. 第 2 版. 南京:东南大学出版社,2010

2. 吴文源. 心身医学. 上海:同济大学出版社,2013

3. Megan MW,Michelle RL. Challenges of the Capacity Evaluation for the Consultation-Liaison Psychiatrist. Journal of Psychiatric Practice ,2015,21(2)

4. Jeanne ML. The Stages of Consultation-Liaison Psychiatry. Acad Psychiatry,2015,39:217 - 219

5. American Psychiatric Association. Diagnostic and statistical manual of mental disorders. 5th ed. Arlington:American Psychiatric Association,2013

6. Petry NM. Should the scope of addictive behaviors be broadened to include pathological gambling? Addiction,2006,101(Suppl 1):152 - 160

7. 沈渔邨. 精神病学. 第 5 版. 北京:人民卫生出版社,2009

8. 江开达. 精神病学高级教程. 北京:人民军医出版社,2009

9. Sadock, B. J. ; Sadock, V. A. Kaplan and Sadock's Synopsis of Psychiatry:Behavioral Sciences/Clinical Psychiatry, 9th ed. ;Lippincott Williams & Wilkins,2002

10. Stephen M. Stahl. Stahl's Essential Psychopharmacology,4th Edition. Cambridge:Cambridge University Press,2013.

11. 于欣,司天梅,主译. 精神药理学精要:处方指南. 第 2 版. 北京:北京大学医学出版社,2009

12. Tamburello Anthony , C Bajgier Joanna,Reeves Rusty. The Prevalence of Delusional Disorder in Prison. 2015,43(1):82-86

13. Timothy, P. Pearman, P H . D. Delusional Disorder and Oncology. Review of the Literature and Case Report. Northwestern University Feinberg School of Medicine,INT'L. J. Psychiarty in Medicine,2013, Vol. 45(3):237-243

14. Delusional Disorder:An Unusual Presentation. Indian Journal of Psychological Medicine |Oct -Dec 2014| Vol 36| Issue 4

15. Acute and transient psychosis:A paradigmatic approach。Prof. of Psychiatry, Post Graduate Institute of Medical Education and Research, Chandigarh - 160012, India

16. Rozario A, Malhotra S, Basu D. Acute and Transient Psychotic disorders:A follow-up study. PGIMER, Chandigarh:Unpublished MD thesis; 1999

17. Malhotra S, Gupta N, Gill S. Recurrence in acute and transient psychosis:Paper presented at the 13th World. Congress of Psychiatry. Cairo,Egypt:Sept. 10-15

18. 世界卫生组织. ICD - 10 精神障碍与行为分类. [M]. 北京:人民卫生出版社,1993

19. 郝伟. 精神病学. 第 7 版. 北京:人民卫生出版社, 2013

20. Pauls DL. The genetics of obsessive-compulsive disorder:a review of the evidence[J]. Am J Med Genet C Semin Med Genet,2008,148(2):133 - 139

21. 栗克清,崔泽,崔利军,等. 河北省精神障碍的现状调查[J]. 中华精神科杂志,2007,40 (1):3640

22. 石其昌,章建民,徐方中,等. 浙江省 15 岁以上人群各类精神疾病流行病学调查报告[J]. 中国预防医学杂志,2005,39(4):229 - 236

23. 中华医学会精神科分会编. 中国精神障碍分类与诊断标准(CCMD-3)[M]. 济南:山东科学技术出版社, 2001

24. American Psychiatric Association. The Diagnostic and Statistical Manual of Mental Disorders: DSM-5 [M]. Arlington VA: American Psychiatric Publishing, 2013. 235-264

25. Alexander G E, Delong M R, Strick P L. Parallel organization of functionally segregated circuits linking basal ganglia and cortex[J]. Annu Rev Neurosci, 1986, 9: 357-381

26. 肖泽萍. 强迫症发病机制的研究现状[J]. 上海交通大学学报(医学版), 2006, 26(4): 331-334

27. 马丽沙, 徐曙(通讯作者), 黄茹燕, 等. 未经治疗的强迫障碍患者大脑灰质体积改变:基于 MRI 体素的形态学分析研究[J]. 中华神经医学杂志, 2014, 13(12): 1198-1202

28. Leckman J F, Denys D, Simpson H B, et al. Obsessive-compulsive disorder: a review of the diagnostic criteria and possible subtypes and dimensional specifiers for DSM-V [J]. Depression Anxiety, 2010, 27 (6): 507-527

29. Brakoulias V. Diagnostic subtyping of obsessive - compulsive disorder: Have we got it all wrong? [J]. Aust N Z J Psychiatry, 2013, 47(1): 23-25

30. American Psychiatric Association. Practice guideline for the treatment of patients with obsessive-compulsive disorder. Arlington, VA: American Psychiatric Association, 2007

31. 陶国泰. 儿童少年精神医学. 第 2 版. 南京:江苏科学技术出版社, 2008

32. 杜亚松. 儿童心理障碍诊疗学. 北京:人民卫生出版社, 2013

33. 苏林雁. 儿童精神医学. 长沙:湖南科学技术出版社, 2014

34. 郭兰婷. 儿童少年精神病学. 北京:人民卫生出版社, 2009

35. 翟书涛, 杨德森. 人格形成与人格障碍. 第 1 版. 长沙:湖南科学技术出版社, 1998

36. 张道龙主译. 美国精神医学学会精神障碍诊断与统计手册(第 5 版)(DSM-5). 北京:北京大学出版社, 2015